Auf einen Blick

Grundlagen

Die Nährstoffe

W0404884

Praktische Aspekte und Ernährungsmedizin

Anhang

Taschenatlas der Ernährung

Hans Konrad Biesalski
Peter Grimm

Unter Mitarbeit von
Susanne Nowitzki-Grimm

3., erweiterte und aktualisierte Auflage

177 Farbtafeln von
U. Biesalski und M. Waigand-Brauner

Georg Thieme Verlag
Stuttgart · New York

Prof. Dr. med. Hans Konrad Biesalski
Universität Hohenheim
Institut für Biologische Chemie
und Ernährungswissenschaft
70599 Stuttgart

Dr. rer. nat. Peter Grimm
Schurwaldstraße 37
73614 Schorndorf

Unter Mitarbeit von:
Dr. rer. nat. Susanne Nowitzki-Grimm
Schurwaldstraße 37
73614 Schorndorf

Gestaltung der Farbtafeln:

Ursula Biesalski
Fa. Dia-log
Schelztorstraße 54–56
73728 Esslingen

Melanie Waigand-Brauner
Propsteihof 4
79112 Freiburg

Bibliografische Information der Deutschen Bibliothek

Die Deutsche Bibliothek verzeichnet diese Publikation in der Deutschen Nationalbibliografie; detaillierte bibliografische Daten sind im Internet über http://dnb.ddb.de abrufbar

Geschützte Warennamen (Warenzeichen) werden **nicht** besonders kenntlich gemacht. Aus dem Fehlen eines solchen Hinweises kann also nicht geschlossen werden, dass es sich um einen freien Warennamen handelt.

Das Werk, einschließlich aller seiner Teile, ist urheberrechtlich geschützt. Jede Verwertung außerhalb der engen Grenzen des Urheberrechtsgesetzes ist ohne Zustimmung des Verlages unzulässig und strafbar. Das gilt insbesondere für Vervielfältigungen, Übersetzungen, Mikroverfilmungen und die Einspeicherung und Verarbeitung in elektronischen Systemen.

1. Auflage 1999
1. Französische Auflage 2001
2. Auflage 2002

© 1999, 2004 Georg Thieme Verlag
Rüdigerstraße 14, D-70469 Stuttgart
Unsere Homepage: http://www.thieme.de

Printed in Germany

Satz: Hagedorn Kommunikation, Viernheim
Druck: Druckerei Appl, Wemding
Umschlaggestaltung: Thieme Verlagsgruppe
Umschlagfoto: PhotoDisc, Inc.

ISBN 3-13-115353-9 2 3 4 5 6

Wichtiger Hinweis:

Wie jede Wissenschaft ist die Medizin ständigen Entwicklungen unterworfen. Forschung und klinische Erfahrung erweitern unsere Erkenntnisse, insbesondere was Behandlung und medikamentöse Therapie anbelangt. Soweit in diesem Werk eine Dosierung oder eine Applikation erwähnt wird, darf der Leser zwar darauf vertrauen, dass Autoren, Herausgeber und Verlag große Sorgfalt darauf verwandt haben, dass diese Angabe **dem Wissensstand bei Fertigstellung des Werkes** entspricht.

Für Angaben über Dosierungsanweisungen und Applikationsformen kann vom Verlag jedoch keine Gewähr übernommen werden. **Jeder Benutzer ist angehalten,** durch sorgfältige Prüfung der Beipackzettel der verwendeten Präparate und gegebenenfalls nach Konsultation eines Spezialisten festzustellen, ob die dort gegebene Empfehlung für Dosierungen oder die Beachtung von Kontraindikationen gegenüber der Angabe in diesem Buch abweicht. Eine solche Prüfung ist besonders wichtig bei selten verwendeten Präparaten oder solchen, die neu auf den Markt gebracht worden sind. **Jede Dosierung oder Applikation erfolgt auf eigene Gefahr des Benutzers.** Autoren und Verlag appellieren an jeden Benutzer, ihm etwa auffallende Ungenauigkeiten dem Verlag mitzuteilen.

Zu den Autoren

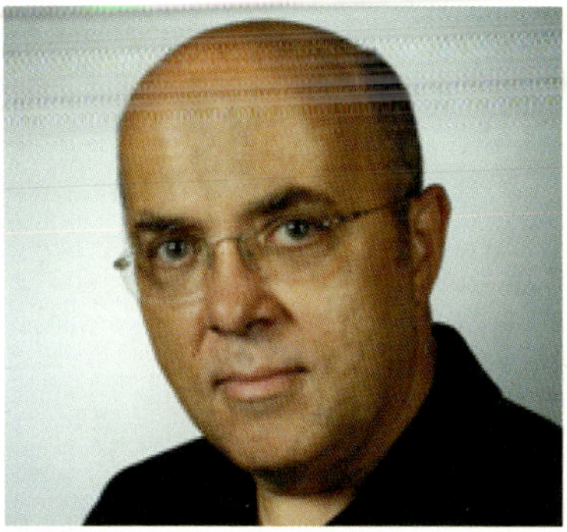

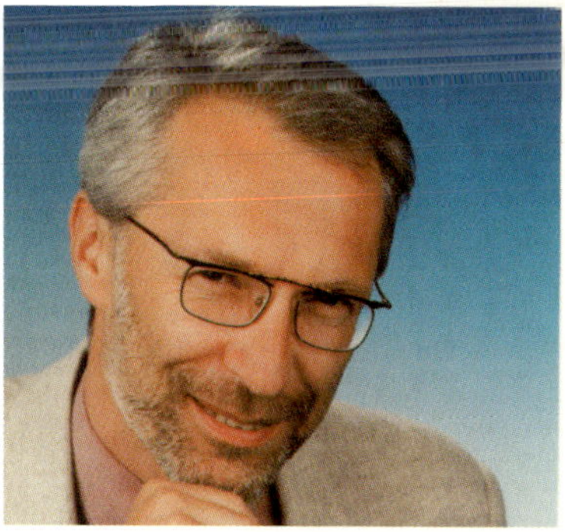

Hans Konrad Biesalski ist Mediziner. Er hat sich nach dem Studium zunächst als Arzt praktisch betätigt und sich dann der medizinisch-theoretischen Wissenschaft gewidmet. Nach Promotion in der Physiologie und Habilitation in der physiologischen Chemie hat ihn die faszinierende Welt der Vitamine und ihrer Wirkungen auf gesunde und erkrankte Zellen wissenschaftlich so sehr interessiert, dass er sie seit dieser Zeit nicht mehr verlassen hat. So ist auch zu verstehen, dass er aus seiner rheinhessischen Wahlheimat in das Schwabenland ausgewandert ist, um 1993 einem Ruf auf den Lehrstuhl für Biologische Chemie und Ernährungswissenschaft an der Universität Hohenheim zu folgen. Heute leitet er dieses Institut und erforscht die Zusammenhänge zwischen Vitaminzufuhr und Entwicklung von Krankheiten, ganz besonders am Beispiel von Krebserkrankungen. Die Anwendung der in der Grundlagenforschung gefundenen Erkenntnisse auf die praktische Medizin ist ihm als Mediziner ein naheliegendes Ziel. Um Grundlagenforschung jedoch in die Praxis umzusetzen, bedarf es der Erkenntnisse der Physiologie und Biochemie der Ernährung, die er bisher in mehreren Lehrbüchern zusammengestellt hat.

Er ist verheiratet mit einer kunstbegeisterten Frau, die ihre Bühnenbildpassionen in wissenschaftliche Abbildungen überträgt und es so möglich macht, dass gemeinsam seit geraumer Zeit Wissenschaft in visuelle Print- und elektronische Medien übertragen wird.

Peter Grimm ist Dipl.-Ernährungswissenschaftler. Er stammt aus dem Grenzgebiet zwischen Schwaben und Baden. Nach dem Abitur und einer Ausbildung im grafischen Bereich im badischen Villingen wechselte er endgültig ins schwäbische Stuttgart. Das Studium der Ernährungswissenschaften in Hohenheim schaffte die Grundlage für das breit gefächerte Tätigkeitsfeld der späteren Jahre. Mit der Promotion im Fachbereich Pharmakologie und Toxikologie der Ernährung bei Prof. Dr. Hans-Georg Classen wurde eine weitere Voraussetzung hierfür gelegt. Im Institut lernte er *Susanne Nowitzki-Grimm* kennen. Sie hatte nach einer Ausbildung im chemischen Bereich den gleichen Weg eingeschlagen, bis zur Promotion im gleichen Fachgebiet. Zusammen haben Sie heute als Hauptaufgabe zwei Kinder; daneben sind sie selbstständig, schreiben Bücher, verfassen Broschüren, arbeiten für Verbände und Industrie, halten Vorträge und Vorlesungen, geben Unterricht usw.

Die Symbiose aus dem naturwissenschaftlich orientierten Studium und Kenntnissen aus Gestaltung und Herstellung von Medien ist eine wertvolle Basis für die heutige Tätigkeit.

Geleitwort

Es gibt keine Maßnahme zur Vorbeugung gegen Krankheiten, die wirkungsvoller und kostengünstiger wäre als richtige Ernährung. Um so erstaunlicher ist es, dass dieses Potenzial so wenig genutzt wird und dass Ernährungslehre in der Ausbildung von Medizinstudenten einen so geringen Stellenwert hat. Zwar wird über nichts so viel geschrieben und geredet wie über Ernährung und Diät. Aber diese Mitteilungen, die einen wichtigen Füllstoff für alle Arten von Illustrierten und Fernsehzeitschriften abgeben, zeugen leider oft von wenig Sachkenntnis. Die vielfach widersprüchlichen Ratschläge verwirren die Leser und erwecken den Eindruck, als sei Ernährungswissenschaft keine sehr exakte Angelegenheit und basiere mehr auf Gefühlen und Anschauungen als auf harten Fakten. Was fehlt, ist ein allgemein zugänglicher Leitfaden, eine vollständige, kompakte und sachkundige Darstellung des Grundwissens der Ernährungslehre. Etwas Derartiges ist kein einfaches Unterfangen, weil Ernährungswissenschaft als interdisziplinäres Fach eng verwoben ist mit Chemie, Biochemie, Physiologie, Anatomie und Ökotrophologie. Hier wird nun endlich durch den „Taschenatlas der Ernährung" eine Lücke geschlossen. Wer das Inhaltsverzeichnis durchsieht, wird bald feststellen, dass dreimal täglich essen nicht genügt, um über Ernährung mitreden zu können. Der Taschenatlas liefert in knapper, aber vollständiger und übersichtlicher Form alles, was zum Grundwissen über Ernährung gehört, auf dem neuesten Stand des Wissens. Zahlreiche Tabellen und Diagramme veranschaulichen den Text. Dieser Atlas ist ein unentbehrliches Nachschlagewerk für Ärzte, Apotheker und Ernährungswissenschaftler, für alle, die eine beratende Funktion haben und mithelfen können und wollen, durch Verbreitung korrekten Ernährungswissens das Ernährungsverhalten zu verbessern und damit einen Beitrag zur Vermeidung ernährungsbedingter Krankheiten zu leisten. Ich wünsche diesem Buch eine möglichst weite Verbreitung.

K. H. Bässler (Mainz)

Vorwort zur 3. Auflage

Im Vorwort zur 1. Auflage – gerade mal 5 Jahre her – hatten wir darauf hingewiesen, dass sich die Ernährungswissenschaft ständig im Fluss befindet. Und so ist es auch – vieles hat sich seither verändert. Natürlich haben biochemische Zyklen und Formeln Bestand, jedoch haben wir hier dank der Hinweise der Leser ständig Korrekturen vorgenommen – nobody is perfect. Aber Empfehlungen für die Nährstoffzufuhr oder generell Empfehlungen zur Ernährung haben sich gewandelt. Man denke nur an die aktuelle Diskussion um Kohlenhydrate und glykämischen Index. Das Thema Ernährung ist zudem eingebettet in das politische Umfeld. 1999 waren Ernährung und Verbraucherschutz nur ein Randgebiet. Dann kamen die großen Lebensmittelskandale. BSE, Maul- und Klauenseuche, Acrylamid etc. bestimmten über Wochen und Monate die öffentliche Diskussion. Plötzlich rückte der Verbraucherschutz unter dem Aspekt „Ernährung" in den Mittelpunkt, Ministerien und Behörden wurden neu gegründet bzw. umbenannt. Die Lebensmittelsicherheit steht seither hoch im Kurs.

Einiges davon wurde bereits in der zweiten Auflage berücksichtigt. Bei dieser nun vorliegenden 3. Auflage konnten wir aber grundlegende Änderungen und Ergänzungen vornehmen. Ein besonderes Dankeschön geht hier an Frau Mauch und Frau Profittlich vom Thieme-Verlag, die beide sehr engagiert und gründlich zur Realisierung beigetragen haben sowie an Frau Dr. Nowitzki-Grimm, deren intensive Mitarbeit die Umsetzung erst ermöglichte.

Neu hinzugekommen sind beispielhaft einige Seiten zur Ernährungsmedizin – ausgewählte ernährungs-relevante Erkrankungen werden exemplarisch, kurz und prägnant vorgestellt. Neu ist auch die inhaltliche wie optische Gliederung des Buches in drei große Teile: „Grundlagen", „Die Nährstoffe" und „Praktische Aspekte und Ernährungsmedizin". Außerdem werden im gesamten Buch Textstellen, die sich mit präventiven oder klinischen Aspekten befassen, durch farbige Markierungen hervorgehoben.

Alle Kapitel wurden auf ihre Aktualität überprüft und bei Bedarf ergänzt. So sind jetzt z. B. den sekundären Pflanzenstoffen zwei Doppelseiten gewidmet, die Süßstoffe wurden ebenfalls neu aufgenommen. Daneben haben wir viele Anregungen unserer Leser aufgegriffen, denen wir an dieser Stelle herzlichst für ihre konstruktiven Beiträge danken möchten. So wurde z. B. häufig kritisiert, dass die Kuchendiagramme – wo findet sich welcher Nährstoff? – zu wenig Praxisbezug haben. In der Neuauflage wurden daher die für den jeweiligen Nährstoff wichtigsten Lebensmittel fett gedruckt. Dies sind nur einige Änderungsbeispiele.

Unsere Absicht mit diesem Buch, durch die Erwähnung neuester, evtl. vorübergehender Forschungsergebnisse auch eine gewisse Skepsis gegenüber allzu schnellen Schlussfolgerungen zu vermitteln, bleibt erhalten.

Ansprechen möchten wir alle, die beruflich in engem Kontakt zur Ernährung stehen und fundiertes Ernährungswissen weitergeben möchten – Ärzte, Apotheker, Ernährungswissenschaftler, Dipl.-Oecotrophologen und Diätassistenten. Wir freuen uns aber auch über interessierte Laien, die der Vielzahl der in den Medien verbreiteten, z. T. widersprüchlichen Informationen zum Thema Ernährung auf den Grund gehen möchten.

Allen Lesern sind wir dankbar für Anregungen oder Kritik, ebenso für Hinweise inhaltlicher Art, denn wie gesagt: die Ernährungswissenschaft bleibt ständig im Fluss.

Mai 2004

P. Grimm
H. K. Biesalski

Inhaltsverzeichnis

Grundlagen

Die Nährstoffe

Proteine

Fettlösliche Vitamine

Wasserlösliche Vitamine

Vitamin-Interaktionen

Mineralstoffe und Spurenelemente

Nicht-nutritive Nährstoffe

Nahrungsmittelqualität

Praktische Aspekte und Ernährungsmedizin

Anhang

Grundlagen

Komponenten der Ernährung

Die Ernährung des Menschen besteht im Wesentlichen aus 7 Grundkomponenten (6 Nährstoffgruppen und Wasser), die verschiedene Aufgaben erfüllen **(A)**. Kohlenhydrate und Fette stellen die wichtigsten Energiequellen dar. Für das Wachstum und die Entwicklung von Gewebe sind Proteine (= Eiweiß), Vitamine, Mineralstoffe und Spurenelemente von entscheidender Bedeutung. Proteine und Vitamine werden neben Wasser auch für den Stoffwechsel und dessen Regulation benötigt. Während die energieliefernden Komponenten (Kohlenhydrate, Fette, Proteine) in ihrer Funktion teilweise austauschbar sind, erfüllen Vitamine, Mineralstoffe und Spurenelemente sehr spezifische Funktionen. Folglich treten bei einem Mangel an diesen Komponenten stoffspezifische, nicht immer jedoch symptomatische **Mangelerscheinungen** auf.

Allen Nährstoffen gemeinsam ist, dass ein Mangel in erster Linie zu Störungen des Wachstums führt. Exemplarisch lässt sich daher der Wert einer ausgewogenen Ernährung an der Entwicklung des Wachstums zeigen. 1880 waren nur 5% der männlichen Collegestudenten größer als 180 cm, 1955 waren es bereits 30%. Die verbesserte Verfügbarkeit von Nährstoffen hat seit Beginn dieses Jahrhunderts auch wesentlich zur Steigerung der **Lebenserwartung** beigetragen. Heute sind wir in den Industrienationen in der Situation, dass die theoretische „Verfügbarkeit" mehr als ausreichend ist. Trotzdem könnten durch Veränderung der **Nährstoffrelationen** noch entscheidende Verbesserungen erreicht werden. Eine Ernährung, die Krankheiten vorbeugt, lässt sich nach derzeitigem Kenntnisstand vereinfacht beschreiben: Begrenzter Fettanteil mit überwiegend pflanzlichen Fetten; Proteine ca. 15% der aufgenommenen Energie; eine abwechslungsreiche Pflanzen betonte Kost mit möglichst hohem Anteil an wenig verarbeitetem Obst und Gemüse. Über weitere Faktoren wird diskutiert, was zu unterschiedlichen Modellen für eine präventive Ernährung führt (siehe die folgenden Seiten).

Da Menschen jedoch Individuen mit unterschiedlichsten Kennzeichen **(B)** sind, reichen solche allgemeinen Empfehlungen nicht aus. Vielmehr benötigen mit der Ernährung des Menschen beschäftigte Berufsgruppen (Ernährungswissenschaftler, Oecotrophologen, Diätassistenten, Mediziner u.a.) detaillierte Angaben zu einzelnen Nährstoffen, um der Komplexität der Ernährung gerecht zu werden. Aus diesem Grund wurden in vielen Ländern Empfehlungen entwickelt, die eine Basis für eine ausreichende Nährstoffzufuhr darstellen sollen. In Deutschland übernimmt diese Aufgabe die Deutsche Gesellschaft für Ernährung (DGE), die in regelmäßigen Abständen die **wünschenswerte Zufuhr** der Einzelnährstoffe neu festlegt. Die periodische Neuauflage dieser Empfehlungen ist notwendig, da sich einerseits die **Ernährungswissenschaft** im Fluss befindet, neue Erkenntnisse also alte Vorstellungen ständig in Frage stellen. Andererseits können sich auch die äußeren Bedingungen ändern. So war z.B. der Faktor „Beruf" in den vergangenen Jahrzehnten durch eine kontinuierliche Verminderung der körperlichen Aktivität bei sinkender Arbeitszeit und steigendem Einkommen gekennzeichnet – Faktoren, die sowohl auf die Nahrungsmittelauswahl als auch auf den Bedarf einzelner Nährstoffe große Auswirkungen zeigten.

A. Grundkomponenten der Nahrung

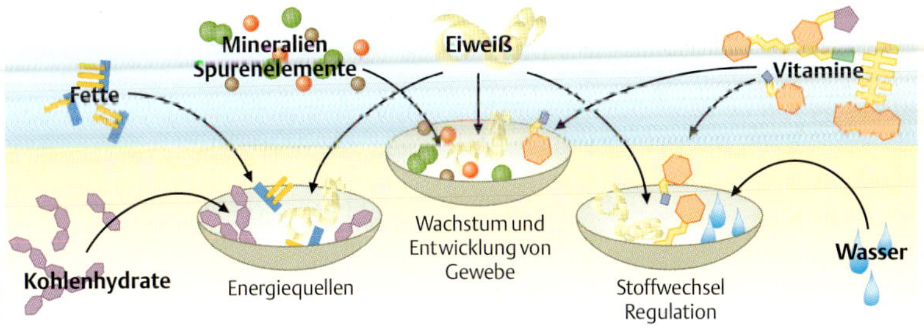

B. Faktoren, die die Nahrungswahl kurz- und langfristig beeinflussen

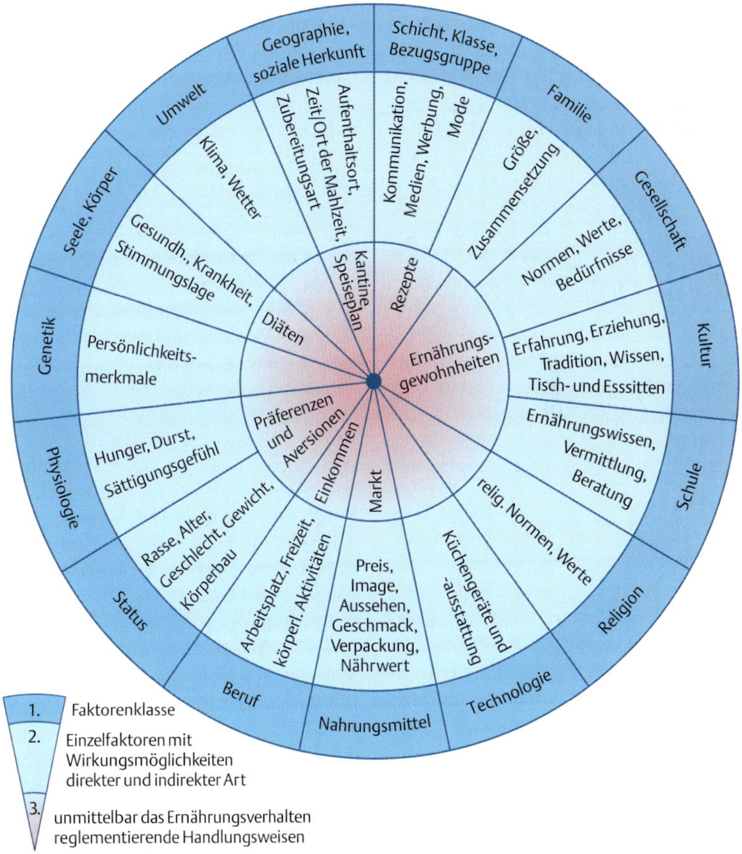

Die Situation in Deutschland

Die in vielen Ländern publizierten **Ernährungsempfehlungen** sollen zum Erhalt der Gesundheit der Menschen beitragen. Die Verbreitung dieser Empfehlungen wird seit langem von staatlichen, halbstaatlichen und privaten Organisationen übernommen. Auch die Industrie, die zu Werbe- und Marketingzwecken die Ernährung aufgreift, orientiert sich meist an den offiziellen Empfehlungen. Trotz dieser Bemühungen tauchen immer wieder erschreckende Zahlen über **ernährungsabhängige Erkrankungen** auf. So wurden die direkten und indirekten Kosten dieser Erkrankungen im Jahr 1990 vom Bundesministerium für Gesundheit für die alten Bundesländer auf 42 Milliarden DM geschätzt **(A)**. Inzwischen sind weitaus höhere Zahlen im Umlauf – bis zu einem Drittel aller Kosten im Gesundheitswesen sollen ernährungsabhängig sein. In solchen Statistiken sind jedoch sowohl „ernährungsbedingte" als auch durch Ernährung beeinflussbare (z. B. Diabetes mellitus) Erkrankungen enthalten. Darüberhinaus gibt es für verschiedenste Krankheiten auch eine genetische Kompononte. Mit anderen Worten: Auch bei bester Ernährung wären die angegebenen Kosten nicht auf Null reduzierbar. Dennoch liegt in einer Änderung der derzeitigen Ernährungsgewohnheiten ein großes Potenzial, die Inzidenz der wichtigsten Erkrankungen zu senken.

Tatsächlich weist die Ernährung westlicher Industrienationen deutliche Diskrepanzen zwischen den Ernährungsempfehlungen und den zugeführten Nährstoff- und Energiemengen auf. Zwar ist der hohe hygienische Standard der Nahrungsmittel unbestritten – Protein- und Energieversorgung sind mehr als gewährleistet. Doch zeigt der Ist-Soll-Vergleich der **Nährstoffrelationen** **(B)** v. a. eine ernährungsphysiologisch ungünstige Verschiebung im Kohlenhydrat-Fett-Verhältnis. Eine Aufschlüsselung des im Ist-Zustand bereits geschmälerten Kohlenhydratanteils ergibt zudem ein Missverhältnis von Poly- zu Mono- und Disacchariden, woraus z. B. eine zu niedrige Ballaststoffzufuhr resultiert (Ist: 19 g/Tag – Soll: mind. 30 g/Tag). Auch der Energiebeitrag aus Alkohol ist im Soll nicht vorgesehen. Die Gesamtenergiezufuhr setzt sich also zunehmend aus Fett, niedermolekukaren Kohlenhydraten, tierschem Protein und Alkohol zusammen. Es resultiert eine Nahrungsmittelauswahl mit hoher Energie-, aber niedriger **Nährstoffdichte,** wobei die Nährstoffdichte eines Lebensmittels definiert ist als

$$\frac{\text{Nährstoffgehalt (µg oder mg oder g/100 g)}}{\text{Brennwert (kcal oder kJ oder MJ/100 g)}}.$$

In den Nährstoffrelationen spiegelt sich auch die Verzehrshäufigkeit bestimmter Lebensmittel **(C)**. Im Vergleich zur Idealsituation ist der tatsächliche Verzehr von Nahrungsmitteln mit niedriger Nährstoffdichte wie z. B. Backwaren, Zucker und zuckerhaltigen Nahrungsmitteln, von Alkohol, aber auch fettem Fleisch, fetter Wurst und fettem Käse zu hoch, während die Nahrungsmittel mit hoher Nährstoffdichte wie Brot, Nährmittel, Gemüse und Obst sowie fettarme Milch und Milchprodukte in zu geringen Mengen verzehrt werden. Dies kann, besonders bei sog. Risikogruppen wie z. B. älteren Meschen oder Schwangeren, trotz ausreichender Energiezufuhr zur marginalen Versorgung mit bestimmten Mineralstoffen (z. B. Calcium, Eisen oder Jod) bzw. Vitaminen (z. B. Folsäure) führen.

A. Kosten ernährungsabhängiger Erkrankungen

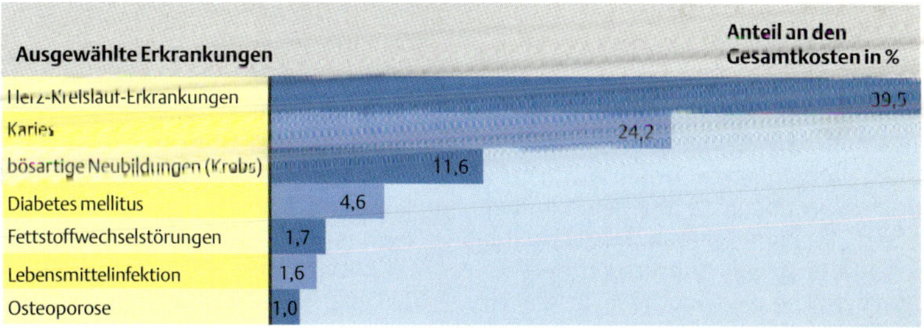

B. Nährwertrelationen

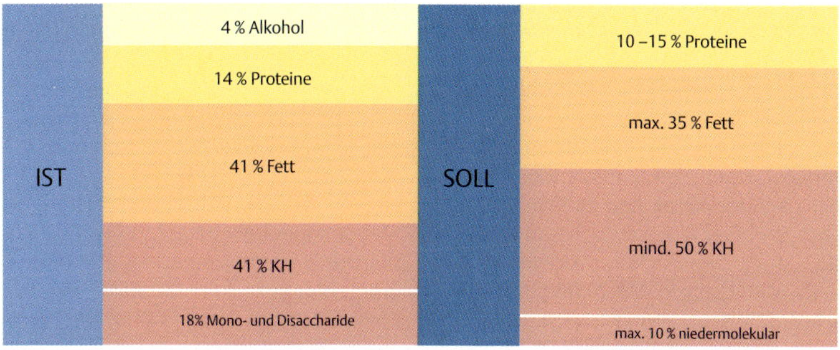

C. Verzehrsmengen im Ideal-Ist-Vergleich

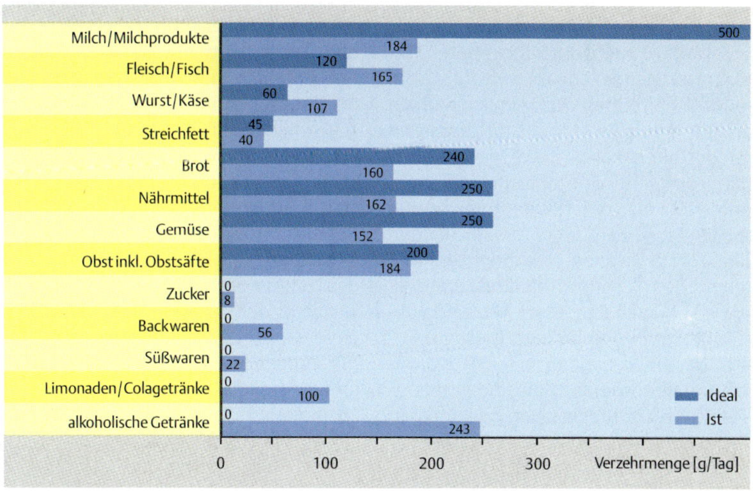

Ernährungsempfehlungen in Deutschland

Die abstrakten Zufuhrempfehlungen für einzelne Nährstoffe machen es dem Verbraucher schwer, diese in die Praxis, sprich in geeignete Lebensmittel und gleichzeitig adäquate Mengen, zu übersetzen. Deshalb wurden Möglichkeiten erarbeitet, die die Umsetzung der wissenschaftlichen Erkenntnisse in die alltägliche Ernährung erleichtern.

Eine Variante stellt der **Lebensmittelkreis** der DGE dar **(A)**. Seine 7 Segmente stehen stellvertretend für die Hauptlebensmittelgruppen. Die Segmentgröße repräsentiert die empfohlene Verzehrsmenge und lässt so auf einen Blick den Stellenwert der einzelnen Lebensmittelgruppen erkennen: Günstig ist viel Getreide, Brot und Nährmittel, viel Obst und Gemüse sowie Getränke. Mäßig, aber regelmäßig vertreten sein sollte die Gruppe Milch und Milchprodukte. Fleisch, Wurst, Fisch und Eier sowie Fette und Öle dürfen dagegen sparsam eingesetzt werden.

Ergänzt werden kann der Lebensmittelkreis durch eine Charakterisierung der einzelnen **Lebensmittelgruppen (B)**. Konkrete Mengenangaben bieten dem Verbraucher einen Rahmen, innerhalb dessen er seine Lebensmittelauswahl frei gestalten kann – die Vielseitigkeit und Flexibilität einer gesunden Ernährung wird hervorgehoben. Gleichzeitig ist die Sicherheit einer ausreichenden Nährstoffversorgung gewährleistet.

Neben dem Lebensmittelkreis hat die DGE ein kurzes Regelwerk für eine vollwertige Ernährung erstellt. Diese 10 Regeln der DGE können als Einstieg für eine Ernährungsumstellung oder als Gedächtnisstütze für den bereits kundigen Verbraucher fungieren.

Die 10 Regeln der DGE

1. Vielseitig essen.
2. Getreideprodukte – mehrmals am Tag und reichlich Kartoffeln.
3. Gemüse und Obst – Nimm „5" am Tag...
4. Täglich Milch und Milchprodukte, einmal in der Woche Fisch; Fleisch, Wurstwaren und Eier in Maßen.
5. Wenig Fett und fettreiche Lebensmittel.
6. Zucker und Salz in Maßen.
7. Reichlich Flüssigkeit.
8. Schmackhaft und schonend zubereiten.
9. Nehmen Sie sich Zeit, genießen Sie Ihr Essen.
10. Achten Sie auf Ihr Gewicht und bleiben Sie in Bewegung.

Neben den reinen Lebensmittel- und Mengenangaben (Was?, Wieviel?) können für die praktische Umsetzung auch Empfehlungen zum Umgang mit den Mahlzeiten von Nutzen sein. Im Vordergrund stehen dabei die Fragen nach dem Wann?, Wie oft? und Wie lange? der Mahlzeiten **(C)**. Empfohlen werden heute 5–6 Mahlzeiten, regelmäßig über den Tag verteilt. Auf die Hauptmahlzeiten entfallen dabei zwischen 25–30 % der Tagesenergie, während sich die Zwischenmahlzeiten in der Größenordnung von 10 % bewegen. Im Hinblick auf Personen mit wechselnden Arbeitszeiten (z. B. Schichtarbeiter, Pflegepersonal) hat sich auch die Angabe „Essen im 2–3-Stunden-Takt" bewährt. Aufgrund des physiologisch vorgegebenen Zeitversatzes der Sättigungsregulation sollte eine Hauptmahlzeit mindestens 20 Minuten dauern. Daraus folgt die Empfehlung, möglichst langsam und bewusst zu speisen.

A. Der Lebensmittelkreis der DGE

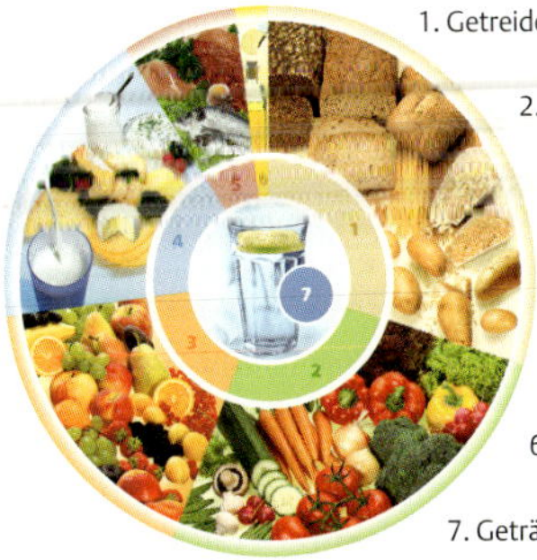

©DGE

B. Ergänzungen zum Lebensmittelkreis

Lebensmittelgruppe	hauptsächlich enthaltene, wertgebende Nährstoffe	Verzehrsempfehlung	Bemerkung
Gruppe 1: Getreide, Getreideprodukte, Kartoffeln	komplexe Kohlenhydrate Ballaststoffe pflanzliches Eiweiß B-Vitamine Kalium	täglich z. B. 5–7 Scheiben Brot (250 g bis 300 g), zusätzlich eine Portion Reis oder Nudeln (roh 75–90 g) oder 4–5 mittelgroße Kartoffeln	Vollkornprodukte bevorzugen
Gruppe 2: Gemüse, Salat	Kohlenhydrate Ballaststoffe Vitamine Mineralstoffe	täglich 1 Portion Gemüse gegart (200 g) 1 Portion roh (100 g) und 1 Portion Salat	saisonales Gemüse
Gruppe 3: Obst	Kohlenhydrate Vitamin C Kalium Ballaststoffe	täglich 2 Portionen/Stück (250–300 g)	
Gruppe 4: Milch, Milchprodukte	Eiweiß Calcium Vitamin A B-Vitamine	täglich z. B. 0,25 l fettarme Milch und 2 Scheiben Käse	
Gruppe 5: Fleisch, Wurst, Fisch, und Eier	Eiweiß Fett Magnesium Eisen Jod Zink B-Vitamine	wöchentlich 1 Portion Seefisch, 300 g–600 g Fleisch und Wurst pro Woche	sparsam und abwechslungsreich auswählen fettarme Sorten bevorzugen
Gruppe 6: Fette, Öle	essenzielle Fettsäuren fettlösliche Vitamine	täglich ca. 15–30 g Streichfett (Butter, Margarine) ca. 10–15 g Kochfett (Öl)	tierische Fette sparsam einsetzen pflanzliche (Öle) bevorzugen
Gruppe 7: Getränke	Wasser Mineralstoffe	täglich 1,5 l Flüssigkeit: Wasser, Mineralwasser, Obst- und Gemüsesäfte Tee und Kaffee	

C. Mahlzeitentiming

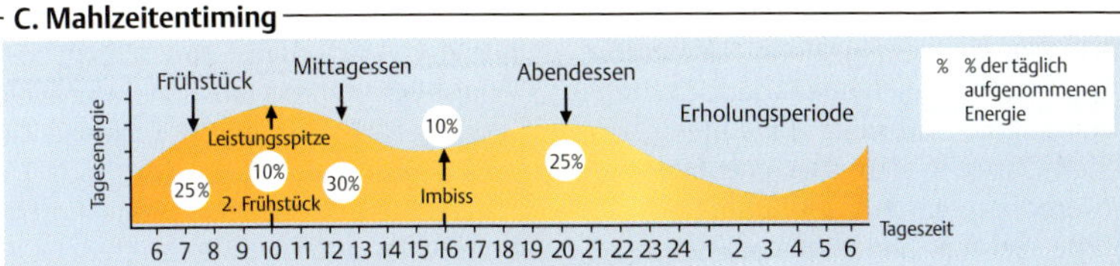

Präventive Ernährung | Die mediterrane Kost

Würden die Empfehlungen für die Nährstoffzufuhr der DGE eingehalten, so könnte trotz derzeitiger Diskussion um z. B. antioxidative Vitamine von einer präventiven Kost ausgegangen werden. Solche auf wissenschaftlicher Basis erstellten Zahlen dienen bei der Erstellung definierter Kostpläne (z. B. in Krankenhäusern) als wichtige Grundlage – für den Verbraucher sind jedoch **Lebensmittelempfehlungen** praxisnäher. Eine präventive Ernährung sollte, in Lebensmittel übersetzt, im Vergleich zur derzeitigen Lage eine Steigerung des Getreide-, Obst- und Gemüseverzehrs sowie eine Erhöhung des Anteils pflanzlicher Öle und magerer Milch- und Milchprodukte zum Ziel haben.

Der Boom der Außenseiterdiäten lehrt, dass Empfehlungen in Verbindung mit einem Weltbild, einem „Life Style" o.ä. attraktiver und erfolgreicher sind. Hier bietet sich die **„mediterranean diet"** an. Die Ernährungsweise in den Mittelmeerländern entspricht mit ihrem hohen Anteil an verschiedenen Gemüsesorten, Getreideerzeugnissen, pflanzlichen Ölen (v. a. Olivenöl) und dem geringen Anteil an tierischen Fetten und Fleisch weitgehend den Vorstellungen einer präventiven Kost. Bereits in den 50er Jahren wurde durch die „Seven Countries Study" festgestellt, dass die Mittelmeerländer im Vergleich zu Nordeuropa und den USA eine sehr niedrige Inzidenz an Herzkrankheiten aufweisen. Versuche, dies an einzelnen Nährstoffen festzumachen, schlugen jedoch fehl. Noch heute werden Personen, von denen Daten in den 50er und 60er Jahren erhoben wurden, im Rahmen dieser Studie verfolgt. Sie zeigen, dass mit zunehmendem Wohlstand in den Mittelmeerländern auch der Anteil gesättigter Fettsäuren zunimmt, die präventive Wirkung der Ernährung also zurückgedrängt wird. Prinzipiell ist die Übertragung der traditionellen mediterranen Ernährungsweise auf deutsche Verhältnisse denkbar, dies v. a. unter Berücksichtigung deutscher Lebensmittel und Ernährungsgewohnheiten. So ist z. B. ein Charakteristikum der mediterranen Ernährung die hohe Aufnahme von einfach gesättigten (Olivenöl) und n-3-Fettsäuren (Fisch). Beide Fettsäurearten stehen in Rapsöl zur Verfügung.

In den USA wurde ein anderer Weg verfolgt, der Bevölkerung eine präventive Kost näherzubringen. Das **„5 a day"**-Programm propagiert den einfachen Grundsatz, 5 mal täglich Obst oder Gemüse zu essen. Das „zusätzliche" an dieser Empfehlung hat den Vorteil, dass keine Einschränkungen gemacht werden – etwas, worauf viele Menschen mit Ablehnung reagieren. Zudem ist das Prinzip sehr einprägsam. Da Obst und Gemüse wasserreich sind, ergeben sich durch Sättigungseffekte automatisch Einsparungen bei anderen Lebensmitteln. Alternativ (max. 2/Tag) dürfen auch Obst- und Gemüsesäfte getrunken werden. Ob die „5 a day"-Kampagne die erhoffte Reduktion ernährungsbedingter Erkrankungen bewirkt, wird sich erst in den kommenden Jahren und Jahrzehnten zeigen. Im Jahr 2000 wurde in Deutschland das Pendant, die Kampagne „5 am Tag", gestartet **(B)**. Unter einem gemeinsamen Logo versuchen die Partner aus Verbänden, öffentlichen Institutionen und der Wirtschaft den Obst- und Gemüseverzehr auf ein höheres Niveau zu bringen. Ziel ist es, 3 Portionen Gemüse sowie 2 Portionen Obst pro Tag zu verzehren, wobei max. eine Portion durch Saft ersetzt werden sollte.

A. Die mediterrane Kost

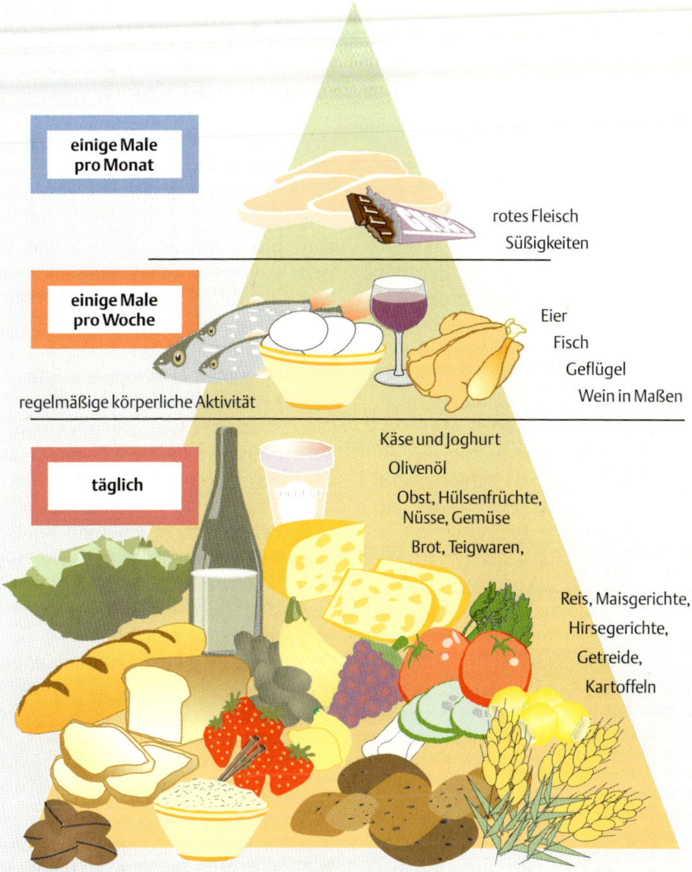
einige Male pro Monat
rotes Fleisch
Süßigkeiten
einige Male pro Woche
Eier
Fisch
Geflügel
Wein in Maßen
regelmäßige körperliche Aktivität
täglich
Käse und Joghurt
Olivenöl
Obst, Hülsenfrüchte, Nüsse, Gemüse
Brot, Teigwaren,
Reis, Maisgerichte,
Hirsegerichte,
Getreide,
Kartoffeln

B. Die deutsche Obst- und Gemüse-Kampagne

5 am Tag
OBST & GEMÜSE

Präventive Ernährung: Steter Wandel

Widersprüchliche Ansichten gehören zu den Ernährungswissenschaften. So ist auch die Frage nach der „präventiven Ernährung" offen.

Weltweit wurde in den letzten Jahrzehnten eine **Fettreduktion** bei gleichzeitiger Steigerung der Kohlenhydratzufuhr propagiert. Diese Empfehlung basierte auf der Beobachtung, dass in den typischen westlichen Industrienationen sowohl die Fettaufnahme als auch die Inzidenz an koronaren Herzkrankheiten hoch ist. Obwohl schon in den 60er Jahren die differenzierten Wirkungen verschiedener Fettsäuren und damit der Fettarten bekannt war, wurde die einfache Botschaft „Fett ist schlecht" aufrecht erhalten. Man ging davon aus, dass eine allgemeine Fettreduktion automatisch die Zufuhr an gesättigten Fettsäuren einschränken würde. Dies führte dazu, dass heute fettreduzierte Diäten zum Standard gehören. Aber auch von der Lebensmittelindustrie wurde diese Message gerne aufgenommen: Fettreduzierte Produkte haben v. a. in den USA einen hohen Marktanteil. Dennoch wurden auch immer wieder Stimmen laut, denen diese „Fettfrei-Strategie" zu willkürlich erschien.

Schon vor rund drei Jahrzehnten gab es Wissenschaftler, die die hohe Kohlenhydratzufuhr – genauer gesagt den hohen **glykämischen Index** (s. Kohlenhydrate) – für die Entstehung vieler Krankheiten verantwortlich machten. Bereits 1972 proklamierte der amerikanische Arzt R. C. Atkins eine Ernährungsrevolution. Seine Aussage lautete: Mehr Fett, weniger Kohlenhydrate. Diese These gewinnt durch die Publikation einer Ernährungspyramide der Universität Harvard **(A)** in jüngerer Zeit wieder an Bedeutung. Während Vollkornprodukte zu jeder Mahlzeit gehören sollten, werden alle Lebensmittel mit hohem glykämischen Index wie Weißbrot, geschälter Reis, Teigwaren und Süßigkeiten in die oberen Bereiche verbannt. Es erfolgt also eine strenge Differenzierung der Kohlenhydratträger. Zusätzlich wird im Bereich der Fettsäurearten strikt unterschieden: Pflanzenöle zählen hier zur Basis, während Milchprodukte, Butter und rotes Fleisch eingeschränkt werden sollten. Trotz dieser „gesunden" Ernährung scheint die Zufuhr an Mikronährstoffen nicht ausreichend zu sein, was dann durch Mulitvitaminsupplemente ausgeglichen werden soll.

Dies ist aber eine Einzelmeinung, der sich offizielle Behörden nicht angeschlossen haben **(B)**. Hier wird der Gesamtfettgehalt immer noch als problematisch angesehen, während Kohlenhydratträger generell die Basis der Ernährung bilden sollen. Eine Unterscheidung nach der Glucose-Belastung durch Lebensmittel erfolgt nicht.

Ob sich die offiziellen Empfehlungen zur präventiven Ernährung auf Grund der jüngsten Entwicklungen ändern werden, bleibt abzuwarten.

Um präventive bzw. therapeutische Aspekte der Ernährung hervorzuheben, werden in diesem Buch entsprechende Stellen durch seitliche orangefarbene Balken kenntlich gemacht. Es sind diejenigen Stellen im Text gekennzeichnet, die wichtig im Hinblick auf Prävention, Therapie, Klinik oder Ernährungsmedizin sind.

A. Food Pyramid aus Harvard

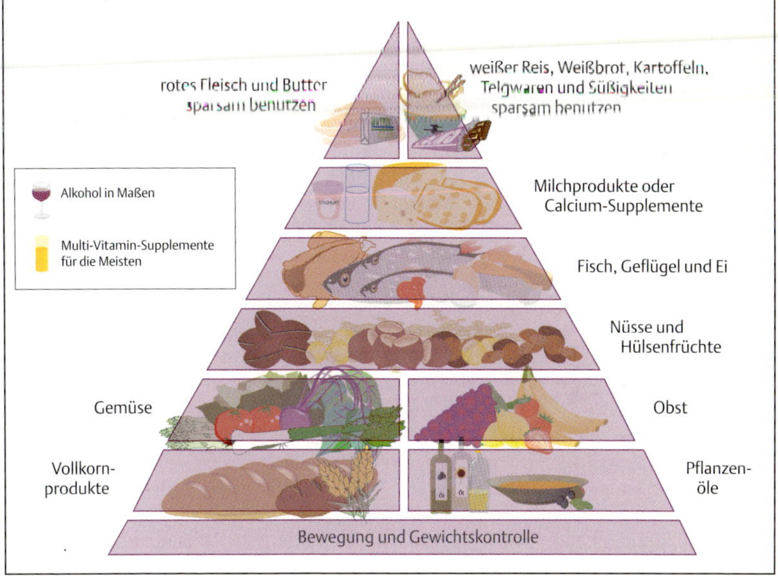

B. Food Pyramid U.S. Department of Agriculture

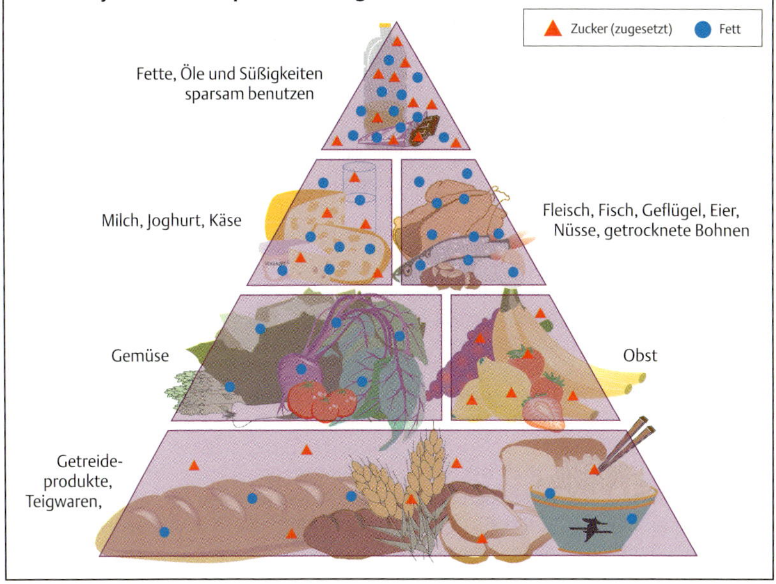

Empfehlungen für die Nährstoffzufuhr

Empfehlungen zur Nährstoffzufuhr lassen sich bis Mitte des letzten Jahrhunderts zurückverfolgen, als man wegen großer Hungersnöte in England im District Lancashire erste Ernährungsempfehlungen erarbeitete. Diese Empfehlungen dienten jedoch ausschließlich dazu, in Kriegs- oder Hungerzeiten die Minimalversorgung einer Bevölkerung bzw. einer Armee sicherzustellen. Erst 1941 brachte das U. S. National Research Council Empfehlungen heraus, die die „perfekte Gesundheit" der Bevölkerung zum Ziel hatten. Diese als **RDA** (Recommended Dietary Allowances) bezeichneten Empfehlungen werden seither im 5-Jahres-Rhythmus den aktuellen Erkenntnissen angepasst und dienen weltweit als Grundlage nationaler Empfehlungen.
Zur Ermittlung der RDA für einen bestimmten Nährstoff **(A)** wird dessen Aufnahme in einer **repräsentativen Bevölkerungsgruppe ohne Mangelsymptome** ermittelt (EAR). Unter der Annahme einer Gaussschen Normalverteilung fügt man der mittleren Nährstoffaufnahme (x) 2 Standardabweichungen (SD) hinzu und erhält damit den RDA. Man geht davon aus, dass mit dieser Empfehlung 97,5 % der Bevölkerung keine Mangelerscheinungen entwickeln und gesund bleiben. Die RDA enthalten damit eine Sicherheitsreserve, da die größte Zahl dieser Population mit 77 % des RDA auskommt. Oberhalb der RDA geht die Wahrscheinlichkeit einer mangelnden Zufuhr gegen 0.

Während unterhalb des RDA das Risiko einer Unterversorgung kontinuierlich ansteigt, befindet sich oberhalb dieser Empfehlung ein (je nach Nährstoff) sehr breiter „sicherer Bereich" **(B)**. Das Risiko eines Überschusses steigt für die meisten Nährstoffe (Ausnahme z. B. Selen) erst bei einem Vielfachen des RDA an. Kann ein RDA nicht ermittelt werden, so wird eine ausreichende Zufuhrmenge aus vorhandenem Datenmaterial geschätzt (AI). Die zunehmende Mehrfachverwendung von Nahrungsergänzungen erfordert die Festlegung von oberen Grenzwerten. In den neuen Dietary Reference Intake (DRI) wurde dies nun in Form der UL realisiert. Dazu wird die höchste sichere Dosis (NOAEL) oder die niedrigste unsichere Dosis (LOAEL) gesucht. Dieser Wert wird um einen Unsicherheitsfaktor UF verkleinert, der je nach Schweregrad der Nebenwirkungen und Güte des Datenmaterials variiert.
Die Schwierigkeiten der RDA ergeben sich aus ihrer Festlegung über die „Zufuhr innerhalb einer repräsentativen Bevölkerungsgruppe". Die gegebene Zufuhr sagt nichts darüber aus, ob diese nicht noch verbesserungswürdig ist – die RDA sind also nicht dahingehend zu verstehen, dass sie einen optimalen Gesundheitszustand sichern. Die repräsentative Bevölkerungsgruppe muss nicht zwangsläufig individuelle Variabilität wie z. B. Alter, Ernährungszustand, Suchtmittel etc. berücksichtigen. Die RDA sind damit nicht geeignet, den Punkt festzulegen, wo individuelle Unterversorgung beginnt, sondern nur als Anhaltspunkte für gesunde, unbelastete Individuen zu verstehen.

Weltweit existieren heute eine Vielzahl unterschiedlicher Ernährungsempfehlungen **(C)**. In Deutschland spricht man von der „wünschenswerten Höhe der Zufuhr", die in regelmäßigen Abständen in Form der **Referenzwerte für die Nährstoffzufuhr** durch die DGE überarbeitet wird.

A. RDA

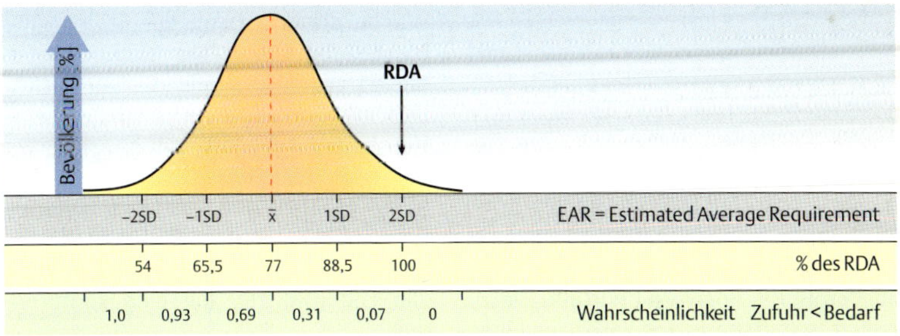

B. DRI

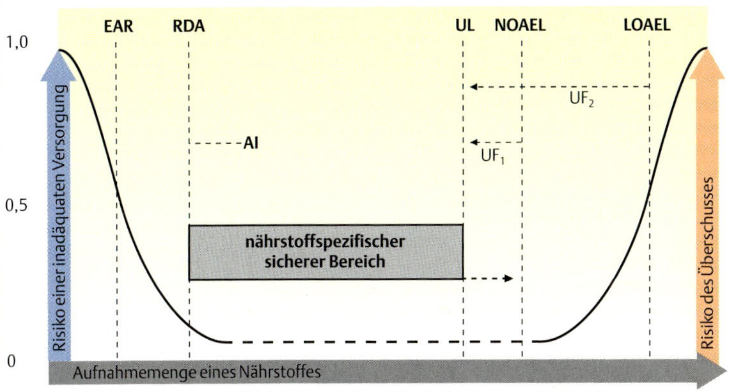

AI = adequate intakte
UF = uncertainty factor
NOAEL = no oserved adverse effect level
LOAEL = lowest observed adverse effect level
UL = tolerable upper intake level

C. Nährstoffempfehlungen

RDA Recommended Dietary Allowances	USA (1941)	**RNI** Reference Nutrient Intake	UK (1991)
RDA Recommended Daily Amounts	UK (1979)	**LTI** Lowest Threshold Intake	EC-SCF (1993)
RNI Recommended Nutrient Intakes	Canada (1983)	**AR** Average Requirement	EC-SCF (1993)
RDI Recommended Daily Intakes	Australia (1986)	**PRI** Population Reference Intake	EC-SCF (1993)
LRNI Low reference Nutrient Intake	UK (1991)	**DRI** Dietary Reference Intake	USA (1996)
EAR Estimated Average Requirement	UK (1991)	Referenzwerte für die Nährstoffzufuhr	DACH (2000)

Ernährungserhebung

Die Methoden der Ernährungserhebung **(A)** lassen sich unterteilen in

a) Methoden, die die Auswirkungen der Ernährung auf den Körper (Ernährungsstatus) untersuchen

b) die Ermittlung des Verbrauchs bzw. Verzehrs von Nahrungsmitteln.

Der **Ernährungsstatus** wird oft mittels biochemischer Analysen beurteilt. Hierzu muss ein messbarer Indikator für einen bestimmten Nährstoff bekannt sein; z. B. lässt der Hämoglobingehalt im Blut Rückschlüsse auf die Versorgung mit Eisen zu. Die **Anthropometrie** (s. S. 20), d. h. Messungen der Körpermaße, ist weniger spezifisch. Neben Körpergröße und Körpergewicht hat vor allem die Bestimmung der Hautfaltendicke an Bedeutung gewonnen. Anthropometrische Messungen zeigen die Summe vieler Faktoren, ohne jedoch zwischen einzelnen Nährstoffen zu differenzieren. Klinische Befunde treten nach Nährstoffdefiziten meist sehr spät auf. Im Beispiel der schlechten Eisenversorgung würde der verminderte Hämoglobingehalt des Blutes auf Dauer sicher klinische Befunde wie Blässe oder verminderte Leistungsfähigkeit nach sich ziehen – Symptome, die durch rechtzeitige Intervention vermieden werden können.

Die direkte **Ermittlung des Nahrungsmittelverbrauchs/-verzehrs** kann zeitgleich (prospektiv) oder später (retrospektiv) erfolgen. Bei der **Wiegemethode** werden alle verzehrten Lebensmittel gewogen, während bei der **Protokollmethode** die Mengen nur geschätzt werden. Die **Inventurmethode** erfasst den Lebensmittelverzehr eines Haushalts durch die Registrierung der verbrauchten Lebensmittel sowie der Reste und Abfälle. So wird z. B. einer Familie ein großer Vorrat an Lebensmitteln zur Verfügung gestellt und nach einer Woche die Reste von der verbrauchten Menge abgezogen. Die Methode ist für die Erfassung des Individualverbrauches ungeeignet, da nicht nach einzelnen Haushaltsmitgliedern differenziert werden kann. Die **Buchhaltungsmethode** ist in Deutschland Teil der laufenden Wirtschaftsrechnung der statistischen Ämter. Ausgewählte Haushalte notieren alle Lebensmittel, die eingekauft werden.

Unter retrospektiven Methoden ist die Ermittlung der **Food Frequency** am einfachsten durchzuführen. Es wird erfragt, wie oft ausgewählte Lebensmittelgruppen verzehrt werden. Ausführlicher ist die **Diet History**, bei der auch Faktoren wie z. B. das Ernährungsverhalten einbezogen werden. Der **24-h-Recall** setzt bei den Befragten ein gutes Erinnerungsvermögen voraus, da alle Lebensmittel mit geschätzten Mengenangaben der letzten 24 Stunden aufgelistet werden.

Indirekt lässt sich der Nahrungsmittelverbrauch auch über die amtlichen Agrarstatistiken ermitteln. Es ist mit dieser Methode jedoch nicht möglich, die Nährstoffzufuhr einzelner Bevölkerungsgruppen zu erfassen.

Alle vorgestellten Methoden sind mit Fehlern behaftet. So wurde z. B. in einer Studie mit 140 Personen **(B)** ein 24-h-Recall mit der „tatsächlichen", beobachteten Nahrungsaufnahme verglichen. Beim recall wurden alle Lebensmittel mehr oder weniger häufig übergangen (d. h. nicht angegeben) bzw. fälschlich angegeben. Gekochtes Gemüse wurde in mehr als 50 % der Fälle übergangen, während Zucker in nahezu 30 % der Fälle fälschlich angegeben wurde.

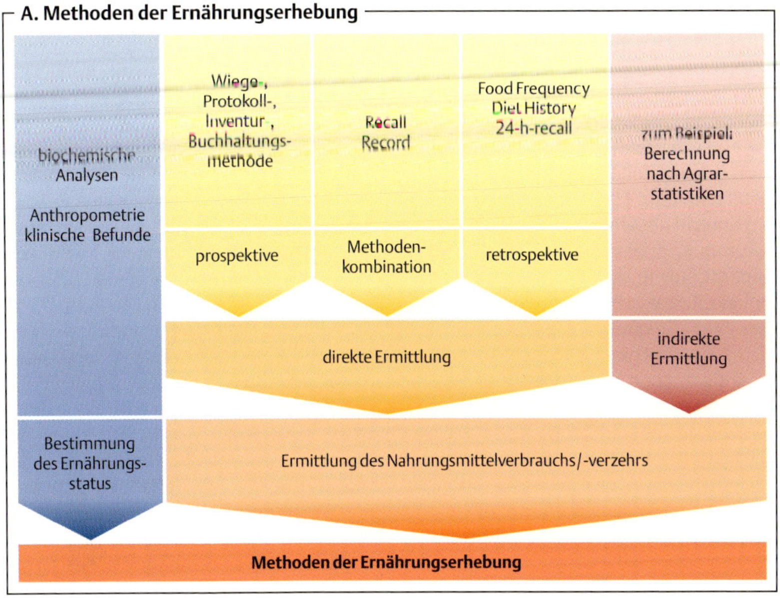
A. Methoden der Ernährungserhebung
biochemische Analysen
Anthropometrie
klinische Befunde
Wiege-, Protokoll-, Inventur-, Buchhaltungsmethode
Recall
Record
Food Frequency
Diet History
24-h-recall
zum Beispiel: Berechnung nach Agrarstatistiken
prospektive
Methodenkombination
retrospektive
direkte Ermittlung
indirekte Ermittlung
Bestimmung des Ernährungsstatus
Ermittlung des Nahrungsmittelverbrauchs/-verzehrs
Methoden der Ernährungserhebung

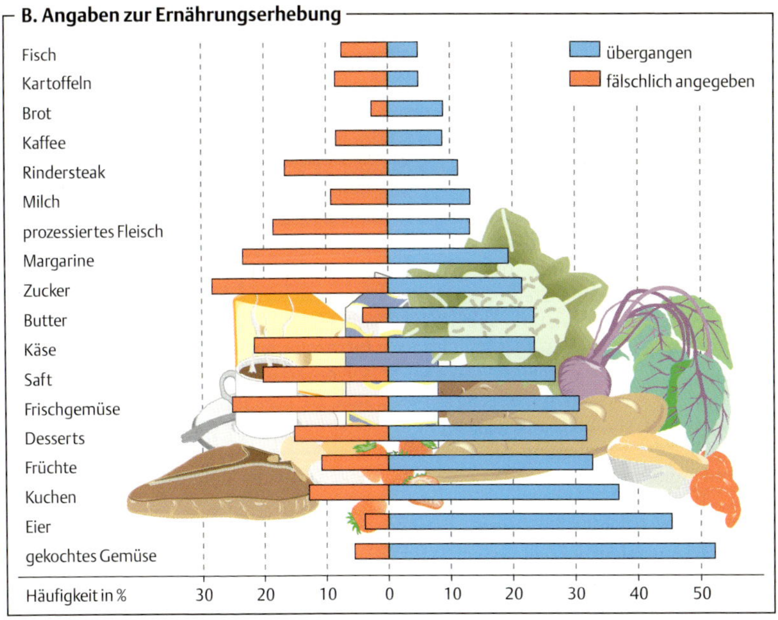
B. Angaben zur Ernährungserhebung
übergangen
fälschlich angegeben
Fisch
Kartoffeln
Brot
Kaffee
Rindersteak
Milch
prozessiertes Fleisch
Margarine
Zucker
Butter
Käse
Saft
Frischgemüse
Desserts
Früchte
Kuchen
Eier
gekochtes Gemüse
Häufigkeit in %
30
20
10
0
10
20
30
40
50

Elementare Körperzusammensetzung

Der menschliche Körper besteht aus mehreren definierten Komponenten, die sich hinsichtlich ihrer chemischen und strukturellen Zusammensetzung unterscheiden. Das **extrazelluläre Kompartiment** besteht aus Stützelementen, wie z. B. Knochenlamellen oder Sehnenapparat, sowie den extrazellulären Flüssigkeiten, wie z. B. Blutplasma oder Lymphe. Die **Gesamtheit der Zellen** lässt sich vom **Fettgewebe** trennen, das als Depotfett oder Bau- und Stützfett z. B. in Wangen oder Fußsohlen dient. Letztere werden erst in Zuständen extremen Nahrungsmangels oder konsumierender Erkrankungen abgebaut, während das Depotfett als Energiereserve dient und damit starken Schwankungen unterliegt.

Die **„elementare" Zusammensetzung (A)** eines 70 kg schweren Mannes zeigt, dass nahezu 60 % auf Körperwasser und 16 % und mehr auf Fett entfallen. Unter den einzelnen Elementen stehen mengenmäßig Stickstoff (N), Calcium (Ca) und Phosphor (P) im Vordergrund. Nahezu alle in der Natur vorkommenden Elemente finden sich auch im menschlichen Körper, wobei die Bedeutung oft noch unbekannt ist. Die chemische Zusammensetzung ändert sich altersabhängig. Am deutlichsten sind diese Veränderungen im ersten Lebensjahr **(B)**. Während der Wassergehalt rapide abnimmt, steigt der Anteil an Fettgewebe, Eiweiß aus Muskelmasse und Mineralien, vorwiegend aus Knochen, an.

Die Abnahme des Gesamtwassergehaltes mit zunehmendem Alter geht mit einer **Umverteilung** zwischen den einzelnen Körperkompartimenten einher **(C)**. Im zentralen Nervensystem, der Haut, und dem subkutanen Gewebe nimmt der Wassergehalt ab, während er in Muskel- und Fettgewebe deutlich zunimmt. Auch innerhalb der Körperkompartimente findet eine Neuverteilung statt. Das intrazelluläre Wasser nimmt, mit Ausnahme von Haut und subkutanem Fettgewebe, in allen Organen zu.

Bei der Verteilung des **Gesamtkörperwassers** unterscheidet man intra- und extrazelluläre Kompartimente **(D)**. Die Flüssigkeit des **Extrazellulärraums** kann als Medium zur Vermittlung zwischen Außenwelt und den Zellen verstanden werden. Seine Zusammensetzung, die einer strengen homöostatischen Kontrolle unterliegt, gleicht der eines Urmeeres. Dieses diente ebenfalls zur Versorgung der in ihm lebenden Einzeller, aus denen der Mensch sich letztlich entwickelt hat. Das **transzelluläre Wasser** befindet sich in Hohlräumen des Organismus, wie z. B. Verdauungstrakt, Harnblase oder Liquorraum. Stark vereinfacht kann man das Plasmavolumen nach der Gleichung Körpergewicht [kg] x 0,035 = Plasmavolumen [l] bestimmen. Die **interstitielle Flüssigkeit** dient der Versorgung einzelner Zellverbände. Sie befindet sich zwischen den Zellen und macht etwa 20 % der Körpermasse aus. Ihre Zusammensetzung entspricht in etwa einem ultrafiltrierten Plasma mit sehr geringem Eiweißanteil.

Mehr als die Hälfte des Gesamtkörperwassers befindet sich in den Zellen. Im **Intrazellulärraum** finden die Stoffwechselvorgänge der Zelle statt. Im Gegensatz zu anderen Flüssigkeitsräumen ist er kein homogenes Gebilde, da sich die Zusammensetzung bei den einzelnen Zellarten stark unterscheiden kann.

A. Zusammensetzung des Körpers

	Fetus (20.–25. Gest.-Woche)	Früh-geborenes	Neu-geborenes	Kind (4–5 Jahre)	Erwachsener Mann
Körpergewicht [kg]	0,30	1,50	3,50	14,00	70,00
Fett [g/kg]	5,00	35,00	160,00	160,00	160,00
Wasser [g/kg]	880,00	830,00	700,00	630,00	600,00
Zusammensetzung der fettfreien Körpermasse:					
Wasser [g/kg]	880,00	850,00	820,00	695,00	720,00
Total N [g/kg]	15,00	19,00	23,00	38,20	34,00
Na [g/kg]	2,30	2,30	1,88	1,84	1,84
K [g/kg]	1,68	1,95	2,07	2,54	2,70
Cl [g/kg]	2,69	–,–	1,94	1,77	1,56
Ca [g/kg]	4,20	7,00	9,60	21,10	22,40
Mg [g/kg]	0,18	0,24	0,26	0,36	0,50
P [g/kg]	3,00	3,80	5,60	10,50	12,00
Fe [mg/kg]	58,00	74,00	94,00	64,20	74,00
Cu [mg/kg]	3,00	4,00	5,00	3,30	2,00
Zn [mg/kg]	20,00	20,00	20,00	22,30	30,00

B. Altersabhängige Veränderungen der Körperzusammensetzung

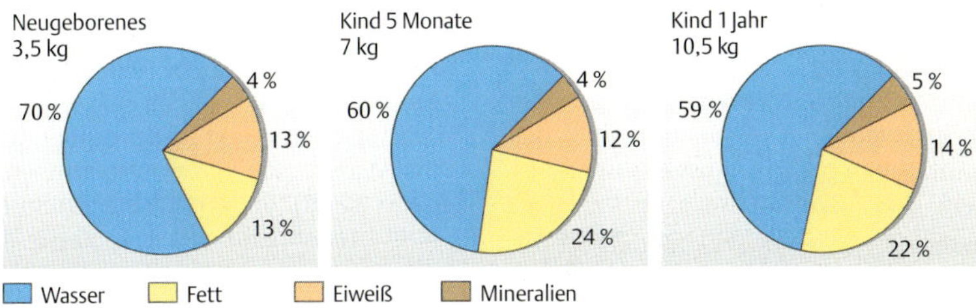

C. Altersabh. Veränderung d. Körperwassers

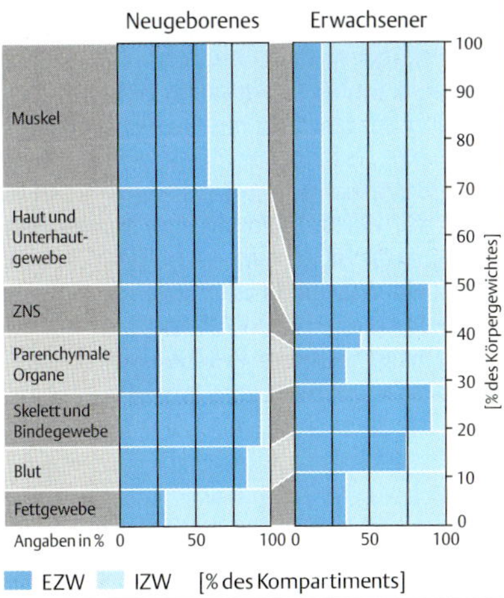

D. Flüssigkeitsräume des Körpers

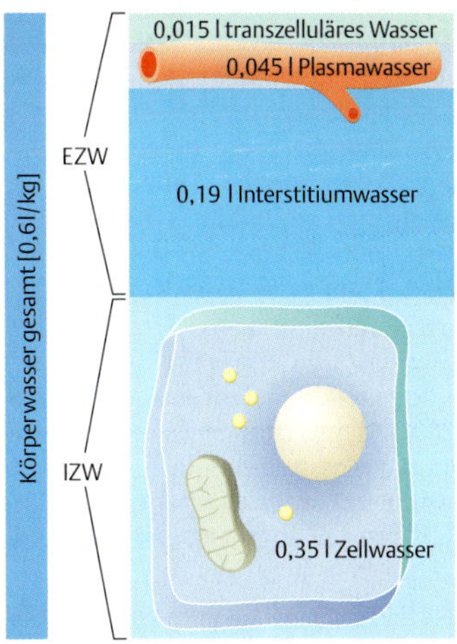

Wasserbilanz

Die Konstanz des Wassergehaltes ist das Ergebnis einer ausgeglichenen **Wasserbilanz (A)**. Unabhängig vom Wasserumsatz wird über verschiedene, durch Osmorezeptoren gesteuerte hormonelle Mechanismen eine ausgeglichene Bilanz erreicht. Die durchschnittliche tägliche Wasserzufuhr von ca. 2,5 l setzt sich zusammen aus Getränken, mit fester Nahrung aufgenommenem Wasser und **Oxidationswasser**. Letzteres entsteht als Endprodukt des oxidativen Stoffwechsels der Nahrung. Bei der Verbrennung von 1 g Kohlenhydraten entstehen 0,6 ml, bei 1 g Eiweiß 0,42 ml und bei 1 g Fett 1,07 ml Wasser. Bei einer gemischten Kost beläuft sich dies auf ca. 300 ml Wasser pro Tag.

Der täglichen Zufuhr von 2,5 l steht ein Verlust von 2,5 l gegenüber. Über den Urin werden ca. 1,5 l Wasser ausgeschieden. Die Niere kann die Wasserbilanz durch die Veränderung der **Reabsorption** beeinflussen. Die minimale, täglich auszuscheidende Flüssigkeitsmenge zur Sicherstellung der Ausscheidung von Natrium, Kalium und Harnstoff liegt bei 300–500 ml. Wenn kein Trinkwasser zur Verfügung steht, kann durch entsprechende Ernährung der Wasserverlust durch die Niere eingeschränkt werden. Dabei werden Lebensmittel minimiert, die zur Bildung **harnpflichtiger Metabolite** führen. So hat z. B. die Einschränkung von Eiweiß und Kochsalz eine Reduktion von Harnstoff und Natrium im Urin zur Folge und damit verbunden eine Erniedrigung des minimal notwendigen Urinvolumens. In besonderen Lebenssituationen, z. B. bei Frühgeborenen oder bei Niereninsuffizienz, gewinnt dieser Mechanismus an Bedeutung.

Der **Wasserverlust** über Haut und Lunge liegt bei ca. 0,9 l pro Tag. Bei erhöhter Atemfrequenz, z. B. in großer Höhe, trockener und warmer Umgebung sowie bei körperlicher Aktivität können diese Verluste wesentlich ansteigen. Allein über die Haut können unter Extrembedingungen bis zu 0,5 l Wasser pro Stunde verloren gehen. Gleichzeitig findet ein Natriumverlust statt, der sich jedoch durch häufiges Training reduziert. Übersteigt der Wasserverlust 3 l pro Tag, so muss neben Flüssigkeit auch Natrium ersetzt werden.

Der **Flüssigkeitsbedarf** des Menschen ist daher von der Stoffwechselleistung und der Umgebung abhängig **(B)**. Bei Kleinkindern ist der Energieumsatz bezogen auf das Körpergewicht wesentlich höher als bei Erwachsenen. In Folge ist auch deren Atemfrequenz höher, was erhöhte Wasserverluste nach sich zieht.

Im Magen-Darm-Trakt ist das aufgenommene Wasser nur von untergeordneter Bedeutung **(C)**. Im Verlauf von 24 Stunden entstehen hier ca. 8 l Wasser in Form verschiedenster Sekrete. Zusammen mit dem oral aufgenommenen Wasser ergibt dies mehr als 10 l, die bis auf 0,2 l vollständig rückresorbiert werden. Bei Durchfall, Erbrechen oder verstärkter Speichel- oder Gallensekretion kann es zu deutlich höheren Wasserverlusten über die Faeces kommen.

Der **Wassergehalt der Lebensmittel (D)** ist für deren Energiegehalt maßgeblich. Generell ist ein wasserhaltiges Lebensmittel energieärmer. Viele Gemüsesorten bestehen zu über 90 % aus Wasser, während isolierte Produkte wie Öl oder Zucker praktisch kein Wasser enthalten.

A. Wasserbilanz

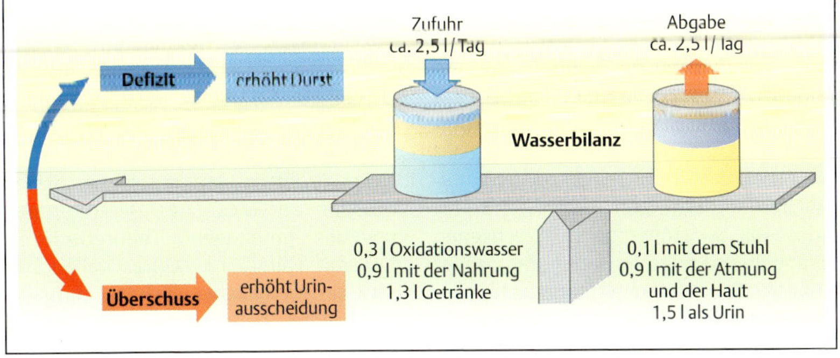

B. Flüssigkeitsbedarf

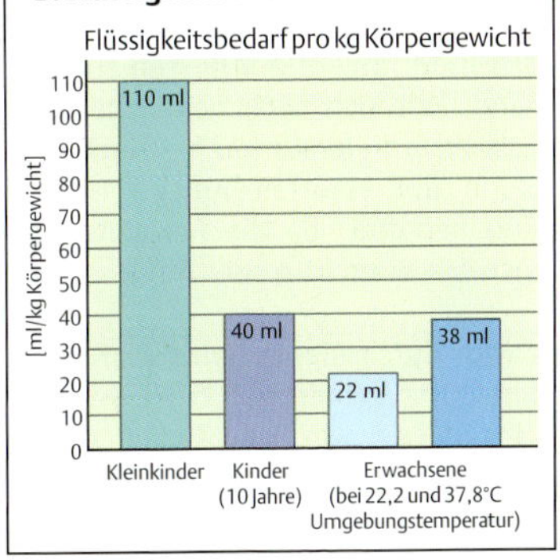

C. Wasseraustausch im Magen-Darm-Trakt

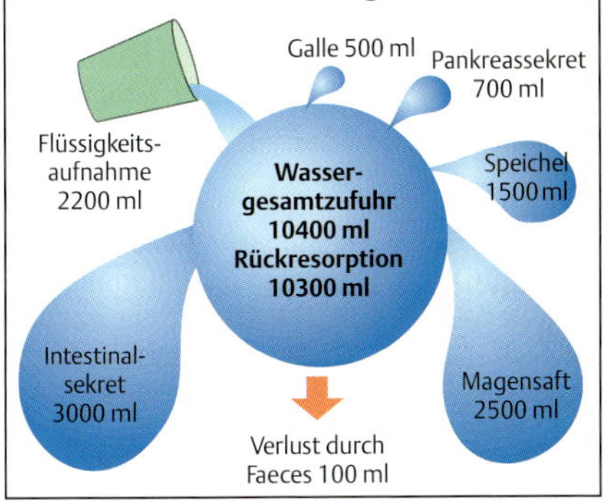

D. Wassergehalt von Lebensmitteln

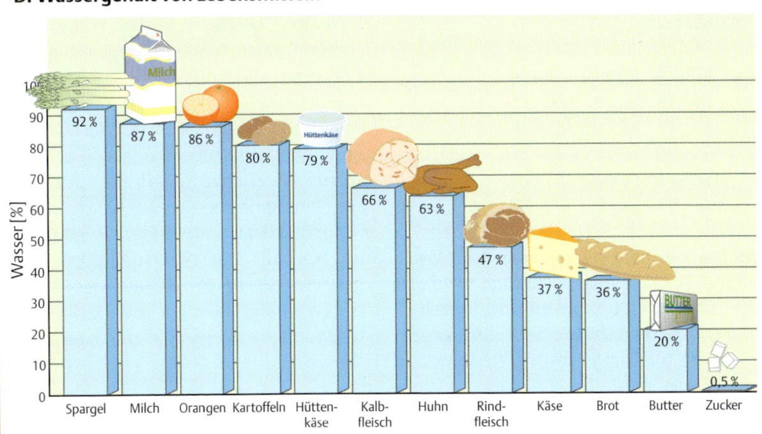

Bestimmungsmethoden: Die Anthropometrie

Die **Anthropometrie** benutzt die Bestimmung der Körpermaße, um daraus indirekt Rückschlüsse auf die Körperzusammensetzung zu ziehen. Die am einfachsten zu ermittelnden Maße stellen das Körpergewicht und die Körpergröße dar. Sie stehen beim Erwachsenen in annähernd linearer Beziehung. Früher lautete eine einfache Formel: Körpergröße [cm] – 100 = Normalgewicht nach **Broca**. Von diesem Normalgewicht wurden 10–15 % abgezogen; der resultierende Wert wurde als „Idealgewicht" bezeichnet. Letztere Berechnung basiert auf alten, z. T. falschen Untersuchungen und sollte heute nicht mehr angewendet werden. Sie suggeriert ein sehr niedriges Gewicht als „ideal = gesund". Dieser Gesundheitswert eines möglichst niedrigen Körpergewichts gilt heute nicht mehr.
Eine genauere Möglichkeit der Anthropometrie bietet der **Body-Mass-Index**, abgekürzt BMI **(A)**. Er errechnet sich aus dem Körpergewicht [kg] dividiert durch das Quadrat der Körpergröße [m^2]; die Einheit des BMI lautet also kg/m^2. Der „wünschenswerte" BMI hängt vom Alter ab:

19–24	Jahre:	19–24
25–34	Jahre:	20–25
35–44	Jahre:	21–26
45–54	Jahre:	22–27
55–64	Jahre:	23–28
über 64	Jahre:	24–29

Der BMI gilt heute als Standard zur Beurteilung des Körpergewichts, da er relativ gut mit dem Gesamtkörperfett korreliert und relativ unabhängig von der Körpergröße ist. Allerdings kann z. B. ein Mann mit einem BMI von 27 kg/m^2 immer noch einen Körperfettanteil zwischen 10 und 31 % seines Gewichtes aufweisen. Ein hohes Körpergewicht kann also nicht nur aus Fett, sondern auch aus Muskelmasse, extrazellulärem Wasser durch Ödeme und/oder Knochenmasse resultieren. So haben Athleten häufig einen hohen BMI ohne große Fettspeicher aufzuweisen.
Dieses Problem wird durch die direkte Messung der Dicke des Unterhautfettgewebes umgangen. Theoretisch ist dies mit Hilfe eines Ultraschallgerätes oder der Infrarotspektroskopie möglich; in der Praxis haben sich jedoch **Präzisionskaliper** zur Messung der Hautfaltendicke bewährt. Unter den vier am häufigsten gewählten Hautfalten ist die über dem M. triceps am besten zugänglich und lässt sich auch bei weitem am verlässlichsten bestimmen. Auch die Messung der **Hautfaltendicke** ist mit Fehlern behaftet, da die Fettverteilung keineswegs homogen sein muss.

Dies wird durch ein weiteres Maß, dem **Taillen-Hüft-Verhältnis**, berücksichtigt **(B)**. Im Stehen wird der Taillenumfang in der Mitte zwischen dem Unterrand der untersten Rippe und dem Beckenkamm, der Hüftumfang in Höhe der Trochanter majores gemessen. Bei einem Verhältnis größer 0,88 bei Frauen bzw. größer 1,0 bei Männern liegt ein androides oder abdominelles Fettverteilungsmuster vor. Dieses ist besonders eng mit kardiovaskulären Komplikationen und anderen Erkrankungen vergesellschaftet. Bei einem niedrigen Verhältnis spricht man vom gynoiden Typ, dessen Krankheitsrisiko geringer einzustufen ist. Gerade bei nur mäßigem Übergewicht ist die Ermittlung des Taillen-Hüft-Verhältnisses zur Beurteilung der Notwendigkeit einer Gewichtsreduktion sinnvoll.

A. Body-Mass-Index (BMI) für die Altersgruppen 19 bis 34 Jahre

Größe in Meter

Gewicht in Kilogramm	1,48		1,52		1,56		1,60		1,64		1,68		1,72		1,76		1,80		1,84		1,88		1,92		1,96		2,00
120	55	53	52	51	49	48	47	46	45	44	43	42	41	40	39	38	37	36	35	35	34	33	33	32	31	31	30
118	54	52	51	50	48	47	46	45	44	43	42	41	40	39	38	37	36	36	35	34	33	33	32	31	31	30	30
116	53	52	50	49	48	46	45	44	43	42	41	40	39	38	37	37	36	35	34	34	33	32	31	31	30	30	29
114	52	51	49	48	47	46	45	43	42	41	40	39	39	38	37	36	35	34	34	33	32	32	31	30	30	29	29
112	51	50	48	47	46	45	44	43	42	41	40	39	38	37	36	35	35	34	33	32	32	31	30	30	29	29	28
110	50	49	48	46	45	44	43	42	41	40	39	38	37	36	36	35	34	33	32	32	31	30	30	29	29	28	28
108	49	48	47	46	44	43	42	41	40	39	38	37	37	36	35	34	33	33	32	31	31	30	29	29	28	28	27
106	48	47	46	45	44	42	41	40	39	38	38	37	36	35	34	33	33	32	31	31	30	29	29	28	28	27	27
104	47	46	45	44	43	42	41	40	39	38	37	36	35	34	34	33	32	31	31	30	29	29	28	28	27	27	26
102	47	45	44	43	42	41	40	39	38	37	36	35	34	34	33	32	31	31	30	29	29	28	28	27	27	26	26
100	46	44	43	42	41	40	39	38	37	36	35	35	34	33	32	32	31	30	30	29	28	28	27	27	26	26	25
98	45	44	42	41	40	39	38	37	36	36	35	34	33	32	32	31	30	30	29	28	28	27	27	26	26	25	25
96	44	43	42	40	39	38	38	37	36	35	34	33	32	32	31	30	30	29	28	28	27	27	26	26	25	24	24
94	43	42	41	40	39	38	37	36	35	34	33	33	32	31	30	30	29	28	28	27	27	26	25	25	24	24	24
92	42	41	40	39	38	37	36	35	34	33	33	32	31	30	30	29	28	28	27	27	26	25	25	24	24	23	23
90	41	40	39	38	37	36	35	34	33	33	32	31	30	30	29	28	28	27	27	26	25	25	24	24	23	23	23
88	40	39	38	37	36	35	34	34	33	32	31	30	30	29	28	28	27	27	26	25	25	24	24	23	23	22	22
86	39	38	37	36	35	34	34	33	32	31	30	30	29	28	28	27	27	26	25	25	24	24	23	23	22	22	22
84	38	37	36	35	35	34	33	32	31	30	30	29	28	28	27	27	26	25	25	24	24	23	23	22	22	21	21
82	37	36	35	35	34	33	32	31	30	30	29	28	28	27	26	26	25	25	24	24	23	23	22	22	21	21	21
80	37	36	35	34	33	32	31	30	30	29	28	28	27	26	26	25	25	24	24	23	23	22	22	21	21	20	20
78	36	35	34	33	32	31	30	30	29	28	28	27	26	26	25	25	24	24	23	23	22	22	21	21	20	20	20
76	35	34	33	32	31	30	30	29	28	28	27	26	26	25	25	24	23	23	22	22	22	21	21	20	20	19	19
74	34	33	32	31	30	30	29	28	28	27	26	26	25	24	24	23	23	22	22	21	21	20	20	20	19	19	19
72	33	32	31	30	30	29	28	27	27	26	26	25	24	24	23	23	22	22	21	21	20	20	20	19	19	18	18
70	32	31	30	30	29	28	27	27	26	25	25	24	24	23	23	22	22	21	21	20	20	19	19	19	18	18	18
68	31	30	29	29	28	27	27	26	25	25	24	24	23	22	22	21	21	21	20	20	19	19	18	18	18	17	17
66	30	29	29	28	27	26	26	25	25	24	23	23	22	22	21	21	20	20	19	19	19	18	18	18	17	17	17
64	29	28	28	27	26	26	25	24	24	23	23	22	22	21	21	20	20	19	19	18	18	18	17	17	17	16	16
62	28	28	27	26	25	25	24	24	23	22	22	21	21	20	20	20	19	19	18	18	18	17	17	16	16	16	16
60	27	27	26	25	25	24	23	23	22	22	21	21	20	20	19	19	19	18	18	17	17	17	16	16	16	15	15
58	26	26	25	24	24	23	23	22	22	21	21	20	20	19	19	18	18	18	17	17	16	16	16	15	15	15	15
56	26	25	24	24	23	22	22	21	21	20	20	19	19	18	18	18	17	17	17	16	16	16	15	15	15	14	14
54	25	24	23	23	22	22	21	21	20	20	19	19	18	18	17	17	17	16	16	16	15	15	15	14	14	14	14
52	24	23	23	22	21	21	20	20	19	19	18	18	18	17	17	16	16	16	15	15	15	14	14	14	14	13	13
50	23	22	22	21	21	20	20	19	19	18	18	17	17	17	16	16	15	15	15	14	14	14	14	13	13	13	13
48	22	21	21	20	20	19	19	18	18	17	17	17	16	16	15	15	15	14	14	14	14	13	13	13	12	12	12

starke Adipositas | Adipositas | Übergewicht | Normalgewicht | Untergewicht

B. Taillen-Hüft-Verhältnis für Frauen

Taillenumfang in Zentimeter

Hüftumfang in Zentimeter	50	55	60	65	70	75	80	85	90	95	100	105	110	115	120	125	130	135	140	145	150
50	1,00	1,10	1,20	1,30	1,40	1,50	1,60	1,70	1,80	1,90	2,00	2,10	2,20	2,30	2,40	2,50	2,60	2,70	2,80	2,90	3,00
55	0,91	1,00	1,09	1,18	1,27	1,36	1,45	1,55	1,64	1,73	1,82	1,91	2,00	2,09	2,18	2,27	2,36	2,45	2,55	2,64	2,73
60	0,83	0,92	1,00	1,08	1,17	1,25	1,33	1,42	1,50	1,58	1,67	1,75	1,83	1,92	2,00	2,08	2,17	2,25	2,33	2,42	2,50
65	0,77	0,85	0,92	1,00	1,08	1,15	1,23	1,31	1,38	1,46	1,54	1,62	1,69	1,77	1,85	1,92	2,00	2,08	2,15	2,23	2,31
70	0,71	0,79	0,86	0,93	1,00	1,07	1,14	1,21	1,29	1,36	1,43	1,50	1,57	1,64	1,71	1,79	1,86	1,93	2,00	2,07	2,14
75	0,67	0,73	0,80	0,87	0,93	1,00	1,07	1,13	1,20	1,27	1,33	1,40	1,47	1,53	1,60	1,67	1,73	1,80	1,87	1,93	2,00
80	0,63	0,69	0,75	0,81	0,88	0,94	1,00	1,06	1,13	1,19	1,25	1,31	1,38	1,44	1,50	1,56	1,63	1,69	1,75	1,81	1,88
85	0,59	0,65	0,71	0,76	0,82	0,88	0,94	1,00	1,06	1,12	1,18	1,24	1,29	1,35	1,41	1,47	1,53	1,59	1,65	1,71	1,76
90	0,56	0,61	0,67	0,72	0,78	0,83	0,89	0,94	1,00	1,06	1,11	1,17	1,22	1,28	1,33	1,39	1,44	1,50	1,56	1,61	1,67
95	0,53	0,58	0,63	0,68	0,74	0,79	0,84	0,89	0,95	1,00	1,05	1,11	1,16	1,21	1,26	1,32	1,37	1,42	1,47	1,53	1,58
100	0,50	0,55	0,60	0,65	0,70	0,75	0,80	0,85	0,90	0,95	1,00	1,05	1,10	1,15	1,20	1,25	1,30	1,35	1,40	1,45	1,50
105	0,48	0,52	0,57	0,62	0,67	0,71	0,76	0,81	0,86	0,90	0,95	1,00	1,05	1,10	1,14	1,19	1,24	1,29	1,33	1,38	1,43
110	0,45	0,50	0,55	0,59	0,64	0,68	0,73	0,77	0,82	0,86	0,91	0,95	1,00	1,05	1,09	1,14	1,18	1,23	1,27	1,32	1,36
115	0,43	0,48	0,52	0,57	0,61	0,65	0,70	0,74	0,78	0,83	0,87	0,91	0,96	1,00	1,04	1,09	1,13	1,17	1,22	1,26	1,30
120	0,42	0,46	0,50	0,54	0,58	0,63	0,67	0,71	0,75	0,79	0,83	0,88	0,92	0,96	1,00	1,04	1,08	1,13	1,17	1,21	1,25
125	0,40	0,44	0,48	0,52	0,56	0,60	0,64	0,68	0,72	0,76	0,80	0,84	0,88	0,92	0,96	1,00	1,04	1,08	1,12	1,16	1,20
130	0,38	0,42	0,46	0,50	0,54	0,58	0,62	0,65	0,69	0,73	0,77	0,81	0,85	0,88	0,92	0,96	1,00	1,04	1,08	1,12	1,15
135	0,37	0,41	0,44	0,48	0,52	0,56	0,59	0,63	0,67	0,70	0,74	0,78	0,81	0,85	0,89	0,93	0,96	1,00	1,04	1,07	1,11
140	0,36	0,39	0,43	0,46	0,50	0,54	0,57	0,61	0,64	0,68	0,71	0,75	0,79	0,82	0,88	0,89	0,93	0,96	1,00	1,04	1,07
145	0,34	0,38	0,41	0,45	0,48	0,52	0,55	0,59	0,62	0,66	0,69	0,72	0,76	0,79	0,83	0,86	0,90	0,93	0,97	1,00	1,03
150	0,33	0,37	0,40	0,43	0,47	0,50	0,53	0,57	0,60	0,63	0,67	0,70	0,73	0,77	0,80	0,83	0,87	0,90	0,93	0,97	1,00

gynoid < 0,80 | intermediär 0,80 – 0,88 | android > 0,88

Bestimmungsmethoden: Experimentelle Methoden

Die **bioelektrische Impedanz** (BIA) basiert auf der Leitfähigkeit einer angelegten Wechselspannung **(A)**. Wasserhaltige Gewebe ergeben eine niedrige Impedanz, da sie durch die enthaltenen Elektrolyte gut leitfähig sind. Fettgewebe stellt einen größeren Widerstand dar, während Zellmembranen wie elektrische Kondensatoren wirken. Da bei unterschiedlichen Frequenzen der Strom bevorzugt in definierten Kompartimenten fließt, kann durch Messung der Impedanz und der Phasenverschiebung bei verschiedenen Frequenzen auf die Anteile der 3 Kompartimente Fett, fettfreie Masse und Wasser geschlossen werden. Für Gesunde gilt die Verlässlichkeit und Reproduzierbarkeit der BIA als sehr gut. Der Vorteil liegt in der einfachen Handhabung: Die 4 aufgeklebten Elektroden bedeuten keine Belastung für den Patient. Allerdings können z. B. Veränderungen der Plasmaelektrolyte, Diuretikagabe oder Dextroseinfusionen das Ergebnis stark verfälschen.
Die Messung der **Konduktivität** beruht wie die BIA auf der unterschiedlichen Leitfähigkeit der Gewebe. Da die zu messende Person in eine elektromagnetische Spule gelegt werden muss, ist die Methode für die Routine nicht praktikabel.

Die Bestimmung der Körperzusammensetzung ist auch mittels verschiedener **Isotopenverdünnungsmethoden (B)** möglich. Hierbei wird nur ein Kompartiment – das Gesamtkörperwasser – bestimmt. Die Methode basiert auf der Annahme, dass Fett wasserfrei ist und daher auch keine Isotope aufnehmen kann. Wird zusätzlich definiert, dass die fettfreie Masse einen konstanten Hydrierungsgrad von 73,2 % aufweist, so lassen sich rechnerisch die 3 Kompartimente ermitteln. Am häufigsten werden Deuteriumoxid (^2H_2O), Tritium-markiertes Wasser (^3H_2O) oder die Kalium-Isotope ^{42}K und ^{43}K verwendet. Das Isotop wird injiziert, Verluste über den Urin werden erfasst und nach einer Äquilibrierungsphase die Konzentration im Blut bestimmt. Der erhaltene Verdünnungsfaktor dient zur Ermittlung des Gesamtkörperwassers. Eine Besonderheit stellt die Messung des Gesamtkörperkaliums mittels ^{40}K dar. Das Isotop kommt natürlich mit 0,0118 % des Körperkaliums vor und kann mit Hilfe eines Ganzkörperzählers ermittelt werden. Dabei wird von der Annahme ausgegangen, dass sich Kalium in der fettfreien Masse in einer fixen Konzentration von 68 mmol/kg befindet. Damit lassen sich – wie bei den injizierten Isotopen – alle 3 Kompartimente errechnen. Auch Isotopenmethoden sind mit Fehlern behaftet. Die beschriebenen Annahmen treffen v. a. bei pathologischen Zuständen – z. B. Sepsis, Stress, Mangelernährung oder Adipositas – nicht mehr zu.

Die **Hydrodensitometrie (C)** gilt als Standard zur Bestimmung des Körperfetts. Die zu messende Person muss in ein Wassergefäß eintauchen. Das verdrängte Wasser entspricht dem Volumen des Körpers. Bei bekanntem Körpergewicht lässt sich hieraus die Dichte in g/cm^3 errechnen. Da die Dichte des Körperwassers mit 1,0 g/cm^3 konstant ist, die der fettfreien Masse und des Fetts ebenfalls annähernd konstante Größen sind, lässt sich aus der Dichte des Körpers der Anteil der 3 Kompartimente abschätzen. Eine Veränderung der Dichte wird in erster Linie als Veränderung des Fettanteils interpretiert.

A. Impedanzmessung von einem Körperabschnitt mit 4fach-Elektroden

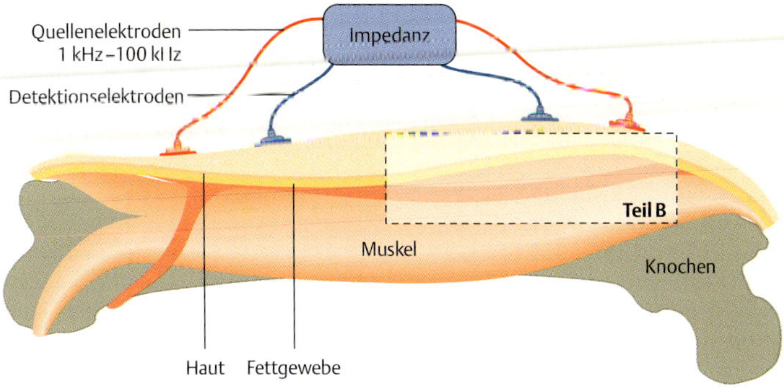

B. Isotopenverdünnungsmethoden

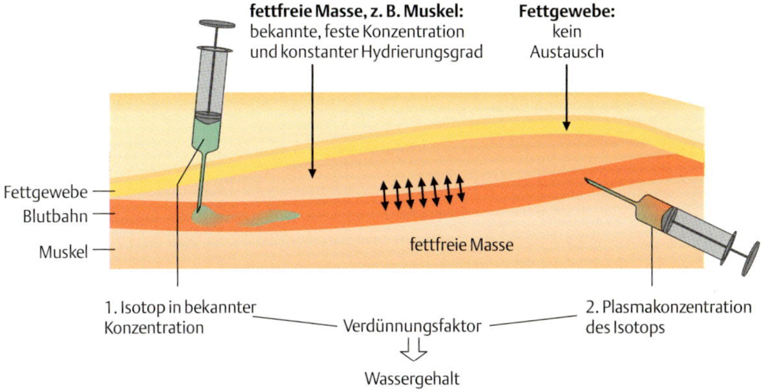

C. Hydrodensitometrie

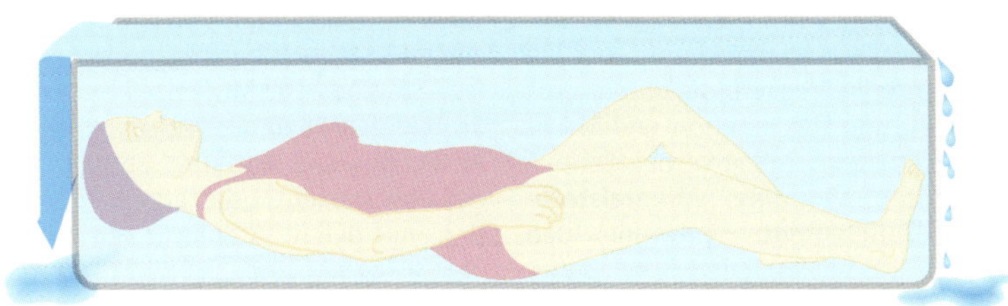

verdrängtes Wasser = Körpervolumen

$$\text{Dichte (D) des Körpers} = \frac{\text{Körpergewicht}}{\text{Körpervolumen}}$$

$D_{Wasser} = 1{,}0\ g/cm^3$

$D_{fettfreie\ Masse} \approx 1{,}1\ g/cm^3$

$D_{Fett} \approx 0{,}9\ g/cm^3$

Kompartimentierung der Nährstoffe: Zelluläre Verteilung

Die Verteilung von Kohlenhydraten, Fett, Eiweiß, Vitaminen und anderen Elementen und Molekülen in tierischen Zellen ist ähnlich der in menschlichen Zellen **(A)**, während sich zur Pflanzenzelle gravierende Unterschiede zeigen **(B)**.
Tierische Zellen verfügen über geringe **Kohlenhydratvorräte**, die in Form von Glykogen angelegt sind. Als Energiespeicher sind sie beim Tier nur von untergeordneter Bedeutung, da sich mit Hilfe von Fett wesentlich größere Energiemengen auf kleinerem Raum konzentrieren lassen. Die Pflanze hingegen hat keine Raum- oder Gewichtsprobleme. Sie kann sich daher den unökonomischen Luxus leisten, Energie in Form großer Mengen an Stärke zu speichern. Bei der Pflanzenzelle besteht meist die Zellwand aus Polysacchariden, die für den Mensch unverdaulich sind und daher als Ballaststoffe bezeichnet werden.
Die **Lipide** sind grundsätzlich in Fetttröpfchen in Form von Triglyceriden und Vitamin A-Estern und in allen biologischen Membranen lokalisiert. Letztere werden vorwiegend aus Phospho- und Sphingolipiden gebildet. Bei Mensch und Tier enthalten die Membranen auch Cholesterol, was bei Pflanzen nicht der Fall ist.
Eiweiße finden sich in allen Zellen verteilt über alle Kompartimente und in allen extrazellulären Flüssigkeiten, was ihre Bedeutung für Funktion und Struktur aller lebenden Zellen verdeutlicht.
Die meisten **Vitamine, Mineralstoffe und Spurenelemente** sind mit den Proteinen vergesellschaftet und daher auch in allen Teilen der Zelle zu finden. Die Pflanzen haben darüber hinaus intrazelluläre Organellen, die Chloroplasten, die bei Mensch und Tier nicht gefunden werden. In ihnen findet die Photosynthese statt. Das lichtabsorbierende Molekül, das Chlorophyll, ähnelt in seinem Aufbau dem tierischen Hämoglobin, wobei das Magnesium des Chlorophylls im Hämoglobin durch Eisen ersetzt ist.

Obwohl bei der Pflanze fast alle Nährstoffe in allen Zellen vorkommen, ist deren mengenmäßiger Anteil in verschiedenen Zelltypen sehr unterschiedlich. So finden sich z. B. die meisten Vitamine und Mineralstoffe eines Getreidekorns **(C)** in dessen Aleuronschicht, die nur wenige Gewichtsprozent des ganzen Korns ausmacht. Das größte Kompartiment des Getreidekorns, das Endosperm, besteht dagegen fast ausschließlich aus Kohlenhydraten in Form von Stärke. Der Keim wiederum enthält viel Vitamin B_1, Vitamin E und Lipide. Zur besseren Lagerfähigkeit von Mehl wird der Keim jedoch üblicherweise während des Mahlprozesses entfernt, da die Hydrolyse oder Oxidation der enthaltenen Lipide auf Dauer zu Geschmacksveränderungen führen würden.

Für die menschliche Ernährung wären daher die Aleuronschicht und der Keim die wertvollsten Bestandteile des Getreidekorns – in der Praxis wird heute jedoch das vitamin- und mineralstoffarme Weißmehl bevorzugt.

Diese differenzierten **Verteilungsmuster** zeigen sich auch bei den tierischen Zellen. So sind z. B. Muskelzellen reich an Protein, während die Leber viel Vitamin A, D, B_{12} und Folsäure enthält. Fettgewebe besteht größtenteils aus Lipiden, mit denen Vitamin E und Carotinoide assoziiert sind.

A. Tierische Zelle

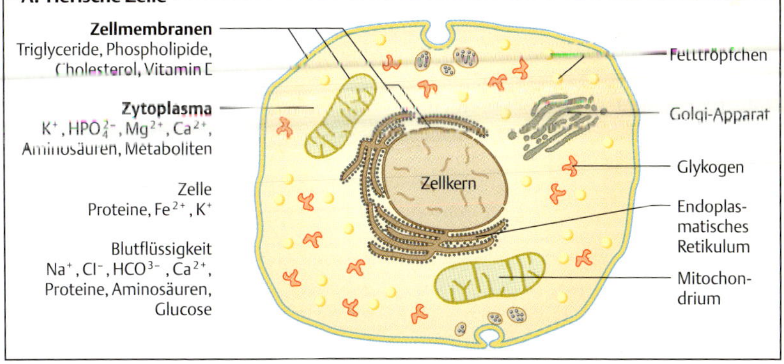

B. Pflanzliche Zelle

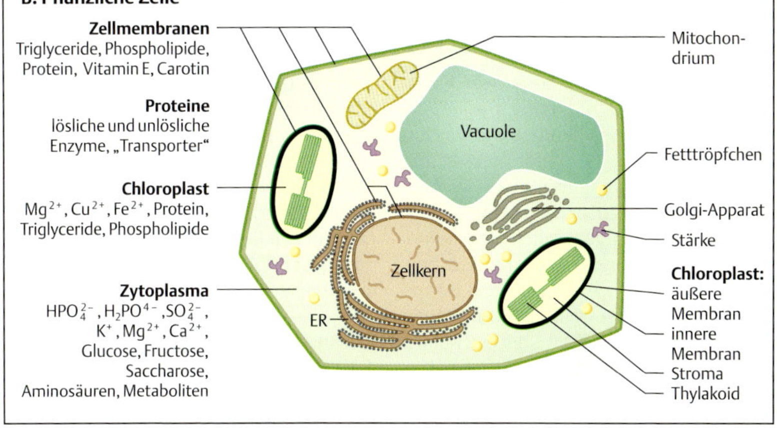

C. Getreidekorn

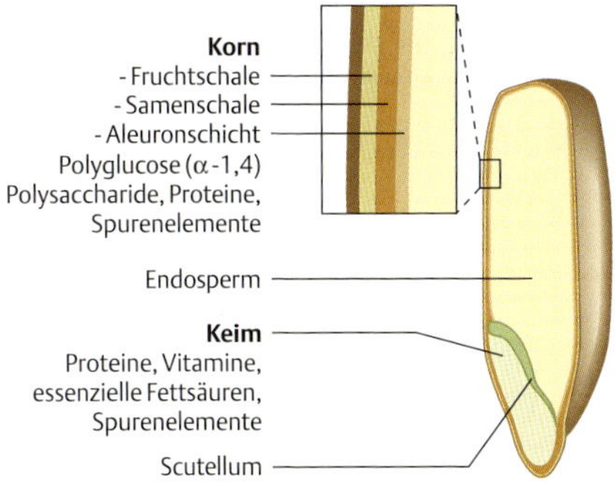

Verteilung von Nährstoffen
(% vom Gesamtgehalt im Getreidekorn)

	Endosperm	Frucht-/Samenschale	Aleuronschicht	Keim	Scutellum
Protein	73	4	15	3	5
Lipide	49	7	14	22	8
Mineralien	20	7	61	4	8
Thiamin	3	1	32	2	62
Riboflavin	32	5	37	12	14
Niacin	12	4	82	1	1
Pyridoxine	6	12	61	9	12
Pantothensäure	43	9	41	3	4

Kompartimentierung der Nährstoffe: Organverteilung – Homöostase

Aufnahme, Verlust, Metabolisierung und Bedarf von Nährstoffen unterliegen starken zeitlichen und individuellen Schwankungen. Bereits die Nährstoffzufuhr kann keine Konstante sein, obwohl heute – bedingt durch zunehmenden Welthandel – praktisch alle Lebensmittel ganzjährig zur Verfügung stehen. Weiter bedingen Einflussfaktoren wie Alter, Geschlecht und Gesundheitszustand einen unterschiedlichen Nährstoffbedarf sowie unterschiedliche Metabolisierung und Speicherkapazität.

Die Bedeutung der **genetischen Variabilität** drückt sich darin aus, dass es für keinen messbaren Parameter den Normalwert gibt: Es existiert immer nur ein mehr oder weniger streuender Normalbereich. Die Ursache hierfür ist u. a. in einer gewissen Variabilität der Aminosäuresequenz von Proteinen zu suchen. So gibt es z. B. eine Vielzahl von Hämoglobinformen, die sich in ihrer Sauerstoffbindungskapazität unterscheiden können, ohne dass dies unter Normalbedingungen die physiologische Funktion beeinträchtigen würde. Ähnliches kann für Enzyme und Transportproteine angenommen werden, die am Nährstoffmetabolismus beteiligt sind. Diese vorwiegend intrazellulär auftretenden Variabilitäten müssen bei der Beurteilung des individuellen Bedarfs eines Nährstoffs berücksichtigt werden.

Die Analyse eines Nährstoffes im Blutplasma ist meist ein schlechter Parameter zur Beurteilung der Nährstoffversorgung. Oft nimmt der Organismus jedoch gerade den Plasmawert als Stellgröße **(A)**. Über hormonelle oder nicht hormonelle Mechanismen wird die Aufnahme, die Ausscheidung und/oder die Bereitstellung aus Speichern so reguliert, dass der gemessene Ist-Wert im Plasma gleich dem gespeicherten Soll-Wert ist. Diese **Homöostase** dient dazu, die Gewebe, die den betreffenden Nährstoff am dringendsten benötigen, immer ausreichend zu versorgen.

Am Beispiel des **Vitamin A** wird deutlich, dass diese homöostatischen Mechanismen eine Bestimmung des Versorgungsstatus in einfach zugänglichen Kompartimenten, wie z. B. dem Blut, oft unmöglich macht **(B)**. Bei ausreichender Versorgung mit Vitamin A liegt der Gehalt in der Leber, dem Hauptspeicher dieses Vitamins, bei 300–1000 µg Vitamin A/g, im Serum bei ca. 50–90 µg/dl (interindividuell schwankend). Wird die Vitamin-A-Zufuhr unterbrochen, so wird dieser Blutspiegel für 12–15 Monate aufrechterhalten, während der Gehalt in der Leber kontinuierlich abnimmt. Erst im letzten Stadium, wenn die Lebervorräte fast erschöpft sind, wird im Serum ein marginaler Mangel registriert.

Die Interpretation des Serumwertes wird bei Vitamin A zusätzlich durch den sehr breiten Normalbereich erschwert. Bei dieser Konstellation ist ein Serummesswert, der im Normalbereich liegt, praktisch ohne Aussagekraft. Es kann daraus nicht auf den Vitamin-A-Status des Gesamtorganismus geschlossen werden.

A. Homöostase: Soll-Ist-Wert-Vergleich

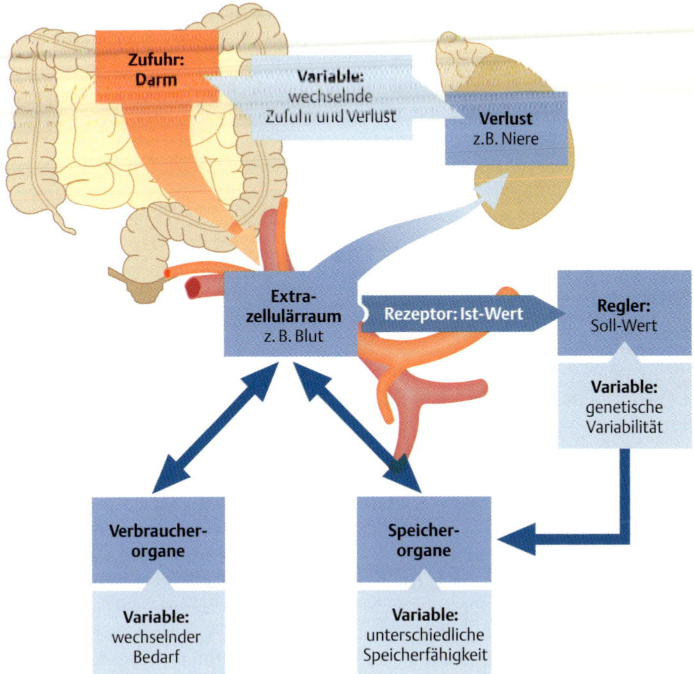

B. Retinolhomöostase

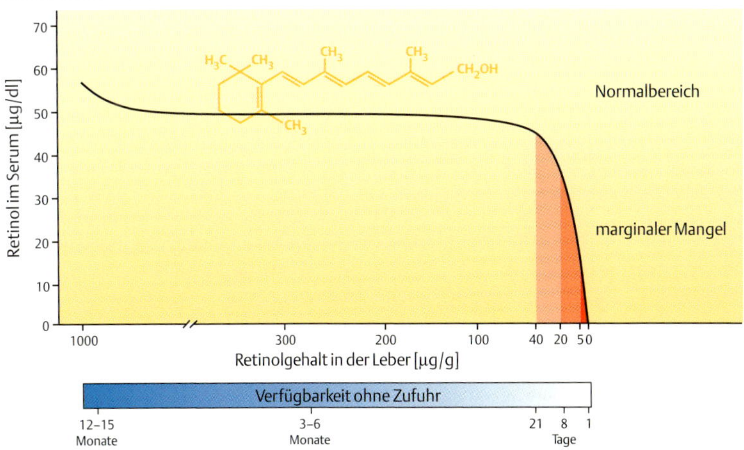

Energietransformation

Die zugeführten Kohlenhydrate, Fette und Eiweiße werden im Organismus oxidiert, die freigewordene Energie auf ATP übertragen **(A)**.
Die Schlüsselsubstanz bei der Energiegewinnung ist das **Acetylcoenzym A**. Kohlenhydrate werden über die **Glykolyse** in Pyruvat und weiter in Acetylcoenzym A (Acetyl-CoA) umgewandelt. Die nach Hydrolyse der Triglyceride entstehenden Fettsäuren werden ebenfalls in die aus zwei Kohlenstoffatomen bestehende Schlüsselsubstanz zerlegt. Aminosäuren aus Proteinen werden entweder indirekt über Pyruvat oder direkt zu Acetyl-CoA abgebaut. Der so entstandene Acetyl-CoA-Pool kann einerseits zum Aufbau von Amino- und Fettsäuren genutzt werden, andererseits zur weiteren Energiegewinnung im **Citrat-Zyklus** oxidiert werden. Hierbei entstehen neben CO_2 als Endoxidationsprodukt der Kohlenstoffe die reduzierten Coenzyme Nicotinamid-Adenin-Dinucleotid (NADH) und Flavin-Adenin-Dinucleotid (FADH), welche in der anschließenden **oxidativen Phosphorylierung** mit Sauerstoff unter Energiegewinnung wieder oxidiert werden. Ausschließlich für diese zellulären Prozesse benötigt der Organismus einen ausgeklügelten Atmungsapparat: Sauerstoff wird für die Oxidation von NADH benötigt, während das durch vollständige Oxidation der Kohlenstoffe aus der Nahrung entstandene CO_2 abgeführt werden muss.
Die bei der Energiegewinnung beteiligten Hauptstoffwechselwege weisen gemeinsame, ineinandergreifende Regulationsmechanismen auf. Nur dadurch ist ein ökonomisches und selbstregulierendes Zusammenspiel bei der Energiegewinnung möglich. Generell ist der Energieverbrauch eine wichtige Stellgröße: Enthält die Zelle mehr Energie als sie gerade benötigt, so werden viele Enzyme des Energiestoffwechsels gehemmt. Bereits das zweite Enzym der Glykolyse, die Phosphofructokinase-1, stellt solch ein wichtiges Regulationsenzym dar. Sie wird sowohl durch das energiereiche Endprodukt ATP als auch durch das Zwischenprodukt Citrat gehemmt.
Ein schneller Ablauf der gesamten Energietransformation setzt daher voraus, dass einerseits das entstandene ATP durch Energieverbrauch entfernt wird, andererseits genügend Substrat und Sauerstoff für die Oxidation zur Verfügung steht. Liegen letztere Bedingungen vor, so spricht man vom **aeroben Stoffwechsel**.

Bei körperlicher Arbeit ist es jedoch oft nicht vermeidbar, dass das Sauerstoffangebot für den benötigten Energieumsatz nicht ausreicht. Der letzte Schritt, die oxidative Phosphorylierung, wird folglich nur unzureichend ablaufen. Das Substrat, das NADH, wird sich anhäufen und dadurch den vorgeschalteten Citrat-Zyklus hemmen. Hierdurch wiederum häuft sich Pyruvat an, wodurch die Glykolyse gehemmt wird und die gesamte Energietransformation zum Erliegen kommt. Um in dieser Situation trotzdem noch eine – wenn auch geringere – Energieausbeute zu erhalten, ist der Organismus in der Lage, Pyruvat zu Lactat umzubauen. Dieser Weg ist zwar eine Sackgasse, jedoch wird dadurch Pyruvat entfernt, so dass zumindest die Glykolyse wieder geringe Mengen ATP produzieren kann. Dieser **anaerobe Stoffwechselweg** garantiert, dass die Muskulatur ohne Vorbereitung maximale Leistung erbringen kann.

A. Übertragung der Nahrungsenergie in energiereiche Verbindungen

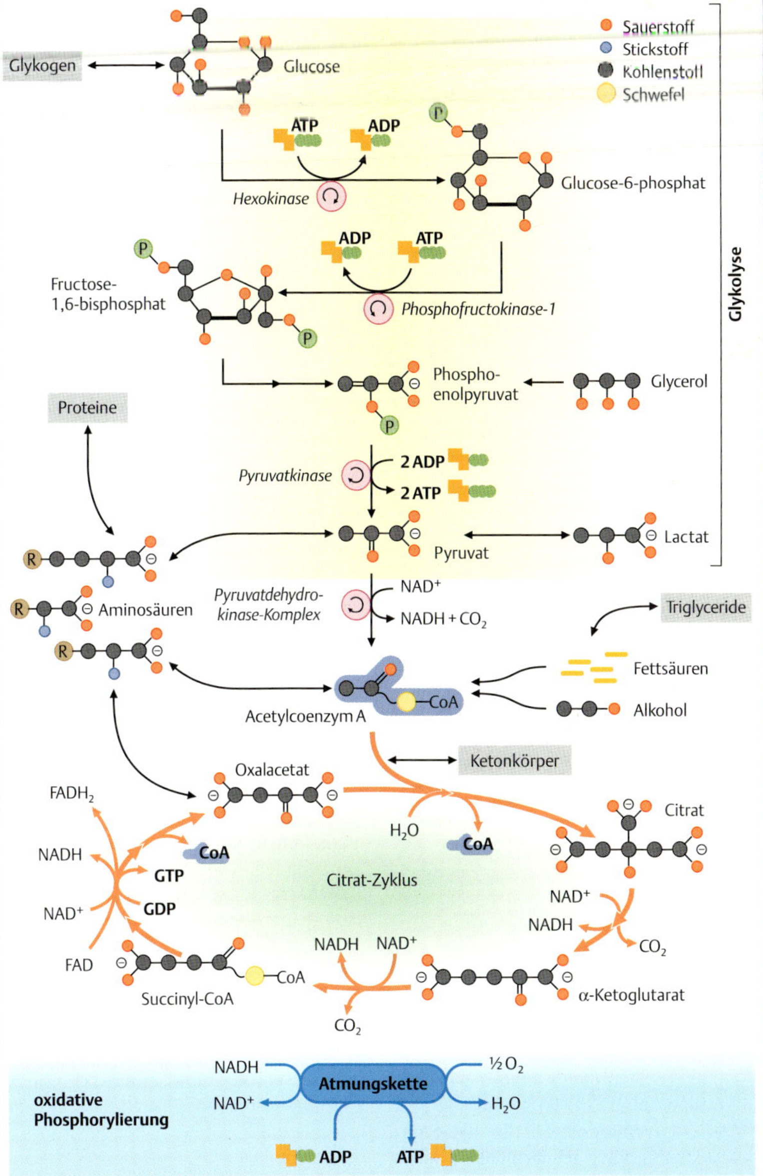

Energiezufuhr und Verfügbarkeit

Beim Erwachsenen werden pro Tag ca. 85 kg **Adenosintriphosphat** (ATP) gebildet und verbraucht. Der Energiegehalt des ATP **(A)** beruht auf den Säureanhydridbindungen zwischen den Phosphatgruppen, wobei die Bindung zur terminalen Phosphatgruppe die energiereichste darstellt.

Bei deren Spaltung **(B)** durch Hydrolyse werden unter physiologischen Bedingungen ca. 8 kcal (33,47 kJ) pro Mol ATP verfügbar. Durch die weitere Spaltung von ADP zu AMP (Adenosinmonophosphat) kann zusätzlich Energie gewonnen werden. Diese Reaktion ist jedoch von untergeordneter Bedeutung. In Umkehrung der ATP-Hydrolyse wird die aus dem Abbau der Nährstoffe gewonnene Energie zur Synthese von ATP aus Adenosindiphosphat (ADP) und einer Phosphatgruppe genutzt.

Von der aufgenommenen Nahrungsenergie wird jedoch nur ein Teil in ATP umgesetzt, obwohl die Hauptnährstoffe beim Gesunden zu mehr als 95 % resorbiert werden **(C)**.
Von der **metabolisierbaren Energie**, die auch als physiologischer Brennwert bezeichnet wird, werden ca. 50 % direkt in Wärme umgesetzt. Einige Prozent werden für Stoffwechselprozesse verwendet, besonders wenn Speicherungsvorgänge ablaufen, oder bei den Aminosäuren Um- und Abbauprozesse für die Proteinsynthese erforderlich sind. Dieser Energiebetrag äußert sich als postprandiale Thermogenese und wurde früher als „spezifisch-dynamische Wirkung" bezeichnet. Er beträgt für Eiweiß 14–20 %, für Kohlenhydrate 4–10 % und für Fett 2–4 %. Der Wirkungsgrad für die Energietransformation von den Nährstoffen zum ATP liegt bei den verbleibenden ca. 40 %. Es muss folglich immer wesentlich mehr Energie zugeführt werden als letztlich in ATP umgesetzt wird. Die individuelle Variabilität des Wirkungsgrades entscheidet über „gute und schlechte Futterverwerter", also letztlich auch über das Körpergewicht.
Der Energiegehalt der Nährstoffe wird seit mehr als 100 Jahren mit Hilfe der **Bombenkalorimetrie** ermittelt. Hierbei wird die Veränderung der Temperatur eines die Brennkammer umgebenden Mediums während der Verbrennung gemessen. Die gemessene Wärmedifferenz wird als **physikalischer Brennwert** bezeichnet.
Bei Nährstoffen wie Fetten und Kohlenhydraten, die im Organismus vollständig zu CO_2 und H_2O oxidiert werden, ist der physikalische Brennwert bei vollständiger Resorption identisch mit dem **physiologischen Brennwert (D)**. Er beträgt für Kohlenhydrate 400 kcal (1680 kJ) pro 100 g, für Fette 930 kcal (3890 kJ). Da jedes Protein eine andere Aminosäurezusammensetzung aufweist, kann es keinen einheitlichen Brennwert für Proteine geben. Er ist jedoch im Mittel ähnlich dem der Kohlenhydrate; z. B. beträgt der physiologische Brennwert für Casein 425 kcal (1780 kJ) pro 100 g. Der in den Aminosäuren enthaltene Stickstoff kann im Organismus nicht vollständig oxidiert werden, sondern wird auf Harnstoff übertragen und als solcher über die Niere ausgeschieden. Harnstoff würde bei der Verbrennung nochmals Energie liefern, weshalb immer ein Teil der aus Proteinen aufgenommenen Energie via Urin verloren geht. Bei Proteinen ist daher der physiologsiche Brennwert niedriger als der bei direkter Verbrennung gemessene physikalische Brennwert.

A. Adenosintriphosphat

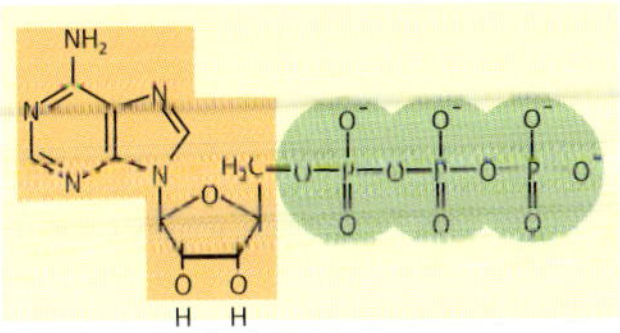

B. Spaltung von ATP

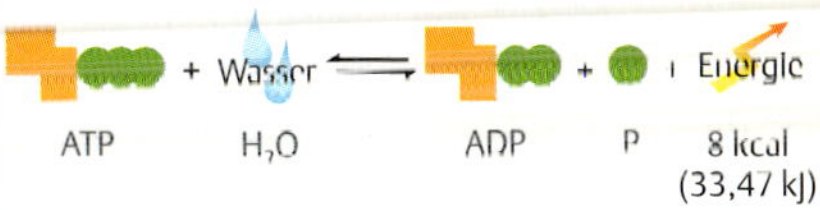

C. Nahrungsenergie

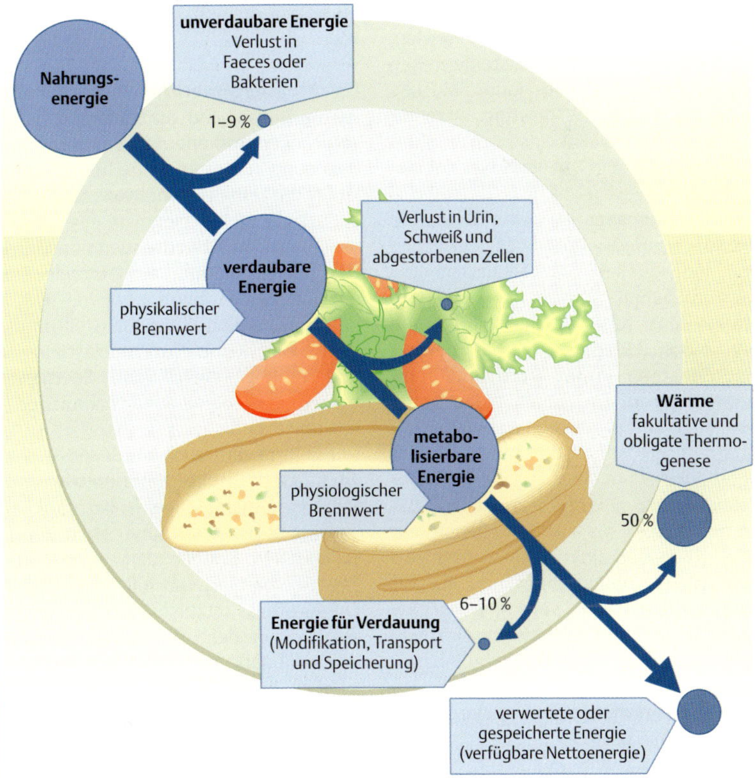

D. Verwertung der Nährstoffe zur Bildung von ATP

Nährstoff	Bildung von ATP pro 100 g Nährstoff	physiologischer Brennwert pro 100 g Nährstoff	erforderliche Nährstoff-energie pro Mol ATP
Kohlenhydrate (Stärke)	23,5 mol	410 kcal (1720 kJ)	17,4 kcal (73,2 kJ)
Fett (Tristearin)	51,4 mol	930 kcal (3890 kJ)	18,1 kcal (75,7 kJ)
Eiweiß (Casein)	20,4 mol	425 kcal (1780 kJ)	20,8 kcal (87,3 kJ)

Energieverbrauch

Der Energiebedarf des Menschen lässt sich in drei wesentliche Komponenten unterteilen **(A)**: Grundumsatz, Umsatz für körperliche Aktivität und die Energie für die nahrungsinduzierte Thermogenese. Daneben müssen eine Reihe von Faktoren berücksichtigt werden, die meist wegen zu geringer Anteile am Grundumsatz vernachlässigt werden. Dazu gehören z. B. Umsatzsteigerungen durch Körper-, Organ- oder Muskelwachstum. Obwohl geistige Aktivität durchaus als Arbeitsbelastung empfunden werden kann, beeinflusst sie den Energiestoffwechsel nicht.
Der **Grundumsatz** ist keine konstante Größe, sondern unterliegt zeitlichen und individuellen Schwankungen. Bereits im Schlaf sinkt er um ca. 10 %. Starke Kälte führt zu einer Steigerung um 2–5 %, Hitze über 30 °C bewirkt eine Zunahme um 0,5 % pro Grad Temperaturanstieg. Da Frauen einen höheren Anteil an Fettgewebe haben, ist der Grundumsatz bei Frauen generell niedriger anzusetzen als bei Männern. Der Grundumsatz nimmt, bezogen auf das Körpergewicht, bis zum 4./5. Lebensjahr deutlich zu und sinkt dann langsam bis zum 20./25. Lebensjahr wieder ab. Mit zunehmendem Alter kommt noch eine Reduzierung des stoffwechselaktiven Gewebes (v. a. Muskelgewebe) hinzu, was zu einer weiteren Verminderung des Grundumsatzes beiträgt. Durch individuelle Unterschiede des Grundumsatzanteils an der Wärmebildung, respektive der ATP-Synthese, lassen sich „gute und schlechte Futterverwerter" erklären.

Der Energieverbrauch korreliert zwar mit dem Körpergewicht **(B)**, ist jedoch in erster Linie von der fettfreien Körpermasse abhängig. Da mit steigendem Körpergewicht meist der Anteil an metabolisch inaktivem Fettgewebe zunimmt, führt Gewichtserhöhung in diesen Fällen nur zu einem geringen Anstieg des Energieverbrauchs.

Der Energieverbrauch durch **körperliche Aktivität** wird meist weit überschätzt **(C)**. Wirklich „energiezehrende" Belastungen kommen heute fast nur noch im Profi- oder semiprofessionellen Sport vor.

Für den **Energieverbrauch** entscheidend ist die Anzahl und die Intensität in Anspruch genommener Muskelfasern. Eine Belastung in diesem Sinne führt zwangsläufig zu einem erhöhten Sauerstoffbedarf, der sich subjektiv in einer erhöhten Atem- und Herzfrequenz ausdrückt **(D)**. Das einseitige, ausdauernde Training weniger Muskelgruppen, wie es bei Bodybuilding üblich ist, stellt in diesem Sinne keine Extrembelastung dar und erhöht folglich den Energieverbrauch und damit den Energiebedarf nur unwesentlich.
Der Energieverbrauch wurde klassischerweise durch **direkte Kalorimetrie** ermittelt. Eine geschlossene, isoliert und kontrolliert belüftete Kammer stellt ein geschlossenes System dar, in dem der Energieerhaltungssatz gilt: Alle erzeugte Energie muss letztlich in Wärme umgewandelt werden. Die Messung dieser Wärmeabgabe ist teuer und aufwändig, so dass heute fast nur noch die **indirekte Kalorimetrie** zum Einsatz kommt. Diese basiert auf der Grundlage, dass zur Produktion einer Energiemenge eine definierte Sauerstoffmenge benötigt wird. Aus der Messung des Sauerstoffverbrauchs lässt sich damit der Energieverbrauch ermitteln. Neuerdings wird auch eine Methode mit markiertem Wasser eingesetzt. Über die Ausscheidung von ^{18}O kann sehr genau der Umsatz ermittelt werden.

A. Energieumsatz

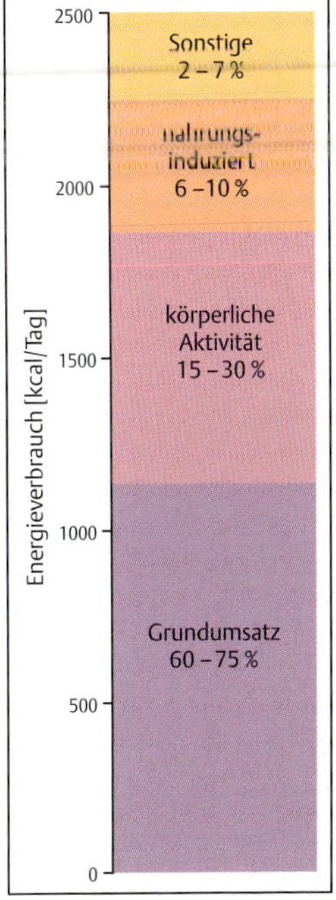

B. Energieverbrauch und Körpergewicht

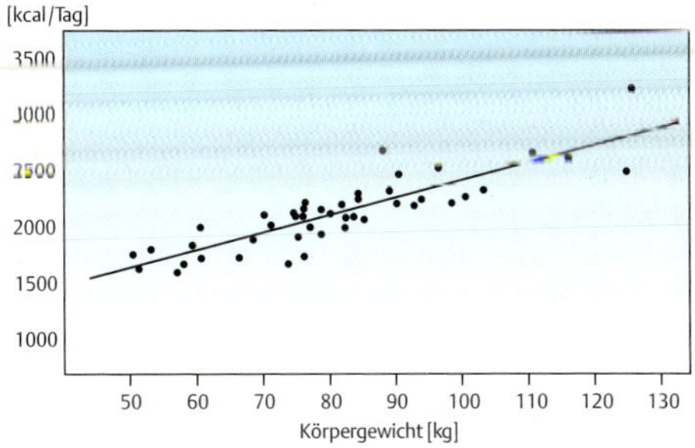

C. Energieverbrauch und Belastung

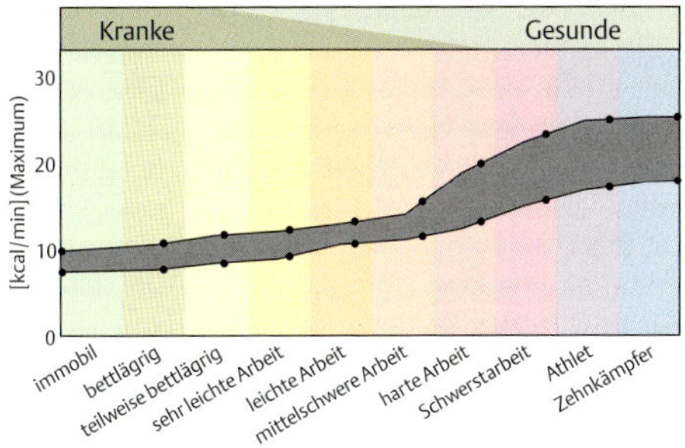

D. Stoffumsatz bei körperlicher Aktivität

Körperliche Aktivität	Respirationsrate [l/min]	Sauerstoffverbrauch [l/min]	Herzfrequenz [Schläge/min]	Kalorienverbrauch [kcal/min]	[kcal/kg/h]
sehr leicht Schlafen, Liegen, Sitzen, Fahren, Stehen, Bügeln	< 10	< 0,5	< 80	< 2,5 1,0 – 1,1 1,1 – 1,5	 1,3 – 1,5
leicht Laufen (5 km/h), Einkaufen, Tischtennis, Golf	10 – 20	0,5 – 1,0	80 – 100	2,5 – 5,0 2,5 – 3,0	2,6 – 2,9
mäßig Laufen (6 km/h), Tanzen, Fahrradfahren, Tennis, Putzen	20 – 35	1,0 – 1,5	100 – 120	5,0 – 7,5	4,1 – 4,3
schwer bepackt bergauf Laufen, Graben, Schwimmen (3 km/h), Basketball spielen	35 – 50	1,5 – 2,0	120 – 140	7,5 – 10,0	8,0 – 8,4
sehr schwer Rennen, Klettern	50 – 65	2,0 – 2,5	140 – 160	10,0 – 12,5	
ungewöhnlich schwer	65 – 85	2,5 – 3,0	160 – 180	12,5 – 15,0	
erschöpfend	>85	>3,0	>180	>15,0	

Energiebedarf

Der Energiebedarf sollte in MJ (Mega-Joule) angegeben werden, wobei die Angabe in kcal (Kilokalorien) gebräuchlicher ist. 1 MJ entspricht 239 kcal, d. h. 1 kcal = 4,184 kJ.
Für die Berechnung des individuellen Energiebedarfs gibt es eine Vielzahl vereinfachender Modelle.

Eine **einfache Formel** lautet: Der Grundumsatz (GU) beträgt 1 kcal pro kg Körpergewicht pro Stunde. Bei leichter körperlicher Tätigkeit wird dieser Wert um ca. 1/3 erhöht, bei mittlerer körperlicher Intensität um ca. 2/3. Bei intensiver Belastung wird der Wert verdoppelt.
Ein Beispiel: Ein 70 kg schwerer Mann hätte einen GU von 1 kcal x 24 Stunden x 70 kg = 1680 kcal/Tag. Bei leichter körperlicher Tätigkeit – kein Sport, sitzende Arbeit – wird 1/3 addiert. Es resultiert ein Tagesbedarf von ca. 2230 kcal. Bei dieser einfachen Formel sind allerdings weder Geschlecht, Alter noch andere individuelle Faktoren berücksichtigt.

Die **WHO** hat anhand empirischer Daten **Tabellen (A)** erstellt, die häufig zur Voraussage des Grundumsatzes herangezogen werden. Dieser berechnete GU wird anschließend mit einem Faktor, dem **PAL = Physical Activity Level** multipliziert. Bei exakter Berechnung müsste der PAL auf die Dauer der jeweiligen Tätigkeit bezogen werden, z. B. 7 Stunden Schlaf mit PAL 0,95, 3 Stunden Hausarbeit mit PAL 2,4 etc.

Durch die Einführung der Methode mit markiertem Wasser kann heute der Energieumsatz über längere Zeiträume gemessen werden, so dass PAL-Werte für definierte Aktivitätsgruppen möglich sind **(B)**. Dabei wurde der Energieumsatz verschiedener Berufsgruppen mit jeweils unterschiedlichem Freizeitverhalten experimentell ermittelt. Der so erhaltene Durchschnittswert mehrer Tage ist praktikabler als die Berechnung einzelner Tätigkeiten.

Vereinfacht man die GU-Berechnung nach WHO und bringt sie mit den PAL-Werten zusammen, so ergeben sich praktikable Tabellen **(C)**.
Am Beispiel: Der 70 kg schwere Mann mittleren Alters hat hier einen GU von 1740 kcal/Tag. Mit einem PAL von 1,4 ergibt sich ein Gesamtumsatz von 2400 kcal/Tag.
Dieselbe Person hätte nach WHO einen GU von 0,048 x 70 x 3,653, d. h. 7,013 MJ entsprechend 1676 kcal/Tag (s. Abb. A). Bei einem PAL von 1,4 wären dies 2346 kcal/Tag Gesamtenergieumsatz.
Die Einfachstmethode liefert einen GU von 1680 kcal/Tag, bei leichter körperlicher Tätigkeit (1/3 Zuschlag s. o.) einen Gesamtenergieumsatz von 2240 kcal/Tag.
Tabelle, exakte Berechnung sowie Einfachstmethode unterscheiden sich also um max. 160 kcal/Tag. Angesichts großer individueller Schwankungen im Energiebedarf ist diese Differenzierung in der Praxis meist von geringer Bedeutung.
Bei allen Berechnungen des Energiebedarfs muss berücksichtigt werden, dass sie nur für normalgewichtige, gesunde Menschen gelten. Und selbst dann sind sie nur als Anhaltspunkte anzusehen, denn was letztlich zählt, ist die Gewichtskonstanz.

A. Voraussage des Grundumsatzes (nach WHO 1985)

	Altersgruppe	Formel zur Voraussage des Grundumsatzes
Frauen	10–18 Jahre	GU = 0,056 x kg KG + 2,898
	19–30 Jahre	GU = 0,062 x kg KG + 2,036
	31–60 Jahre	GU = 0,034 x kg KG + 3,538
	über 60 Jahre	GU = 0,038 x kg KG + 2,755
Männer	10–18 Jahre	GU = 0,074 x kg KG + 2,754
	19–30 Jahre	GU = 0,063 x kg KG + 2,896
	31–60 Jahre	GU = 0,048 x kg KG + 3,653
	über 60 Jahre	GU = 0,049 x kg KG + 2,459

Die Berechnung ergibt den Grundumsatz in MJ / Tag; durch Multiplikation mit 239 erhält man den Grundumsatz in kcal / Tag

B. PAL

Arbeitsschwere und Freizeitverhalten	PAL	Beispiele
ausschließlich sitzende oder liegende Lebensweise	1,2	alte, gebrechliche Menschen
ausschließlich sitzende Tätigkeit mit wenig oder keiner anstrengenden Freizeitaktivitäten	1,4–1,5	Büroangestelllte, Feinmechaniker
sitzende Tätigkeit, zeitweilig auch zusätzlicher Energieaufwand für gehende und stehende Tätigkeiten	1,6–1,7	Laboranten, Kraftfahrer, Studierende, Fließbandarbeiter
überwiegend gehende oder stehende Arbeit	1,8–1,9	Hausfrauen, Verkäufer, Kellner, Mechaniker, Handwerker
körperlich anstrengende berufliche Tätigkeit	2,0–2,4	Bauarbeiter, Landwirte, Bergarbeiter, Leistungssportler

C. Richtwerte

Alter Jugendliche und Erwachsene	Grundumsatz		Körperliche Aktivität (PAL-Werte) 1,4		1,6		1,8		2,0	
	MJ / Tag	kcal / Tag	MJ	kcal	MJ	kcal	MJ	kcal	MJ	kcal
weiblich										
15 bis unter 19 Jahre	6,1	1460	8,5	2000	9,8	2300	11,0	2600	12,2	2900
19 bis unter 25 Jahre	5,8	1390	8,1	1900	9,3	2200	10,4	2500	11,6	2800
25 bis unter 51 Jahre	5,6	1340	7,8	1900	9,0	2100	10,1	2400	11,2	2700
51 bis unter 65 Jahre	5,3	1270	7,4	1800	8,5	2000	9,5	2300	10,6	2500
65 Jahre und älter	4,9	1170	6,9	1800	7,5	1800	8,8	2100	9,8	2300
männlich										
15 bis unter 19 Jahre	7,6	1820	10,6	2500	12,2	2900	13,7	3300	15,2	3600
19 bis unter 25 Jahre	7,6	1820	10,6	2500	12,2	2900	13,7	3300	15,2	3600
25 bis unter 51 Jahre	7,3	1740	10,2	2400	11,7	2800	13,1	3100	14,6	3500
51 bis unter 65 Jahre	6,6	1580	9,2	2200	10,6	2500	11,9	2800	13,2	3200
65 Jahre und älter	5,9	1410	8,3	2000	9,4	2300	10,6	2500	11,8	2800

Energie in Geweben

Das **Gehirn** ist fast ausschließlich auf Glucose als Energielieferant angewiesen. Da es oxidierbare Substanzen nicht speichern kann, muss es ständig mit Glucose versorgt werden. Dies kann nur durch einen Mindest-Glucosegehalt im Blut gewährleistet werden **(A)**. Das Gehirn verbraucht ca. 120 g Glucose pro Tag; im Hungerzustand kann es in begrenztem Umfang auch Ketonkörper verarbeiten.

Im Gegensatz zum Gehirn besitzt die **Muskulatur** enorme Glykogenspeicher. Beim Abbau entsteht daraus innerhalb der Muskelzellen Glucose-6-Phosphat, das jedoch nicht mehr hydrolisiert werden kann. Es geht daher ausschließlich in die Glykolyse ein und kann nicht in Form von Glucose an das Blut abgegeben werden. Insbesondere bei plötzlicher Aktivitätssteigerung ist Glucose der wichtigste Brennstoff für die Muskelzelle. Das unter anaeroben Bedingungen gebildete Lactat wird ins Blut abgegeben.

Die im **Fettgewebe** gespeicherten Triglyceride stellen den wesentlichen Brennstoffvorrat des Menschen dar. Zur Veresterung von Fettsäuren benötigt das Fettgewebe aktiviertes Glycerin. Da jedoch das Enzym hierzu, die Glycero-Kinase, im Fettgewebe fehlt, kann bei der kontinuierlich ablaufenden Hydrolyse von Triglyceriden das anfallende Glycerin nicht verwendet werden. Das aktivierte Glycerin muss daher der Glykolyse entnommen werden. Aus diesem Grund ist die Zelle für die Fettsynthese auf eine ausreichende Glucosezufuhr angewiesen – ein Umstand, den sich viele zweifelhafte „Diäten“ zunutze machen.

Die **Leber** ist das zentrale Organ für die Regulation des Stoffwechsels. Sie ist in der Lage, große Mengen an Glucose aufzunehmen, in Form von Glykogen zu speichern und bei Bedarf zur Stabilisierung des Blut-Glucose-Spiegels bereit zu stellen. Solange ausreichend Brennstoffe vorhanden sind, synthetisiert die Leber auch Fettsäuren, verestert sie und transportiert sie dann über in der Leber gebildete Lipoproteine zu den peripheren Geweben.

Im **Hungerzustand** wandelt die Leber jedoch Fettsäuren verstärkt zu Ketonkörpern um **(B)**. Ihre Synthese in der Leber beginnt, wenn das Angebot an Acetyl-CoA dessen Abbaugeschwindigkeit im Citrat-Zyklus übersteigt. Die Ketonkörper werden von allen Geweben außer der Leber selbst zur Energiegewinnung herangezogen. Gleichzeitig werden aus dem Proteinabbau entstehende Aminosäuren zur Gluconeogenese genutzt, um den Mindestbedarf an Glucose zu gewährleisten.
Rein rechnerisch würden die Fettreserven des Menschen für mehr als 2 Monate ausreichen. Allerdings sind nur ca. 3 kg Protein mobilisierbar, was den normalen Glucosebedarf des Nervengewebes für ca. 15 Tage decken könnte. Eine längere Fastenperiode kann nur dank der Anpassungsfähigkeit der Nervenzellen überlebt werden **(C)**. Die Glucoseverwertung wird drastisch eingeschränkt und das entstehende Energiedefizit durch Ketonkörper gedeckt. Der verminderte Bedarf an Aminosäuren für die Gluconeogenese schont die Speicher an verfügbarem Muskelprotein, so dass auch mehrwöchige Hungerperioden überlebt werden können.

A. Brennstoffreserven eines 70 kg schweren Mannes [kcal]

	Blut	Leber	Gehirn	Muskel	Fettgewebe
Glucose oder Glykogen	60 kcal	390 kcal	8 kcal	1200 kcal	80 kcal
Triglyceride	45 kcal	450 kcal	0 kcal	450 kcal	135000 kcal
mobilisierbare Proteine	0 kcal	390 kcal	0 kcal	24000 kcal	37 kcal

B. Brennstoffumsatz in der Leber bei längerem Hungern

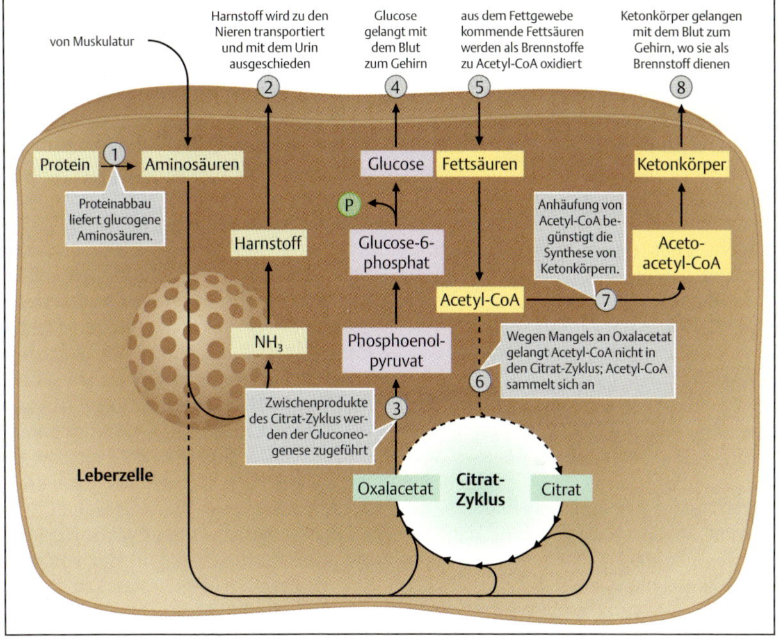

C. Brennstoffmetabolismus im Hungerzustand

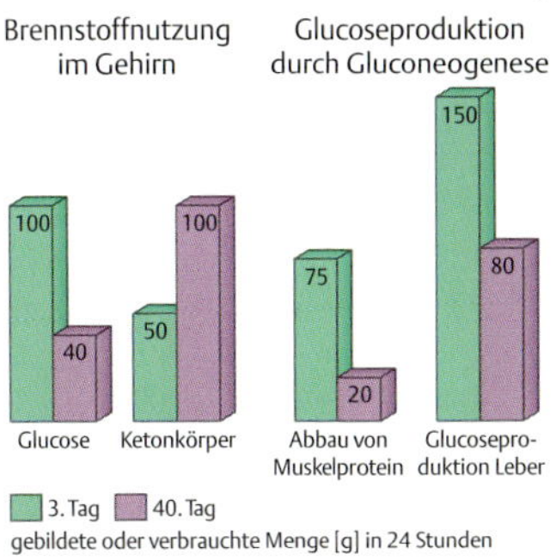

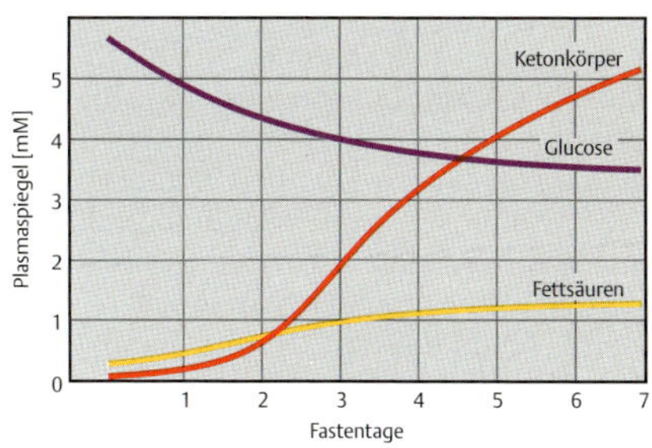

Kontrolle des Energiehaushalts

Die Produktion des energiereichen ATP ist grundsätzlich an dessen Spaltung zu ADP gekoppelt **(A)**. Die Notwendigkeit dieser Anpassung ergibt sich aus der Tatsache, dass nur wenige Gramm ATP, ADP bzw. AMP im menschlichen Organismus zur Verfügung stehen. Um den täglichen Energiebedarf von ca. 2000 kcal zu decken, bedarf es aber ca. 80 kg an freien Adenin-Nucleotiden. Um dies zu gewährleisten, muss jedes ADP-Molekül täglich mehrere tausend Mal – unter strenger Kontrolle – phosphoryliert und wieder dephosphoryliert werden.

Die Regulation dieser Prozesse geschieht über eine Vielzahl ineinandergreifender Mechanismen. Als Stellgröße kann die **Energieladung** einer Zelle betrachtet werden:

$$\text{Energieladung} = \frac{[\text{ATP}] + \frac{1}{2}[\text{ADP}]}{[\text{ATP}] + [\text{ADP}] + [\text{AMP}]}$$

Sie kann einen Wert zwischen 0 (nur AMP) und 1 (nur ATP) annehmen. ATP erzeugende Stoffwechselwege werden durch eine hohe Energieladung gehemmt, ATP-verbrauchende dagegen werden angeregt.

Die Energieladung einer Zelle ist, ähnlich wie der pH-Wert, gepuffert: Sie liegt meist zwischen 0,80 und 0,95.

Die Regulation der am Energiestoffwechsel beteiligten Enzyme kann durch verschiedene Mechanismen erfolgen. So kann z. B. die Enzymmenge über die Genexpression im Zellkern gesteuert werden. Bei einigen Enzymen wird auch deren Abbaugeschwindigkeit kontrolliert. Von besonderer Bedeutung ist die Kontrolle der Enzymaktivität durch **reversible Modifikation**. Z. B. wird die Glykogenphosphorylase, die den Abbau von Glykogen katalysiert, im Glucosemangel durch Phosphorylierung eines bestimmten Serinrestes aktiviert.

Die – theoretische – Kopplung ATP-verbrauchender an ATP-produzierende Prozesse kann jedoch auch teilweise außer Kraft gesetzt werden **(B)**. Verbraucht die Zelle ATP, so steht in den Mitochondrien auch kein ADP zur Verfügung. Dadurch wird die ATP-Synthese gehemmt, so dass sich NADH anhäuft. Das entstehende hohe NADH/NAD^+-Verhältnis hemmt schließlich den Citrat-Zyklus, so dass die Energieproduktion zum Erliegen kommt. In der Praxis kann jedoch die Oxidation von der Phosphorylierung entkoppelt werden: Der Elektronentransport in der Atmungskette läuft unvermindert ab, wobei statt ATP nun Wärme produziert wird.

Die Phosphofructokinase unterliegt ebenfalls einer allosterischen Hemmung durch ATP **(C)**. Für die katalysierte Reaktion wird ATP verbraucht. Die Fructose-1,6-Biphosphatase katalysiert die Rückreaktion, ohne dafür jedoch ATP zu benötigen. Laufen beide Reaktionen ab, so wird in der Summe ATP „verschwendet". Derartige „nutzlose" Substratzyklen bezeichnet man als Leerzyklen, im Englischen als **Futile Cycles**. Die individuellen Unterschiede in der Aktivität solcher Zyklen (Fetthydrolyse und Reveresterung u. a.) können pro Tag bis zu 500 kcal ausmachen. Sie bilden eine biochemische Grundlage für die unterschiedliche Nährstoffausnutzung und damit für das variierende Körpergewicht bei gleichen Ernährungsgewohnheiten und äußeren Bedingungen.

A. Energieliefernde und -verbrauchende Prozesse

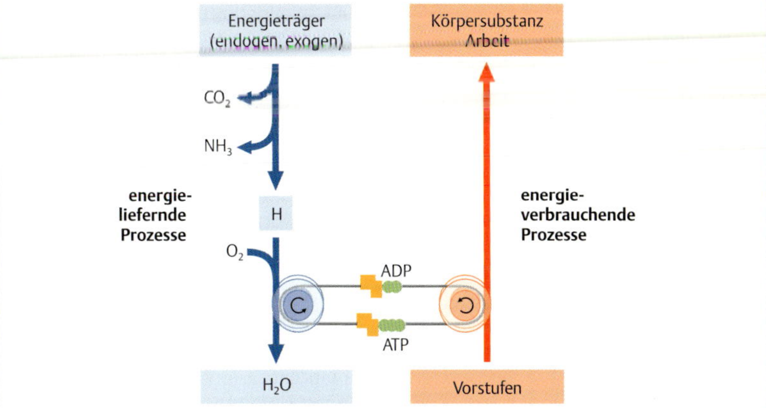

B. Gekoppelte / entkoppelte Energieproduktion

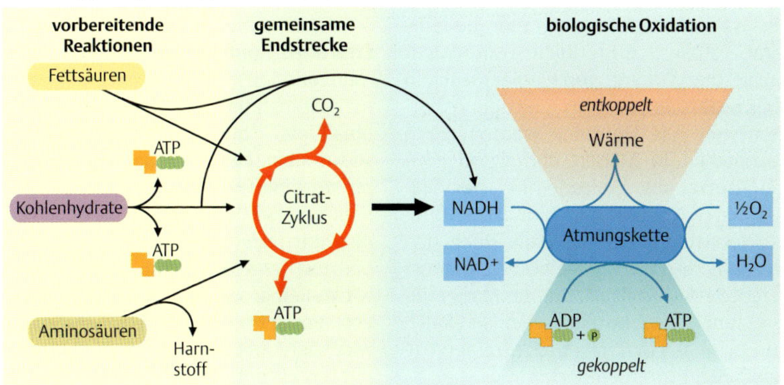

C. Futile Cycle

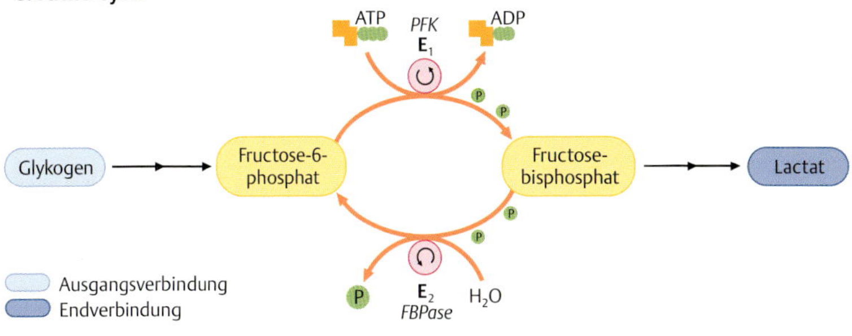

Homöostase: Hunger und Sättigung

Die Homöostase der Nahrungsaufnahme ist ein komplexer Vorgang, an dem zahlreiche metabolische, endokrine und neuronale Prozesse beteiligt sind. Diese sind sehr vielfältig und können hier nur angerissen werden **(A)**.

Afferente Kontrolle. Über optische und olfaktorische Reize hinaus spielt der Geschmack eine wichtige Rolle bei der Regulation der Nahrungsaufnahme. Metabolische Effekte absorbierter Nährstoffe kommen entweder direkt über Nährstoffrezeptoren zustande oder z. B. über die sekundäre Veränderung der Energieladung in Leberzellen. Zahlreiche gastrointestinale Hormone spielen bei der Nahrungszufuhr eine sehr bedeutsame Rolle. Ausführlich untersucht wurde die Wirkung von Cholecystokinin (CCK), das als potentes „Sättigungshormon" gilt. Die Hormone werden durch Rezeptoren in Magen und Duodenum freigesetzt, die Weiterleitung der Signale erfolgt über das Blut oder über vagale Afferenzen. Ebenfalls über den N. vagus werden Signale von Dehnungsrezeptoren vermittelt, die die Magenfüllung anzeigen. Insulin wirkt als Sättigungssignal, indem es zentralnervöse Insulinrezeptoren steuert.

Zentralnervöse Weiterleitung. Im Hypothalamus werden zwei für die Nahrungsaufnahme wichtige Zentren unterschieden: Eine ventromediale Kerngruppe, die als **Sättigungsareal** bezeichnet wird, und eine ventrolaterale Kerngruppe, die für den **Appetit** zuständig ist. In diesen Zentren wirkt eine Vielzahl neurochemischer Substanzen. Einigen kann heute eine spezifische Funktion zugeordnet werden. So führen z. B. Serotonin und CCK zu einem verminderten Appetit auf Kohlenhydrate, während CRF (Corticotropin releasing Factor) dämpfend auf Fett- und Kohlenhydrathunger wirkt. Das komplexe Zusammenspiel der Neurotransmitter im ZNS unterliegt auch einer Modulation durch höhere Zentren.

Psychische Einflüsse tragen entscheidend zur Regulation der Nahrungsaufnahme bei. So kann z. B. anhaltender, ausgeprägter Stress über die Aktivierung neuroendokriner Systeme zu einer dauerhaften Gewichtsabnahme führen. Andererseits sind **Gewohnheiten** bei unbegrenzter Nahrungsverfügbarkeit für die Entstehung von Übergewicht von großer Bedeutung. Auch **genetisch determinierte Einflüsse** auf die Nahrungsaufnahme werden heute nicht mehr bezweifelt (s. S. 42).

Efferente Kontrolle. Neben der Steuerung der Motorik, die direkt der Nahrungsaufnahme dient, kann das Gehirn über das autonome Nervensystem sowie über Hormone der Adenohypophyse Einfluss auf periphere Organe nehmen. So korreliert z. B. eine hohe Aktivität des sympathischen Systems oft mit einem geringeren Körpergewicht. Eine eingeschränkte Sekretion von Prolactin und Wachstumshormon wird bei Übergewicht beobachtet. Die efferente Kontrolle beschränkt sich folglich nicht auf direkt mit der Nahrungsaufnahme assoziierte Vorgänge, sondern bewirkt auch tiefgreifende Veränderungen im zellulären Metabolismus.

A. Homöostase der Nahrungsaufnahme

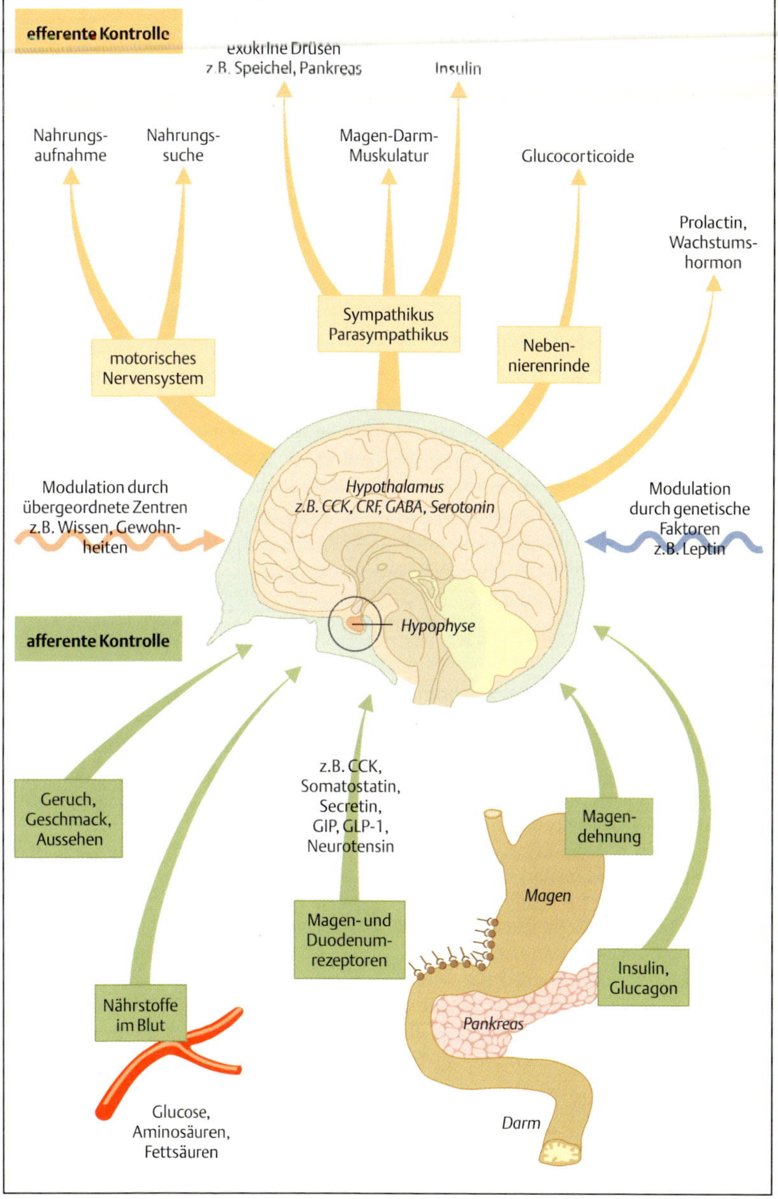

Homöostase: Leptin

Das Körpergewicht eines Menschen wird durch die Faktoren Hunger/Sättigung und Energieaufnahme/Energieverwertung bestimmt. Seit in den 50er Jahren genetisch bedingte Adipositasformen bei Mäusen bekannt wurden, wird nach einer gemeinsamen Regulation dieser Faktoren gesucht. Vor etwa 20 Jahren konnte gezeigt werden, dass der sog. ob-Maus (von „obese") ein im Blut zirkulierender Sättigungsfaktor fehlt. Ende 1994 wurde schließlich das **ob-Gen** kloniert. Das Expressionsprodukt, das **Leptin**, besteht aus 167 Aminosäuren. Die Applikation von Leptin an ob-Mäuse führt zur Normalisierung des Körpergewichts durch Einschränkung der Energieaufnahme und erhöhten Energieverbrauch, v. a. durch Erhöhung der Körpertemperatur. Leptin und seine Wirkungen konnten inzwischen beim Mensch bestätigt werden.

Leptin kontrolliert Energieaufnahme und -verbrauch über die Regulation wichtiger Sättigungsfaktoren **(A)** im Hypothalamus wie Neuropeptid Y (NPY) oder Glucagon like Peptide 1 (GLP-1). Da Leptin in weißen Adipozyten synthetisiert wird, dient die Fettmasse als eine Art Sensor der zentralen Steuerung.
Die Expression des ob-Gens wird durch Glucocorticoide und Insulin stark erhöht. Folglich müssten hohe Insulinspiegel ein geringes Körpergewicht zur Folge haben, was der Realität widerspricht. Dieser Widerspruch ist nur erklärbar, wenn Störungen verschiedener Rezeptoren postuliert werden. Inzwischen sind die zentralnervösen Rezeptoren für Leptin, Neuropeptid Y und andere Transmitter bekannt. Bis vor kurzem fehlte jedoch die Verbindung zwischen Leptin und dem zellulären Energieverbrauch in Form der Thermogenese.

Seit 1994 ist im braunen Fettgewebe ein Protein bekannt (**UCP1** – Uncoupling Protein 1), das an der inneren Mitochondrienmembran die Funktion der Proteine der Atmungskette übernehmen kann **(B)**. Dabei wird der elektrochemische Gradient (H^+-Elektronen-Wanderung) nicht dazu benutzt, in der ATP-Synthese Energie in Form von ATP zu produzieren. Vielmehr dienen Anionen freier Fettsäuren (FFS^-) als Protonenakzeptor – ein „unsinniger" Zyklus, der ausschließlich Wärme produziert und damit Energie „verschwendet". 1997 wurde schließlich das **UCP2** entdeckt, das – im Gegensatz zu UCP1 – in vielen Geweben vorkommt. Weder seine Bedeutung noch seine Regulation sind derzeit genau erforscht. Aufgrund seiner größeren Verbreitung ist es jedoch möglich, dass die Aktivität von UCP2 für die Höhe des Grundumsatzes und die Entstehung der Adipositas mitverantwortlich ist. Jüngst wurde in der Skelettmuskulatur und in geringerem Umfang im Fettgewebe eine weitere Isoform, das **UCP3**, gefunden.

Auf der Basis dieser Entdeckungen werden große Hoffnungen in eine zukünftige pharmakologische Therapie der Adipositas und des Typ 2-Diabetes gesetzt. Allerdings ist festzuhalten, dass in der Mehrzahl der Fälle bei Mensch und Tier von einer polygenen Regulation auszugehen ist. So konnte z. B. beim Mensch gezeigt werden, dass ein Polymorphismus im Gen für den β_3-adrenergen Rezeptor bei Adipositas gehäuft auftritt. Die Entdeckung weiterer solcher Gene, die jeweils einen kleinen Anteil des Phänotyps Adipositas tragen, dürfte wahrscheinlich sein.

A. Körpergewichtshomöostase

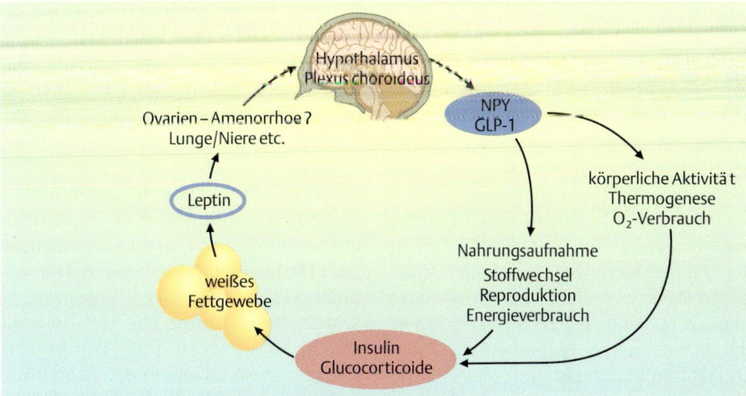

B. Entkopplung der Energieproduktion

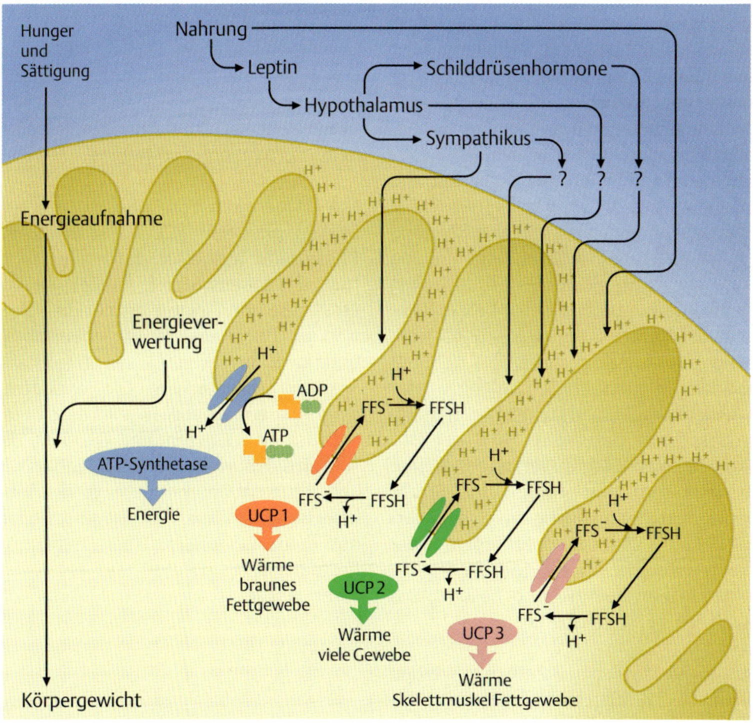

Magenfunktion

Der Magen speichert die aufgenommene Nahrung, zerkleinert sie physikalisch, verändert sie chemisch, desinfiziert sie durch Magensäure und gibt den so entstandenen Chymus portionsweise zur weiteren Verdauung in das Duodenum ab.

Der proximale Magen **(A)**, auch **Fundus** genannt, entwickelt einen aktiven Tonus, der sich dem Mageninnendruck anpassen kann. Er dient damit in erster Linie als Speicher. Feste Nahrung lagert sich schichtweise übereinander, während Flüssigkeiten an der Magenwand ablaufen. In distalen Magenabschnitten (**Corpus** und **Antrum**) finden sich neben mehrschichtiger, glatter Muskulatur auch autonome Schrittmacherzellen. Sie erzeugen nach distal verlaufende Potenzialwellen (slow waves) mit einer Frequenz von 3–4/min, die jedoch unter der Aktivierungsschwelle liegen. Über neuronale und humorale Einflüsse werden bei Bedarf Kontraktionen mit der Frequenz der **Slow Waves** ausgelöst. Einen wichtigen Reiz stellt die Dehnung der Darmwand durch Magenfüllung dar. Die ausgelösten peristaltischen Kontraktionen treiben den Inhalt in Richtung des **Pylorus**, der sich – durch vielfältige Einflüsse gesteuert – schließt und den eingezwängten Inhalt wieder zurück in den Magen treibt. Dieser Mahlprozess führt dazu, dass 90 % der Partikel, die den Magen verlassen, kleiner als 0,25 mm sind. Anzahl und Stärke der Kontraktionen sowie das Schließverhalten des Pylorus unterliegen einer exakten Regulation mit dem Ziel, nachfolgende Verdauungs- und Resorptionsvorgänge nicht zu überlasten.

Aus im Wesentlichen 3 Zelltypen werden täglich 2–3 l Magensaft sezerniert. Mittels der **Belegzellen (B)** werden Protonen aktiv im Austausch gegen Kalium in das Lumen sezerniert. Kalium und Chlorid werden ebenfalls aktiv transportiert, so dass in der Summe eine H^+-Konzentrierung um > 1 Million gegenüber dem Blut resultiert. Die **Protonen** entstammen der Carboanhydrase-Reaktion, wobei das entstandene Bicarbonat im Austausch gegen Chlorid ins Blut transportiert wird. Pepsinogen, ein Gemisch aus Proteasevorstufen aus den **Hauptzellen**, wird durch HCl zum proteinspaltenden Enzym **Pepsin** umgesetzt. Dieser Vorgang pflanzt sich durch Autokatalyse fort. Pepsin wirkt nur in saurem Milieu. In den **Schleimzellen** wird ein alkalisches Sekret gebildet, das eine unbewegte Schicht (unstirred layer) an der Schleimhautoberfläche bildet. Hierdurch wird erreicht, dass auch bei luminal extrem saurem pH an der Oberfläche der Zellen nahezu neutrale pH-Werte vorliegen – eine essenzielle Voraussetzung zur Protektion einer Selbstverdauung des Magens.

Die Magensekretion wird in mehrere Phasen unterteilt **(C)**. Die **cephalische Phase** wird ausgelöst durch die Erwartung des Essens, durch Anblick, Geruch etc. Diese von Pawlow entdeckte Sekretion wird über den N. vagus vermittelt und kann bis zu 50 % der maximalen Sekretion ausmachen. Die **exzitatorische Phase** wird vorwiegend durch Freisetzung von Gastrin aus G-Zellen des Antrums bestimmt. Als Stimulantien wirken Proteinabbauprodukte. In der **inhibitorischen Phase** überwiegen Signale aus dem Duodenum. Über Dehnungs-, Protein-, Fett-, Osmo- und pH-Rezeptoren werden Hormone freigesetzt, die die Aktivität der sezernierenden Zellen hemmen.

A. Peristaltische Kontraktion

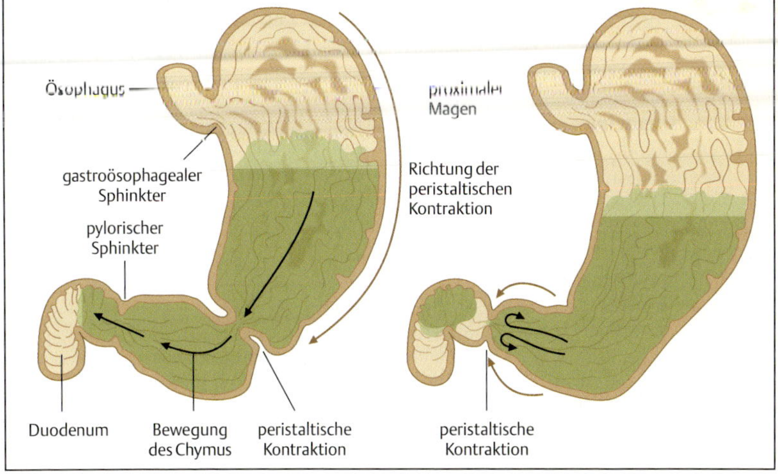

B. Belegzelle (HCl-Produktion)

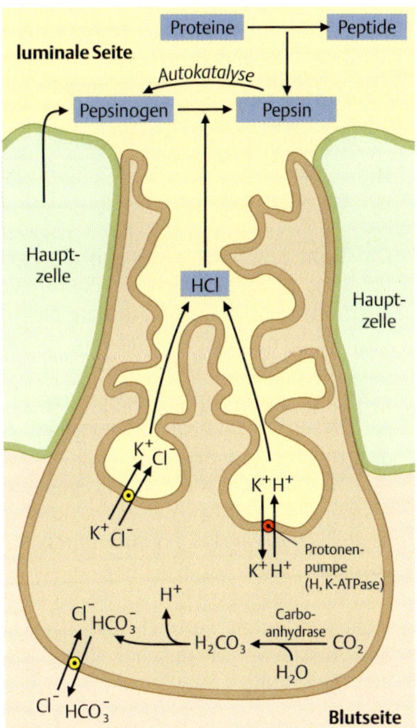

C. Phasen der Magensekretion

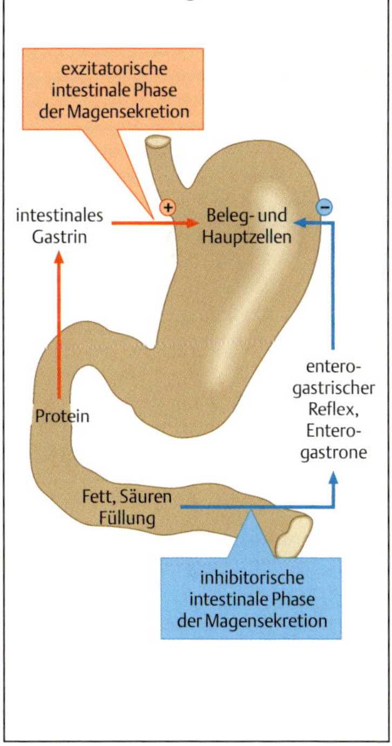

Resorption: Anatomie und Histologie

Der **Dünndarm** lässt sich in 3 Abschnitte gliedern: Das für regulative Prozesse wichtige **Duodenum** mit Rezeptoren und dem Eingang aus Pankreas und Gallenblase, das **Jejunum** (1,5–2,5 m Länge) und das **Ileum** (2–3 m Länge). Der Darmzylinder würde mit einem Durchmesser von 4 cm und einer Länge von ca. 5 m nur eine Oberfläche von ca. 0,5 m^2 aufweisen. Um die für die Resorption notwendige große Oberfläche (200 m^2) zu erhalten, ist die Darmschleimhaut in **Falten**, **Zotten (Villi)** und **Mikrovilli** aufgebaut.

Eine **Zotte** stellt mit der dazwischenliegenden **Krypte** eine funktionelle Einheit dar **(A)**. Aus weniger als 16 Stammzellen pro Krypte entstehen durch Zellteilung ca. 150 proliferative Zellen, die wiederum einige Zellzyklen durchlaufen. Während ihrer Wanderung zur Zottenspitze differenzieren sie in verschiedene Zelltypen, die der Sekretion oder Resorption dienen. In 3–6 Tagen werden die Zellen an der Spitze abgestoßen und ersetzt. Ein Teil der im Darmlumen befindlichen „Nährstoffe" und Enzyme entstammt folglich immer den abgestoßenen Darmzellen.

In den Zotten befindet sich ein zentrales Blutgefäß, das sich subepithelial aufzweigt. Ca. 10–15 % des Herzzeitvolumens entfallen auf den Dünndarm, wobei der Blutstrom nach einer Mahlzeit im Bereich des Chymus um mehr als das Doppelte ansteigen kann.

Die **Dünndarmmotilität** wird wie beim Magen durch Slow Waves bestimmt. Die Frequenz dieser Potenzialschwankungen nimmt analwärts ab, so dass oral gelegene Teile eine Triggerfunktion übernehmen. Dies führt dazu, dass peristaltische Wellen und damit der Nahrungstransport nur von oral nach anal verlaufen können. Das Darmrohr ist auch in der Lage, durch Segmentierung eine aktive Durchmischung des Inhalts durchzuführen.

Die Histologie der **Enterozyten (B)** lässt eine Vielzahl von Verbindungen innerhalb der Zellen, zwischen den einzelnen Zellen sowie nach außen erkennen. Entsprechend ist die Resorption kein einheitlicher Vorgang, sondern ein Überbegriff für viele, sich überlagernde Prozesse.

Der **transzelluläre Transport (C)** kann aktiv oder passiv erfolgen. Dabei kommt dem elektrogenen Na^+-Transport als treibender Kraft für viele Resorptionsprozesse eine zentrale Bedeutung zu. An der basolateralen Zellmembran wird Na^+ durch eine Na^+-Pumpe in den Interzellulärraum befördert. Dieser ATP-abhängige Vorgang führt einmal zu einer extremen Na^+-Konzentrationsdifferenz zwischen Zellinnerem (15 mmol/l) und Plasma (140 mmol/l). Zum anderen entsteht hierdurch eine Potenzialdifferenz von ca. -40 mV zwischen beiden Medien.

Die Tight Junctions verbinden die Enterozyten an der luminalen Seite. Vor allem im oberen Dünndarmbereich sind diese jedoch relativ durchlässig, so dass eine **parazelluläre Diffusion** in Richtung eines Konzentrationsgradienten möglich ist. Dieser Vorgang ist in beide Richtungen möglich, so dass z. B. auch Wasser und Elektrolyte ins Lumen gelangen können.

Auch kleine Partikel können durch **Persorption** die augenscheinlich dichte Darmmukosa passieren. Diese intakten, nicht verdauten Partikel sind u. a. bei der Auslösung allergischer Reaktionen von Bedeutung.

A. Zotte mit Bürstensaum

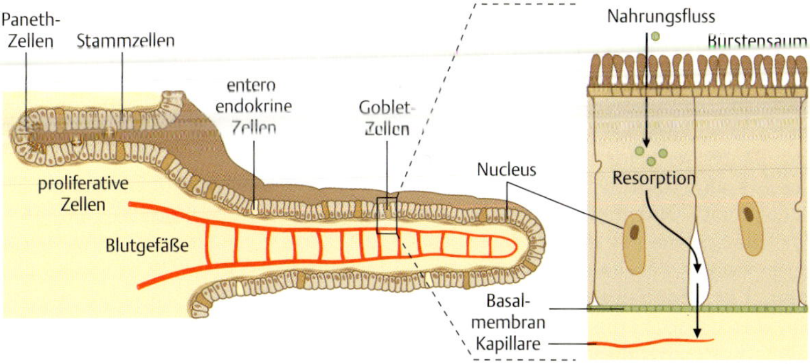

B. Histologie des Enterozyten

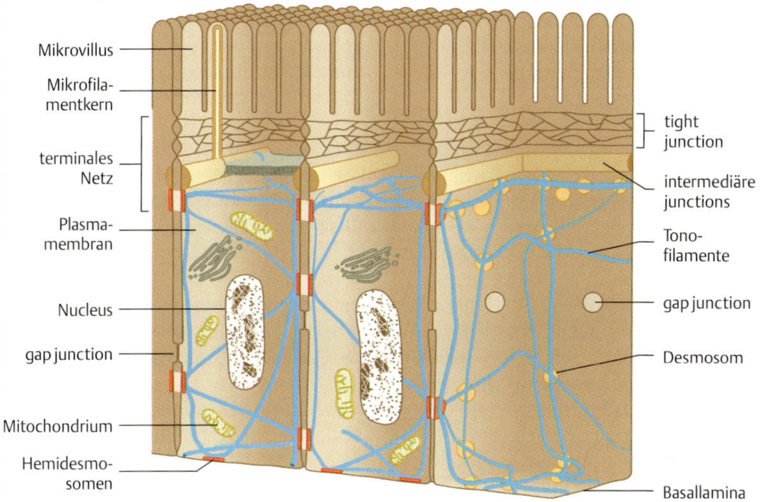

C. Resorption

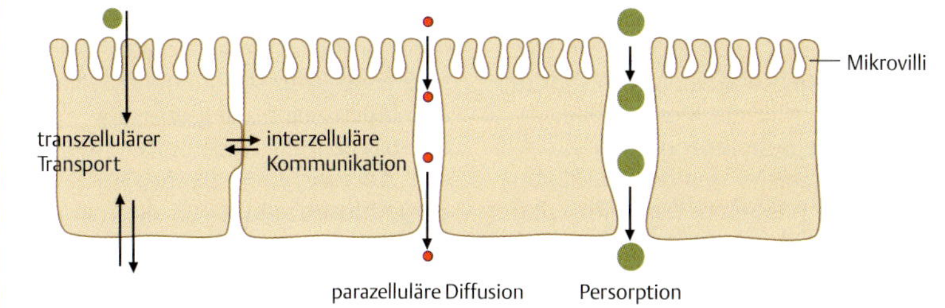

Resorption: Zelluläre Mechanismen

Der Verdauungsprozess im Dünndarm wird bei den meisten Nährstoffen durch freie Enzyme – vorwiegend aus der Bauchspeicheldrüse – eingeleitet. Durch Kontraktion der Darmmuskulatur findet eine Durchmischung statt, so dass die Enzyme mit dem Chymus bzw. vorgebildeten Micellen in Kontakt kommen. Die endgültige Spaltung in die kleinsten, resorbierbaren Moleküle erfolgt durch **membrangebundene Enzyme** an den Mikrovilli **(A)**. Die aktiven Gruppen dieser Enzyme sind der Lumenseite zugewandt, so dass bei der Wanderung der Nährstoffe in Richtung der Enterozyten in der Regel eine vollständige Aufspaltung erfolgt.

Die eigentliche **Resorption** kann auf 3 Wegen erfolgen **(B)**. Der **Carrierweg**, der mehr oder weniger spezifisch für einzelne Moleküle oder Atome ist, arbeitet mit oder ohne ATP-Verbrauch. Der **H_2O-Weg** erlaubt Wasserbewegungen durch die Schleimhaut im Zusammenhang mit löslichen Elektrolyten und Nichtelektrolyten. Die Durchlässigkeit für gelöste Substanzen ist im oberen Dünndarm relativ groß und nimmt nach distal kontinuierlich ab. Abweichungen der Osmolarität des Chymus vom osmotischen Druck des Plasmas werden daher sehr schnell ausgeglichen, so dass schon im Jejunum plasmaisotone Verhältnisse herrschen. Gelöste Substanzen wandern bei diesem H_2O-Austausch in Richtung eines Konzentrationsgradienten in die Mukosazelle.

Lipidlösliche Substanzen können die Lipid-Doppelschicht-Membran der Enterozyten direkt passieren. Dies trifft z. B. für Bestandteile der Micelle zu, die selbst nicht in die Darmzelle eindringen kann (s. S. 96). Der Transport durch die Lipidmembran stellt eine rein **passive Diffusion** in Richtung eines Konzentrationsgradienten dar.

Innerhalb der Zelle werden die Nährstoffe entweder passiv entlang eines Konzentrationsgradienten oder aktiv transportiert. Sie unterliegen teilweise einem Metabolismus, der entweder den Umbau in Transportformen oder die direkte Verwertung durch den Enterozyten zum Ziel hat.

Nach **Aufnahme in die Blutkapillaren** des Darmrohrs verläuft der Abtransport über die Venen des Mesenteriums. Diese sammeln sich in der Portalvene. Die Nährstoffe werden so direkt der **Leber** zugeführt, um dort weiter metabolisiert zu werden, bevor der große Kreislauf mit den aufgenommenen Substanzen belastet wird (Portalkreislauf).

Eine Besonderheit stellt die Resorption der Lipide dar (s. S. 94). Die Lipide werden größtenteils in den Enterozyten in Chylomikronen eingebaut und als solche in das Lymphsystem des Darms und damit in die großen Venen abgegeben. Auf diese Weise erreichen sie den systemischen Kreislauf, ohne die Leber passiert zu haben.

Die aktiven Resorptionsmechanismen sind nicht gleichmäßig über den Darm verteilt, so dass sich für die einzelnen Nährstoffe **bevorzugte Resorptionsorte** ergeben **(C)**. Der Darm ist jedoch in seiner Resorptionsfähigkeit sehr anpassungsfähig, so dass auch nach Entfernung großer Darmabschnitte eine ausreichende Nährstoffaufnahme möglich ist. Auch eine längerfristige, hochdosierte Zufuhr bestimmter Nährstoffe (z. B. Lactose) führt zur Adaptation: Das Enzymmuster und damit die Aufnahmekapazität passen sich dem Nährstoff an.

A. Resorption

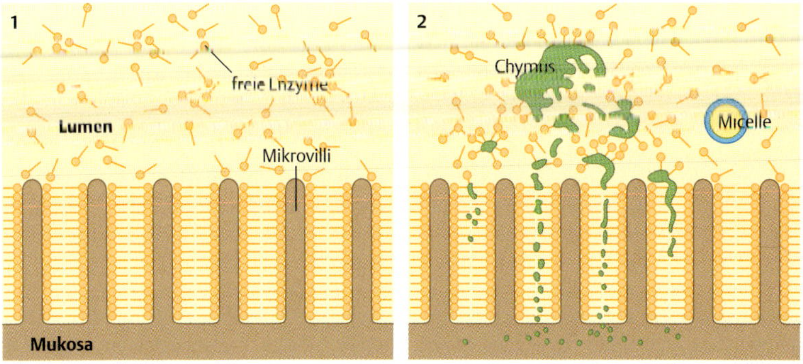

B. Resorptionswege

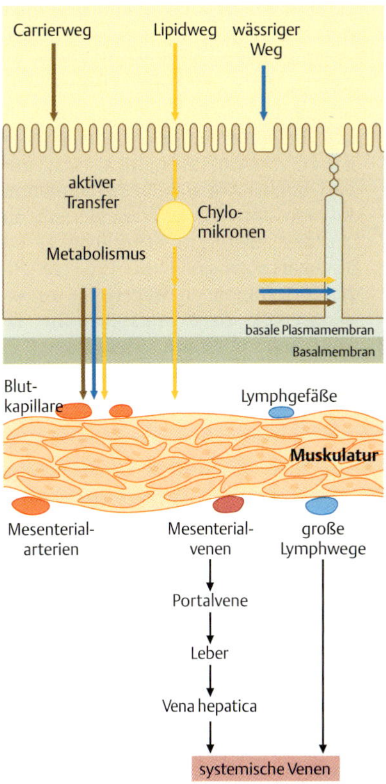

C. Resorptionsorte

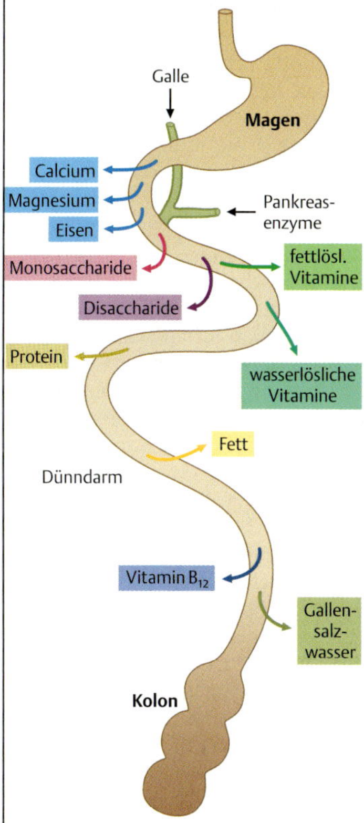

Dickdarm

Der menschliche Dickdarm ist ca. 150 cm lang, der größte Durchmesser beträgt im Caecum 6–9 cm. Die Schleimhaut besitzt im Gegensatz zum Dünndarm keine Zotten, bildet jedoch ebenfalls Krypten. Charakteristisch ist ein ausgeprägtes Lymphgewebe und Plasmazellen, vor allem im Bereich des Appendix.

Die **Kontraktionsabläufe** im Kolon unterscheiden sich ebenfalls von denen im Dünndarm. Die Ringmuskulatur kontrahiert ungeregelt und an verschiedenen Stellen gleichzeitig, so dass in der Summe keine Bewegung des Chymus stattfindet. Echte peristaltische Wellen, die den Inhalt über ca. 20 cm weiter befördern, sind selten. Der eigentliche Transport erfolgt durch sog. **Massenbewegungen**, die ein- bis zweimal täglich auftreten. Sie werden – wie auch die anderen Kontraktionsformen – durch Nahrungsaufnahme stimuliert, was als **gastrokolischer Reflex** bezeichnet wird. Die Transitzeit des Chymus durch den Dickdarm beträgt bei faserarmer Kost 2–3 Tage (Stuhlgewicht von 100–150 g), bei extrem ballaststoffreicher Ernährung 1–2 Tage mit Stuhlgewichten bis 500 g. Größere Partikel, die im zentralen Strom befördert werden, können auch wesentlich schneller im Stuhl erscheinen.

Im Dickdarm werden täglich 1–1,5 l **Wasser rückresorbiert**. Durch die Dichtigkeit der Poren und der Tight Junctions wird verhindert, dass Na^+ und Wasser ins Darmlumen zurückströmen. Dadurch kann im Kolon auch aus stark hypotonen Lösungen noch Na^+ resorbiert werden. Die treibende Kraft ist auch hier die basolaterale Na^+-K^+-Pumpe, die einerseits für niedrige Na^+-Konzentrationen in der Mukosazelle sorgt, andererseits einen elektrischen Gradienten (0 mV im Lumen, -30 mV intrazellulär, 20 mV im Interstitium) aufbaut **(A)**. Die Permeabilität der Zellmembran an der Lumenseite wird durch Aldosteron erhöht. Getrieben vom elektrischen Gradienten findet ein passiver Rückstrom von K^+ durch die tight junctions in das Lumen statt. In der Summe wird im Kolon K^+ sezerniert, während Na^+ fast vollständig resorbiert wird.

Während Magen und Dünndarm nahezu steril sind, ist das Kolon mit **ca. 10^{12} Bakterien/ml Chymus** dicht besiedelt. Die Trockenmasse des Stuhls besteht zu 30–75 % aus Bakterien. Es handelt sich überwiegend um anaerobe **Bifidus** und **Bacteroides**. Aerobe Stämme wie z. B. E.coli und Enterokokken machen weniger als 1 % aus. Durch die orale Zufuhr von speziellen Milchsäurebakterienstämmen (sog. Probiotika, s. S. 294) wird derzeit versucht, eine Immunmodulation über eine Veränderung der Darmbesiedelung zu erreichen.
Die Anaerobier sind in der Lage, ca. 50 % der ankommenden Nährstoffe zu verwerten **(B)**. Dabei entstehen für den Menschen **nutzbare Metabolite**, die von der Kolonmukosa resorbiert werden – bekanntestes Beispiel ist das Vitamin K (s. S. 164).
Die entstehenden Gase wie z. B. Wasserstoff werden ebenfalls teilweise resorbiert und erscheinen in der Atemluft. Die bakteriell aus Ballaststoffen gebildeten kurzkettigen Fettsäuren (s. S. 84) dienen der Mukosazelle als Energielieferant und sind damit für die Zellproliferation von Bedeutung. Sie aktivieren auch die Kolonmotilität und verbessern die Durchblutung der Mukosa.

A. Elektrolytresorption im Kolon

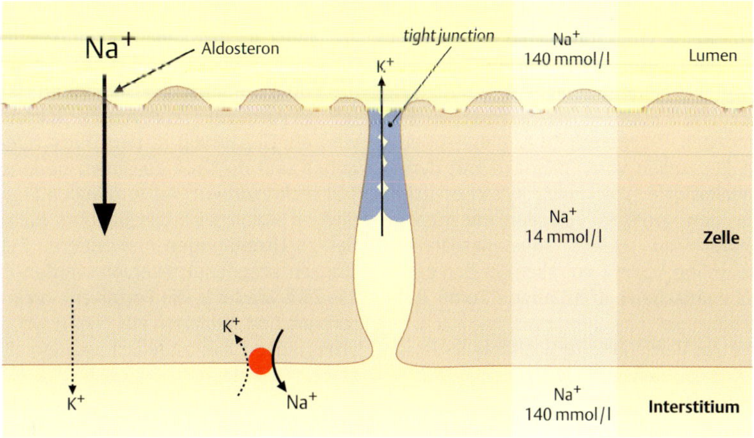

B. Funktion der Kolonbakterien

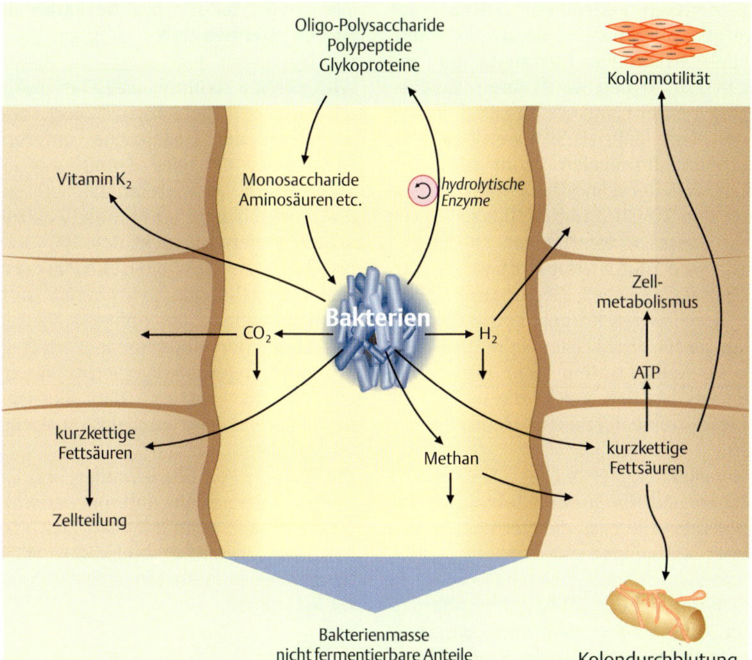

Enterohepatische Kreisläufe

Eine Reihe von Stoffen, die in Blut oder Lymphe resorbiert werden, stammt nicht aus der zugeführten Nahrung, sondern wird endogen ins Darmlumen abgegeben. So werden z. B. abgestoßene Mukosazellen verdaut und damit deren Inhaltsstoffe „recycelt". Gleiches trifft für den größten Teil der intestinalen Sekrete zu. Dieses substanzsparende Recycling kommt vor allem in den enterohepatischen Kreisläufen zum Ausdruck.

Die zur Verdauung fettlöslicher Substanzen essenziellen **Gallensäuren** gelangen in Form gemischter Micellen (s. S. 92 u. 94) in das Duodenum **(A)**. Nach Resorption der Lipide aus den Micellen verbleiben die Gallensäuren im Dünndarm. Erst im weiteren Verlauf der Darmpassage werden sie aktiv und passiv resorbiert. Durch bakterielle Dekonjugation und Dehydroxylierung wird deren Lipidlöslichkeit erhöht, was die passive Diffusion erleichtert. Mehr als 50 % werden jedoch aktiv im terminalen Ileum rückresorbiert. Das Recycling ist so effektiv, dass von den 20–30 g nur ca. 0,8 g/Tag mit dem Faeces verloren gehen. Dieser Verlust wird durch Neusynthese in der Leber ausgeglichen. Der Gesamt-Gallensäuren-Pool des Körpers beträgt nur ca. 3 g. Da für die Micellenbildung eine kritische Konzentration nicht unterschritten werden darf, reicht dieser Pool für eine einzelne fettreiche Mahlzeit nicht aus. Nur durch die lange, gesteuerte Verweildauer fettreicher Speisen im Magen und durch das effektive Gallensäurenrecycling ist die Verdauung größerer Fettmengen möglich.

Auch das aus dem Abbau der Erythrozyten stammende **Bilirubin** unterliegt einem enterohepatischen Kreislauf, obwohl es keiner Wiederverwertung zugeführt wird **(B)**.

Die tägliche Bilirubinausscheidung mit der Galle beträgt ca. 250–300 mg. Das im Endoplasmatischen Retikulum (ER) der Hepatozyten konjugierte Bilirubin wird als Glucuronid in den Darm abgegeben und dort nur zu einem geringen Teil rückresorbiert. Im terminalen Ileum und im Kolon wird das Bilirubin bakteriell zu **Urobilinogen** und anderen Substanzen umgebaut. Hiervon werden ca. 15–20 % wieder in die Portalvene rückresorbiert und gelangen zur Leber, wo sie erneut der Galle zugefügt werden. Ein kleiner Teil des Urobilinogens zirkuliert im großen Kreislauf und unterliegt damit der renalen Ausscheidung. Das in Form von Urobilinogen und anderen Substanzen im Stuhl ausgeschiedene Bilirubin ist für die **braune Farbe der Faeces** verantwortlich.

Wird dieser enterohepatische Zyklus z. B. durch Leberzellschädigung oder Verlegung der Gallenwege unterbrochen, so findet eine Entfärbung des Stuhls statt. Desweiteren reichert sich das gelbe Bilirubin im Blut an, was zum Symptom der **Gelbsucht** (Icterus) führt. Unkonjugiertes Bilirubin ist im Plasma an Albumin gebunden und somit nicht membrangängig. Bei höheren Konzentrationen oder Albuminmangel tritt jedoch auch freies unkonjugiertes Bilirubin auf. Dieses passiert die Blut-Hirn-Schranke und wirkt im Gehirn toxisch.

Die **Bildung von Glucuroniden** und Einschleusung in einen enterohepatischen Kreislauf kann auch mit dem Ziel erfolgen, wasserlösliche, biologisch aktive Metabolite zu erhalten (z. B. Vitamin-A-Glucuronide).

A. Portale Zirkulation

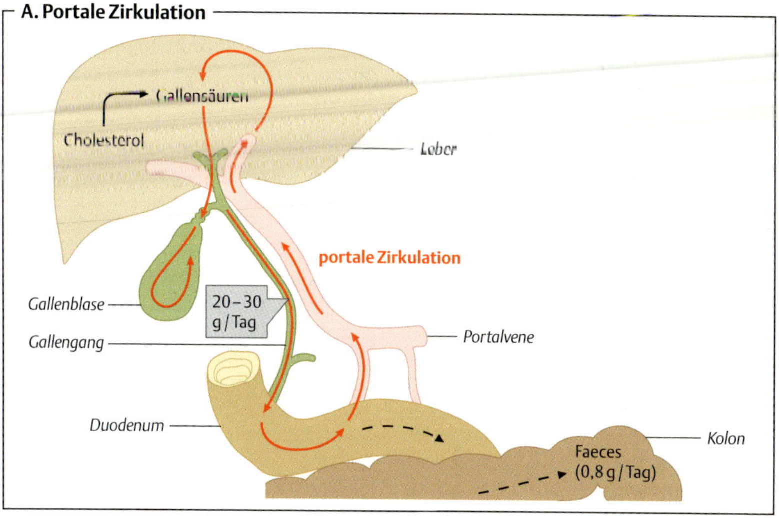

B. Stoffwechsel des Bilirubins

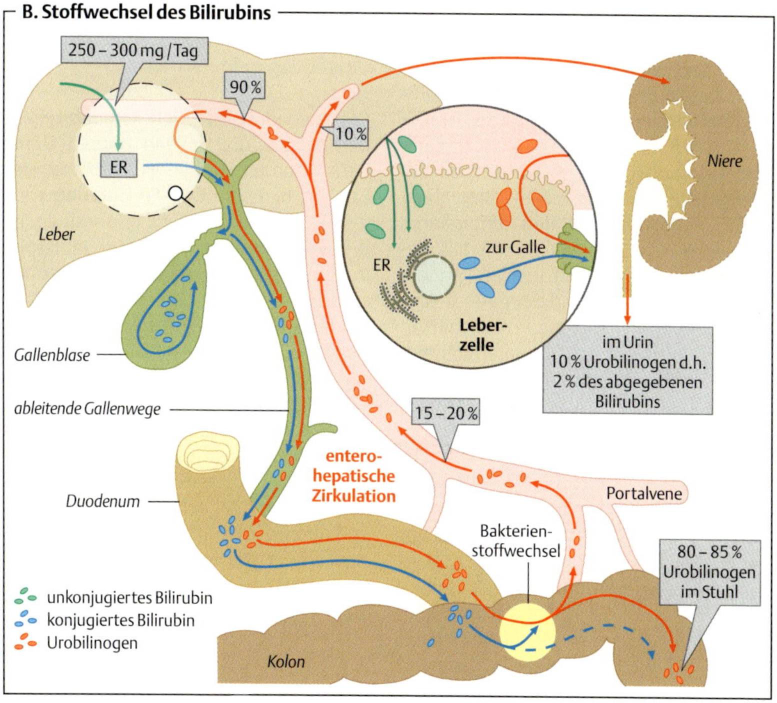

Verdauung: Regulation

Der Gastrointestinaltrakt verfügt über ein eigenes **intrinsisches Nervensystem**. Dieses kann zwar unabhängig vom extrinsischen, autonomen Nervensystem die sekretorischen und motorischen Aktivitäten der Verdauungsorgane steuern, wird von diesem jedoch stark beeinflusst. Die Afferenzen erhalten ihre Signale von **Mechano-** und **Chemorezeptoren**, die gehäuft im Duodenum auftreten. Die Efferenzen können prinzipiell **glatte Muskulatur** oder **Drüsen** versorgen. An den präganglionären Fasern des N. vagus ist Acetylcholin Überträgerstoff; postganglionär fungieren darüber hinaus eine große Anzahl biologisch aktiver Peptide als Neurotransmitter.

Verschiedene, in die Mukosa des Gastrointestinaltraktes eingelagerte Zelltypen sezernieren bei Kontakt mit Nahrungsbestandteilen spezifische **gastrointestinale Hormone** und **Peptide (A)**. Die klassischen Hormone Gastrin, Secretin und Cholecystokinin (CCK) werden auf entsprechende Reize hin ins Blut abgegeben. Von den Peptiden diffundieren einige ins benachbarte Gewebe und wirken dort an den Effektorzellen. Andere werden in Nervenendigungen freigesetzt und wirken als Neurotransmitter. An den verschiedenen Zelltypen der einzelnen Organe können diese Substanzen antagonistisch, aber auch synergistisch wirken.

Wesentlichen Einfluss auf alle Verdauungsvorgänge haben **hormonelle Regulationen**, die bereits frühzeitig, also vor der eigentlichen Aufnahme der Nahrung, wirksam werden.

So beginnt die **Sekretion von Speichel** bereits in Erwartung einer Mahlzeit und wird durch nicht konditionierte (orale und gastrointestinale) Reflexe gesteuert (Pawlow). Die Bedeutung dieser frühzeitigen Sekretion liegt darin, dass damit besonders Stärke durch die Speichelamylase gespalten werden kann und auch antibakterielle Substanzen (Thiocyanat) sowie Somatostatin und Wachstumsfaktoren (IGF, NGF) abgegeben werden.

Im **Magen** wird die **Sekretion von Säure** durch vagale Stimulation (Nahrungserwartung und Stress) und/oder durch die direkte Aufnahme von Nahrung verursacht. Letzteres resultiert auch in einer lokalen Freisetzung von Histamin und Gastrin, die die Belegzellen zur Freisetzung von H^+-Ionen veranlassen. In gleicher Weise wird **Pepsinogen** von den Hauptzellen freigesetzt und leitet die Verdauung von Protein ein, welche durch deren Denaturierung in der sauren Umgebung gefördert wird.

Die Aufnahme von Fett und Protein in den Magen und in den oberen Dünndarm stimuliert die Freisetzung von CCK ins Blut. Die **CCK-Freisetzung** stellt eine Vorbereitung und Koordinierung der Verdauung der meisten Nährstoffe in **Duodenum** und **Jejunum** dar und beeinflusst auch die Verteilung der Nährstoffe nach der Resorption in den Blutstrom. CCK führt rasch zu einer Verlangsamung der Magenentleerungszeit und stimuliert die Freisetzung von Gallen- und Pankreassekret in das Duodenum. Die Wirkung des CCK auf die Gallenblasenkontraktion scheint über die Stimulierung der Acetylcholin-Freisetzung zu verlaufen. Ebenso fördert CCK die Sekretion von Insulin ins Blut.

A. Gastrointestinale Hormone: Lokalisation und Wirkung

	Lokalisation (Funktion) und Wirkung		
gastrointestinale Hormone	Ort der sekretorischen Zellen	sekretorisch	motorische Aktivität
Gastrin	Magen und Duodenum	Magen (HCl, Pepsin) • • • • Galle • Pankreas (Enzyme) •	Magen Gallenblase
Cholecystokinin	Duodenum und Jejunum	Pankreas (Enzyme und HCO_3^-) • • • • (Insulin) • Intestinum •	Gallenblase • • • Intestinum • • / • Magen • •
Secretin	Duodenum und Jejunum	Pankreas • • • • (HCO_3^- und Enzyme) Gallengang • •	Intestinum • / • Magen • •
vasoaktive intestinal peptide	Intestinum	Pankreas • • • • (Enzyme) Galle • • Intestinum • • (Enzyme) Magen • •	Magen • • • Dünndarm
Enteroglucagon	Intestinum	Pankreas • (Insulin)	Intestinum • • •
gastrointestinales inhibitorisches Peptid	Intestinum	Magen • • • Intestinum • (Enzyme) Pankreas • (Insulin)	
Motilin	Intestinum		Magen • • • • Intestinum • • • •
pankreatisches Polypeptid		Pankreas • ?	?
Somatostatin	Speichel	GI-Trakt • • Intestinum	?
Bombesin	oberer Dünndarm	GI-Trakt • ? (Freisetzung von Gastrin)	?
Neurotensin	unterer Dünndarm	?	?
Glucagon-like Peptid	unterer Dünndarm und Colon	?	Magen • •
Neuromedin K / Substance P	Dünndarm (neuronale und endokrine Zellen)	?	Intestinum • • (atropinresistente Kontraktionen)
Enzephaline	Dünndarm	?	?

• stimulatorische Wirkung • inhibitorische Wirkung • keine Wirkung

Verdauung: Prinzip

Neben mechanischen Prozessen – durchmischen, zerkleinern, transportieren – besteht die Hauptaufgabe des Gastrointestinaltraktes darin, komplexe Nahrungsbestandteile in resorbierbare Einheiten zu spalten **(A)**.

Bei dieser **enzymatischen Hydrolyse** wird H_2O an die Bindungsstellen angelagert, an denen es zuvor – beim Aufbau in Pflanzen oder Tieren – ebenfalls enzymatisch entzogen wurde. Diese Hydrolyse erfolgt bei allen Nährstoffen nach dem gleichen Muster: Spaltung in größere Fragmente und anschließende Zerlegung in die kleinsten resorbierbaren Einheiten.

Die Verdauung der Nährstoffe beginnt bereits in der **Mundhöhle**. Ein vorwiegend in den Ohrspeicheldrüsen (glandulae parotis) gebildetes Enzym (Amylase) ist in der Lage, komplexe Kohlenhydrate (Stärke) zu spalten. Beim Säugling von großer Bedeutung ist eine Lipase (Zungengrundlipase), die bereits die Fettverdauung einleitet. Ihre Rolle beim Erwachsenen wird kontrovers diskutiert; wahrscheinlich ist jedoch deren Anteil an der Lipidspaltung bei voller Pankreasfunktion zu vernachlässigen. Aufgrund der geringen Aufnahmekapazität der Mundhöhle sind diese Reaktionen zeitabhängig: Je länger ein Bissen gekaut wird, desto intensiver können die Enzyme einwirken.

Der mit Speichel vermischte Nahrungsbrei erreicht nach der Ösophaguspassage den **Magen**, wo im Lumen zu Beginn einer Mahlzeit noch ein neutraler pH-Wert vorherrscht. Erst nachdem durch Sezernierung von HCl und Durchmischung ein kritischer pH-Wert unterschritten ist, verlieren die Speichelenzyme ihre Wirksamkeit. Eine aktive Verdauung erfolgt im Magen nur für Proteine. Das saure Magenmilieu ist für diesen Vorgang unerlässlich. Bis zum Verlassen des Magens sind meist nur größere Bruchstücke der Nährstoffe entstanden. Diese Hydrolyse könnte auch von den nachfolgenden Pankreasenzymen übernommen werden, wodurch die Verdauung ohne Magen – mit Einschränkungen – möglich ist.

Dünndarm. Die wichtigsten Bestandteile des Pankreassekrets sind Bicarbonat – zur Neutralisation der Magensäure – und Verdauungsenzyme für alle Hauptnährstoffe.

Proteolytische Enzyme und Phospholipase A müssen im Duodenum erst aus den Vorstufen aktiviert werden, womit einer Selbstverdauung der proteinhaltigen Membranen der Pankreasgänge vorgebeugt wird. Lipase, Amylase und Ribonucleasen werden bereits in aktiver Form sezerniert.

Die Verdauungsenzyme liegen im Pankreassekret in einem konstanten Verhältnis vor. Eine Adaptation der Konzentrationen an bestimmte Nährstoffe – z. B. bei längerer, hoher Fettzufuhr – ist nur sehr langsam möglich.

Die Spaltung durch die Pankreasenzyme beginnt im proximalen Jejunum und führt entweder direkt zu resorbierbaren Einheiten (Fett) oder zu Fragmenten, die nur noch von spezifischen Enzymen hydrolisiert werden können. Hierzu dienen membranständige Enzyme an der Dünndarmmukosa. Die Endprodukte dieser spezifischen enzymatischen Reaktionen werden direkt ins Blut, bei Fett auch in die Lymphe, resorbiert.

A. Prinzip der Verdauung

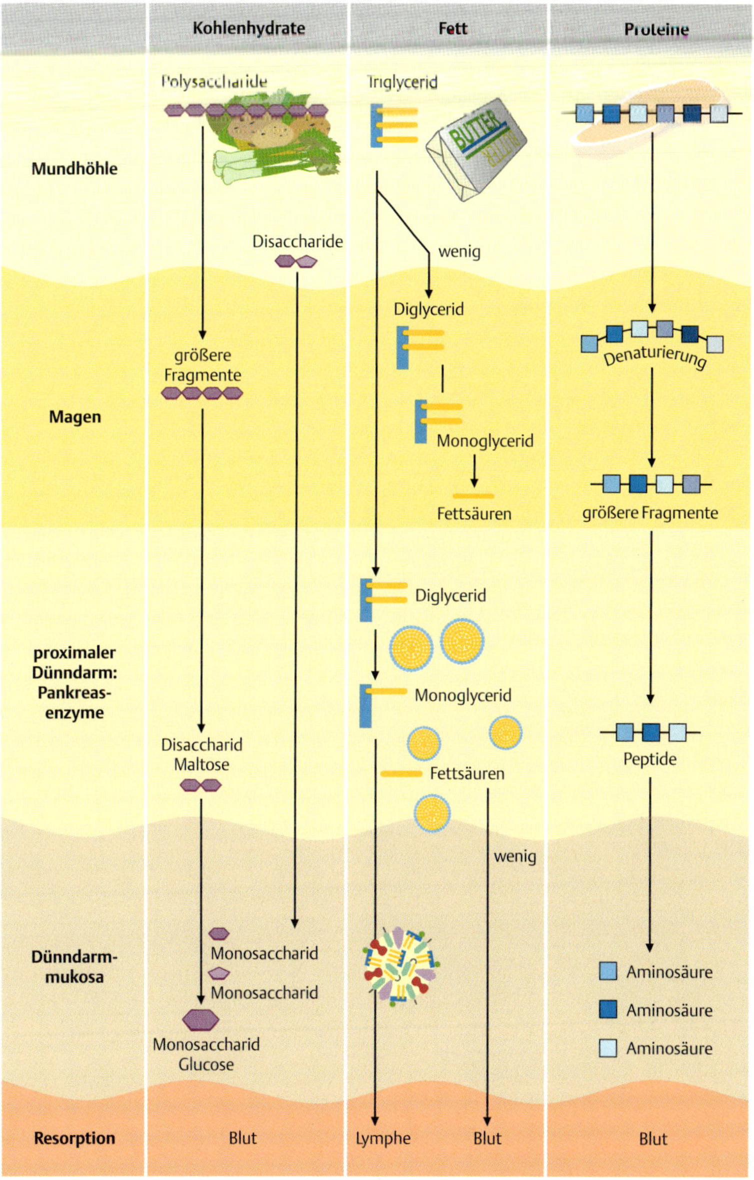

Die Nährstoffe

Struktur und Eigenschaften

Kohlenhydrate sind hydroxylierte Aldehyde oder Ketone und sind die am häufigsten vorkommenden organischen Verbindungen. Sie dienen als Brennstoffe, Energiespeicher, als Grundgerüste von DNA und RNA, als Strukturelemente in den Zellwänden von Bakterien und Pflanzen. Kohlenhydrate sind als Glykoproteine und Glykolipide mit den anderen Makronährstoffen verbunden und spielen in dieser Form als Bestandteil der Zellmembran eine wichtige Rolle z. B. bei der Zell-Zell-Erkennung.

Die in der Nahrung vorkommenden Kohlenhydrate sind fast ausschließlich aus den **Monosacchariden** Glucose, Fructose bzw. Galactose aufgebaut. Je nach Anzahl verknüpfter Monosaccharide unterscheidet man Di-, Oligo- und Polysaccharide **(A)**.
Unter den **Disacchariden** spielt die **Saccharose** eine herausragende Rolle. Sie wird unter Laien als „Zucker" bezeichnet und in Europa ausschließlich aus Zuckerrüben hergestellt. Die **Lactose** (Milchzucker) ist das vorherrschende Kohlenhydrat der Milch und stellt damit eine Hauptnahrungsquelle für den Säugling dar. **Maltose** (Malzzucker) ist in Lebensmitteln von untergeordneter Bedeutung, entsteht jedoch in großen Mengen bei der Verdauung polymerer Kohlenhydrate.
Der überwiegende Teil der Nahrungskohlenhydrate besteht aus **Stärke**, die sich aus Amylose und Amylopectin zusammensetzt. Diese Makromoleküle (**Polysaccharide**) sind ausschließlich aus Glucose aufgebaut – Amylopectinmoleküle können hunderttausende von Glucoseresten enthalten. Stärke ist das Reservepolysaccharid der Pflanzen. Getreidekörner bestehen zu ca. 75 %, Kartoffeln zu ca. 65 % (der Trockenmasse) aus Stärke. Der tierische Organismus speichert Kohlenhydrate in begrenzter Menge in Form von **Glykogen** in Leber und Muskel. Da Kohlenhydrate bei ihrer Speicherung Wasser binden (Raumbedarf) und zudem weniger Energie enthalten, bevorzugt der menschliche Organismus Fett als primären Energiespeicher. Obwohl der Aufbau von Glykogen mit dem der Stärke vergleichbar ist, spielt es für die menschliche Ernährung keine Rolle, da die Glykogenvorräte im verzehrfertigen Lebensmittel fast vollständig abgebaut sind.
Eine Vielzahl weiterer Polysaccharide kommt in verschiedensten Pflanzen vor bzw. wird heute in großen Mengen industriell vorgefertigten Lebensmitteln zugesetzt. Dabei dient Stärke meist als Ausgangsprodukt: Hydrolysiert ergibt sich Glucose, physikalisch, chemisch oder enzymatisch modifiziert wird die Stärke wasserlöslicher und damit für die Lebensmittelproduktion verwertbar.

Alle polymeren Kohlenhydrate sind **glykosidisch** miteinander verknüpft **(B)**. Je nachdem, welche OH-Gruppen des jeweiligen Moleküls in welcher Stellung beteiligt sind, unterscheidet man verschiedene Bindungsformen, die unter anderem für die Verdaulichkeit der Nahrungspolysaccharide verantwortlich sind. α-glykosidische Bindungen (z. B. Maltose, Saccharose) können von spezifischen Enzymen des Gastrointestinaltraktes gespalten werden. Auch für die Spaltung der β-glykosidischen Bindung in Lactose besitzt der Körper ein Enzym. Für andere β-glykosidische Verbindungen fehlen dem Mensch jedoch die entsprechenden Enzyme (s. S. 82).

A. Klassifikation der Kohlenhydrate

Kohlenhydrat	Vorkommen	Struktur und Eigenschaften
Monosaccharide		
D-Glucose (Traubenzucker)	Früchte, Honig, Spuren in den meisten Pflanzen	wasserlösliche Hexose
D-Fructose (Fruchtzucker)	Früchte, Honig, Spuren in den meisten Pflanzen	wasserlösliche Hexose
D-Galactose	Komponente von Lactose, wird bei der Verdauung freigesetzt	wasserlösliche Hexose
Disaccharide		
Saccharose (Rohrzucker)	Zuckerrüben, Zuckerrohr, Früchte, Ahornzucker	wasserlösliches Disaccharid aus Glucose und Fructose in α-1,2-Bindung
Lactose (Milchzucker)	Milch, Milchprodukte	Wasserlösliches Disaccharid aus Galactose und Glucose in β-1,4-Bindung
Maltose	Keime, entsteht bei der Stärkeverdauung	wasserlösliches Disaccharid, Glucose und Glucose in α-1,4-Bindung
Polysaccharide		
Amylose	Stärke, Getreide, Kartoffeln	lineares Polymer der Glucose mit α-1,4-Bindungen, wasserlöslich
Amylopectin	Stärke, Getreide, Kartoffeln, Dickungsmittel	verzweigtkettiges Polymer der Glucose mit α-1,4- und α-1,6-Bindungen, wasserunlöslich
Glykogen (tierische Stärke)	Leber, Muskel	verzweigtkettiges Polymer der Glucose mit α-1,4- und α-1,6-Bindungen, wasserlöslich
Inulin	Artischocken	Fructosepolymer, wasserlöslich
Technische Saccharide		
Dextrin	Lebensmittelzusatz	kurze Stücke eines α-1,4-Glucosepolymers
Invertzucker	Lebensmittelzusatz	hydrolysierte Saccharose, gleiche Teile Fructose und Glucose
Glucosesirup	Lebensmittelzusatz	hydrolysierte Stärke (Glucose)
isomerisierter Glucosesirup	Lebensmittelzusatz	hydrolysierte Stärke, teilweise isomerisiert (Glucose und Fructose)

B. Glykosidische Bindung

Maltose
(Glucose-α-1, 4-glucose)

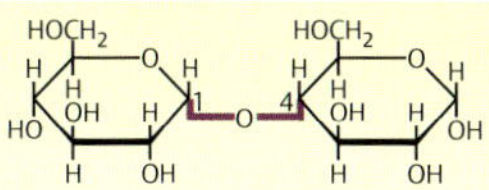

Saccharose
(Glucose-α-1, 2-fructose)

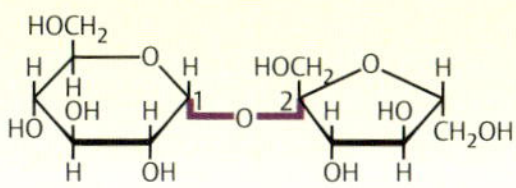

Lactose
(Galactose-β-1, 4-glucose)

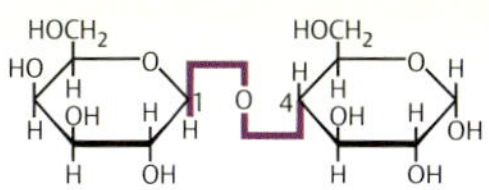

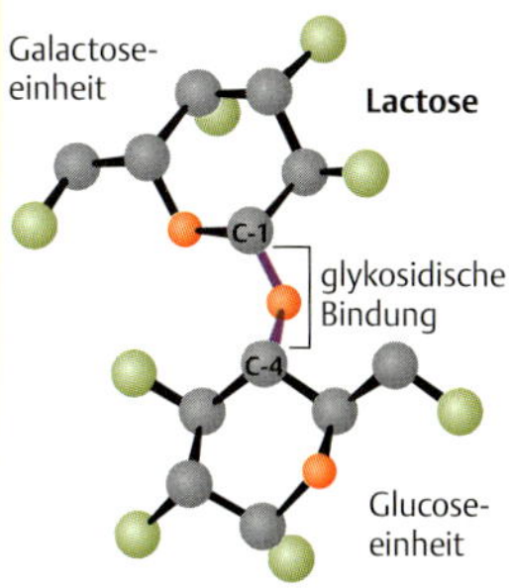

Verdauung und Resorption

Da nur die Monosaccharide resorbiert werden können, müssen alle polymeren Kohlenhydrate im Verlauf der Verdauung aufgespalten werden **(A)**.
Dies beginnt im Mund durch die Einwirkung der **Speichelamylase** und setzt sich im Dünndarm unter der Wirkung der **Pankreasamylase** fort. Endprodukte dieser enzymatischen Reaktionen sind z. T. Glucose, in größeren Mengen fallen jedoch Maltose und Isomaltose an. Diese Disaccharide werden – wie auch die aufgenommene Saccharose bzw. Lactose – durch spezifische, **membranständige Disaccharidasen** in die Monosaccharide gespalten. Da laufend Mukosazellen abgestoßen werden, finden sich diese Hydrolasen zu einem kleinen Teil auch im Darmlumen.

Die weitere Resorption in die **Mukosazelle** verläuft auf unterschiedlichen Wegen **(B)**. Glucose und Galactose werden an der Lumenseite der Mukosa aktiv gegen einen Konzentrationsgradienten transportiert. Das Carriermolekül bindet dabei Na^+ und Glucose im Verhältnis 1:1 und wandert durch die Membran. Na^+ wird anschließend durch die basolaterale Na^+-K^+-ATPase – ebenfalls gegen einen Konzentrationsgradienten – aus der Zelle wieder entfernt. Glucose verlässt die Mukosazelle z. T. aktiv mittels des Transportproteins GLUT2, ca. 25 % der Glucose gelangen durch passive Diffusion in das Blut, ca. 15 % werden mit dem Carrier wieder ins Lumen zurücktransportiert. Die Resorption von Fructose erfolgt passiv, wobei an der Lumenseite ein Transportsystem (GLUT5) zur erleichterten Diffusion besteht.
Entsprechend der Effizienz dieser Transportsysteme erfolgt die Resorption der Monosaccharide mit unterschiedlicher Geschwindigkeit. Glucose und Galactose werden am schnellsten resorbiert, wobei die beiden Moleküle um das gleiche Transportsystem konkurrieren. Mit etwa 70 % dieser Geschwindigkeit folgt die Fructoseresorption, mit nur 10–20 % die Resorption aller anderen Monosaccharide einschließlich der als Zuckeraustauschstoffe verwendeten Zuckeralkohole (z. B. Sorbit, Xylit).

Wird die individuelle Kapazität eines der Verdauungs- bzw. Resorptionssysteme überschritten, so gelangen **niedermolekulare Kohlenhydrate** in den **Dickdarm**. Sie binden dort Wasser und können von Darmbakterien vergoren werden – Blähungen und Durchfälle sind die Folge.

Ein Beispiel dafür ist das **Lactose-Lactase-System**: Große Mengen Milchzucker führen stets zu einer Überlastung und somit zu Durchfällen – Lactose kann deshalb auch als Abführmittel eingesetzt werden. Wichtiger ist jedoch das Vorkommen eines Lactasemangels. So ist in Europa die Lactoseintoleranz die häufigste Disaccharidunverträglichkeit (geschätzt ca. 10–20 % der Erwachsenen). Auch bei vielen Darmerkrankungen ist die Aktivität der Lactase beeinträchtigt. Betroffene müssen darauf hingewiesen werden, dass z. B. Hart- und Schnittkäse nur noch Spuren von Lactose enthalten und deshalb nur selten Symptome auslösen. Auch Sauermilchprodukte werden trotz des Lactosegehaltes oft gut vertragen. Als Problem erweist sich heute die zunehmende Verwendung von Milchpulver in Fertigprodukten sowie der Zusatz von Lactose z. B. in Medikamenten und Diätprodukten.

A. Verdauung und Resorption der Kohlenhydrate

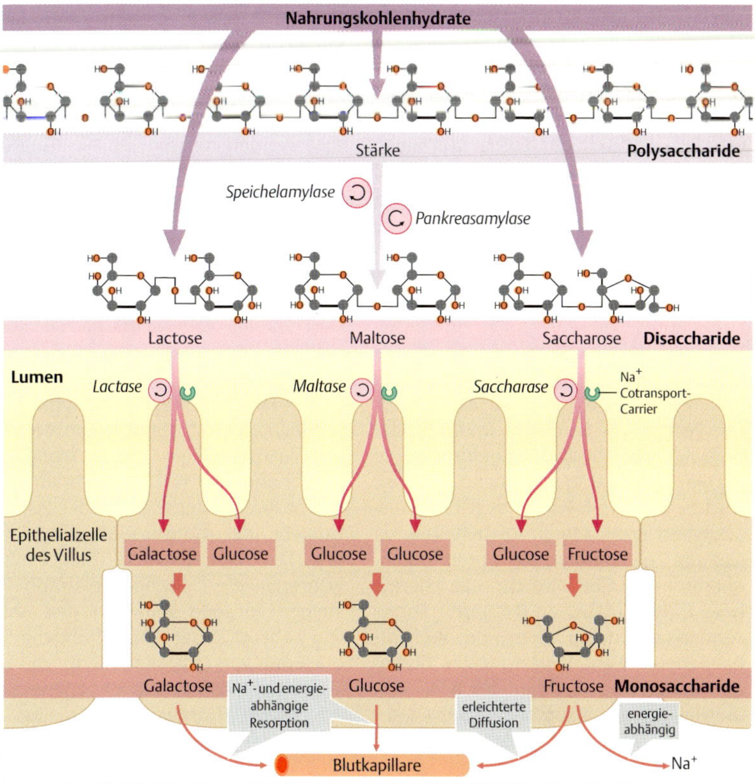

B. Glucose-Carrier

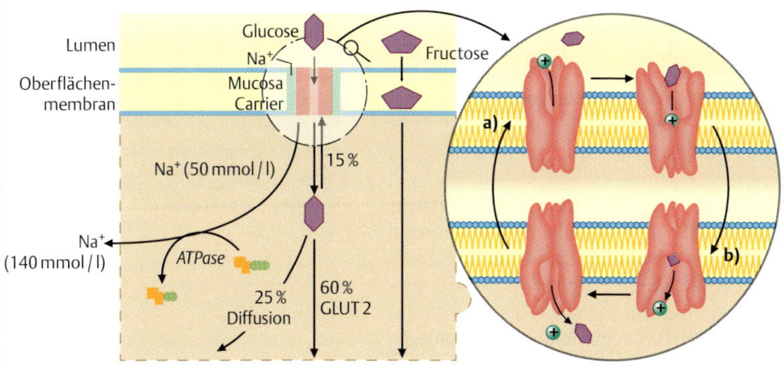

Metabolismus: Verteilung und Regulation

Postresorptiv gelangen die Kohlenhydrate zur Leber **(A)**. Fructose und Galactose werden dort in Glucose umgewandelt. Ein Teil der aufgenommenen Glucose gelangt ins periphere Blut, wird von Rezeptoren des Pankreas erkannt und führt zu einer verstärkten Insulinsekretion aus den β-Zellen und einem Abfall der Glucagonsekretion.

Diese hormonellen Veränderungen stellen das Signal für eine Umstellung des Gesamtmetabolismus dar: Die Aufnahme von Glucose in Leber, Muskulatur und Fettgewebe wird gesteigert und der Umbau in Speicherformen gefördert. Die in die Leber aufgenommene Glucose wird zu Glucose-6-Phosphat (G6P) phosphoryliert und dadurch festgehalten, da G6P die Zellmembran nicht mehr durchqueren kann. G6P wird dann zu Energie bzw. freien Fettsäuren (FFS) und Triglyceriden (TG) metabolisiert und – bei vorhandener Speicherkapazität – zu **Glykogen** konvertiert. Bedingt durch die Hydrathülle ist der Raumbedarf des Glykogens sehr hoch, wodurch nur ca. 100 g Glucose in der Leber gespeichert werden können. Alle überschüssige Glucose wird v. a. in der Leber zu Triglyceriden umgebaut und im Fettgewebe gelagert. In der Muskulatur wird bis zu 0,5 kg Glykogen gespeichert. Die hier gebildete Glucose steht dem Blutkreislauf und damit dem Gesamtorganismus jedoch nicht mehr zur Verfügung.

Aufgrund der **begrenzten Speicherkapazität** für Kohlenhydrate werden alle Kohlenhydrate, die über den Energiebedarf hinaus aufgenommen werden, in Fett umgewandelt und als solches gespeichert. Der Fettspeicher ist praktisch unbegrenzt. Die Vorstellung, dass vorwiegend Kohlenhydrate dick machen, ist jedoch falsch. Prinzipiell wird jeder energieliefernde Nährstoff – den individuellen Energiebedarf übersteigend aufgenommen – in Fettgewebe umgewandelt. Da Kohlenhydrate erst metabolisiert werden müssen, ist für sie dieser Prozess am ineffektivsten. Ein Teil der Kohlenhydratenergie geht in Form der nahrungsinduzierten (postprandialen) Thermogenese verloren. Für Fettsäuren, die direkt in Fettgewebstriglyceride eingebaut werden können, gilt dies nicht. Der Spruch vom „Dickmacher“ trifft folglich eher für Fett zu.

Gegen **Ende der Resorptionsphase** und im nüchternen Zustand, wenn der Plasma-Glucose-Spiegel durch mangelnde Zufuhr und/oder raschen Verbrauch wieder absinkt, kommt es wieder zu einer Umkehr der hormonellen Regulation **(B)**. Der Plasma-Insulin-Spiegel sinkt, während die Glucagonsekretion ansteigt. Glucagon stimuliert den Abbau von Leberglykogen und erhöht die Syntheserate von Enzymen, die für die Umkehr der Glykolyse (Gluconeogenese aus Aminosäuren) notwendig sind. Das Absinken des Insulins im Plasma bewirkt einen Abbau des Muskelglykogens, was zur Bereitstellung von Energie für die Muskulatur führt. In gleicher Weise können Catecholamine, die bei Stress und/oder körperlicher Aktivität ausgeschüttet werden, den Abbau von Glykogen bewirken. Erhöhte Glucagonspiegel führen daneben zu einer Bereitstellung von Fettsäuren durch Triglyceridabbau. Dies kann aber auch über den Sympathicus ausgelöst werden.

A. Verteilung und Regulierung (postresorptiv)

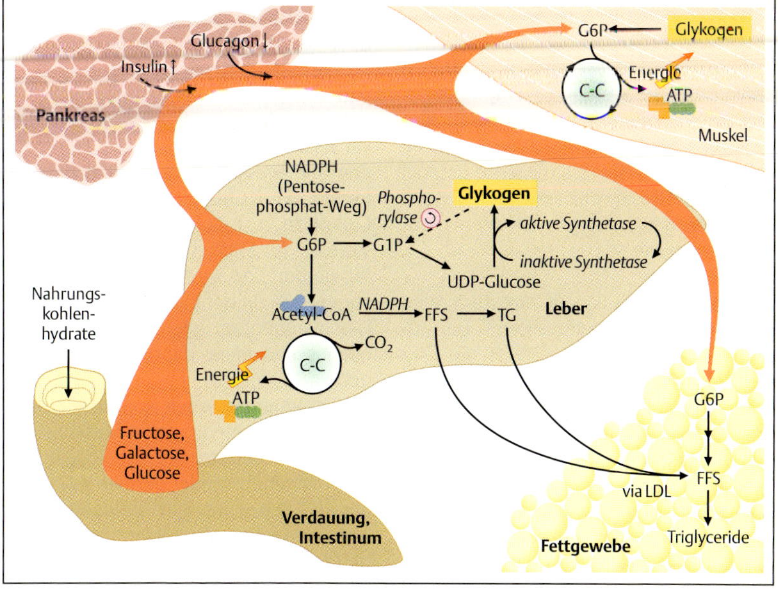

B. Verteilung und Regulierung (nüchtern)

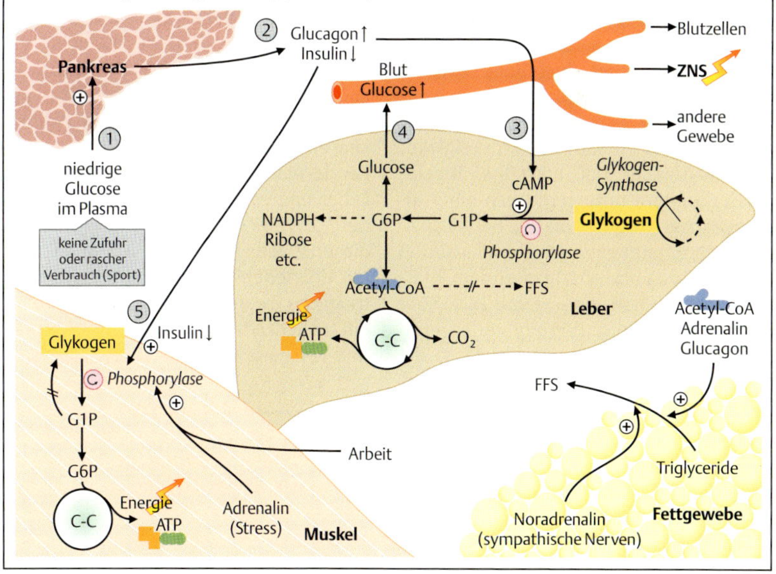

Metabolismus: Glucosespeicherung

Die in der Leber in Form von Glykogen gespeicherte Glucose kann als Pufferreservoir für den **Blut-Glucose-Spiegel** betrachtet werden **(A)**. Da Glucose für das ZNS die lebenswichtige Energiequelle darstellt, wird der Blut-Glucose-Spiegel durch das Zusammenspiel von Insulin und Glucagon in engen Grenzen reguliert.

Muskelglykogen ist auf direktem Weg nicht in die Blut-Glucose-Regulation integriert. Der Muskulatur fehlt die Glucose-6-Phosphatase, so dass das beim Abbau von Glykogen entstehende Glucose-6-Phosphat nicht in Glucose umgewandelt werden und somit auch nicht ins Blut abgegeben werden kann. Das Muskelglykogen dient vielmehr als Energiereserve für die Muskulatur. Da die Speicher an ATP und anderen energiereichen Phosphaten nur für Sekunden ausreichen, andererseits die externe Energieversorgung über das Blut eine gewisse Zeit beansprucht, stellt das Muskelglykogen in der Zwischenphase die einzige Energiequelle dar.

Der Auf- und Abbau von Muskelglykogen wird nicht nur hormonell beeinflusst, sondern unterliegt auch einer **allosterischen Regulation (B)**. Bei Muskeltätigkeit entstehen durch Depolarisation der Membran und anschließendem Energieverbrauch hohe Ca^{2+} – und AMP-Konzentrationen. Beide Verbindungen aktivieren die Glykogenphosphorylase, die den ersten Schritt des Abbaus zu Glucose-1-Phosphat katalysiert. Umgekehrt wird das Enzym durch Glucose, Glucose-6-Phosphat und ATP gehemmt. Die Glykogensynthetase hingegen wird durch Glucose-6-Phosphat, das nach Resorption aus Glucose entsteht, aktiviert.

In Extremsituationen wird indirekt auch der Muskel zur Glucoseversorgung herangezogen **(C)**. Bei kurzfristiger, extremer Muskeltätigkeit reicht der über das Blut zugeführte Sauerstoff nicht für eine vollständige Oxidation der im Muskel verbrauchten Glucose aus. Um trotzdem die Energieversorgung zu gewährleisten, wird Glucose in der **anaeroben Glykolyse** zu Lactat umgewandelt. Dieses kann im Muskel nicht weiter verwertet werden und wird deshalb an das Blut abgegeben. In der Leber wird hieraus via Gluconeogenese wieder Glucose aufgebaut und diese dann ans Blut abgegeben.
Bei anhaltender Arbeit kommt es daher zu einer Verschiebung von Muskelglykogen zur Leber. In der Erholungsphase wird hingegen wieder vermehrt Glucose aus der Leber ins Blut abgegeben und dieses von der Muskulatur zum Glykogenaufbau genutzt.

In **Hungersituationen**, wenn weder Glykogen noch Lactat zur Aufrechterhaltung des Blut-Glucose-Spiegels zur Verfügung stehen, wird Muskelprotein zur Versorgung herangezogen. Das aus bestimmten, sog. **glucogenen Aminosäuren** durch Transaminierung entstehende Alanin gelangt über das Blut zur Leber und wird dort in der Gluconeogenese zu Glucose umgebaut. Nur durch diesen Zyklus (Cori-Zyklus) ist ein längeres Überleben ohne Nahrungsaufnahme möglich. Zwangsläufig resultiert daraus ein gleichzeitiger Verlust von Muskel- und Fettgewebe.

A. Muskel- und Leberglykogen

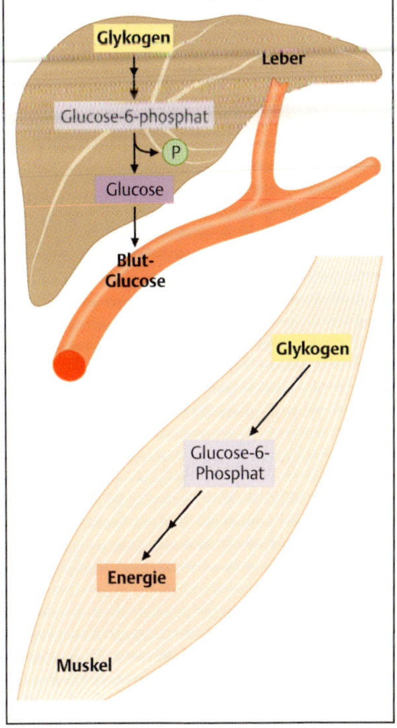

B. Synthese und Abbau von Glykogen

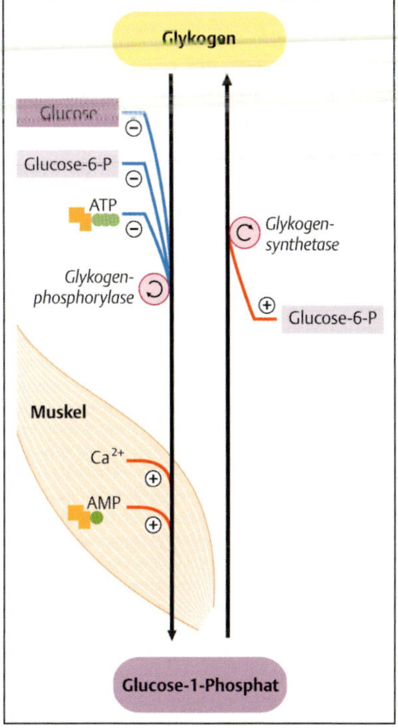

C. Cori-Zyklus (Glucose-Alanin-Zyklus)

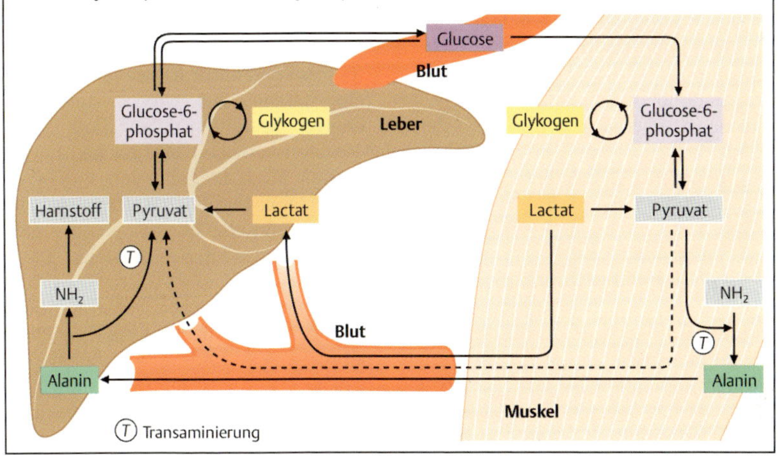

Glucosehomöostase: Insulin und Glucagon

Außer im Gehirn, der arbeitenden Muskulatur und der Leber kann Glucose nur dann in die Zelle gelangen, wenn ein entsprechender Membrantransporter vorhanden ist. Unter **Insulinwirkung** gelangen die Transporter aus einem intrazellulären Pool an die Zelloberfläche – bei Absinken des Insulinspiegels kehren sie in den Pool zurück.
Insulin hat im Stoffwechsel 3 wesentliche Wirkungen:

Senkung der Blutglucose durch:

- Steigerung der Glucoseaufnahme in verschiedene Gewebe
- Hemmung der Glykogenolyse
- Hemmung der Gluconeogenese

Erniedrigung der Blutfettsäuren und Förderung der Triglyceridspeicherung durch:

- Steigerung der Glucoseaufnahme in die Fettzellen
- Aktivierung von Enzymen, die die Bildung von Fettsäuren aus Glucose katalysieren
- Förderung der Fettsäureaufnahme aus dem Blut in die Fettzelle
- Hemmung der Lipolyse

Erniedrigung der Aminosäurespiegel im Blut und Steigerung der Proteinsynthese durch:

- Steigerung der Aminosäureaufnahme in die Zellen
- Steigerung des Aminosäureeinbaus in Proteine
- Hemmung des Proteinabbaus

Die **Insulinsekretion** der β-Zellen der Langerhans-Inseln unterliegt einer vielfältigen Regulation **(A)**. Die Hauptstellgröße ist der über den Tag variierende Blut-Glucose-Spiegel. Nach Nahrungsaufnahme findet eine Insulinsekretion statt, bevor erhöhte Blut-Glucose-Spiegel diese auslösen könnten. Hierfür sind sowohl das vegetative Nervensystem als auch nahrungsinduzierte, gastrointestinale Hormone verantwortlich.
An der Regulation des Blut-Glucose-Spiegels ist auch das in den α-Zellen der Langerhans-Inseln sezernierte **Glucagon** beteiligt **(B)**. Bezüglich der Glucose kann Glucagon als Gegenspieler des Insulins betrachtet werden. Auf den Plasmaspiegel der Aminosäuren zeigt sich jedoch eine gleichartige Wirkung. Der Anstieg der Plasma-Aminosäure-Konzentration löst sowohl eine Insulin- als auch eine Glucagonausschüttung aus.

Die vielfältigen **zellulären Wirkungen** von Insulin und Glucagon werden über Rezeptoren der Zellmembran vermittelt. Durch Bindung des Glucagons an den Rezeptor **(C)** kommt es zur Aktivierung der Adenylatcyclase (1) und dadurch zur Bildung des second messengers cAMP. Dieses bindet an die regulatorische Untereinheit einer Proteinkinase, wodurch diese aktivierte katalytische Untereinheiten freisetzt (2). In Folge werden Zielenzyme phosphoryliert (3), die daraufhin ihre Aktivität ändern.

Der **Insulinrezeptor (D)** ist ein Glykoprotein, welches aus zwei α- und zwei β-Ketten besteht. Letztere sind in der Membran verankert und reichen bis ins Zytosol. Nach Bindung von Insulin an die außenliegenden α-Ketten wird ein Stück der β-Kette phosphoryliert – eine aktive Tyrosin-Kinase entsteht. Diese phosphoryliert Tyrosin-Reste eines Peptids (Insulin Receptor Substrate IRS), das wiederum eine Kaskade von Phosphorylierungen und Dephosphorylierungen auslöst. Diese intrazellulären Insulinwirkungen werden durch Dephosphorylierung des Rezeptors beendet.

A. Steuerung der Insulinsekretion

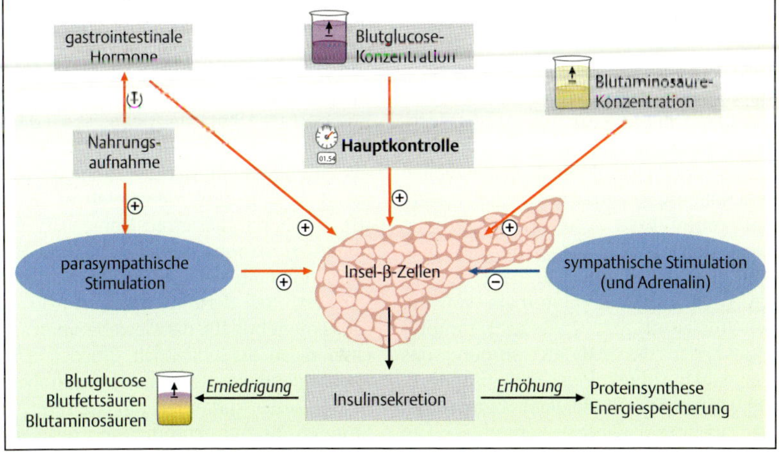

B. Glucosehomöostase

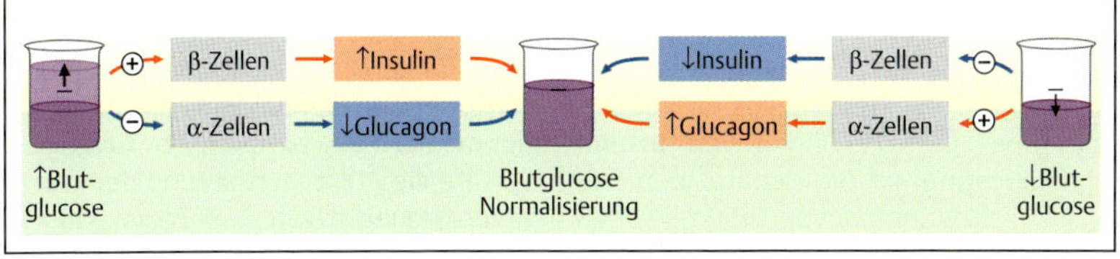

C. Signaltransduktion: Glucagon

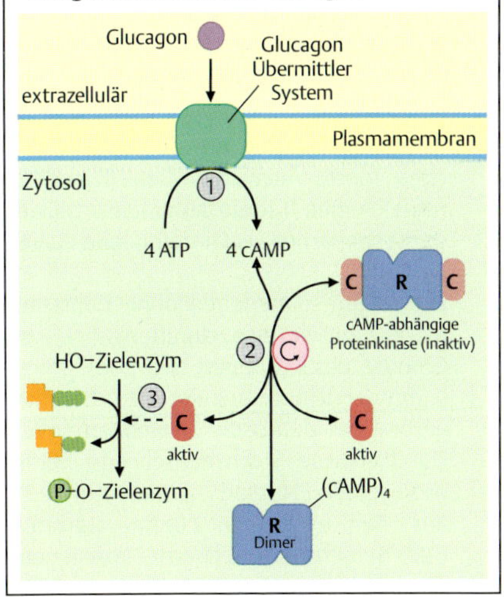

D. Signaltransduktion: Insulin

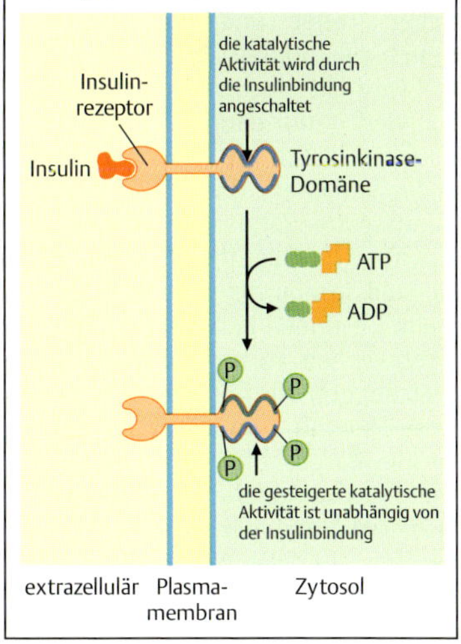

Glucose-Homöostase: Metabolische Aspekte

Der Blut-Glucose-Spiegel eines gesunden Erwachsenen schwankt zwischen ca. 70 mg/dl (3,85 mmol/l) im Nüchternzustand und ca. 120 mg/dl (6,6 mmol/l) postprandial. Ab einer individuellen Blut-Glucose-Konzentration (ca. 140–170 mg/dl bzw. 7,7–9,35 mmol/l) ist die Rückresorptionskapazität der Nierentubuli erschöpft, so dass es zur Glucosurie kommt. Unterhalb von ca. 50–70 mg/dl (ca. 2,75–3,85 mmol/l) macht sich die Mangelversorgung des ZNS auch subjektiv in Form von z. B. Schwäche oder Müdigkeit bemerkbar. Bei weiterem Abfall kommt es zu Krämpfen, Schocksymptomatik und schließlich zum Tod.

Die **kurzfristige Regulation** dieses engen Blut-Glucose-Spiegels erfolgt primär über die Wirkungen von **Insulin** und **Glucagon** auf die Hepatozyten **(A)**. Der Auf- bzw. Abbau von Leberglykogen stellt das wichtigste Instrument dieser Homöostase dar. Glucose kann frei zwischen Leber und Blut diffundieren. Durch postprandial erhöhte Insulinspiegel wird die Glucokinase in Hepatozyten aktiviert – die dadurch phosphorylierte Glucose kann die Hepatozyten nicht mehr verlassen. Dadurch fällt der Blut-Glucose-Spiegel – der wichtigste Stimulator für die Insulinsekretion fehlt. Sowohl Insulin als auch Glucagon sind beim Gesunden immer in gewissen Konzentrationen vorhanden. Geringste Abweichungen vom Sollwert des Blut-Glucose-Spiegels – im Bild als externe Stellgröße dargestellt – bedingen jedoch eine starke Änderung im Insulin-Glucagon-Verhältnis. Bei normaler Ernährung werden über den resultierenden Glykogenauf- und abbau ca. 60 % der mit der Nahrung aufgenommenen Glucose in der Leber gespeichert und später wieder zur Verfügung gestellt.

Längerfristig werden verschiedene Adaptationsmechanismen zur Glucosehomöostase herangezogen, so dass auch bei kohlenhydratfreier Ernährung ein minimaler Glucoseverbrauch von ca. 4–5 g/Stunde gewährleistet wird **(B)**. Die durch die letzte Mahlzeit (Zeitpunkt 0) exogen zugeführte Glucose wird innerhalb weniger Stunden metabolisiert. Bei diesem relativen Glucoseüberangebot für die Gewebe verbrauchen diese ausschließlich Glucose. Die nachfolgend einsetzende **Glykogenolyse** in der Leber garantiert für weitere 12 Stunden die Aufrechterhaltung des Glucosehaushalts. In dieser Zeit wird jedoch der Glucoseverbrauch durch Leber, Muskulatur und Fettgewebe zunehmend eingeschränkt. Die gleichzeitig beginnende **Gluconeogenese** in der Leber übernimmt nach Erschöpfung der Glykogenvorräte die Aufrechterhaltung der Glucoseversorgung. Nach 1–2 Tagen kohlenhydratfreier Diät nimmt die Aktivität der Gluconeogenese ab.
Dies ist Folge der Umstellung des Energiestoffwechsels aller Gewebe: Zunehmend werden **freie Fettsäuren** zur Energiegewinnung herangezogen, was zu einer Minimierung des Glucoseverbrauches führt. Auch das Gehirn beginnt nach einigen Tagen, zumindest teilweise, Ketonkörper als Energiequelle zu verwerten.
Ein längeres Überleben ohne Kohlenhydratzufuhr ist also durch Aufbau von Glucose aus Proteinen und parallel verlaufender Einschränkung des Glucoseverbrauchs durch die Gewebe möglich. Die für diese Stoffwechselwege herangezogenen Proteine können entweder aus der exogenen Zufuhr stammen oder den Proteinspeichern – vorwiegend der Muskulatur – entnommen werden.

A. Glucosehomöostase – kurzfristig

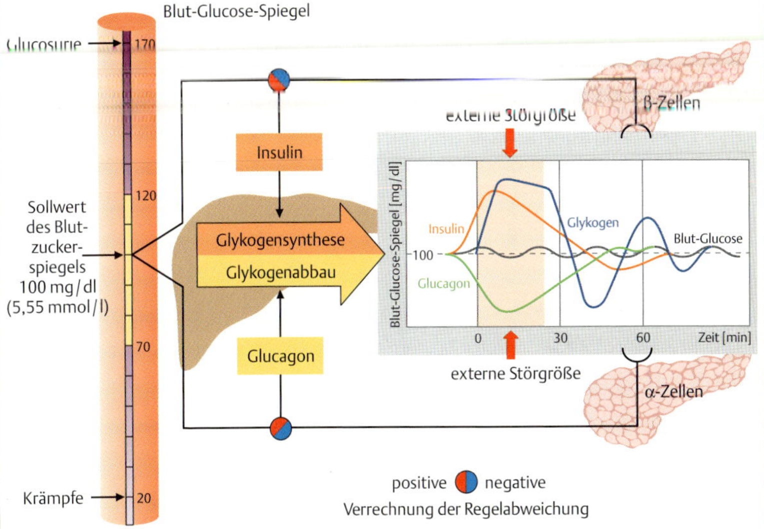

B. Die fünf Phasen der Glucosehomöostase

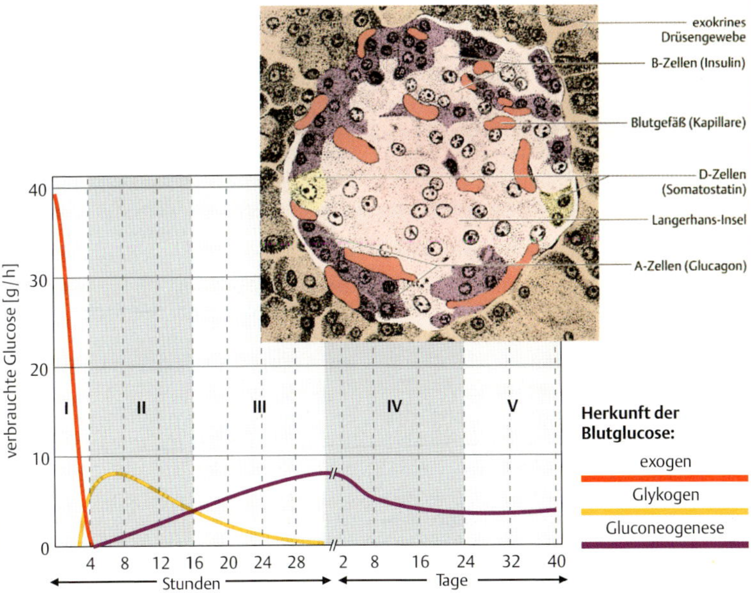

Glucosetoleranz

Unter **Glucosetoleranz** versteht man die Reaktion des Organismus – gemessen an der Reaktion des Blut-Glucose-Spiegels – auf die Zufuhr von Kohlenhydraten. Im **Blut-Glucose-Belastungstest** werden in nüchternem Zustand 50–100 g Glucose in 0,5 l Wasser oral verabreicht und zum Zeitpunkt 0, 30, 60, 90 und 120 min der Blut-Glucose-Spiegel gemessen. Da Glucose in wässriger Lösung keinerlei Verdauungsprozessen unterworfen werden muss und in nüchternem Zustand den Magen ohne Aufenthaltszeit passiert, wird bereits nach 30 min der Maximalwert im Blut erreicht **(A)**. Die simultan einsetzende Insulinsekretion sorgt beim Gesunden dafür, dass bereits vor Erreichen des Maximums Glucose in die Zellen aufgenommen wird und somit Werte von 120–150 mg/dl (6,6–8,25 mmol/l) nicht überschritten werden. Die Gegenregulation – Umpolung der hormonellen Steuerung bei sinkendem Glucosespiegel – erfolgt zeitlich verzögert. Dadurch kommt es bei schneller Anflutung von Glucose in Folge schnell ansteigender Insulinspiegel und damit raschem Abfall der Glucose häufig zu einem Blut-Glucose-Spiegel unterhalb des Ausgangswertes.

Diese mit wässriger Glucoselösung erhaltenen Aussagen sind jedoch nicht auf die nutritive Kohlenhydratzufuhr übertragbar. Die **postprandiale Glucosekonzentration** variiert ganz wesentlich durch die Zusammensetzung der Nahrung. Ein hoher Fettanteil verlängert z. B. die Retentionszeit im Magen, während ein hoher Ballaststoffgehalt zu verzögerter Resorption im Darm führt. Bereits die Zubereitung der Nahrung (Rohverzehr, Kochen, Garen etc.) verändert die Verfügbarkeit der Glucose. Die Effektivität der an der Kohlenhydratverdauung beteiligten Prozesse ist ebenso individuell verschieden wie die Effektivität der Antwort auf den Glucoseeinstrom ins Blut. Am Stoffwechsel der Kohlenhydrate sind auch eine Vielzahl von Vitaminen und Spurenelementen beteiligt. Folglich wundert es nicht, dass der individuelle Versorgungszustand mit diesen Mikronährstoffen auch die Glucosetoleranz beeinflusst. Ein Vitamin-B_6-Defizit oder ein Chrommangel werden im Zusammenhang mit verminderter Glucosetoleranz seit Jahren diskutiert.

Die Erkenntnis, dass die gleiche Kohlenhydratmenge – aus unterschiedlichen Nahrungsmitteln aufgenommen – verschiedene Blut-Glucose-Profile zur Folge hat, führte zur Formulierung des **glykämischen Index (B)**. Er beschreibt die Fläche unter der Blutglucosekurve nach Verzehr eines kohlenhydratreichen Lebensmittels im Verhältnis zur Fläche, die sich nach dem Verzehr reiner Glucose ergibt. Diese Größe hat den Nachteil, dass äquivalente Mengen an Kohlenhydraten verglichen werden. Besser geeignet ist die **glykämische Last (glycemic load) (C)**, bei der der glykämische Index mit dem Kohlenhydrat-Gehalt des Lebensmittels verrechnet wird. So haben z. B. rohe Möhren einen glykämischen Index von 71, vergleichbar mit dem von Weißbrot. Da sie jedoch nur 4 % Kohlenhydrate enthalten, ergibt sich pro Portion eine glykämische Last von 4 – ein vernachlässigbarer Wert.

Bei allen Zahlen bzgl. der Reaktion des Blut-Glucose-Spiegels ist Vorsicht geboten, da große individuelle Schwankungen bestehen.

A. Postresorptiver Blut-Glucose-Spiegel

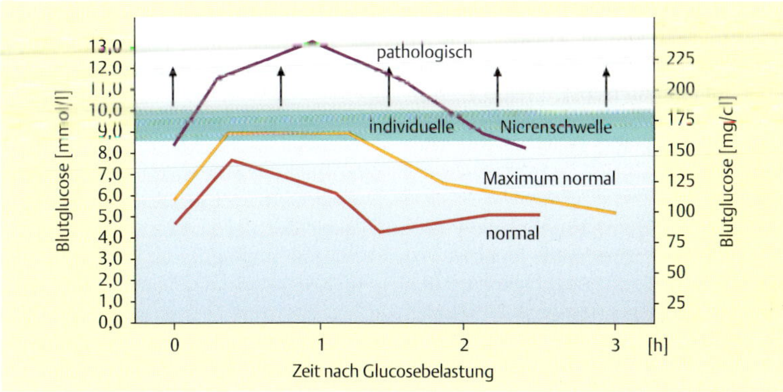

B. Glykämischer Index

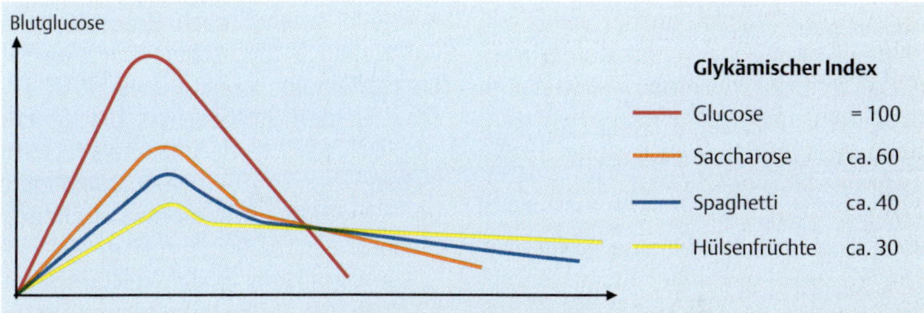

C. Glykämischer Index und glykämische Last im Vergleich

Lebensmittel	glykämischer Index	glykämische Last
Instant-Reis	91	25
Kartoffel gebacken	85	20
Cornflakes	84	21
Möhren roh	71	4
Weißbrot	70	21
Vollkornbrot	65	19
Müsli	56	17
Spaghetti	41	16
Äpfel	36	8
Hülsenfrüchte	29	6

Fructose und Galactose

Fructose, die keinen Einfluss auf die Freisetzung von Insulin hat, wird in der Leber metabolisiert **(A)**. Welcher Stoffwechselweg dabei eingeschlagen wird, ist abhängig von der Anwesenheit anderer Monosaccharide.

Bei **gleichzeitigem Angebot** von Glucose und Fructose wird Fructose zu Zwischenprodukten des glykolytischen Stoffwechselweges umgebaut. Da bei der Spaltung von Fructose-1-Phosphat nur ein phosphoryliertes Zwischenprodukt entsteht, muss das verbleibende Glycerinaldehyd erst auf verschiedenen Wegen weiterverarbeitet werden. Fructose aktiviert wie Insulin ein Reihe von Schlüsselenzymen der Fettsäuresynthese. Dadurch ist ein Umbau in Fettsäuren – aus dem nach der Glykolyse entstandenen Acetyl-CoA – auch ohne Insulin gewährleistet.

Wenn Fructose das **einzige Kohlenhydrat** darstellt oder die Glucosezufuhr sehr gering ist, verändert sich der Fructosestoffwechsel. Fructose wird auch in diesem Fall in der Leber zu Glycerinaldehyd und Dihydroxyacetonphosphat abgebaut. Jedoch werden diese Metabolite in diesem Stoffwechselweg dazu genutzt, durch eine Umkehr des ersten Teils des glykolytischen Weges Glucose oder Glucose-6-Phosphat zu synthetisieren. Somit können der Blut-Glucose-Spiegel aufrechterhalten bzw. die Glykogenvorräte aufgefüllt werden. Da die Rückreaktionen der Glykolyse einer Regulation unterliegen, kann Fructose nur in „geregelten Mengen" in Glucose umgebaut werden.

Ein Problem bei der Aufnahme großer Mengen Fructose ist die Reduzierung des hepatischen ATP wegen der raschen Phosphorylierung der Fructose. Dadurch werden andere wichtige Biosynthesen in der Leber, z. B. die Proteinsynthese, beeinträchtigt. Gleichzeitig kann es zu einem gesteigerten Abbau von AMP kommen, was in einem Anstieg der Plasmaharnsäure resultieren kann. Auch ist eine Bildung von Lactat möglich – der Grund hierfür ist in der verringerten Fähigkeit der Zellen zu sehen, NAD^+ aus NADH zu regenerieren, welches bei der Fructoseglykolyse gebildet wird.

Je nach Ernährungsweise und besonders im Kindesalter gelangen größere Mengen an **Galactose** aus der Spaltung der Lactose ins Blut **(B)**. Galactose hat ebenfalls keinen Einfluss auf die Insulinsekretion und gelangt nach Resorption fast vollständig in die Leber. Dort kann es über Uridindiphosphatglucose (UDP-Glucose) in den Stoffwechsel der Glucose eingeschleust werden bzw. als UDP-Galactose zum Aufbau von Glykolipiden und anderen Struktur-Polysacchariden dienen.
Umgekehrt kann in der Milchdrüse aus Glucose über UDP-Galactose die Lactose aufgebaut werden.

Erhöhte Galactose-Plasma-Spiegel finden sich als angeborene Stoffwechselstörung bei manchen Neugeborenen (Galactosämie). Dabei fehlt die Transferase zur weiteren Umsetzung des Galactose-1-Phosphates. Galactose wird dann zum Zuckeralkohol Galactitol reduziert, der u. a. neurotoxisch ist und zu Linsentrübungen (Katarakt) führt.

A. Fructosemetabolismus

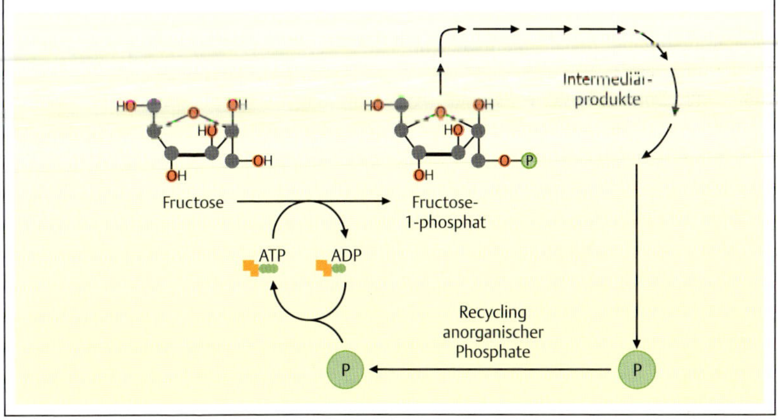

B. Galactosemetabolismus

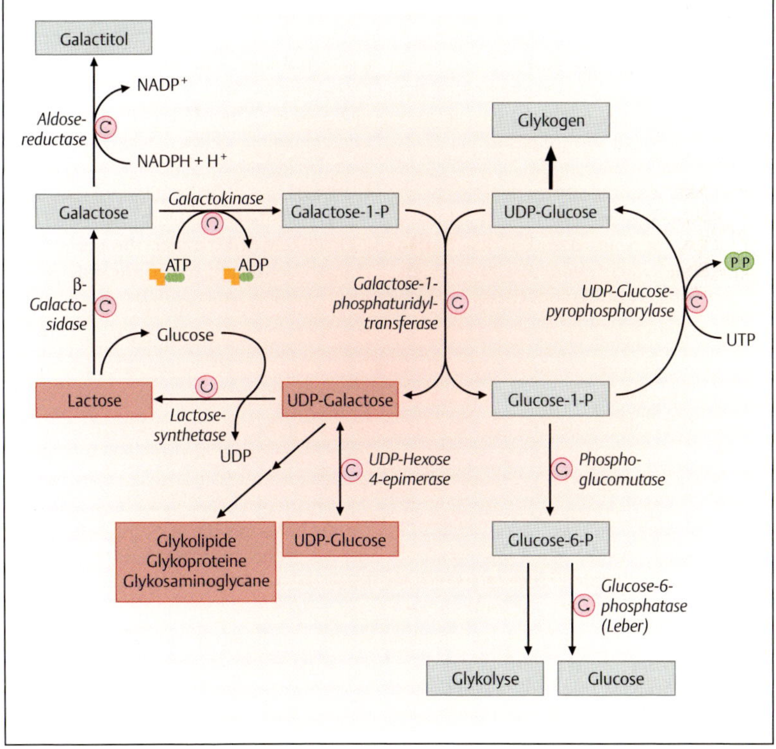

Zuckeralkohole: Metabolismus

Zuckeralkohole können durch enzymatische Reduktion der entsprechenden Mono- bzw. Disaccharide entstehen **(A)**. Eine zentrale Stellung kommt dabei der reduzierten Form der Glucose, dem **Sorbitol** (oft auch als Sorbit bezeichnet) zu. Die Bildung wird – wie auch die Reduktion von Galactose zu **Galactitol** – durch die Alkoholreduktase katalysiert.

Sorbitol kann zu Fructose weiterverstoffwechselt werden **(B)**, wobei bei Fructoseüberschuss auch die Rückreaktion möglich ist. Ein Fructoseüberschuss führt auch dazu, dass die Konversion des aus Glucose gebildeten Sorbitols zu Fructose gehemmt wird, was zu einer Akkumulation von Sorbitol beitragen kann.
In allen Geweben findet sich sowohl die Aldolreduktase als auch die Sorbitoldehydrogenase, die die Reaktion von Sorbitol zu Fructose sowie die Rückreaktion katalysiert **(C)**. In den Schwann-Zellen der peripheren Nerven, in den Papillen der Niere und in den Epithelien der Linse findet sich jedoch eine ausgeprägte **Aldolreduktaseaktivität**. Auch in den Langerhans-Inseln der Bauchspeicheldrüse kommen Aldolreduktasen bevorzugt vor, wo die Sorbitolbildung Teil des Signalmechanismus zur Insulinfreisetzung darstellt.

Die Spätkomplikationen des Diabetes mellitus betreffen primär das Nervensystem, die Bauchspeicheldrüse, die Niere und die Linse. Durch die hohe Aldolreduktase-Aktivität kann, bei dauernd erhöhtem Glucoseangebot, Sorbitol in diesen Geweben akkumulieren (vergleichbar fructosereicher Nahrung).
Eine hohe Konzentration an Zuckeralkoholen endogenen Ursprungs in den Geweben steht in Verbindung mit typischen pathologischen Veränderungen. Besonders bei **Diabetes mellitus** wird die Kumulation von endogen gebildeten Zuckeralkoholen als Ursache für die Pathogenese der Sekundärerkrankungen des Nervensystems, der Niere und der Gefäße diskutiert. Der Mechanismus, durch den diese meist degenerativen Prozesse hervorgerufen werden, ist bisher unbekannt.
Ein weiterer Faktor, der hier beteiligt sein könnte, ist die nicht enzymatische Proteinglykosilierung. Diese wird ebenfalls bei erhöhten Zuckeralkohol-Spiegeln beobachtet. Die nicht enzymatische Proteinglykosilierung läuft zudem bei dauernd erhöhten Monosaccharidspiegeln ab. Da dabei das Monosaccharid an einer beliebigen Stelle der Peptidkette angefügt wird, entstehen abnorme Glykoproteine (s. S. 80).

Die Bildung übermäßiger Mengen **Galactitol** bei hohen Galactosekonzentrationen findet in den selben Geweben statt wie die Sorbitolbildung. Sie stellt ein besonderes Problem dar, weil Galactitol kein Substrat für die Sorbitdehydrogenase ist und somit nur schwer entfernt werden kann.

Exogen zugeführtes **Xylit** wird von der zytoplasmatischen L-Idit-Dehydrogenase zu D-Xylulose dehydriert, die durch Phosphorylierung zu D-Xylulose-5-Phosphat Anschluss an den Pentosephosphatzyklus hat. Die Umsatzkapazität für exogen zugeführtes Xylit ist um ein Vielfaches höher als die endogene Synthese, die durch die mitochondriale L-Xylulose-Reduktase limitiert ist.

A. Zuckeralkohole

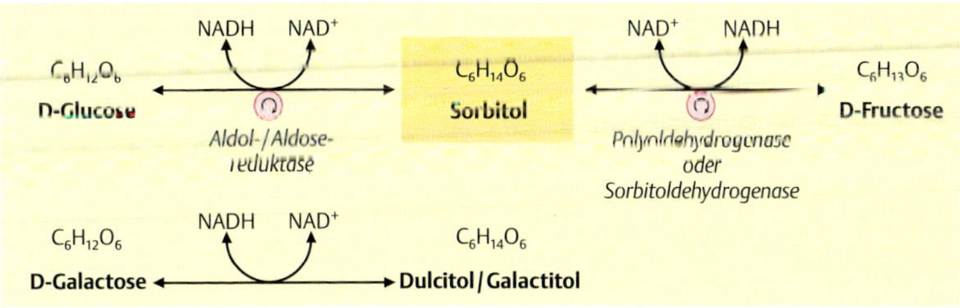

B. Sorbitolstoffwechsel

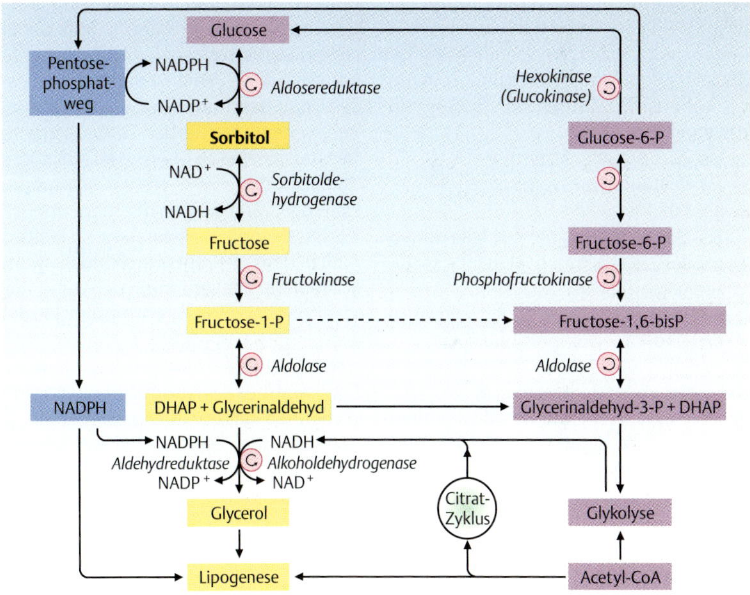

C. Sorbitolmetabolismus bei Hyperglykämie

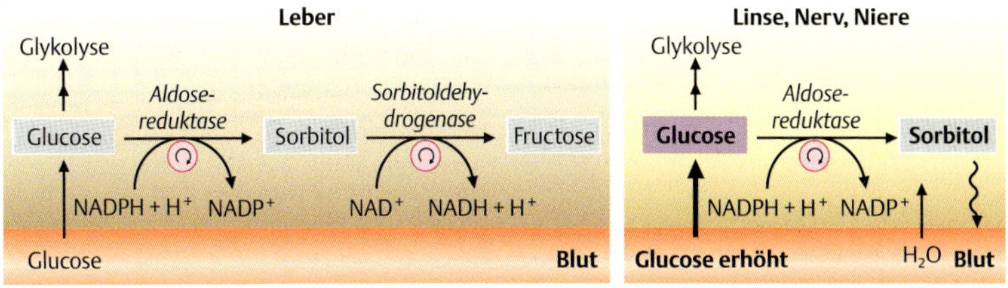

Zuckeralkohole: Vorkommen

Die exogen zugeführten Zuckeralkohole haben – in gewissen Grenzen aufgenommen – keine krankheitsauslösende Wirkung. Viele kommen in Pflanzen und niederen Organismen vor **(A)**, einige werden technisch – oft durch Hydrierung von Glucosesirup – gewonnen **(B)**.

Natürlich vorkommende Zuckeralkohole spielen in der Ernährung quantitativ keine große Rolle. Die verarbeiteten Lebensmitteln zugesetzten Zuckeralkohole können jedoch bei entsprechender Ernährungsweise von Bedeutung sein. In der **Lebensmittelindustrie** finden sie Verwendung

- als Zuckeraustauschstoffe
- als Kristallisationsverzögerer
- als Weichmacher
- zur Herabsetzung des für Mikroorganismen verfügbaren Wassers (Konservierung)
- zur Verbesserung der Rehydratisierung von Trockenprodukten.

Alle diese Anwendungen ergeben sich aus den Eigenschaften der Zuckeralkohole: süß und hygroskopisch. Im Vergleich zu Saccharose beträgt die relative **Süßkraft** der Zuckeralkohole ca. 60 %. Folglich muss zur Erreichung des gleichen Süß-Empfindens eine größere Menge eingesetzt werden. Dieses Vorgehen wirkt sich jedoch wegen der hygroskopischen Eigenschaft ungünstig auf die Verdauung aus. Da viele Zuckeralkohole schlecht resorbiert werden, gelangen sie – in größeren Mengen aufgenommen – in distale Darmabschnitte. Dort kommt die hygroskopische Wirkung zum Tragen – Diarrhoen sind die Folge.

Die Verwendung als **Zuckeraustauschstoff** erfolgt heute meist in diätetischen Lebensmitteln für Diabetiker. Grundlage für diesen Einsatz ist die weitgehend insulinunabhängige Verwertung der Zuckeralkohole. Dennoch wird für Diabetiker neuerdings empfohlen, auf die Verwendung von Zuckeralkoholen zugunsten kleiner Mengen Saccharose zu verzichten. Diese Abkehr vom strengen Zuckerverbot in der **Diabetes-mellitus**-Ernährung resultiert aus verbesserten Therapiemöglichkeiten, die eine Anpassung der Insulindosis an nahezu jede Ernährungssituation ermöglicht. Zu beachten ist, dass diese neuen Empfehlungen auf sehr gut geschulte Diabetiker abzielen. Bei weniger versierten Diabetikern haben die Zuckeralkohole weiterhin ihren Stellenwert.

Da der Energiegehalt der meisten Zuckeralkohole (Ausnahme: Maltitol) gleich dem der entsprechenden Monosaccharide ist, erübrigt sich eine Verwendung in kalorienreduzierten Produkten.

Ein weiteres wichtiges Einsatzgebiet stellen Lösungen zur parenteralen Ernährung dar. Da bei den Indikationen einer parenteralen Ernährung oftmals Glucoseverwertungsstörungen vorliegen, bieten sich die Zuckeralkohole als Kohlenhydratquelle an.

Oft wird auch die Kariesprophylaxe als Indikation für Zuckeralkohole herangezogen. Dabei ist zu beachten, dass gerade die häufigsten Vertreter wie Sorbitol durchaus von kariogenen Bakterien fermentiert werden.

Zuckeraustauschstoffe der zweiten Generation sind Disaccharidalkohole. Sie sind nicht kariogen und werden im Darm sehr langsam gespalten und resorbiert, so dass sie kaum Einfluss auf den Blutzuckerspiegel haben.

A. In der Natur vorkommende Zuckeralkohole

Polyalkohol	Vorkommen	Eigenschaften
Erythritol	Algen, Gräser, Pilze, verschiedene Bakterien, menschlicher Urin, fermentierter Sirup	Die Wirkung als Vasodilator wurde untersucht. Kariogenität und physiologische Bedeutung sind bisher unzureichend bekannt.
Arabitol	Pilze, Flechten, Hefe, Pflanzen, menschliche Körperflüssigkeiten (Liquor) und Gewebe (Gehirn)	Wird von Säugetieren nur schlecht metabolisiert (verwendbar als niedrigkalorischer Süßstoff). Wird in großer Menge im Urin ausgeschieden. Kariogene Wirkung unbekannt.
Ribitol	Flechten, Pilze, Hefe, höhere Pflanzen, menschl. Körperflüssigkeiten, Nektar; Bestandteil verschiedener Lipopolysaccharide und von Riboflavin	Nimmt am Pentosephosphatzyklus teil. Wirkt weniger antiketogen und wird langsamer metabolisiert als Xylitol.
Xylitol	verschiedene Mikroorganismen, niedrige und höhere Pflanzen (sehr viel höhere Konzentrationen als Sorbitol oder D-Mannitol), tierische Gewebe	Vom Menschen nur langsam aus dem Gastrointestinaltrakt resorbiert. Vorstufe von Leberglykogen. Verwendung in der enteralen und parenteralen Ernährung und als Zuckerersatz bei Diabetes und akariogener Ernährung.
Sorbitol	Algen, Pilze, viele höhere Pflanzen, tierische Gewebe	Wird langsamer als Glucose resorbiert und als Zuckerersatz bei Diabetes verwendet. Vorstufe für Leberglykogen. Bevorzugt bei der Bearbeitung von Nahrungsmitteln und als Süßungsmittel eingesetzt. Wird von kariogenen Bakterien fermentiert.
D-Mannitol	Bakterien, Algen, Gräser etc., einschließlich höherer Pflanzen	Wird langsamer als Sorbitol und Xylitol resorbiert und ist Präkursor des Leberglykogens. Der laxative Effekt ist höher als der von Sorbitol und Xylitol. Die größte Menge des aufgenommenen Mannitols erscheint unverändert im Urin. Der kariogene Effekt gleicht dem Sorbitol.
Galactitol und Dulcitol	Algen, Pilze, höhere Pflanzen	Präkursor des Leberglykogens. Wird nur schlecht resorbiert. Kariogene Wirkung nicht untersucht.

B. Synthetische Zuckeralkohole

Polyalkohol	Vorkommen	Eigenschaften
Lactitol	Vorkommen in der Natur bisher nicht gesichert	Wird im Gastrointestinaltrakt von duodenalen Glucosidasen zu Galactose und Sorbitol hydrolisiert. Das Kohlenstoffskelett wird u. U. vollständig im Dünndarm zerlegt. Offensichtlich nicht kariogen; Langzeitstudien bei Menschen bisher nicht durchgeführt.
Maltitol	Vorkommen in der Natur bisher nicht gesichert	Wird im Dünndarm langsam zu Glucose und Sorbitol hydrolisiert. Nicht kariogen. Wird als Süßstoff in verschiedenen Nahrungsmitteln verwendet (ca. 2 kcal/g).
Isomaltitol	Vorkommen in der Natur bisher nicht gesichert	Bei Ratten konnte eine verringerte kalorische Utilisierung beobachtet werden. Kariogene Wirkung bisher nicht untersucht; verhält sich wie Lactitol und Maltitol.
Palatinit	Vorkommen in der Natur bisher nicht gesichert	Etwa 50%ige kalorische Utilisation. Metabolismus und kariogene Effekte wie Lactitol und Maltitol.
Maltotriitol, Maltotetraitol	In der Natur bisher nicht gefunden	Intestinale Spaltung. Hemmen Amylase.

Glykoproteine

Glykoproteine sind Proteine, an denen Oligosaccharide kovalent gebunden sind.
Der Kohlenhydratgehalt ist dabei sehr unterschiedlich. So enthält z. B. das Immunglobulin G (IgG) weniger als 4 %, das Glykophorin aus den Membranen der Erythrozyten mehr als 20 %, das Mucin der Magenschleimhaut mehr als 60 % der Masse als Kohlenhydrat.

Membrangebundene Glykoproteine sind an einer Vielzahl zellulärer Phänomene beteiligt **(A)**. Dazu zählen die Oberflächenerkennung durch andere Zellen, Hormone oder Viren wie auch die Antigeneigenschaften (z. B. Blutgruppen).
In der Extrazellulärmatrix und in den Mucinen des Gastrointestinal- und Urogenitaltraktes dienen die Glykoproteine als schützende, biologisch aktive **Gleitmittel**.
Nahezu alle globulären Proteine des menschlichen Plasmas – Ausnahme z. B. Albumin – sowie die sezernierten Enzyme sind Glykoproteine.

Die Kohlenhydrate sind entweder O-glykosidisch mit dem Sauerstoffatom der Seitenkette von Serin- oder Threoninresten oder N-glykosidisch mit dem Stickstoffatom der Seitenkette von Asparaginresten verbunden. Die Grundstruktur der Zucker besteht vorwiegend aus N-Acetylglucosamin (GlcNAc), Fucose und Mannose. Den Abschluss bilden Galactose (Gal), Mannose oder Sialinsäure (Sia).
Da diese Kohlenhydrate unterschiedlich verknüpft sein können, ergibt sich eine Vielzahl von – informationstragenden – Kombinationsmöglichkeiten.
So ist z. B. die endständige Sialinsäure im **Sialoglykoprotein (B)** für die Lebensdauer des gesamten Proteins verantwortlich. Viele, im Blut zirkulierende Immunglobuline und Peptidhormone werden mit dieser Gruppe ausgestattet. Das Protein selbst codiert, wann die Sialinsäure enzymatisch abgespalten wird. Der Asialoglykoproteinrezeptor an der Plasmamembran von Leberzellen erkennt die dadurch freigelegte Galactose und nimmt das komplette Glykoprotein mittels Endozytose auf. Durch diesen Mechanismus können Proteine so ausgestattet werden, dass ihre Lebenszeiten in Abhängigkeit von den physiologischen Erfordernissen zwischen wenigen Stunden und vielen Wochen liegen.

Bei der Verbindung von Aldosen (z. B. Glucose) mit Aminogruppen von Proteinen kommt es zu instabilen **Glykosylaminen**. Diese können sich in der **Amadorireaktion (C)** zu stabilen Produkten umlagern. Der eingebrachte basische Stickstoff begünstigt nun jedoch eine Enolisierung im Molekül. Das entstehende Radikalanion kann in Verbindung mit Sauerstoff und anderen Glykoproteinen zur Bildung von Hydroxylradikalen führen, die letztendlich für den Kettenbruch der Proteine und damit für den Verlust funktioneller Einheiten verantwortlich sind. Solche Vorgänge werden z. B. als Ursache für die Spätfolgen bei diabetischer Hyperglykämie diskutiert.
Amadoriprodukte entstehen jedoch auch zwischen den Proteinketten des Collagens. Sie sorgen für die Vernetzung der Ketten und könnten dadurch für das langsame Altern des Bindegewebes verantwortlich sein.

A. Funktionen der Glykoproteine

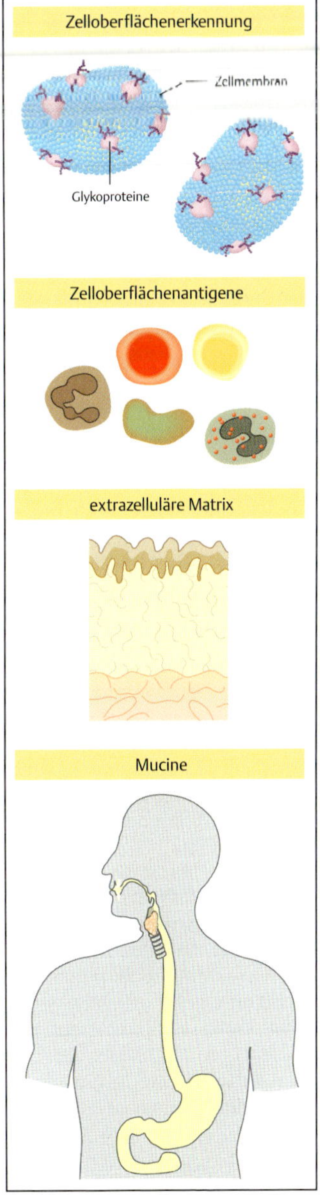

B. Sialinsäure

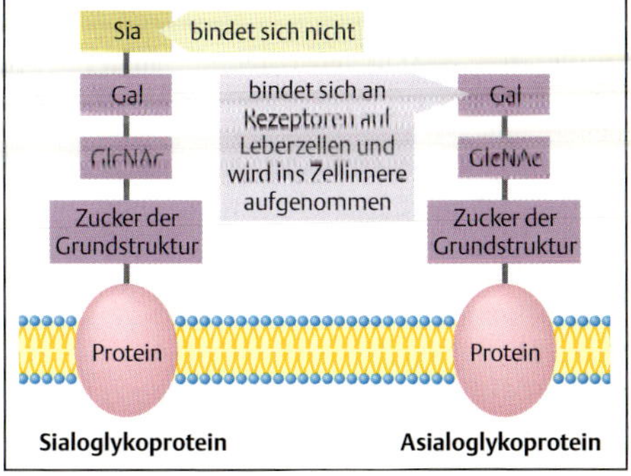

C. Amadoriprodukt

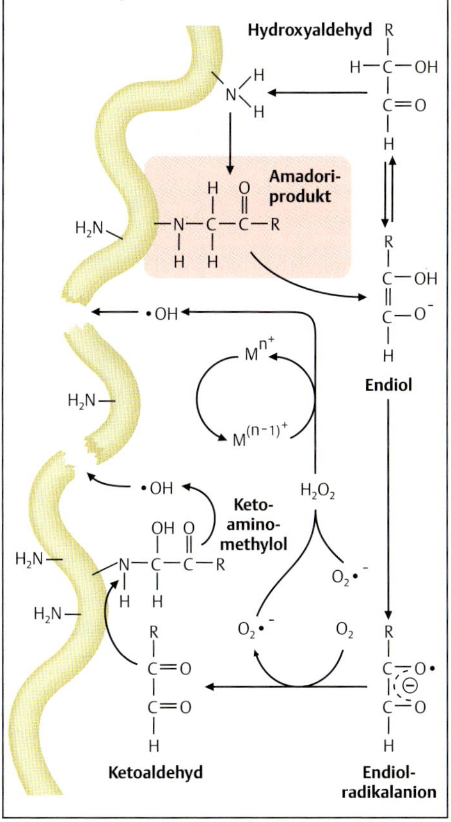

Ballaststoffe: Struktur

Unter den Begriff Ballaststoffe fallen eine Vielzahl von Kohlenhydraten und Lignin, die nach heutiger Begriffsdefinition der Hydrolyse durch Verdauungsenzyme vollständig oder teilweise entgehen. Sie werden deshalb im Dünndarm nicht resorbiert und gelangen in den Dickdarm.
Diese physiologische Definition ist nicht auf einheitliche chemische Grundlagen übertragbar. Ein Versuch der Klassifikation beruht auf der unterschiedlichen Löslichkeit bei verschiedenen Behandlungen **(A)**.
Mit **neutralen Lösungsmitteln** lassen sich aus pflanzlichen Zellen die **Pectine** herauslösen, die daher zu den sog. löslichen Ballaststoffen gezählt werden. Unlöslich sind unter diesen Bedingungen die Zellwandbestandteile, die den größten Teil der mit der Nahrung aufgenommenen Ballaststoffe ausmachen. In **saurem Millieu** lösen sich die **Hemicellulosen** und die **Cellulose**. Lignin, der „Holzstoff", erweist sich auch hier als resistent.

Die Ballaststoffe zeichnen sich dadurch aus, dass sie überwiegend aus den einfachen Monosacchariden Glucose, Fructose, Arabinose und Ribose bestehen. Daneben kommen Derivate verschiedener Monosaccharide **(B)** sowie im Lignin kohlenhydratunabhängige Strukturen vor.
Cellulose, die die am häufigsten auftretende organische Verbindung in der Biosphäre darstellt, besteht ausschließlich aus Glucose. Der Unterschied zu Stärke bzw. Glykogen besteht darin, dass die Glucoseeinheiten durch eine β-1,4-Bindung verknüpft sind. Diese β-Struktur bedingt lange, gerade Ketten, wodurch sich die Eignung als Faserstoff ergibt. Säuger besitzen keine Cellulasen und sind daher nicht in der Lage, Holz und Pflanzenfasern zu verdauen. Im Verdauungstrakt von Wiederkäuern kommen dagegen Bakterien vor, die β-1,4-spaltende Enzyme produzieren. Dadurch sind diese Tiere in der Lage, holzhaltige Pflanzenteile (z. B. Stroh) bis zu einem gewissen Grad zu verdauen.
Hemicellulosen stellen den überwiegenden Anteil der Weizen- und Roggenballaststoffe. Sie zählen zwar auch zu den unlöslichen Ballaststoffen, sind aber durch ihre kürzeren, verzweigten Ketten in saurem oder alkalischem Milieu löslich.
Pectine, die löslichen Ballaststoffe der Früchte, stellen chemisch ein heterogenes Gemisch dar. Hauptbestandteil ist die Galacturonsäure. Daneben finden sich eine Vielzahl anderer Monomere. Die Eigenschaft, mit Wasser Gele zu bilden, wird bei der Lebensmittelverarbeitung – auch in Form technisch modifizierter Pectine – genutzt.
Weitere wichtige Ballaststoffe sind z. B. Gummi arabicum, Samenschleime, Algenextrakte oder technisch modifizierte Cellulose.
Die Definition der Ballaststoffe trifft zunehmend auch auf neue, meist synthetisch hergestellte Produkte zu: Polyole, hochschmelzende Fette oder Fettersatzstoffe. Von der Stärke, die bis vor wenigen Jahren als vollständig verdaubar galt, fungiert ebenfalls ein Teil als Ballaststoff. Diese **„resistente Stärke"** ergibt sich entweder aus der Struktur des Lebensmittels – z. B. grob gemahlene Getreidekörner – oder aus einer Veränderung der Amylose. So entsteht z. B. beim Kochen und anschließendem Abkühlen von Kartoffeln die retrogradierte Amylose, die unverdaubar ist.

A. Ballaststoffe

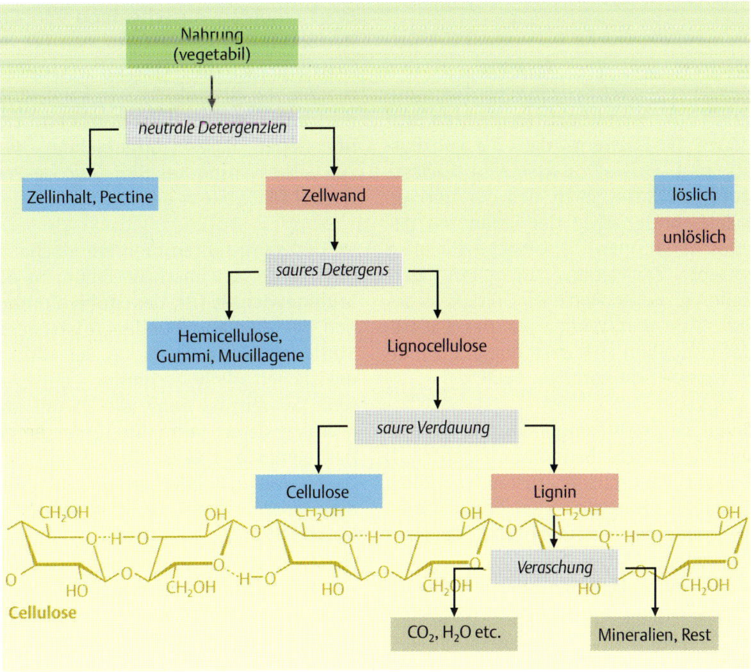

B. Weitere Komponenten von Faserstoffen

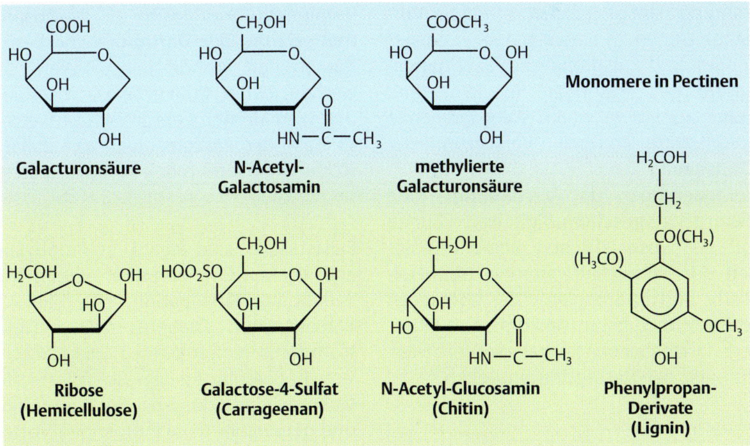

Ballaststoffe: Wirkung

Die gesundheitliche Bedeutung der Ballaststoffe und ihre Wirkung auf den menschlichen Stoffwechsel wird sehr unterschiedlich bewertet. Es mehren sich jedoch die Hinweise, dass die von Burkitt und Trowell aufgestellte **Ballaststoffhypothese**, nach der der geringe Ballaststoffgehalt in der Ernährung der Industrienationen die Ursache für viele unserer Zivilisationskrankheiten darstellt, in vielen Punkten Gültigkeit besitzt. Aus den Wirkungen der Ballaststoffe ergeben sich auch entsprechende präventive und kurative Ansätze.

Einige dieser Wirkungen kommen durch die physikalisch-chemischen Eigenschaften der Ballaststoffe zustande: Hohes Wasserbindungsvermögen (Quellfähigkeit) und viele Bindungsstellen an nicht verdaubarer Matrix.
Im **Magen** kommt es bei einer hohen Ballaststoffzufuhr zu einer **verzögerten Entleerung**. Durch die Wasserbindung entstehen größere Partikel, die den Pylorus erst später passieren können. Gleichzeitig wird eine ballaststoffreiche Nahrung länger gekaut – beide Vorgänge tragen zu einem schneller einsetzenden und anhaltenderem **Sättigungsgefühl** bei. Besonders in Ileum und Kolon kommt es durch stark quellende Ballaststoffe zu einer Verkürzung der **Transitzei**t.
Veränderungen der **Verdauungs-** und **Resorptionsgeschwindigkeiten** können auf der unspezifischen Bindungsfähigkeit der Ballaststoffe beruhen. Mineralstoffe und Spurenelemente, aber auch fettlösliche Substanzen können so in tiefere Darmabschnitte transportiert werden und der Resorption entgehen.

Die Bindung von Steroiden führt z. B. zu einer erhöhten **Ausscheidung** von **Gallensäuren** und **Cholesterol**, was bei der Diättherapie von Fettstoffwechselstörungen von Bedeutung sein kann. Auch die Glucoseresorption verzögert sich bei hoher Ballaststoffaufnahme, was zur Verbesserung des **Blut-Glucose-Profils** bei Diabetikern genutzt wird.

Im Dickdarm führen mehrere Mechanismen zu der erwünschten Erhöhung des **Stuhlgewichtes (B)**, des **Stuhlvolumens** und der damit verbundenen weicheren **Stulhkonsistenz**: Quellung der wasserunlöslichen Polysaccharide, energetische Verwertung durch die Darmbakterien und damit Vermehrung der Bakterienzellmasse sowie die Bildung von Gasen wie z. B. Methan und CO_2 aus dem mikrobiellen Abbau der Ballaststoffe. Letzteres ist – subjektiv – eine unerwünschte Wirkung, die jedoch nach Adaptation stark nachlässt. Die Bindung von Ammoniak führt zu erhöhter fäkaler Stickstoffausscheidung und entlastet damit Leber und Niere. Die bei der Fermentation gebildeten kurzkettigen Fettsäuren (FS) wie z. B. Acetat, Butyrat und Propionat wirken positiv auf die **Zusammensetzung der Darmflora** und beeinflussen den intestinalen pH-Wert. Sie werden in der Kolonmukosa resorbiert und vom Mensch energetisch verwertet, so dass der Energiegehalt von Ballaststoffen im Mittel mit 2 kcal pro g anzusetzen ist.

Ballaststoffe sind heute in Prophylaxe und Therapie vieler Erkrankungen von Bedeutung: Obstipation, Divertikulose, Kolonkarzinom, Diabetes mellitus, Lipidstoffwechselerkrankungen. Die Nachteile, z. B. Bindung essenzieller Nährstoffe, Mukosaveränderungen oder Gasbildung sind gegenüber den langfristigen Vorteilen meist zu vernachlässigen.

A. Ballaststoffe: Wirkung

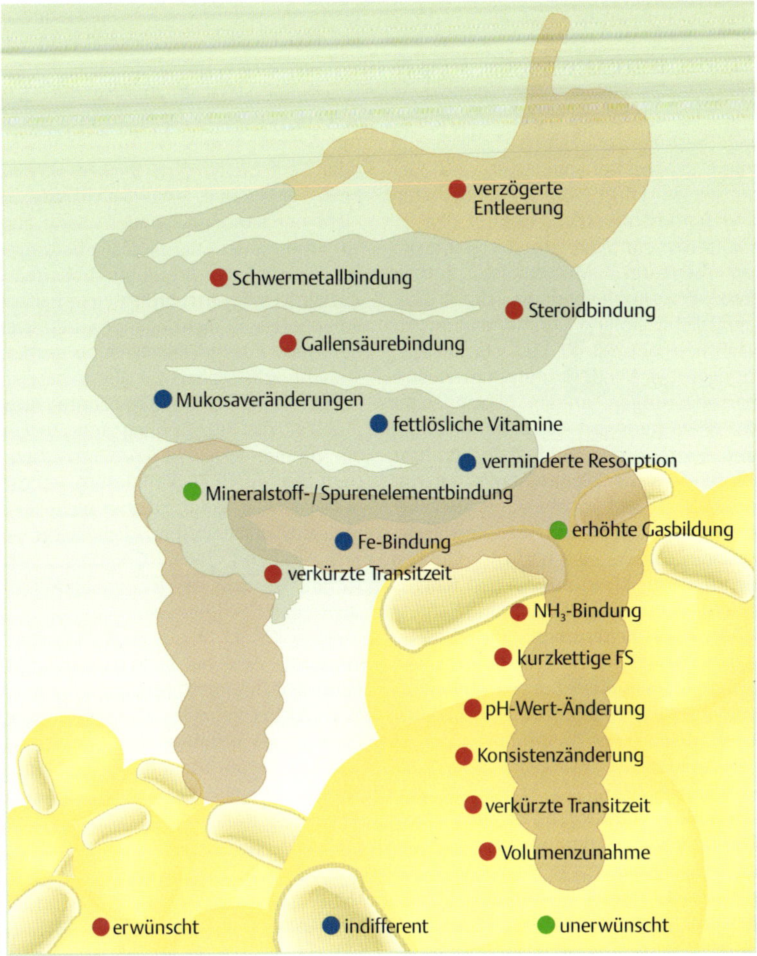

B. Stuhlgewicht

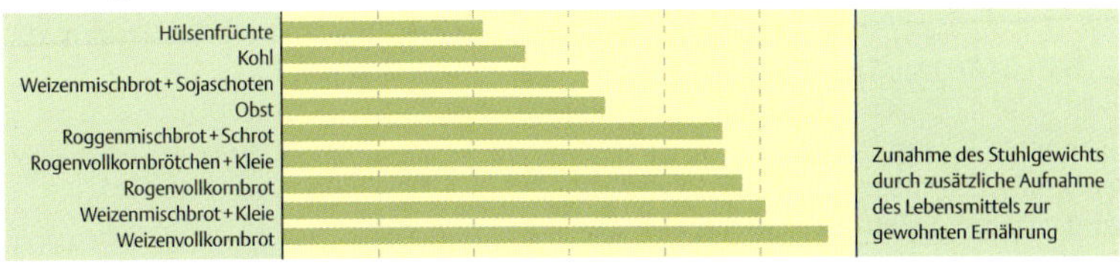

Vorkommen und Bedarf

Ein Erwachsener setzt pro Tag etwa 180 g Glucose um. Davon entfallen 140 g allein auf das Gehirn. Zur Vermeidung eines Proteinabbaus (Gluconeogenese) und gesteigerter Lipolyse sollten in jedem Lebensalter mindestens 25 % der Energie in Form von Kohlenhydraten aufgenommen werden, was für den Erwachsenen ein Minimum von 100 g pro Tag bedeutet. Muttermilch enthält etwa 45 % Kohlenhydrate. Die durchschnittliche Kohlenhydrataufnahme Erwachsener beträgt 40–50 % der Energie, so dass die Mindestzufuhr unter Normalbedingungen immer gewährleistet ist. Wünschenswert wäre eine Steigerung der täglichen **Kohlenhydratzufuhr** auf 55–60 % der Tagesenergie. Hierfür spricht u. a., dass kohlenhydratreiche Lebensmittel – z. B. Getreide, Kartoffeln, Hülsenfrüchte – wesentliche Quellen für Vitamine, Mineralstoffe und Ballaststoffe darstellen. Zusätzlich sind kohlenhydratreiche Lebensmittel wasserhaltig und damit relativ energiearm. Die Deckung des erwünschten Kohlenhydratanteils erfolgt vorwiegend über Lebensmittel pflanzlichen Ursprungs und verarbeitete Lebensmittel **(A)**.

Der drastische **Rückgang des Kohlenhydratverzehrs** seit den 60er Jahren – zugunsten von tierischen Lebensmitteln und damit zugunsten von Fett – ging gleichzeitig zu Lasten der komplexen Kohlenhydrate **(B)**. Getreide und Kartoffeln, früher die Hauptnahrungsmittel, waren die großen Verlierer.

An ihre Stelle trat **Saccharose**, die heute mehr als 1/3 der Kohlenhydratzufuhr ausmacht. Durchschnittlich werden heute 90–100 g Saccharose pro Tag verzehrt. Dabei spielt der „sichtbare Zucker" eine untergeordnete Rolle: Getränke, Süßwaren und Backwaren stellen heute die wichtigsten Saccharosequellen dar **(C)**. Es ist in der Bevölkerung weit verbreitet, den Teelöffel Zucker im Kaffee durch Süßstoff zu ersetzen, „versteckte" Zucker jedoch nicht zu beachten. So enthalten z. B. Tomatenketchup oder Senf bis zu 30 % Zucker, was nahezu unbekannt ist. Saccharose ist nicht nur kariogen, sondern kann auch zur Störung der Energiebilanz beitragen. Ein Großteil der Argumentation gegen Zucker ist wissenschaftlich nicht haltbar. So konnte z. B. nicht nachgewiesen werden, dass Zucker ursächlich an der Entstehung von Diabetes mellitus beteiligt ist. Ein weiteres, häufig genanntes Argument ist die Bezeichnung des „Zuckers als Vitaminräuber". Dieser Satz suggeriert, dass durch Zuckerkonsum der Vitaminbedarf so steigt, dass er nicht mehr gedeckt werden kann. Auch dieser Ansatz entbehrt jeder Grundlage. Was stimmt ist, dass es sich bei Zucker um „leere Kalorien" handelt.

Werden – wie bei vielen Jugendlichen heute üblich – mehr als 20 % der Energie über Zucker zugeführt, so fehlen (stark vereinfacht) 20 % Vitamine, Ballaststoffe u. a. Eine **Empfehlung für die Kohlenhydratzufuhr** sollte daher zum Ziel haben, vegetabile Kohlenhydratquellen zu bevorzugen (auch Obst und Gemüse).

Damit wird auch erreicht, dass Ballaststoffe vermehrt Eingang in die Kost finden. Als **Richtwert für die Ballaststoffzufuhr** gibt die Deutsche Gesellschaft für Ernährung (DGE) an: Ca. 30 g Ballaststoffe pro Tag oder ca. 12,5 g pro 1000 kcal bzw. 3 g pro MJ.

A. Kohlenhydratgehalt in 100 g Lebensmitteln

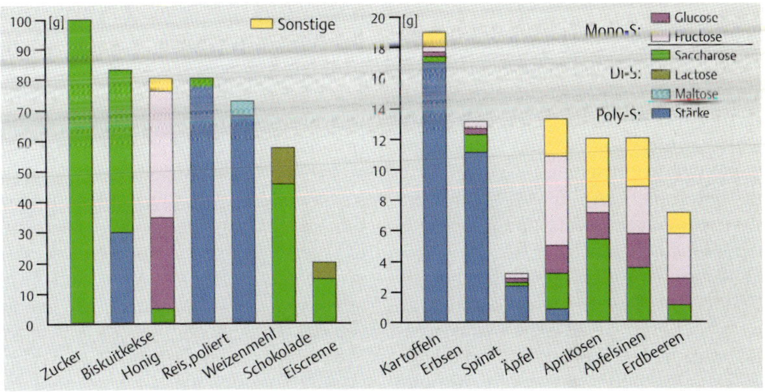

B. Kohlenhydratverbrauch früher/heute

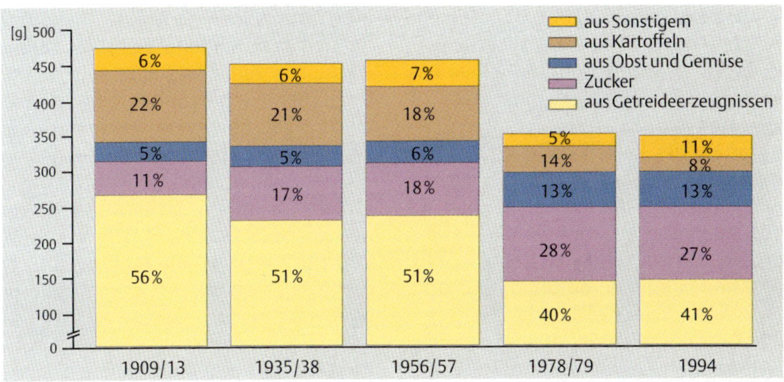

C. Zuckerverbrauch

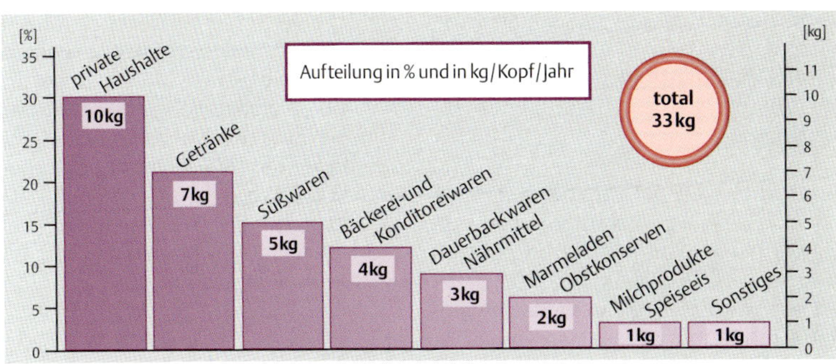

Klassifizierung

Der Begriff Lipide bezeichnet eine Stoffklasse, die sich durch Unlöslichkeit in Wasser und Löslichkeit in organischen Lösungsmitteln auszeichnet. Am ehesten lassen sich Lipide anhand ihrer strukturellen Verwandtschaft in einzelne Klassen unterteilen **(A)**. Chemisch besteht zwischen diesen Klassen nur eine geringe Verwandtschaft.
Die Klasse der **Polyprenylverbindungen** stammt vom Grundbaustein **Isopren** ab. Zu ihr gehören die **Steroide** (z. B. Cholesterol), die **fettlöslichen Vitamine** (Vitamine A, D, E, K) sowie andere **Terpene** (z. B. Menthol).
Der größere Zweig der Lipide leitet sich von den Fettsäuren ab (s. S. 90). Die einfachste Klasse stellen die **Wachse** dar, bei denen eine Fettsäure mit einem einwertigen Alkohol verestert ist. Aus zugeführten Fettsäuren werden durch Verlängerung der Ketten und Einfügen von Doppelbindungen Vorstufen der **Eicosanoide** gebildet. Zu diesen gehören die Prostaglandine, Leukotriene und Thromboxane, die auf zellulärer Ebene regulatorische Funktionen ausüben. Quantitativ sind die **Triacylglycerole** (Triglyceride) von größter Bedeutung. Sie stellen im tierischen Organismus den Energiespeicher dar, weshalb sie auch als Speicherlipide bezeichnet werden **(B)**. Chemisch handelt es sich um die Veresterung von 3 Fettsäuren mit Glycerin (Glycerol). Das Molekül ist dadurch unpolar, was zur Bezeichnung Neutralfette geführt hat.

Der Aufbau von biologischen Membranen (z. B. Zellwand) benötigt polare Lipide. Die polare Gruppe (Alkohol, Cholin, Glucose etc.) orientiert sich dabei immer nach außen, während die langen, unpolaren Ketten der Fettsäuren das Innere der Doppelschichtmembran bilden.

Die Unterscheidung der Membranlipide erfolgt nach der Art des Grundbausteins (Glycerin bzw. Sphingosin) sowie der polaren Gruppe.

Die Klasse der **Phospholipide** enthält grundsätzlich eine Phosphatgruppe. Besteht der Grundbaustein aus Glycerin, so spricht man von **Glycerophospholipiden**. Die Phosphatgruppe kann dabei mit verschiedenen Alkoholen verestert sein; bedeutende Vertreter sind Phosphatidylethanolamin, -serin und -cholin (Lecithin).

Das Sphingosin, ein Aminoalkohol mit langer Seitenkette, stellt einen weiteren Grundbaustein dar. Ist Sphingosin amidartig mit einer Fettsäure verknüpft, heißt die Verbindung Ceramid. Hieraus entstehen durch Verknüpfung mit weiteren Resten die **Sphingolipide**. Wird dieser Rest über eine Phosphatgruppe verbunden, so nennt man die Verbindungen Sphingophospholipide, die in großen Mengen in Gehirn und Nervengewebe vorkommen. Der wichtigste Vertreter ist das **Sphingomyelin**, bei dem Cholin an die Phosphatgruppe gebunden ist.

Ist statt der Phosphatgruppe ein Zucker an Sphingosin gebunden, so entstehen die **Glykolipide**. Die **Cerebroside** sind einfache Vertreter, bei denen der Zucker aus Glucose oder Galactose besteht. Beim Sulfatid ist der Zucker zusätzlich mit einem Sulfatrest verbunden. **Ganglioside** besitzen ein komplexes Oligosaccharid, das N-Acetyl-Neuraminsäure enthält. Glykolipide kommen in allen Geweben auf der Außenseite der Zellmembran vor. Sie übernehmen hier teilweise eine Rezeptorfunktion.

A. Klassifizierung

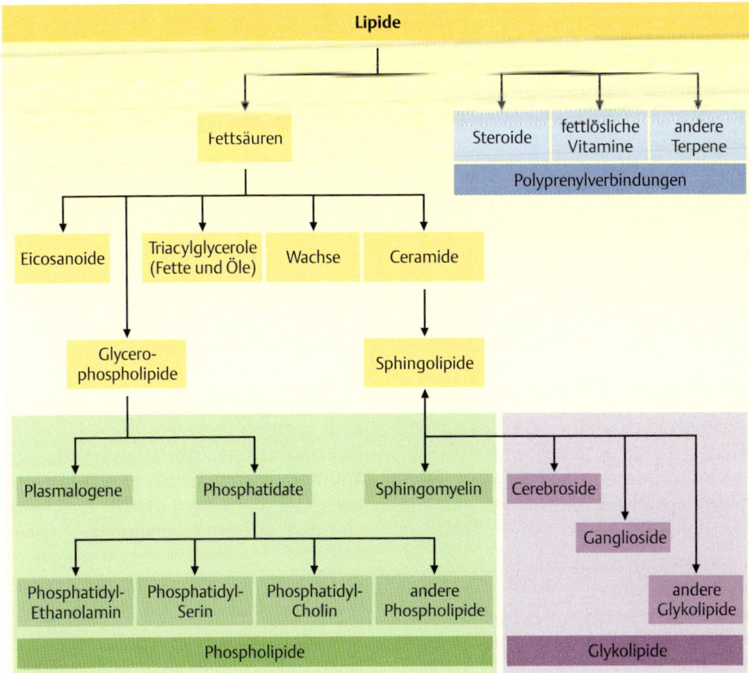

B. Speicher- und Membranlipide

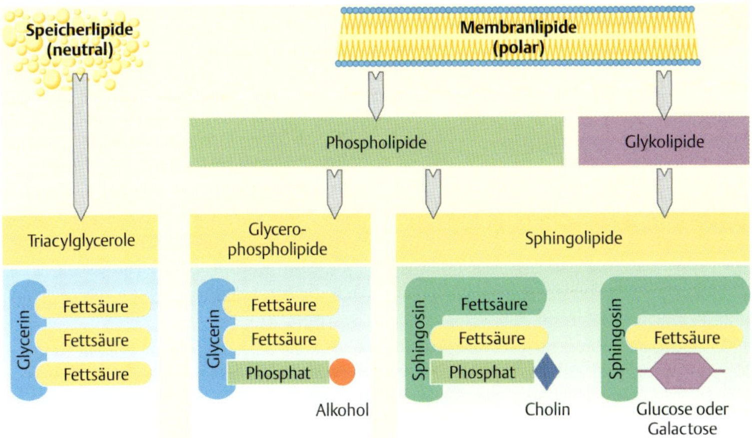

Fettsäuren

Fettsäuren stellen nicht nur die **energieliefernde**, sondern auch eine wichtige **strukturgebende** Komponente der Lipide dar. Chemisch sind sie organische Säuren (Carbonsäuren) mit langer Kohlenwasserstoffkette **(A)**. Die Säuregruppe ist meist mit Alkoholen, z. B. Glycerol, Sphingosin oder Cholesterol verestert. Freie, nicht veresterte Fettsäuren (FFS, engl. FFA = Free fatty Acids) liegen bei physiologischen pH-Werten in dissoziierter Form vor.
Fettsäuren können **Doppelbindungen** enthalten (= ungesättigte Fettsäuren), die physiologisch in **cis-Konfiguration** vorliegen. Hierdurch erhält das ansonsten gestreckte Molekül einen „Knick", was zu größerer Beweglichkeit führt. Praktisch bewirkt dies einen höheren Schmelzpunkt, das Fett wird „flüssiger". Technisch wird der umgekehrte Weg genutzt: Durch Hydrieren der Doppelbindungen erhält man festere Produkte, die als „gehärtete Fette" in vielen industriell gefertigten Lebensmitteln enthalten sind.
Bei der Hydrierung und allgemein bei intensiver thermischer Behandlung können Umlagerungen von Doppelbindungen auftreten, die zur **trans-Konfiguration** führen. Es wird diskutiert, ob diese gesundheitlich bedenklich sind – unerwünscht sind trans-Fettsäuren aber in jedem Fall.

Die **Nomenklatur der Fettsäuren (B)** geht vom höchst oxidierten Kohlenstoffatom aus, so dass das C-Atom der Carboxylgruppe mit 1 bezeichnet wird. Die Beschreibung einer Fettsäure muss mindestens die Anzahl C-Atome, die Anzahl Doppelbindungen sowie die Lage der Doppelbindung enthalten. Die Bezeichnung ω (oder n) gibt die Stellung der ersten Doppelbindung vom Methylende her an. Die korrekte Schreibweise für die Linolsäure, eine aus 18 C-Atomen bestehende Fettsäure mit 2 Doppelbindungen an C9 und C12 lautet: Linolsäure (18:2; 9, 12, ω-6).
Längere, natürlich vorkommende Fettsäuren besitzen immer eine gerade Kohlenstoffanzahl. Dies beruht auf ihrer Biosynthese aus C2-Einheiten.
Generell gilt für Fettsäuren: Je länger die Kette und je weniger Doppelbindungen, desto fester das Fett. Die kürzeste, in Lipiden enthaltene Fettsäure ist die Buttersäure (4:0). Wird sie durch Alterung aus Fetten, z. B. Butter, freigesetzt, so ist sie aufgrund der kurzen Kette nicht nur flüssig, sondern auch gasförmig (Geruch nach Buttersäure).
Die langkettigen, gesättigten Fettsäuren kommen ausschließlich in festen Fetten vor oder entstehen durch Hydrierung von ungesättigten Fettsäuren.

Tierische Organismen sind zur Eigensynthese von Fettsäuren befähigt, jedoch können Doppelbindungen hinter C9 nicht mehr eingefügt werden. **Langkettige, mehrfach ungesättigte Fettsäuren** (engl. PUFA = Polyunsaturated fatty Acids) sind daher **essenziell** und müssen mit der Nahrung zugeführt werden. Die wichtigsten essenziellen Fettsäuren sind die **Linolsäure** (18:2; 9, 12, ω-6) und die **α-Linolensäure** (18:3; 9, 12, 15, ω-3). Durch Kettenverlängerung und Desaturierung kann der Mensch aus diesen 2 Vorstufen längere, mehrfach ungesättigte Fettsäuren selbst herstellen. Durch nutritive Zufuhr dieser höheren Homologen können die Linol- bzw. die α-Linolensäure teilweise ersetzt werden.

A. Struktur der Fettsäuren

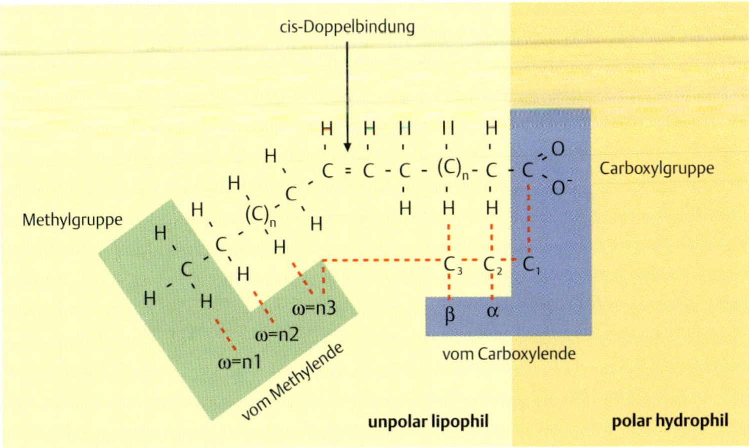

B. Fettsäuren

Fettsäuren		Anzahl C-Atome		Anzahl Doppelbindungen		Stellung der Doppelbindungen vom Carboxylende her
gesättigte	(	x	:	y	;	a, b, c, d...)
Buttersäure		4		0		
Valeriansäure		5		0		
Capronsäure		6		0		
Caprylsäure		8		0		
Caprinsäure		10		0		
Laurinsäure		12		0		
Myristinsäure		14		0		
Palmitinsäure		16		0		
Stearinsäure		18		0		
Arachinsäure		20		0		
Behensäure		22		0		
einfach ungesättigte	(	x	:	y	;	a, b, c, d...)
Ölsäure		18		1		9
Erucasäure		22		1		13
Nervonsäure		24		1		15
mehrfach ungesättigte	(	x	:	y	;	a, b, c, d...)
Linolsäure		18		2		9, 12,
α-Linolensäure		18		3		9, 12, 15,
Arachidonsäure		20		4		5, 8, 11, 14,

Lipidverdauung

Quantitativ von größter Bedeutung für die menschliche Ernährung sind Triglyceride mit C18- und C16-Fettsäuren. Wird Fett in emulgierter oder isolierter Form aufgenommen, so beinhalten die mehr oder weniger großen Fettpartikel immer auch andere, lipophile Substanzen: Phospholipide, Cholesterol oder Cholesterolester, fettlösliche Vitamine u. a. Der darauf einsetzende Verdauungsprozess dauert – aufgrund limitierender Reaktionen – bis zu 24 Std.

Nach oraler Nahrungsaufnahme wird der Chymus mit **Zungengrundlipase** versetzt **(A)**. Sie ist bei niedrigen pH-Werten aktiv und spaltet bevorzugt kurzkettige Fettsäuren aus Milchfett-Triglyceriden ab. Es ist auch eine **Magenlipase** beschrieben, die möglicherweise spezifisch für kurz- und mittelkettige Fettsäuren ist. Die Motilität des Magens sorgt für gute Durchmischung mit den Enzymen und für eine Zerkleinerung der Fettpartikel. Auch initial große Fettanteile liegen so nach der Magenpassage in Emulsion vor.
Die im Magen durch Hydrolyse an C1 bzw. C3 freigesetzten kurzkettigen Fettsäuren können direkt in das venöse Blut des Magens resorbiert werden. Die Bedeutung dieser Fettverdauung im Magen wird unterschiedlich beurteilt. Bei Säuglingen ist die Pankreasfunktion noch nicht voll ausgebildet, so dass die Aktivitäten von Zungengrundlipase und Magenlipase einen wichtigen Beitrag zur Fettverdauung leisten können. Bei Erwachsenen sind diese gastrischen Prozesse von untergeordneter Bedeutung.

Die Fettemulsion wird – gesteuert durch den Pylorus – ins Duodenum abgegeben und dort mit **Pankreassaft** und **Galle** versetzt. Die Gallensäuren heften sich an die Fettpartikel, verursachen so eine negative Oberflächenladung und ermöglichen damit der Colipase die Bindung an Triglyceride. Diese wiederum bindet die durch Gallensäuren gehemmte Pankreaslipase, so dass an der Öl-Wasser-Grenzfläche die Hydrolyse der Triglyceride in 1-3-Stellung erfolgen kann.
Eine Vielzahl weiterer Pankreasenzyme arbeitet nach dem gleichen Prinzip. Eine **Cholesterolesterase** hydrolysiert die Cholesterolester, ein Vorgang, der auch durch eine Carboxylesterase erreicht wird. **Phospholipasen** A_1 und A_2 hydrolysieren Phospholipide in 1- bzw. 2-Stellung, wobei Phospholipase A_2 – Endprodukt Lysophospholipid – von größter Bedeutung ist.
Mit fortschreitender Hydrolyse werden die Fettpartikel immer kleiner. Die freigesetzten Lipolyseprodukte bilden zusammen mit den Gallensäuren spontan negativ geladene Teilchen. Dieser Vorgang erfordert die Überschreitung kritischer Konzentrationen und wird durch Ca^{2+} gefördert. Bei dieser spontanen Aggregation werden alle lipophilen Teilchen der Umgebung in die Partikel eingeschlossen – man spricht daher von **gemischten Micellen**.

Bei diesem Verdauungsprozess werden einerseits durch Hydrolyse resorbierbare Moleküle erzeugt, andererseits die Partikelgröße von der Fettemulsion zur Micelle um den Faktor 100 verkleinert. Die dadurch erreichte größte Oberfläche ist entscheidend für den folgenden Kontakt mit der Darmmukosa.

A. Verdauung wasserunlöslicher Substanzen

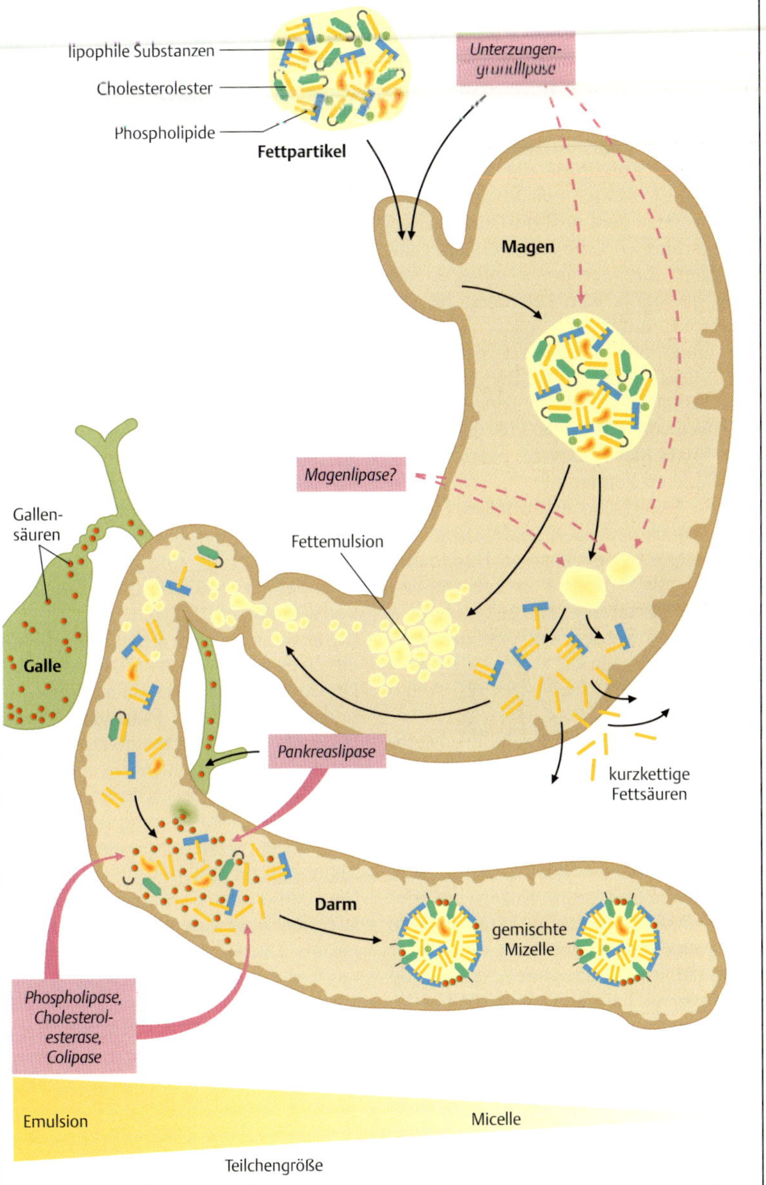

Resorption

Die im Zuge der Hydrolyse gebildeten Produkte **(A)** gelangen in Form gemischter Micellen an die Bürstensaummembran und werden von dort passiv in die Mukosazelle aufgenommen. Der Mechanismus der **Aufnahme der Micellen** in die Zelle ist bis heute nicht klar verstanden. Insbesondere besteht keine Sicherheit darüber, ob die Micellen als Ganzes oder aber nur deren Inhalt in die Zelle gelangen. Den Übergang bis zur Bürstensaummembran kann man sich wie einen Massageprozess durch den UWL (s. u.) vorstellen. Bei fehlender Darmmotilität kann die Fettresorption erheblich gestört sein, da die Lipide den hydrophilen UWL passiv nicht durchqueren können.
Die zur Resorption essenziellen Gallensäuren gelangen nach Sekretion in das Darmlumen in den unteren Dünndarm, von wo sie teilweise resorbiert und über die Portalvene zur Leber zurücktransportiert werden. Von dort gelangen sie dann erneut in die Galle – der enterohepatische Kreislauf (s. S. 52) ist geschlossen.
Der anschließende **intrazelluläre Metabolismus** führt zur Bildung von Lipoproteinen, die in Form von **Chylomikronen** in das Lymphsystem abgegeben werden.

Der Darminhalt ist durch Peristaltik in ständiger Bewegung. Einzig die der Darmwand unmittelbar anliegende Grenzschicht befindet sich in völliger Ruhe **(B)**; man bezeichnet sie deshalb als **Unstirred Water Layer (UWL)**. Die Diffusion durch die UWL und die anschließende Membranpermeation sind von einem Konzentrationsgradienten (C2 > C3 > C4) abhängig. Dieser Gradient wird einerseits durch Konzentrierung in den Micellen (Schritt A, C1 < C2), andererseits durch einen schnellen intrazellulären Abtransport (Schritt D) erreicht. Für den letzten Schritt ist das **Fatty Acid binding Protein (FABP)** notwendig, das für einen schnellen Abtransport und damit für eine niedrige Konzentration (C4) freier Fettsäuren an der Innenseite der Bürstensaummembran sorgt. FABP hat eine größere Affinität für ungesättigte Fettsäuren.

FABP steigert auch die Aktivierung der Fettsäuren (Acyl-SCoA-Syn-these), was den ersten Schritt in der **intrazellulären Resynthese** darstellt **(C)**. Die Veresterung von Monoglyceriden und Fettsäuren sowie die Resynthese der Phospholipide und Cholesterolester erfolgt im endoplasmatischen Retikulum (ER). Für letztere ist das Enzym identisch mit der im Darmlumen wirkenden pankreatischen Cholesterolesterase. Bei Darm-pH-Werten (6,6–8) katalysiert das Enzym bevorzugt eine Hydrolyse, während bei intrazellulärem pH (5–6,2) die Veresterung stattfindet.
Die Lipide migrieren anschließend durch die Zisternen des glatten ER zum rauhen ER. Dort werden unter Hinzufügung von Apoproteinen die **Prächylomikronen** gebildet. Für ihre endgültige Zusammensetzung werden diese zum Golgi-Apparat transportiert. Die im rauhen ER begonnene Glykosylierung wird hier vervollständigt, wodurch sie eine Glykoproteinoberfläche erhalten.
Nach Fusion der Chylomikronen mit der lateralen Plasmamembran werden diese mittels Exozytose in den Interzellulärraum und von dort in die Lymphbahnen abgegeben.

A. Fettresorption

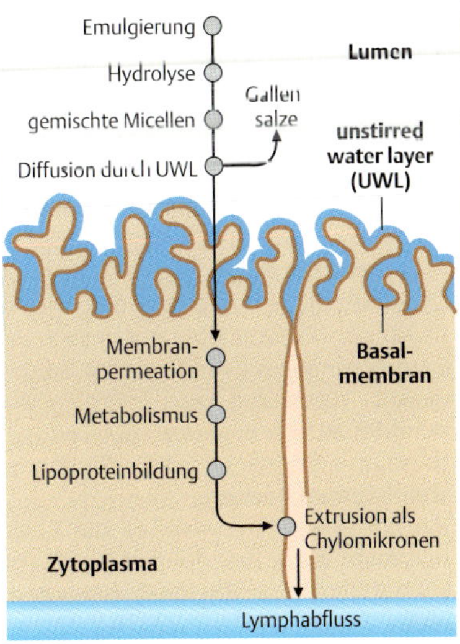

B. Fettresorption

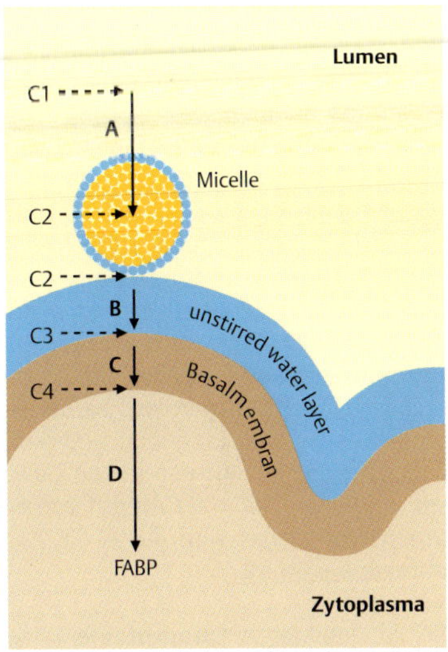

C. Fettresorption

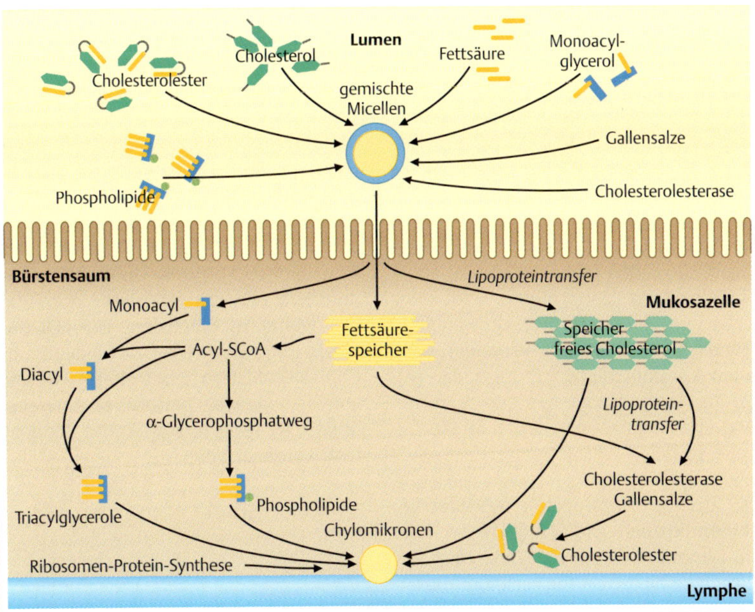

Transport

Der Transport lipophiler Substanzen in wässrigen Medien wie Blut oder Lymphe ist an die Bildung von Partikeln mit hydrophiler Oberfläche gebunden. Diese Aufgabe übernehmen **Apoproteine** (z. B. A, B_{48}, B_{100}, C, E). Diese weisen eine amphiphatische Struktur auf und ermöglichen damit die Vermittlung zwischen lipophilem Kern der Partikel und hydrophilem Medium. Je nach Apoproteinzusammensetzung ergeben sich verschiedene Transportpartikel, wobei die Apoproteine als Erkennungsmerkmal für spezifische Rezeptoren in den Geweben fungieren. Auch der Angriff von Enzymen am Partikel wird durch die Apoproteine bestimmt.

Die so gebildeten **Lipoproteine** lassen sich aufgrund unterschiedlicher Lipid- und Proteingehalte nach ihrer Dichte unterscheiden. **Chylomikronen** bestehen zum größten Teil aus Lipiden und haben daher eine Dichte $< 0{,}95\ g/cm^3$. Der Proteingehalt und parallel die Dichte der Lipoproteine steigt in der Reihenfolge „Very low-„ (**VLDL**), „Intermediate-„ (**IDL**), „Low-„ (**LDL**), „High Density Lipoprotein" (**HDL**). Gleichzeitig nimmt die Partikelgröße von den Chylomikronen (bis zu 600 nm nach hoher Lipidresorption) zu den HDL (ca. 10 nm) ab.
Die einzelnen Lipoproteine sind keine statischen Zustände. Die Umwandlung der einzelnen Partikel ineinander stellt einen kontinuierlichen Prozess dar **(A)**, der im Plasma für die gesteuerte Verteilung und Abgabe von Lipiden an die Gewebe sorgt.

Die aus den Enterozyten freigesetzten **Chylomikronen** (n-CM) gelangen über die Lymphbahnen in die Vena cava. Bereits auf diesem Weg erfolgen Interaktionen mit anderen Lipoproteinen, Austausch von Fettsäuren und Aufnahme weiterer Apoproteine.
Die enstandenen **reifen Chylomikronen** (CM) kommen mit einer **Lipoproteinlipase** (LPL) in Kontakt, die über Heparansulfat an die Oberfläche von Blutgefäß-Endothelzellen gebunden ist. Die LPL hydrolisiert Triglyceride in Position I und 3 und setzt damit Fettsäuren aus den Lipoproteinen frei, die größtenteils in die Endothelzelle resorbiert werden. Die Aktivität der LPL kann über z. B. Insulin und Catecholamine reguliert werden, so dass gezielt Fettsäuren zur Energiegewinnung im Muskel bzw. zur Triglyceridsynthese im Fettgewebe zur Verfügung gestellt werden können.
Bei dieser Lipolyse verlieren die Chylomikronen auch das Apoprotein C_{II}. Die entstandenen **Chylomikronen-Remnants** (REM) werden von Hepatozyten erkannt (ApoE-Rezeptor), aufgenommen und metabolisiert. Die Leber verpackt ihre synthetisierten bzw. recycelten lipophilen Produkte ebenfalls in Transportpartikel (n-VLDL), die nach Anreicherung mit ApoC als **VLDL** für die LPL zugänglich sind.
Bei der Hydrolyse durch die LPL gehen nicht nur Triglyceride verloren, sondern u. a. auch das ApoC. Dadurch sind die entstandenen **IDL** ein schlechtes Substrat für LPL. Sie werden deshalb durch Hepatozyten (Apo-Rezeptoren) aufgenommen bzw. zu LDL unter ApoE-Verlust weiter metabolisiert. Die **LDL-Partikel**, die im Kern vorwiegend aus Cholesterolestern bestehen, werden von den meisten **peripheren Geweben** über LDL-rezeptorvermittelte Endozytose aufgenommen.

A. Lipoproteine

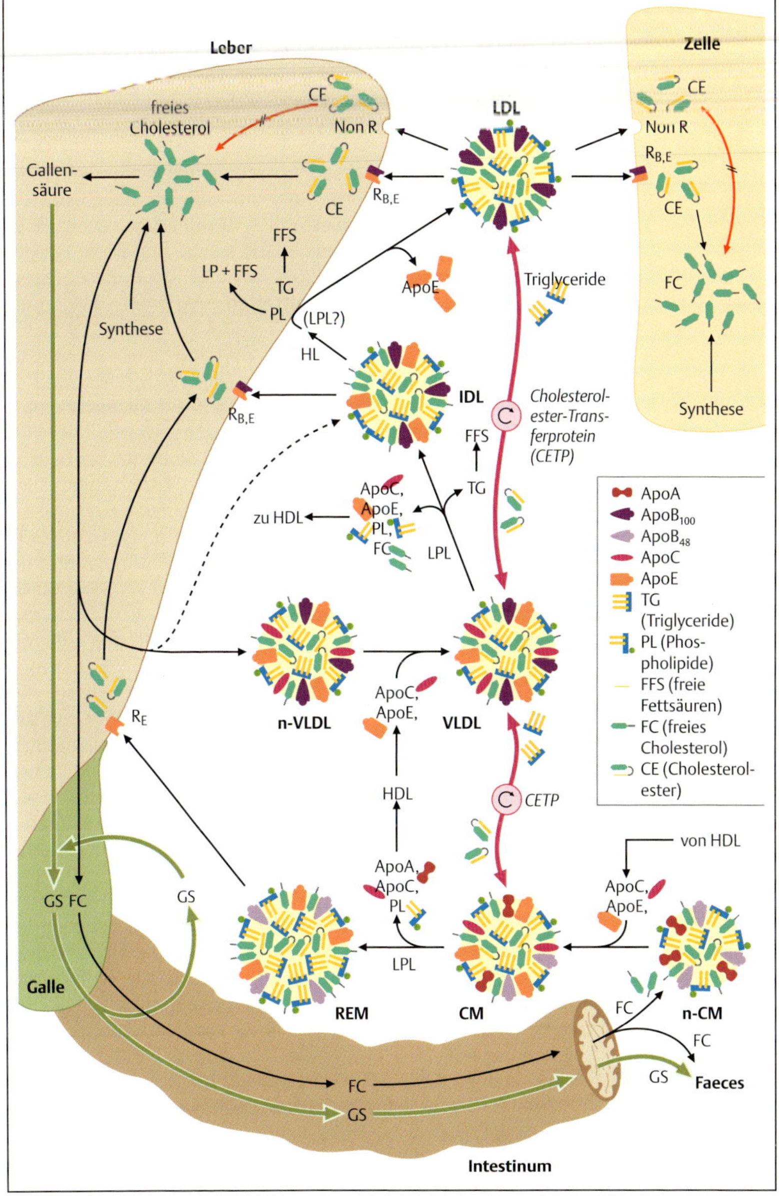

LDL

Da die LDL-Partikel primär die **Transportform von Cholesterol** darstellen, ist deren gesteuerte Aufnahme in die Zelle von essenzieller Bedeutung. Dies geschieht durch einen **Rezeptor**, der spezifisch für $ApoB_{100}$ und ApoE ist **(A)**. Die Interaktion zwischen Ligand und Rezeptor basiert auf unterschiedlichen Ladungsverhältnissen: Auf der Ligandenseite steuern die Apoproteine die basischen Aminosäuren Lysin und Arginin (positive Ladung) bei, während der Rezeptor die sauren Aminosäuren Glutamat und Aspartat (negative Ladung) im aktiven Zentrum aufweist. Das carboxyterminale Ende des Rezeptors reicht durch die Plasmamembran hindurch. An deren Innenseite befindet sich das Protein **Clathrin**, das die Einstülpung und Abschnürung von Vesikeln bewirkt.

Nach Bindung von LDL an den Rezeptor wird der gesamte **LDL-Rezeptor-Komplex** mittels Endozytose in die Zelle aufgenommen **(B)**. Der LDL-Partikel wird durch Lysosome zu Fettsäuren, Aminosäuren und unverestertem Cholesterol verdaut. Der Rezeptor sowie das beteiligte Clathrin können wiederverwendet werden.

- Durch die Aufnahme des LDL-Partikels erhöht sich die **intrazelluläre** Konzentration an **freiem Cholesterol**, was zu einer Kaskade weiterer Vorgänge führt.
- Die Aktivität der Hydroxymethylglutaryl (HMG)-CoA-Reduktase, dem geschwindigkeitsbestimmenden Enzym der Cholesterolbiosynthese, wird gehemmt.
- Gleichzeitig wird die Acyl-CoA-Cholesterolacyltransferase (ACAT) stimuliert, welche Cholesterol zu Cholesterolestern konvertiert und damit speicherbar macht.
- Ebenso wird die Synthese weiterer LDL-Rezeptoren unterdrückt, was die weitere LDL-Aufnahme in die Zelle einschränkt.

Diese Mechanismen bewirken eine regulierte Konzentration an unverestertem Cholesterol in der Zelle. In Leber, endokrinen Drüsen, Lunge und Niere werden etwa 90 % des LDL über diese **rezeptorvermittelten** Aktionen aufgenommen.

Im Dünndarm und möglicherweise in der Milz ist jedoch ein **Rezeptor-unabhängiger Weg** nachgewiesen. Die LDL-Bindung an die Zelloberfläche bewirkt hier eine absorptive Endozytose. Allerdings führt diese Aufnahme offensichtlich nicht zu einer Hemmung der HMG-CoA-Reduktase bzw. Stimulation der ACAT.

Eine weitere Möglichkeit der LDL-Aufnahme besteht durch den **Scavenger-** oder **Acetyl-LDL-Rezeptor**. Dieser Rezeptor konnte in Makrophagen, glatten Muskelzellen und Endothelzellen nachgewiesen werden. Er scheint bevorzugt für die Aufnahme von Lipoproteinen verantwortlich zu sein, die durch oxidative Prozesse (z. B. Lipidperoxidation) modifiziert wurden.

Auch im Falle des genetisch bedingten LDL-Rezeptormangels (familiäre Hypercholesterolämie) stellt dieser Rezeptor die Cholesterolversorgung der Zellen sicher. Dieser Rezeptor kann nicht herunterreguliert werden, so dass es zu einer Kumulation von Cholesterol-beladenen LDL in der Zelle kommen kann. Dies wird als ein erster Schritt für die Entstehung der Arteriosklerose angesehen.

A. LDL-Rezeptor

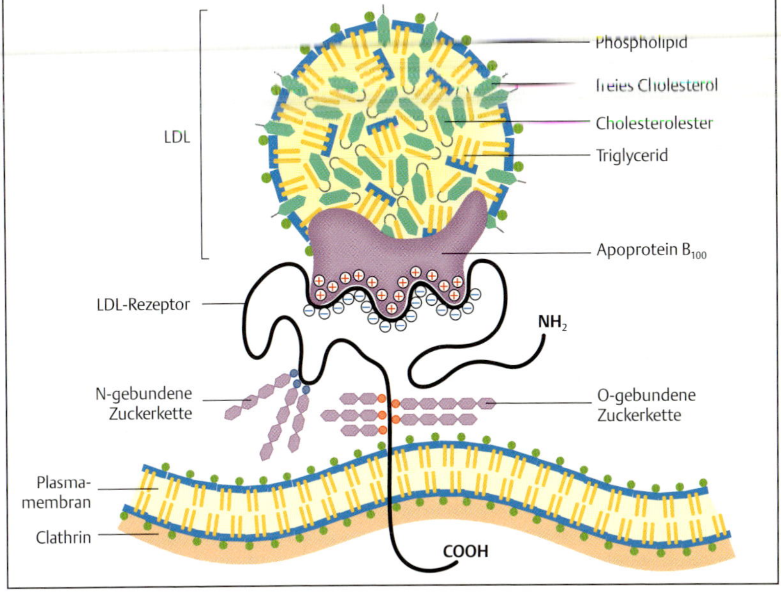

B. LDL-Katabolismus

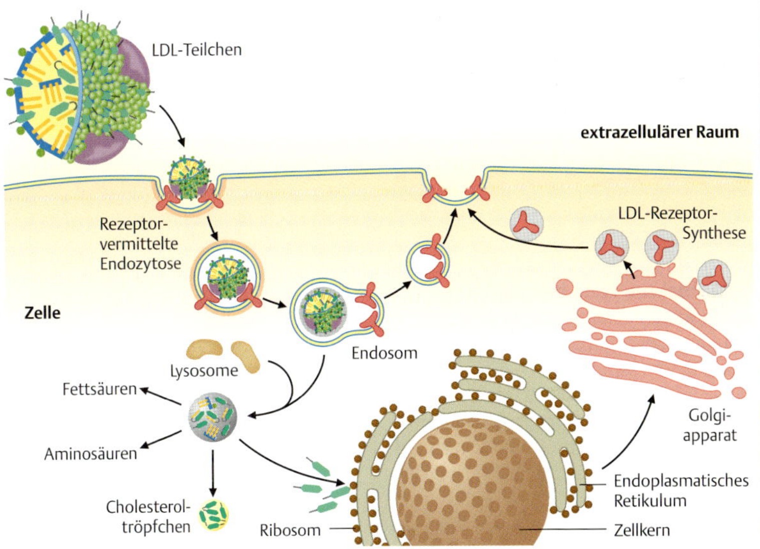

HDL

Bei den HDL-Partikeln lassen sich diskoidale (scheibchenförmige) von sphärischen (kugelförmige) unterscheiden. Die diskoidalen werden als **nascente** (n-HDL), die sphärischen als **reife HDL-Partikel** bezeichnet. Im Plasma befinden sich vorwiegend sphärische Partikel, die einen hydrophoben Kern aus Triglyceriden und Cholesterolestern haben und eine Hülle aus Phospholipiden und Apoproteinen. Der Übergang von der nascenten in die sphärische Form ist das Ergebnis einer Veresterung von Cholesterol und der externen Aufnahme von Cholesterolestern.

Das von der Leber sezernierte **n-HDL (A)** trifft im Plasma auf die Lecithin-Cholesterolacyl-Transferase (LCAT), welche die Veresterung des im Kern enthaltenen Cholesterols katalysiert. Das auf diesem Weg entstandene **HDL-3** nimmt weiter Cholesterol und Cholesterolester auf. Zusätzlich findet ein intensiver Austausch mit Chylomikronen (CM) und VLDL statt. Das zusätzlich benötigte ApoA entstammt einem freien ApoA-Pool aus dem Abbau der CM-Oberfläche. Dieses in der HDL-Oberfläche eingebaute ApoA wird von Rezeptoren peripherer Zellen erkannt, wodurch intrazelluläres Cholesterol an die Partikel abgegeben wird.
Durch diesen kontinuierlichen Prozess der **Aufnahme von Cholesterol**, der Veresterung von Cholesterol durch die LCAT und der Veränderung der Apoprotein-Oberfläche entstehen die Partikel **HDL-2** und **HDL-1**. Diese können einerseits – über Rezeptoren oder rezeptorunabhängig – von den Hepatozyten aufgenommen und metabolisiert werden. Andererseits können in der Leber auch nur Teile des lipophilen Kerns und anschließend Teile der Oberfläche abgegeben werden, so dass wieder die jeweiligen Vorstufen entstehen. Über diesen kontinuierlichen Zyklus erfüllt **HDL** seine wesentliche Funktion: Den **Rücktransport von Cholesterol** und **Triglyceriden** aus peripheren Geweben zur Leber, die daraus vorwiegend Gallensäuren produziert.

Wie das HDL-Partikel Cholesterol aus den Zellen entnimmt, ist bisher nicht vollständig geklärt. Für Monozyten (Makrophagen) wurde ein transzellulärer Transport des HDL-HDL-Rezeptor-Vesikels vorgeschlagen, während dem sich HDL aus Fetttröpfchen (Lipid Droplet) mit Cholesterol anreichert **(B)**. Andere Theorien gehen von der Bindung des HDL-ApoA an einen Rezeptor und nachfolgende (ungeklärte) Permeation des intrazellulären Cholesterols in das HDL aus. Da verschiedene Apo-proteine selbst als Cholesterolakzeptoren dienen können, wäre auch die Aufnahme von z. B. ApoA in die Zelle und anschließende intrazelluläre Bildung von Prä-HDL (n-HDL) denkbar.

Transferproteine (aktiv im Plasma) haben u. U. große Bedeutung bei der Regulation des Lipoproteinmetabolismus, z. B. bei der Steuerung des Efflux von Cholesterol aus peripheren Zellen. Neben dem Cholesterolester-Transferprotein (CETP), welches den Austausch und Nettotransfer von Cholesterolestern (CE), Triglyceriden (TG) und Phospholipiden (PL) ermöglicht, gibt es ein Phospholipid-Transferprotein (PTP), welches auf den Transport von PL und TG beschränkt ist. So können z. B. TG und CE zwischen HDL-Partikeln und triglyceridreichen Partikeln wie Chylomikronen und VLDL ausgetauscht werden.

A. HDL-Stoffwechsel

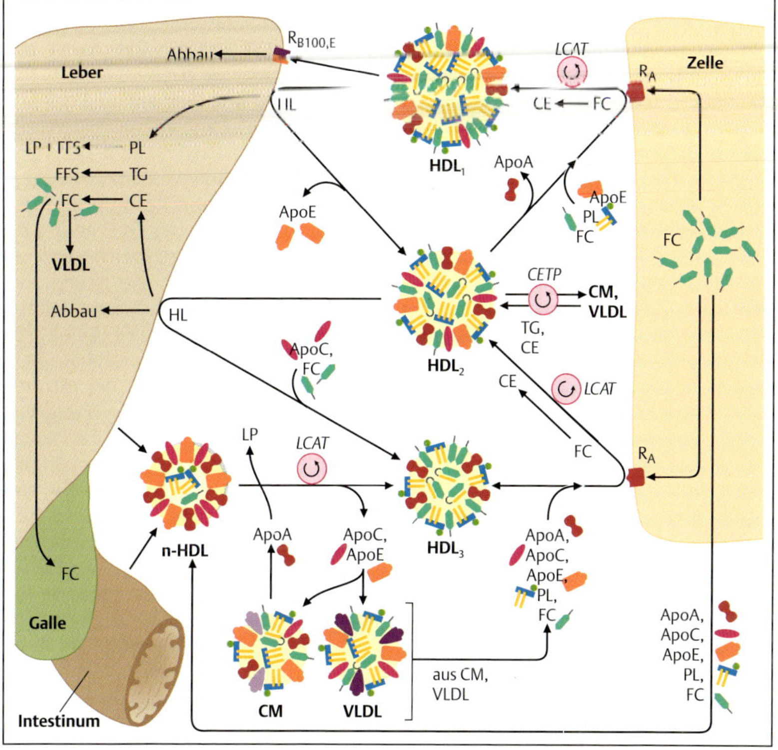

B. Cholesterolaufnahme in Monozyten / Makrophagen

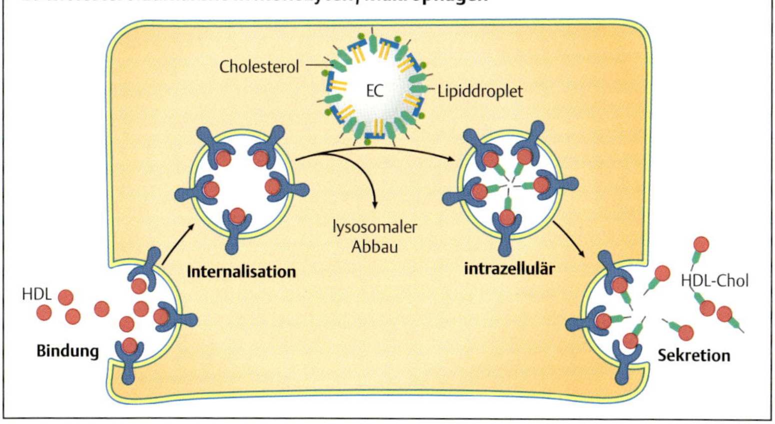

Postprandiale Lipidverteilung

Die nach intraluminaler Hydrolyse **(A)** in die Mukosazelle resorbierten Lipide (1) werden intrazellulär reverestert und gelangen via Lymphe in Form von **Chylomikronen** in den Blutkreislauf (2). CM treten ca. 1–2 Std nach einer Mahlzeit im Blut auf. Sie sind mit einer Halbwertszeit von 4–5 min extrem kurzlebig; allerdings erfolgt nach einer fettreichen Mahlzeit ein kontinuierlicher Übertritt über viele Stunden.

Nach Modifizierung durch die **Lipoproteinlipase** (LPL, s. S. 104) werden die verbleibenden **Remnants** rezeptorvermittelt in die Leber aufgenommen und metabolisiert (3). Dabei werden alle Ester hydrolisiert – die verbleibenden Verbindungen bilden zusammen mit endogen von der Leber synthetisierten Substanzen (z. B. Fettsäuren aus Glucose) einen verfügbaren Pool. Aus diesem werden – von der Leber nicht sofort benötigte – Lipide wieder mit Apoproteinen gepackt und in Form von **VLDL** in den Blutstrom abgegeben (4). VLDL unterliegt ebenfalls einer ständigen Hydrolyse durch die LPL. Allerdings sind VLDL mit einer Halbwertszeit von 1–3 Std langlebiger als CM. Die meisten der aus den VLDL freigesetzten Fettsäuren dienen im Fettgewebe als Speichertriglyceride oder im Muskel als Energiequelle. Das verbleibende **IDL** wird durch Veresterung des Cholesterols mit einer mehrfach ungesättigten Fettsäure von Position 2 des Lecithins (durch LCAT) zu **LDL** (5). Durch rezeptorvermittelte Endozytose wird LDL von den meisten Geweben aufgenommen und fungiert primär als Lieferant von Cholesterolestern für den zellulären Cholesterolbedarf. Die Umsatzrate von LDL ist wesentlich geringer als die des VLDL: Nur 45 % des LDL-Plasma-Pools werden täglich eliminiert. Das ebenfalls von der Leber synthetisierte **HDL** übernimmt überschüssige Cholesterolester und Phospholipide (6) und bewirkt damit den Rücktransport zur Leber (7). Da HDL auch Interaktionen mit anderen Lipoproteinen eingeht, kann es als Schlüsselsubstanz im komplexen System des Lipidtransports gesehen werden.

Während der **frühen Resorptionsphase** steigen die Spiegel der Enzyme an, die in Richtung einer **Fettspeicherung** arbeiten. Dies sind v. a. die Acetyl-CoA-Carboxylase, die Fettsäuresynthetase, das Malatenzym und eine Reihe von Enzymen des Pentosephosphatzyklus. Ebenso steigt die Aktivität der extrazellulären Lipoproteinlipase im Fettgewebe, die für die Aufnahme von Fettsäuren aus VLDL von der Leber notwendig ist. Gleichzeitig wird die Aktivität der hormonsensitiven Lipase, die die Freisetzung von Fettsäuren aus Adipozyten katalysiert, reduziert. All diese Ereignisse stehen unter hormoneller Kontrolle (Insulin und Schilddrüsenhormone), wodurch mittels Beeinflussung von Transkription und Translation die notwendigen Enzymspiegel reguliert werden.

Das abweichende Resorptionsverhalten der **kurz- und v. a. mittelkettigen Fettsäuren** (MCT, engl. = Middle Chain Triglycerides) wird diätetisch genutzt. Da sie in der Mukosa nicht reverestert werden und direkt im Blut an Albumin gebunden transportiert werden, stellen sie bei Fettresorptionsstörungen oft die einzige Möglichkeit der Fettaufnahme dar. Weiterhin ist von Vorteil, dass sie auch bei stark eingeschränkter Lipaseaktivität im Darmlumen noch quantitativ resorbiert werden.

A. Postprandialer Lipidstoffwechsel

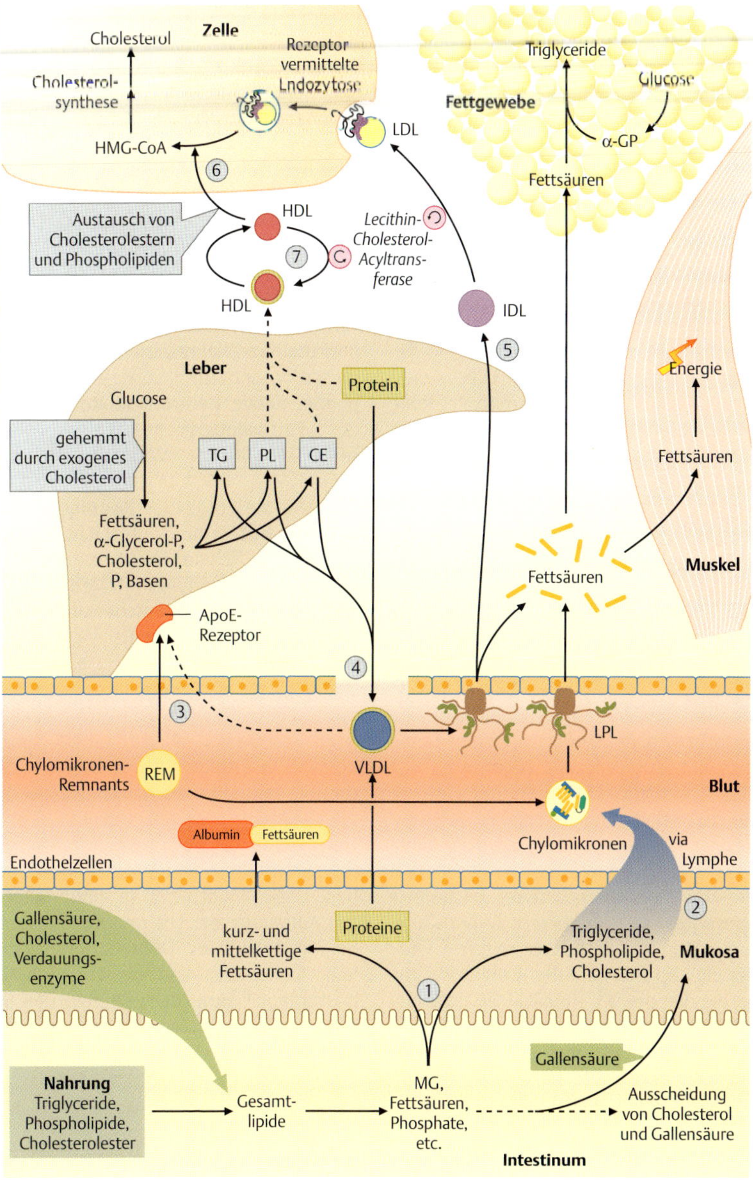

Lipoproteinlipase

Die Aktivität der endothelständigen **Lipoproteinlipase** (LPL) in verschiedenen Geweben ist entscheidend für die differenzierte Aufnahme von Fettsäuren. LPL **hydrolisiert** in triglyceridreichen Lipoproteinen wie Chylomikronen und VLDL die Triglyceride zu 2-Monoglyceriden und Fettsäuren. Sie ist auch für den **Transfer** von Phospholipiden und Apoproteinen auf HDL zuständig. Neuere Untersuchungen zeigen, dass LPL ebenfalls für die **spezifische Bindung** von Lipoproteinen an Zelloberflächen und Rezeptoren verantwortlich ist. Diese Funktionen deuten auf eine zentrale Rolle der Regulation der LPL-Aktivität für den Lipidmetabolismus hin. Störungen dieser Regulation wie auch Mutationen der LPL werden derzeit intensiv hinsichtlich ihrer Bedeutung für die Entstehung von Erkrankungen (z. B. Arteriosklerose) erforscht.

Die Bindung von Heparin durch LPL ist essenziell für deren Fixierung an der Zellwand. Dieser Komplex bindet an Glykosaminoglycane an der Oberfläche von Endothelzellen. Die entstandenen Heparansulfat-Proteoglycane ragen als lange Ketten in das Gefäßlumen und ermöglichen so der daran fixierten LPL den Kontakt mit Lipoproteinen **(A)**. Als Bindungsstellen dienen das an der Oberfläche der Lipoproteinpartikel lokalisierte Apoprotein C_{II} und kürzere Aminosäuresequenzen am carboxyterminalen Ende der LPL. Apo C_{II} ist dabei Cofaktor (Colipase), der die LPL-Aktivität erst ermöglicht. Die dadurch einsetzende Hydrolyse der Triglyceride führt zur Freisetzung von Fettsäuren und deren lokaler Aufnahme in das Gefäßendothel. Daneben ist LPL generell an Interaktionen zwischen Zelloberflächen und Lipoproteinen beteiligt. Eventuell dissoziiert während der Lipolyse am Gefäßendothel ein kleiner Teil der LPL ab und heftet sich an die Lipoproteinpartikel. Diese – als im Plasma zirkulierende – messbare LPL könnte die Anheftung an Zellen (z. B. auch an den LDL-Rezeptor) über Bindung an Oberflächenproteoglycane vermitteln.

Die potenziell aktive LPL liegt als Dimer vor, wobei die 2 Aminosäureketten (um 180° verdreht) so geformt sind, dass sie das aktive Zentrum wie ein Augenlid verdecken **(B)**. Der Kontakt mit dem Lipoproteinpartikel resultiert in einer Konformationsänderung, so dass das hydrophobe, aktive Zentrum in Kontakt mit der Partikeloberfläche kommt und seine katalytische Wirkung entfalten kann.
Die zentrale Frage der **Regulation der LPL-Aktivität** ist bis heute nicht eindeutig geklärt. LPL wird in den meisten Geweben produziert, zeigt jedoch die höchste Aktivität in Fettgewebe, Herzmuskel, Muskulatur und lactierender Brustdrüse. Frühere Studien hatten gezeigt, dass eine Regulation auf der Stufe der Genexpression mit nachfolgend variierenden LPL-mRNA-Gewebespiegeln erfolgen muss. Diese Änderungen verlaufen jedoch langsamer als die Änderung der LPL-Aktivität. Daher wird heute der posttranslationalen Regulation größere Bedeutung zugeschrieben. Diese könnte z. B. in einer zellulären Aufnahme der LPL und anschließender intrazellulärer Degradation bestehen. Sicher ist, dass die LPL-Aktivität postprandial unter dem Einfluss von Insulin zunimmt, andererseits im Hungerzustand die Aktivität gewebeselektiv eingeschränkt wird.

A. LPL-Lipoprotein-Bindung

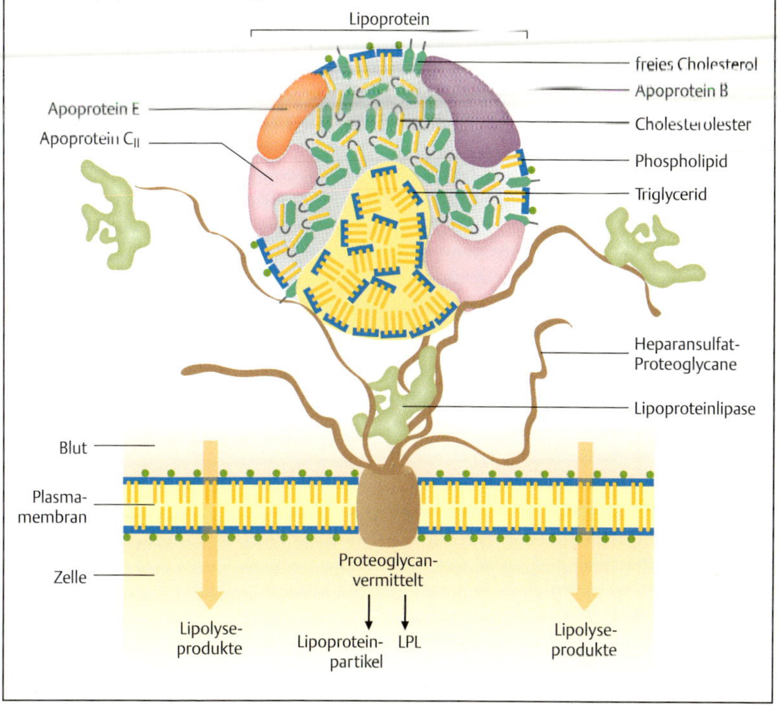

B. Triglyceridhydrolyse durch LPL

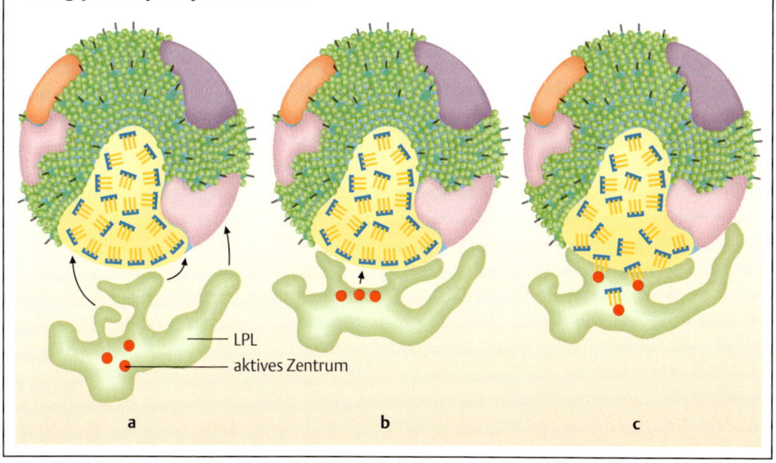

Fettsäurenmetabolismus

Die Spaltung von Triglyceriden (= Triacylglycerole) in Adipozyten unterliegt einer komplexen hormonellen Regulation **(A)**. Neben Glucagon, Wachstumshormonen u. a. aktivieren insbesondere die bei erhöhtem Energiebedarf freigesetzten Catecholamine die **hormonsensitive Lipase**. Die Überführung in die aktive Form erfolgt über einen β-Rezeptor und anschließende Bildung des second messenger cAMP durch das Adenylat-Cyclase-System. Die hormonsensitive Lipase setzt freie Fettsäuren (FFS) aus Tri- und Diglyceriden frei; für die Hydrolyse der Monoglyceride existiert eine spezifische Lipase. Glycerol geht via Blut in die Leber und wird vorwiegend in die Gluconeogenese eingeschleust. Kurzkettige FFS werden im Plasma gelöst, längere FFS an Albumin gebunden. Mit Ausnahme des Gehirns und der Erythrozyten sind alle Gewebe in der Lage, diese FFS zur Energiegewinnung zu nutzen. In gynoiden Adipozyten, die sich bei Frauen häufig an Oberschenkel und Gesäß finden, gibt es auch α_2-Rezeptoren. Diese führen zu einer Hemmung der cAMP-Bildung. Dadurch ist die Aktivierung der Lipase durch Catecholamine in diesen Adipozyten stark herabgesetzt.

Besonders intensiv läuft der **Fettsäureabbau** bei erhöhtem FFS-Plasma-Spiegel in der Leber ab **(B)**. Nach Einschleusung in die Zelle werden die Fettsäuren unter ATP-Verbrauch zu Acyl-CoA aktiviert und mittels **Carnitin** in die Mitochondrien transportiert. In der folgenden β-Oxidation werden vom Carboxylende her in mehreren Zyklen jeweils 2 C-Atome als Acetyl-CoA abgespalten. Für ungesättigte, ungeradzahlige oder verzweigte Fettsäuren bestehen jeweils eigene Nebenwege. In den Peroxisomen der Hepatozyten findet parallel ein Abbau langkettiger Fettsäuren statt. Bei erhöhtem Angebot an Acetyl-CoA, wie z. B. bei erhöhter Lipolyse im Hungerstoffwechsel oder bei Diabetes mellitus, kondensieren 2 Moleküle Acetyl-CoA zu Acetacetyl-CoA. Hieraus entstehen die **Ketonkörper** (z. B. Acetacetat), die von den Geweben zur Energieversorgung herangezogen werden können – selbst das Gehirn kann nach einer Adaptationsphase Ketonkörper verwerten.

Die Biosynthese der Fettsäuren, die **Lipogenese**, kann in vielen Geweben, postprandial jedoch vorwiegend in Leber und Fettgewebe, erfolgen. Der Abbau von Glucose führt zu Pyruvat, das in die Mitochondrien eingeschleust und dort zu Acetyl-CoA decarboxyliert wird. Über den Citrat-Malat-Shuttle gelangt Acetyl-CoA wieder in das Zytosol, wo es durch die geschwindigkeitsbestimmende Acetyl-CoA-Carboxylase zu Malonyl-CoA carboxyliert wird. An einem Fettsäure-Synthase-Komplex werden nun C2-Einheiten zusammengefügt, bis Palmitat (16:0) entstanden ist. Dieses kann im endoplasmatischen Retikulum verlängert werden.

Die **Regulation des Fettsäuremetabolismus** wird – neben einer Vielzahl hormoneller Einflüsse – v. a. durch das Angebot an FFS bzw. die Größe des mitochondrialen Acetyl-CoA-Pools bestimmt. Bei einem hohen Angebot an FFS (z. B. im Hungerzustand) erfolgt eine Aktivierung der Carnitin-Palmitoyl-Transferase, die den Transport von aktivierten Fettsäuren (Acyl-CoA) in die Mitochondrien ermöglicht. Eine verstärkte β-Oxidation, mehr Acetyl-CoA und eine erhöhte Ketogenese sind die Folge. Gleichzeitig hemmen die FFS die Lipogenese. Umgekehrt stimuliert die postprandiale Insulinausschüttung die Acetyl-CoA-Carboxylase – das erhöhte Malonyl-CoA hemmt wiederum die Einschleusung von Acyl-CoA in die Mitochondrien und damit den Fettsäureabbau.

A. Lipolyse in Adipozyten

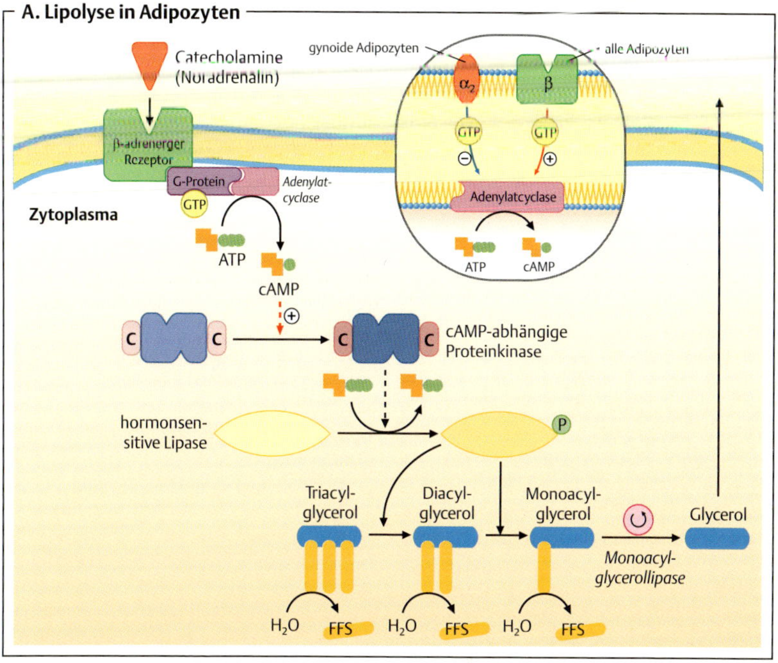

B. Fettsäurenmetabolismus in Hepatozyten

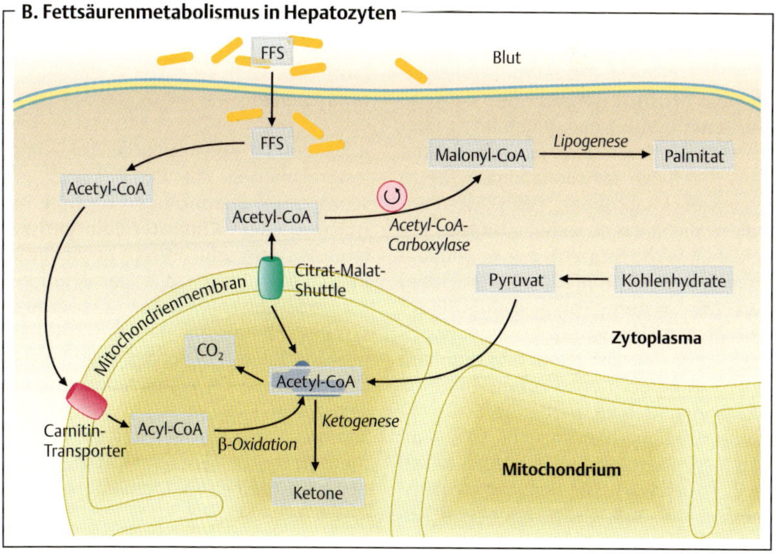

Cholesterol: Biosynthese

Cholesterol ist ein wesentlicher Bestandteil von **Zellmembranen** und Ausgangsprodukt für **Gallensäuren** und **Steroidhormone**. Trotz seiner komplizierten chemischen Struktur ist es für den menschlichen Organismus **nicht essenziell**. Vor allem in der Leber, aber auch in Darm und Haut erfolgt eine gesteuerte Eigensynthese, die den Bedarf zu decken vermag.

Die **Synthese der Isoprenoide (A)** beginnt mit der Kondensation von 3 Molekülen **Acetyl-CoA** zu 3-Hydroxy-3-Methylglutaryl-CoA (**HMG-CoA**). Das Enzym, die HMG-CoA-Synthase (1), ist auch an der Ketonkörperbildung beteiligt. Allerdings läuft die Isoprenoidsynthese nicht in den Mitochondrien, sondern im endoplasmatischen Retikulum (ER) ab.
Die anschließende Abspaltung von CoA durch die HMG-CoA-Reduktase (2) führt zu **Mevalonat**. Dieses Enzym ist das Schlüsselenzym der Cholesterolbiosynthese und unterliegt mehreren Regulationsmechanismen. U. a. stimulieren Insulin und Thyroxin die Aktivität, während Glucagon und exogen zugeführtes Cholesterol hemmend wirken. Mevalonat wird durch die Mevalonatkinase (3) zu Isopentenyldiphosphat (**IPP**) decarboxyliert, das auch als aktives **Isopren** bezeichnet wird. Es stellt den Grundbaustein aller Isoprenoide (C5-Baustein) dar. Die weitere Kondensation dieser Grundbausteine ist Organismus-spezifisch. Eine Vielzahl von **Isoprenoiden** (v. a. mit langer Kette) können nur von Pflanzen aufgebaut werden (z. B. Carotinoide, Tocopherole), manche sogar nur von ganz bestimmten Pflanzenfamilien (z. B. Kautschuk). Für tierische Organismen ist der Aufbau des zyklischen Isoprenoids Cholesterol (6 IPP-Einheiten) von größter Bedeutung.
Über Zwischenprodukte wird aus IPP das **Farnesyldiphosphat** (4). Da es sich immer noch um ein kettenförmiges Molekül handelt, können auf dieser Stufe durch weiter Kondensation mit IPP Moleküle mit langen Seitenketten entstehen. Diese dienen oft als „Anker" in der lipophilen Zellmembran – so ist z. B. Dolichol mit seiner langen Kette (ca. 90 C-Atome) der Lipidanker für Glykoproteine im ER.
Durch Kopf-an-Kopf-Reaktion von 2 Farnesyldiphosphat-Molekülen wird schließlich **Squalen** gebildet, welches über die Epoxidstruktur zyklisiert und nach Modifikation durch Cytochrom P_{450}-Enzyme zum **Cholesterol** wird.

Von den Hepatozyten kann Cholesterol entweder direkt in die Galle abgegeben werden oder enzymatisch zu Gallensäuren modifiziert werden. Durch Einbau in Lipoproteine kann es zu hormonsynthetisierenden Drüsenzellen transportiert werden und dort zum Aufbau von Steroidhormonen wie Cortisol, Progesteron, Estradiol, Testosteron und Aldosteron dienen.

Aufgrund der Bedeutung der Hypercholesterolämie in der Pathogenese verschiedenster Erkrankungen wird die **Regulation der Cholesterolbiosynthese** intensiv erforscht. Von besonderem Interesse ist heute die Transkriptionskontrolle verschiedenster, an der Biosynthese beteiligter Enzyme. Die Expression folgt unterschiedlichen Reizen. Dies kann die Cholesterolkonzentration selbst sein, die Expression von LDL-Rezeptoren oder aber generell die Zusammensetzung der Ernährung. Dabei können die einzelnen Faktoren interagieren.

A. Cholesterol-Biosynthese

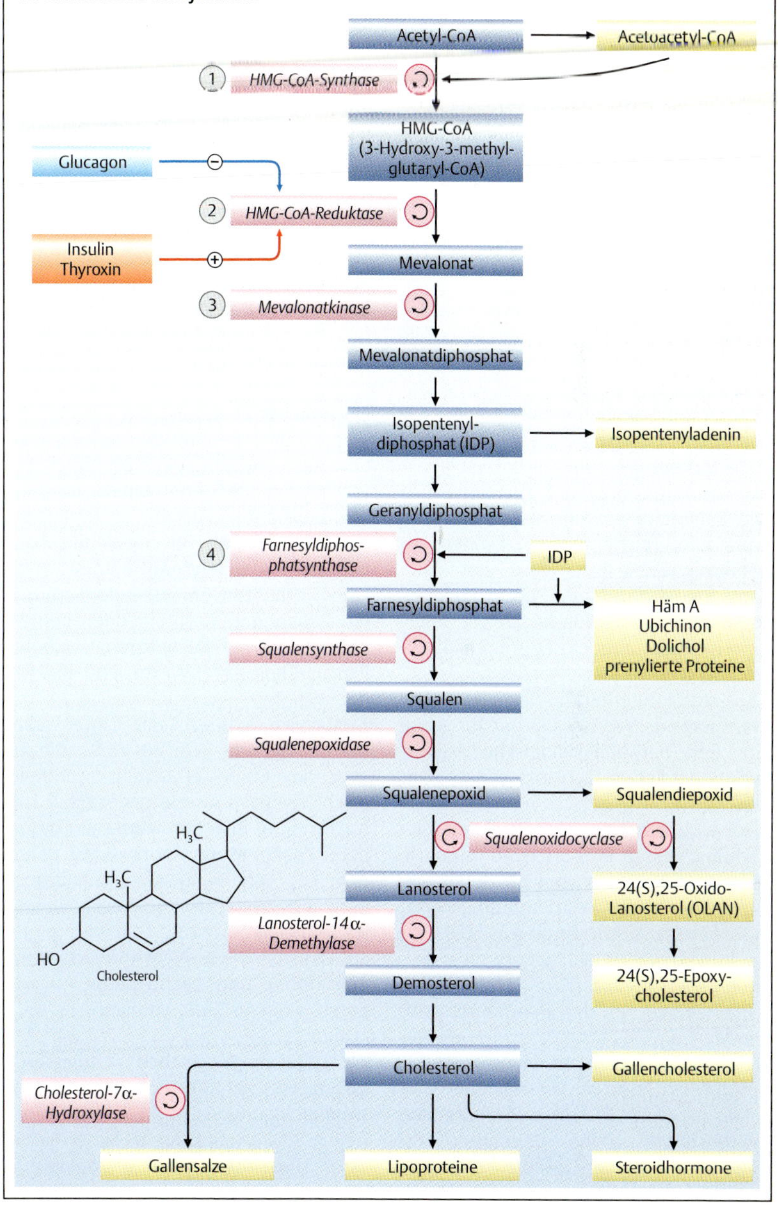

Cholesterol: Homöostase

Großen Einfluss auf die Cholesterolhomöostase haben intrazelluläre Transport- und Verteilungsvorgänge **(A)**. Tierische Zellen können freies Cholesterol aus der **Neusynthese im endoplasmatischen Retikulum** (ER) erhalten, in der das limitierende Enzym die HMG-CoA-Reduktase ist. Eine andere Quelle zellulären Cholesterols stellt die Zufuhr aus **Lysosomen** dar, die exogene Cholesterolester hydrolysieren. Intrazelluläre Cholesterolester (CE) dienen ebenfalls der Aufrechterhaltung des freien Cholesterolpools. Freies Cholesterol ist in der Zellmembran und den Membranen der Zellorganellen gespeichert. Verschiedene **Membranen** weisen unterschiedliche Konzentrationen auf; auch innerhalb der Zellmembran gibt es cholesterolarme und -reiche Bezirke. Exogen zugeführtes Cholesterol wird erst dann dem frei verfügbaren Pool zugeführt, wenn dieser eine kritische Grenze unterschreitet oder aber die Membrankapazität überschritten ist.

Cholesterol unterliegt in der Zelle einem Transport, dessen Regulation für zelluläre und pathophysiologische Auswirkungen verantwortlich sein könnte. Das der Neusynthese entstammende Cholesterol wird in einem schnellen, energieverbrauchenden Prozess in Form von lipidreichen Vesikeln vom ER durch den Golgi-Apparat zur Zellmembran geführt. Lysosomales Cholesterol aus LDL-Partikeln wird wahrscheinlich auf dem gleichen Weg befördert und findet sich daher schnell in der Plasmamembran wieder.

Da Cholesterol auch mit der Nahrung zugeführt wird, sind die Interaktionen zwischen exogener Zufuhr und endogener Synthese von großer Bedeutung. Als Messgröße wird der Plasma-Cholesterol-Spiegel herangezogen, der sich als eigenständiger pathogenetischer Risikofaktor etabliert hat.

Bei **niedriger Cholesterolaufnahme**, die nur durch ein strenges Diätregime erreicht wird, ist der Beitrag des Nahrungscholesterols zum Gesamt-Cholesterol-Umsatz sehr gering **(B)**. Unter der Annahme einer 55 %igen Resorption macht das zugeführte Cholesterol nur 10–15 % des Tagesumsatzes aus. Hierbei bleiben der Plasma-Cholesterol-Spiegel und die LDL-Rezeptoren (verantwortlich für die zelluläre Aufnahme) in einem „steady state“.

Bei **üblicher Erhöhung der Zufuhr** sind 2 Reaktionstypen möglich: Kompensation des erhöhten Angebots durch Einschränkung der endogenen Synthese bei konstanter Anzahl an LDL-Oberflächenrezeptoren oder fehlende Kompensation. Bei letzterer kommt es zu einem erhöhten Cholesteroleinstrom in die Zellen und nachfolgender Verminderung von LDL-Rezeptoren – erhöhte Plasma-Cholesterol-Werte sind die Folge.

Tatsächlich existiert eine Untergruppe der Bevölkerung (ca. 20–25 %), die auf exogene Cholesterolzufuhr „pathologisch“ reagiert. Als ein genetischer Faktor für diese Reaktion wurde ein besonderer Phänotyp des Apoprotein E gefunden. Mit Aufklärung der Mechanismen der Cholesterolhomöostase werden wahrscheinlich weitere Faktoren folgen. So ist es bis heute nicht möglich, Kompensatoren und Nicht-Kompensatoren durch klinische Tests zu identifizieren.

Bei **„pharmakologischen“ Cholesteroldosen**, wie sie diätetisch nur unter Extrembedingungen (z. B. kohlenhydratfreie Fett-Protein-Diäten) zu erreichen sind, muss auch die physiologische Kompensation versagen.

A. Regulation der Cholesterolhomöostase im Makrophagen

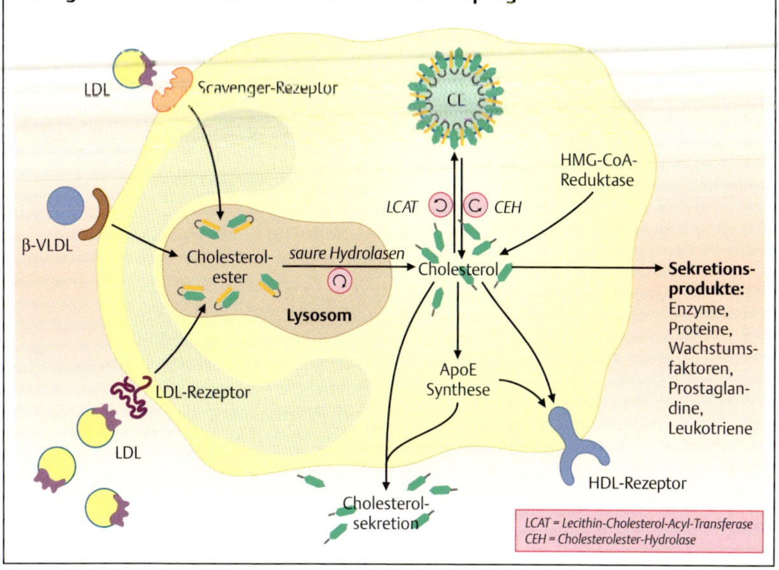

B. Einfluss exogener Cholesterolzufuhr

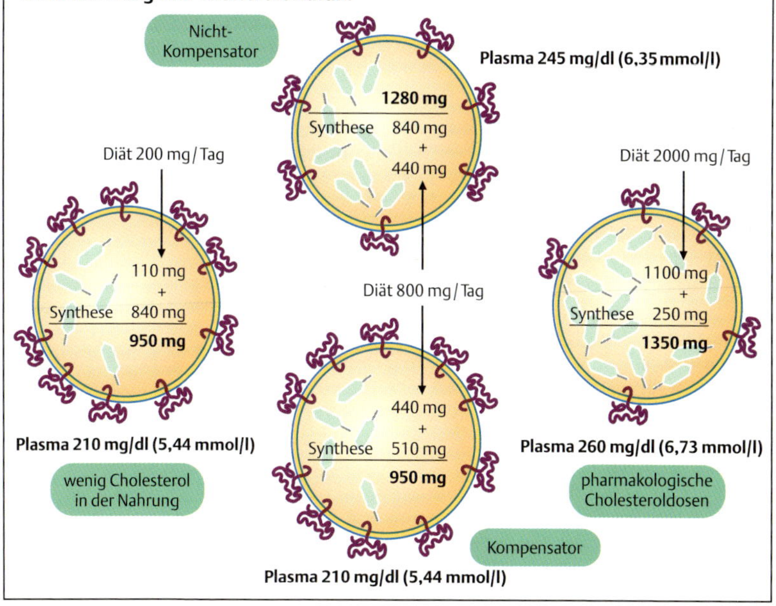

Regulatorische Funktion: Membranstruktur

Die Grundstruktur von biologischen Membranen wird im Wesentlichen aus Phospholipiden, Glykolipiden und Cholesterol gebildet. Triglyceride finden sich nicht in Membranen.
Die Fettsäuren der Membranlipide variieren in Kettenlänge und Anzahl der Doppelbindungen, was teilweise von der Ernährung (s. S. 116) und dem hormonellen Status abhängt.
Die Lipidzusammensetzung variiert zwischen den Geweben, innerhalb der Zelle und innerhalb einzelner Zellorganellen. So ist z. B. die Plasmamembran von Nervenzellen reich an Glykolipiden, während diese in der Erythrozyten- oder Hepatozytenmembran kaum zu finden sind. Die Membranen von Mitochondrien weisen wesentlich mehr Phosphatidylethanolamin und -cholin auf als die Plasmamembran, wobei sich äußere und innere Mitochondrienmembran zusätzlich unterscheiden. Die **membrantypische Lipidzusammensetzung** scheint folglich essenziell für die differenzierten Membranfunktionen.

Das **Fluid-Mosaik-Modell** der Membranen **(A)** verdeutlicht derzeit am besten den funktionellen Zustand der Zellmembranen. Die amphiphatischen Lipide bilden in wässriger Umgebung, wie sie durch Plasma bzw. Interstitium und Zytoplasma gegeben ist, eine **Lipiddoppelschicht** mit ca. 5 nm Dicke. Der polare, hydrophile Anteil, bestehend aus Glycerol, Phosphatgruppe, den Resten bzw. Zuckern, weist dabei zur „Wasserseite", während sich die unpolaren Fettsäuren als lipophile Bestandteile einander zuordnen. Auf diese Weise entsteht eine Doppelschicht, die als „flüssig" bezeichnet werden kann. Die Lipidmoleküle können innerhalb der einzelnen Schichten „schwimmen", während ein Wechsel zwischen den beiden Membranseiten nur bedingt möglich ist. Dieses als **Membranfluidität** bezeichnete Verhalten hängt entscheidend von der Fettsäurebestückung der Membranlipide ab. Bedingt durch die Bindung am Glycerol besteht zwischen hydrophilem „Kopf" und lipophilem „Schwanz" eine drehbare Verbindung. Gleichzeitig können die Fettsäuren am Glycerol „schwingen". Die Bewegungsmöglichkeiten werden durch längere Fettsäuren eingeschränkt, während kürzere oder ungesättigte Fettsäuren mit cis-Doppelbindungen die Fluidität erhöhen. Auch der Cholesterol- und Proteinanteil der Membran beeinflusst die Membranfluidität.

In die Doppelschicht eingelagert sind bestimmte **Membranproteine**, die spezifische Aufgaben erfüllen. Integrale Proteine sind Globuline, die ein- oder mehrfach die komplette Doppelschicht durchspannen und asymmetrisch über die Zellmembran verteilt sind. Periphere Proteine „schwimmen" auf der Membran, besitzen einen Lipidanker oder sind nur schwach mit einer Membrankomponente assoziiert. Die meisten Rezeptor- sowie Kanalproteine zählen zu den integralen Proteinen. Glykoproteine zur Zellerkennung werden eher den peripheren Proteinen zugeordnet. Der Vorgang, mit dem die Membranlipide einen Einfluss auf die Funktion der Membranproteine nehmen, ist bisher nicht vollständig geklärt. Es ist denkbar, dass durch die Fluidität der Phospholipiddoppelschicht die Konformation der eingelagerten Proteine und damit ihre Funktion verändert werden kann.

A. Membranfluidität

a

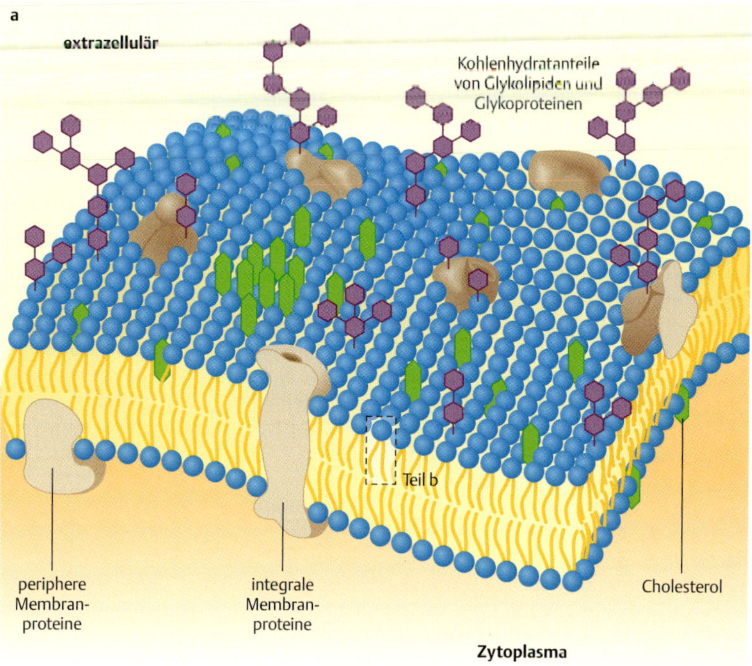

b

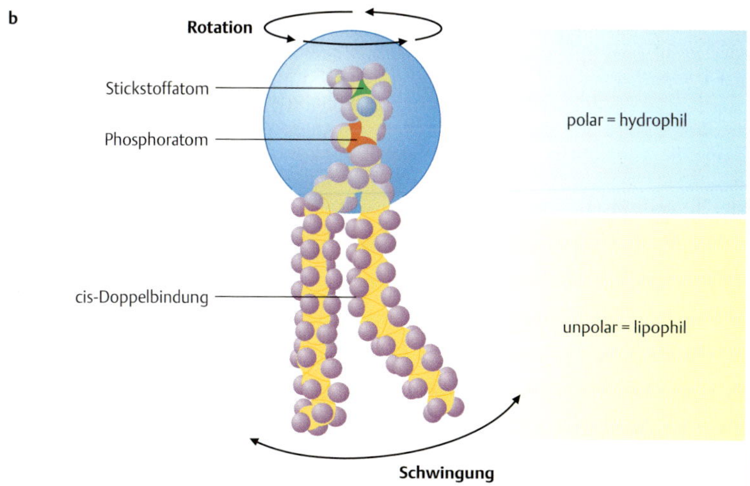

Regulatorische Funktion: Eicosanoide

Die mehrfach ungesättigten Fettsäuren stellen die Ausgangssubstanzen bzw. Zwischenprodukte der endogenen **Eicosanoidsynthese** dar. Unter diesem Oberbegriff werden hormonähnliche Substanzen zusammengefasst, die – meist lokal begrenzt – eine Vielzahl oft antagonistischer Wirkungen entfalten.

Die Hauptklassen der **Prostaglandine** werden mit PGA bis PGI bezeichnet; ein Index beziffert die Anzahl der C-C-Doppelbindungen außerhalb des Rings **(A)**. Prostaglandine mit 2 Doppelbindungen, z. B. PGE_2, entstehen aus Arachidonsäure (20:4; n-6) – die beiden verbleibenden Doppelbindungen gehen bei der Zyklisierung verloren. **Thromboxane** sind verwandte Verbindungen mit einem sechsgliedrigen Etherring. Arachidonsäure kann aber auch durch die Lipoxygenase in **Leukotriene** umgewandelt werden. Diese wurden zuerst in Leukozyten entdeckt und enthalten 3 konjugierte Doppelbindungen. Prostaglandine, Thromboxane und Leukotriene werden als Eicosanoide bezeichnet, weil sie 20 C-Atome aufweisen (griech. eicosi = zwanzig).

Die Biosynthese der Eicosanoide setzt alimentär zugeführte Fettsäuren der n-6- bzw. n-3-Fettsäurereihe voraus. Der Organismus ist nicht in der Lage, zwischen dem 6. bzw. 3. C-Atom vom Methylende her eine Doppelbindung einzufügen. Zugeführte Fettsäuren dieser Reihen können zwar am Carboxylende verlängert und weiter desaturiert werden **(B)**, höhere Homologe bleiben jedoch weiterhin n-6- bzw. n-3-Fettsäuren.

Die wichtigste Quelle für den **n-6-Weg** stellt die **Linolsäure** dar, die in den meisten Pflanzenölen enthalten ist. Sie wird als die essenzielle Fettsäure dieser Reihe bezeichnet, obwohl sie auch durch höhere Homologe ersetzt werden kann. Die Desaturierung an C6 vom Carboxylende her führt zur γ-Linolensäure, die – mit Ausnahme weniger Pflanzenöle – in Nahrungsmitteln selten vorkommt. Die Kettenverlängerung um 2 C-Atome führt zur Dihomo-γ-Linolensäure, aus der bereits verschiedene Eicosanoide gebildet werden können. Die Arachidonsäure, die eigentliche Ausgangssubstanz für die Eicosanoidsynthese, wird auch in Form tierischer Lebensmittel zugeführt.

Der **n-3-Weg** beginnt bei der α-Linolensäure, die in geringen Mengen ubiquitär und vermehrt z. B. in Leinöl vorkommt. Höhere Homologe finden sich in Fischölen.

Die Desaturierung und Elongation der Fettsäuren der beiden Reihen erfolgt durch die gleichen Enzyme. Dies bedingt, dass auf jeder Stufe 2 Substanzen mit unterschiedlicher Affinität um das Enzym konkurrieren. Hier ergeben sich durch die Zufuhr metabolisierbarer Zwischenstufen diätetische Ansätze, um das Gleichgewicht zwischen den Eicosanoiden zu modifizieren. Nutritiv zugeführte Fettsäuren dieser Reihen – unabhängig von der Stufe im Syntheseweg – werden jedoch nicht direkt zur Eicosanoidsynthese herangezogen. Sie werden – neben der langfristigen Speicherung im Fettgewebe – in Phospholipide (an C2) und damit in Zellmembranen eingebaut. Dort können sie durch Phospholipase A_2 bei Bedarf freigesetzt werden. Die Zellmembran bildet folglich einen verfügbaren Fettsäurepool, dessen Zusammensetzung auch Einfluss auf die entstehenden Eicosanoide hat.

A. Eicosanoidsynthese

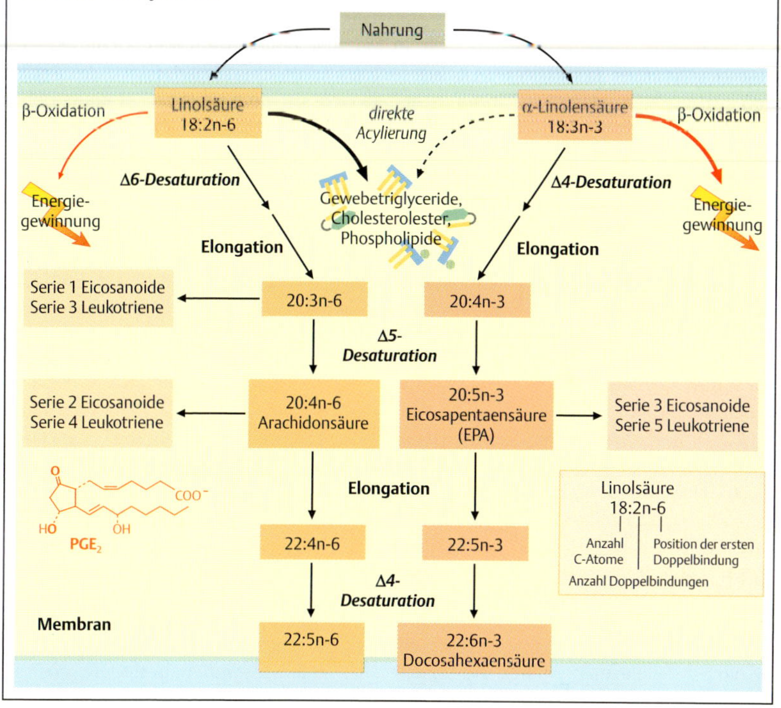

B. Arachidonsäuremetabolismus

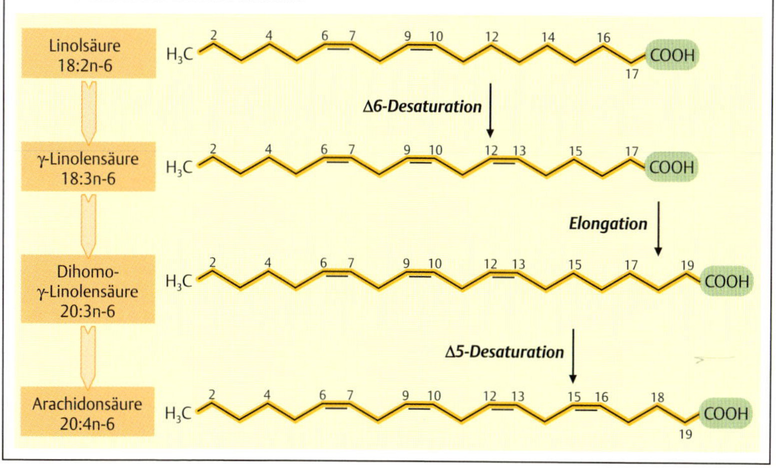

Regulatorische Funktion: Beeinflussung durch Ernährung

In vielen Studien konnte gezeigt werden, dass sich das Fettsäuremuster durch orale Applikation bestimmter Fettsäuren ändern lässt. Damit bietet sich die Möglichkeit, sowohl die **Fluidität der Zellmembranen** und damit assoziierter Membranproteinfunktionen als auch die **Eicosanoidsynthese** diätetisch zu beeinflussen.

Viele Versuche basieren auf der Verabreichung höherer Homologe der essenziellen Fettsäuren Linolsäure und α-Linolensäure. Dabei wird unterstellt, dass bei bestimmten Erkrankungen das erste Enzym des Syntheseweges, die Delta-6-Desaturase, unzureichend arbeitet. Da die Aktivität dieses Enzyms nicht direkt messbar ist, werden indirekte Beweise – höhere Substratkonzentrationen bei niedrigerer Produktkonzentration – herangezogen. Weil die Delta-6-Desaturase das geschwindigkeitslimitierende Enzym ist, könnte eine marginale Aktivität vielfältige Auswirkungen haben.
Auf dieser Grundlage wird heute das Produkt der Delta-6-Desaturase im n-6-Weg, die **γ-Linolensäure**, in Form bestimmter Pflanzenöle substituiert. Bei großem Angebot an γ-Linolensäure nimmt v. a. das Folgeprodukt, die Dihomo-γ-Linolensäure, in den Membranen zu. Daraus ist zwar Arachidonsäure synthetisierbar; direkt kann daraus aber die Reihe 1 der Eicosanoide gebildet werden. Da Eicosanoide im ng- oder pg-Bereich wirken, reichen bei oft antagonistischer Wirkung der verschiedenen Reihen kleinste Verschiebungen im Gleichgewicht, um klinische Auswirkungen zu erzielen.

Auf ähnlichem Ansatz basiert die seit langem praktizierte Einschränkung der Zufuhr an **Arachidonsäure** durch eine rein vegetarische Ernährung. Die Folge ist hier eine Verminderung der Arachidonsäurefolgeprodukte, v. a. der Reihe-4-Eicosanoide. Das in dieser Reihe gebildete Leukotrien B_4 weist eine ausgeprägte chemotaktische Wirkung auf, d. h. es stimuliert die Migration eosinophiler Leukozyten und fördert damit Entzündungsvorgänge. Beide Therapieansätze – die Zufuhr von γ-Linolensäure z. B. bei Neurodermitis bzw. die Einschränkung der Arachidonsäurezufuhr z. B. bei rheumatischen Erkrankungen – werden kontrovers diskutiert.

Die orale Zufuhr höherer Homologen des n-3-Fettsäureweges in Form von **Fischölen** verfolgt ein ähnliches Ziel. Am Beispiel der chemotaktischen Wirkung der Leukotriene lässt sich der Einfluss auf Entzündungsprozesse demonstrieren: Die Eicosapentaensäure (n-3) konkurriert mit der Arachidonsäure (n-6) um die Lipoxygenase. Das bei n-3-Zufuhr bevorzugt entstehende LTB_5 hat eine wesentlich geringere chemotaktische Wirkung als das aus Arachidonsäure entstehende LTB_4, ist also eher entzündungshemmend.

Die n-3-Fettsäuren wurden jedoch durch einen anderen Effekt bekannt: **Hemmung der Thrombozytenaggregation**. Man nimmt an, dass die Blutungsneigung und die geringe Inzidenz von koronaren Herzkrankheiten (KHK) bei eingeborenen Grönland-Eskimos auf deren hohen Fischkonsum zurückzuführen ist. Große Mengen n-3-Fettsäuren finden sich in frei lebenden Meeresfischen – gezüchtete Meeresfische oder Süßwasserfische weisen ein anderes Fettsäurespektrum auf. Die orale Supplementation mit Fischölen zur Prävention der KHK wird jedoch widersprüchlich diskutiert.

A. Nutritive Fettsäuremodifikationen

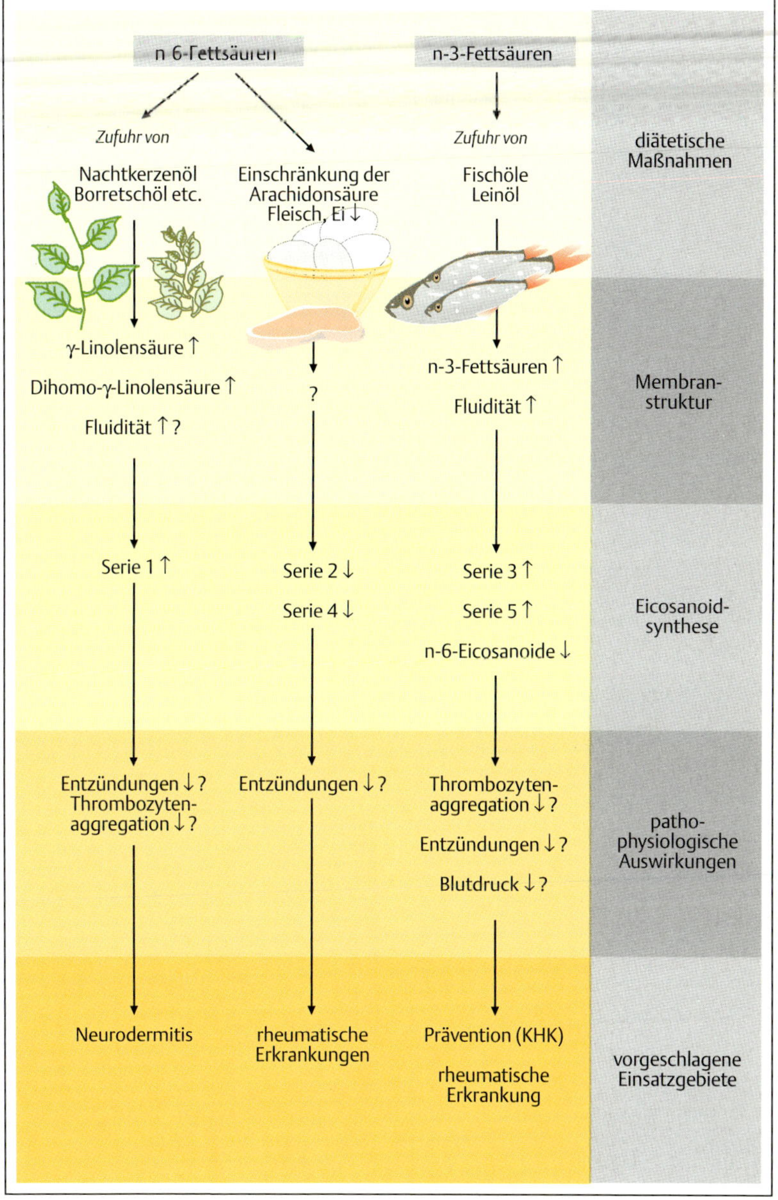

Vorkommen und Bedarf

In der typisch westlichen Ernährung liegt der Fettanteil bei ca. 40 % der Gesamtenergie. Am Beispiel eines Mannes in mittlerem Alter **(A)** beträgt der Fettkonsum ca. 104 g pro Tag, wovon 45 % als gesättigte, 40 % als einfach ungesättigte und 15 % als mehrfach ungesättigte Fettsäuren (FS) aufgenommen werden.

Derzeit gültige **Empfehlungen** gehen von einem vertretbaren **Fettanteil von max. 30–35 % der Energie** aus. Neuerdings sind auch Werte bis zu 40 % in der Diskussion. Lange Zeit wurde für eine präventive Kostform die **1/3-Regel** vorgeschlagen (je 33 % der 3 Fettsäureklassen). Heutige Empfehlungen präferieren die einfach ungesättigten FS, da sich bei hoher Aufnahme mehrfach ungesättigter FS vermehrt potenziell schädliche Oxidationsprodukte bilden. Unbestritten bleibt jedoch, dass bei heutiger Ernährung der Gesamtfettanteil und der Anteil gesättigter FS zu hoch ist.

Der **Tagesbedarf an n-3-FS** wird zwischen 0,2–0,6 % der Tagesenergie angegeben. Das entspricht im obigen Beispiel einer täglichen Zufuhr von ca. 1 g. Diese Empfehlung wird bei uns im Mittel erreicht, jedoch gehen heute viele Autoren von einer höheren „optimalen" n-3-Fettsäurezufuhr aus. Bei dem derzeit üblichen Verhältnis von n-6-FS zu n-3-FS von ca. 10:1 (Ziel: 5:1) sollte daher die Empfehlung lauten, den Verzehr an Seefisch sowie n-3-reicher Gemüse (grüne Gemüse) deutlich zu steigern. Die α-Linolensäure ist auch in Leinöl reichlich enthalten. Bei anderen Lebensmitteln eröffnen sich durch spezielle Fütterung (z. B. Geflügel) oder gentechnische Methoden (z. B. Ölsaaten) neue Möglichkeiten der n-3-FS-Anreicherung. Die Bedeutung einer einseitigen Erhöhung der n-3-FS-Zufuhr und die Einführung solcher angereicherter Produkte sollte jedoch gründlich untersucht werden.

Im Gegensatz zu den n-3-FS bestehen bei unzureichender **n-6-FS-Zufuhr** klinisch objektivierbare Mangelsymptome. Die klassische, biochemische Methode zur Bestimmung eines Mangels an essenziellen FS stellt die Berechnung des Verhältnisses der Eicosatriensäure (20:3; n-9) zu Arachidonsäure (20:4; n-6) dar. Fehlen die essenziellen FS, nutzt die Ölsäure (18:1; n-9) die Enzyme des Syntheseweges – sonst kaum vorkommende, höhere n-9-Homologe entstehen. Die Eicosatriensäure kann jedoch die Arachidonsäure nicht ersetzen, so dass in Folge auch keine Eicosanoide gebildet werden. Die Zufuhr von 1–2 % der täglichen Energie in Form von Linolsäure wird als ausreichend zur Behebung eines Mangels angesehen. Dies entspricht im Beispiel ca. 5 g Linolsäure pro Tag, was mit einem Esslöffel der gängigen Pflanzenöle zu erreichen ist. Das FAO-/WHO-Expertenkomitee hat die Zufuhr von 5–7 % der Gesamtkalorien durch n-6-FS während Schwangerschaft und Stillzeit als notwendig angegeben.

Zum jetzigen Zeitpunkt kann keine genaue Angabe zur optimalen Zufuhr von n-3- und n-6-FS gemacht werden. Es sollte jedoch grundsätzlich auf eine Steigerung der Zufuhr ungesättigter FS und eine wünschenswerte Veränderung des n-6:n-3-Verhältnisses zugunsten der n-3-FS durch Erhöhung des Fischverzehrs sowie Zunahme vegetabiler Nahrungsbestandteile **(B)** hingewiesen werden.

A. Zufuhr und Empfehlung

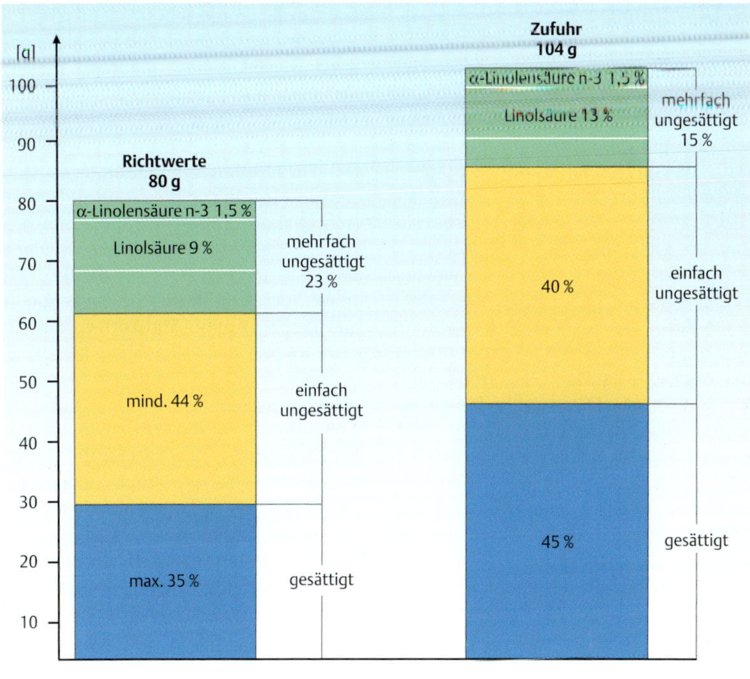

Bsp.: männlich, mittleres Alter, 2400 kcal Energie

B. Fettsäurezusammensetzung

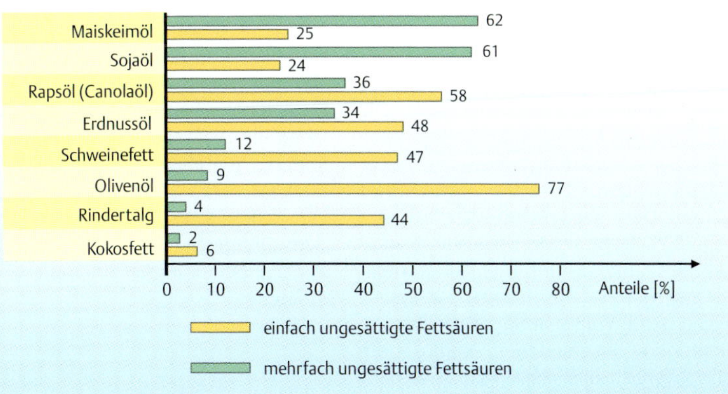

Klassifizierung: Proteine als Stickstoffquelle

Der Begriff „Protein“ ist abgeleitet vom griechischen „proteno“ – ich nehme den ersten Platz ein. Berzelius und Mulder, die diesen Namen in der ersten Hälfte des letzten Jahrhunderts prägten, verstanden unter Protein Stickstoff (N)-haltige Verbindungen in Lebensmitteln, ohne die ein Leben nicht möglich ist. In der Tat stellen die Proteine die einzige, vom Mensch verwertbare Stickstoffquelle dar.
Pflanzen erhalten Stickstoff über organische oder anorganische N-Verbindungen aus der Erde **(A)**. Diese gehen bei Entfernung der Pflanze der Erde verloren, müssen also ständig exogen (Dünger, verrottete Pflanzen, tierische Ausscheidungsprodukte) wieder zugeführt werden. Einen Eintrag in diesen geschlossenen Kreislauf liefern mit Leguminosen assoziierte Bakterien, die atmosphärischen N fixieren und so (nach Verrottung) an die Erde abgeben können. Die Pflanze baut aus dem N Aminosäuren auf und fügt diese zu artspezifischen Proteinen zusammen.

Die Bindung zwischen den Aminosäuren ist in allen Organismen identisch: Formal wird bei der Proteinsynthese die Carboxylgruppe einer Aminosäure mit der Aminogruppe einer anderen Aminosäure unter Wasserabspaltung verknüpft. Die entstandene Peptidbindung **(B)** kann z. B. bei Verdauungsprozessen unter Wasseranlagerung wieder hydrolysiert werden. Diese **Biosynthese der Proteine** ist jedoch nicht – wie bei Kohlenhydraten oder Lipiden – ein mehr oder weniger geregelter, enzymatisch katalysierter Vorgang. Vielmehr findet das Zusammenfügen verschiedener Aminosäuren ausschließlich über RNA statt (Translation). Die Aminosäureabfolge ist daher von Organismus- bzw. Zellspezifischer DNA exakt vorgegeben. Identische Proteine sind somit zwischen verschiedenen Spezies sehr selten, während dies bei Kohlenhydraten und Lipiden häufig der Fall ist.

Die **Funktionen** der endogen synthetisierten Proteine (einige Tausend) lassen sich einigen großen Gruppen zuordnen. Die mechanische Stabilität von Organen und Geweben ist z. T. auf **Strukturproteine** zurückzuführen. Sie bestehen oft aus langen Aminosäureketten, die eine faserartige Struktur ausbilden. Ca. 1/3 der gesamten Proteinmasse des Menschen besteht aus dem Strukturprotein **Collagen**.
Der **Transport** von Substanzen im Plasma, in der Zelle und durch Zellmembranen stellt eine weitere Aufgabe von Proteinen dar. Dabei kann es sich um reversibel gebundene Gase (an Hämoglobin in Erythrozyten), schlecht wasserlösliche Substanzen (z. B. fettlösliches Vitamin A an RBP) oder polare Moleküle durch unpolare Grenzschichten (z. B. Ionenkanäle in Doppellipidmembranen) handeln.
Das Immunsystem (z. B. Immunglobuline) und das Blutgerinnungssystem (z. B. Fibrinogen) dienen dem Organismus als **Abwehr- und Schutzmechanismen**.
Hormone sowie deren zelluläre Rezeptoren (z. B. Insulin und Insulinrezeptor) sind für **Steuerung und Regelung** unerlässlich.
Ohne die DNA-codierten **Enzyme** wären andere, metabolische Vorgänge nicht denkbar. Erst die geregelte Katalyse von chemischen Reaktionen erlaubt dem Organismus, differenziert auf veränderte Bedingungen zu reagieren.

A. Stickstoff-Kreislauf

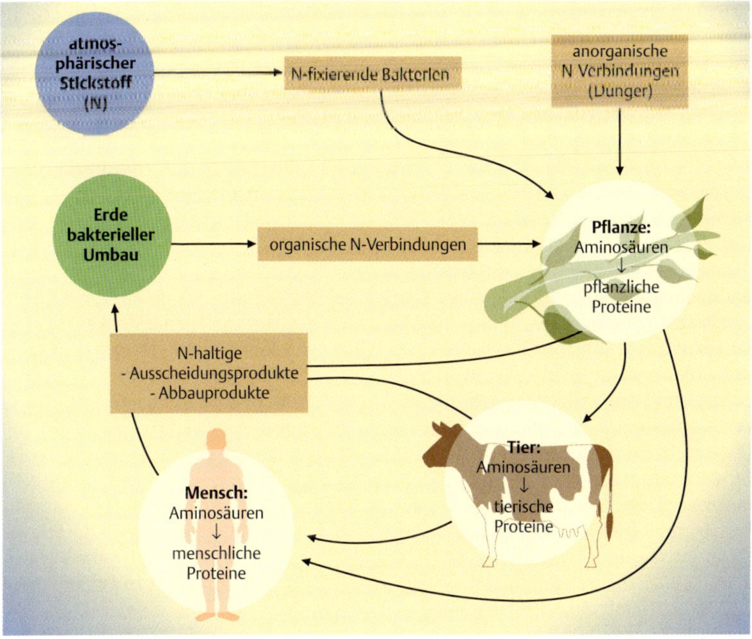

B. Peptidbindung

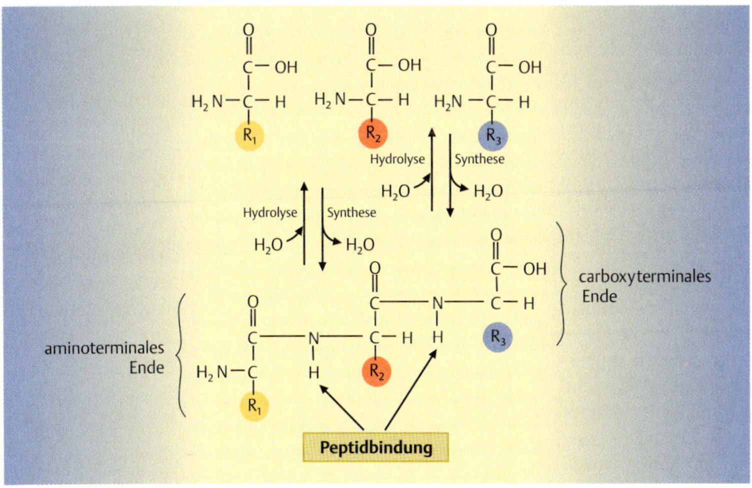

Klassifizierung: Von der Kette zur räumlichen Struktur

Die durch die DNA codierte Abfolge von Aminosäuren (= Aminosäuresequenz) wird als **Primärstruktur (A)** bezeichnet (1). In dieser Sequenz sind alle Informationen für das weitere Verhalten der Aminosäurekette enthalten. Die Seitenketten einzelner Aminosäuren geben bereits das räumliche Verhalten des Proteins vor. Heute sind die Primärstrukturen auch komplexer Proteine bekannt. Der Beginn dieser Entwicklung war die Aufklärung der Aminosäuresequenz des **Insulins** im Jahre 1952. Insulin ist ein vergleichsweise einfaches Protein aus zwei Ketten mit 21 (A-Kette) bzw. 30 (B-Kette) Aminosäuren. Die beiden Ketten entstehen erst posttranslational, im Pankreas wird ein Proinsulin gebildet, das aus nur einer Kette mit zusätzlichen 33 Aminosäuren (C-Peptid) besteht.

Die **Sekundärstruktur** bezeichnet die Art der Faltung der Aminosäurekette (2). Sie entsteht durch Wasserstoffbrückenbindungen, die sich zwischen den -C=O und den HN-Gruppen der Peptidbindungen ausbilden. Bestimmte Aminosäuren (z. B. Tyr, Val, Ile) begünstigen die Ausbildung einer **Faltblattstruktur**. Dabei lagern sich mehrere Ketten gegenläufig oder parallel nebeneinander; der entstehende Peptidrost faltet sich ziehharmonikaförmig, so dass die Seitenketten nach oben bzw. nach unten abstehen. Eine andere, energetisch begünstigte Form der Kettenfaltung ist die **Helix**. In der rechtsgängigen α-Helix ist die Peptidkette schraubenförmig so gewunden, dass auf jede Umdrehung ca. 3,6 Aminosäurereste entfallen. Im Collagen der Bindegewebsmatrix kommt eine linksgängige Helix vor, die jedoch erst durch Zusammenlagerung von 3 Helices (Collagen-Tripelhelix) stabilisiert wird. Eine **β-Schleife**, bestehend aus 4 Aminosäuren mit einer Wasserstoffbrücke zwischen Aminosäure 1 und 4, führt zu einer Richtungsänderung der Kette um 180°. In globulären Proteinen kommen meist alle Sekundärstrukturen nebeneinander vor. So bestehen z. B. die Insulinketten zu 57 % aus α-Helix, 6 % Faltblatt, 10 % β-Schleifen und zu 27 % aus ungeordneten Bereichen.

Die Anordnung der gefalteten Kette im Raum stellt die **Tertiärstruktur** dar (3). Sie entsteht durch Wechselwirkungen zwischen Seitenketten (Reste) der Aminosäuren. Beim Insulin sind z. B. 3 Disulfidbrücken zwischen jeweils 2 Cystein-Resten entscheidend für dessen räumliche Anordnung. Proteine sind nur biologisch aktiv, solange ihre Tertiärstruktur besteht. Wird diese durch Ethanol, Säure etc. zerstört (Denaturierung) geht reversibel oder irreversibel deren Funktion verloren.

Lagern sich mehrere Tertiärstrukturen nebeneinander, entsteht eine **Quartärstruktur**. Die so entstandenen Oligomere, bestehend aus Untereinheiten oder Monomeren, sind häufig bei großen globulären Proteinen anzutreffen. Die Monomere können u. U. für sich allein biologisch aktiv sein, jedoch evtl. nur in der Quartärstruktur funktionierende Einheiten (z. B. Enzymkomplex) ergeben. Auch Insulin bildet Quartärstrukturen aus: Im Blut liegt es teilweise als Dimer vor. Eine Speicherform im Pankreas bilden durch Zn^{2+}-Ionen stabilisierte Hexamere, die auch bei langsam wirkenden Insulinen in der Diabetes-Therapie genutzt werden.

A. Von der Kette zur räumlichen Struktur

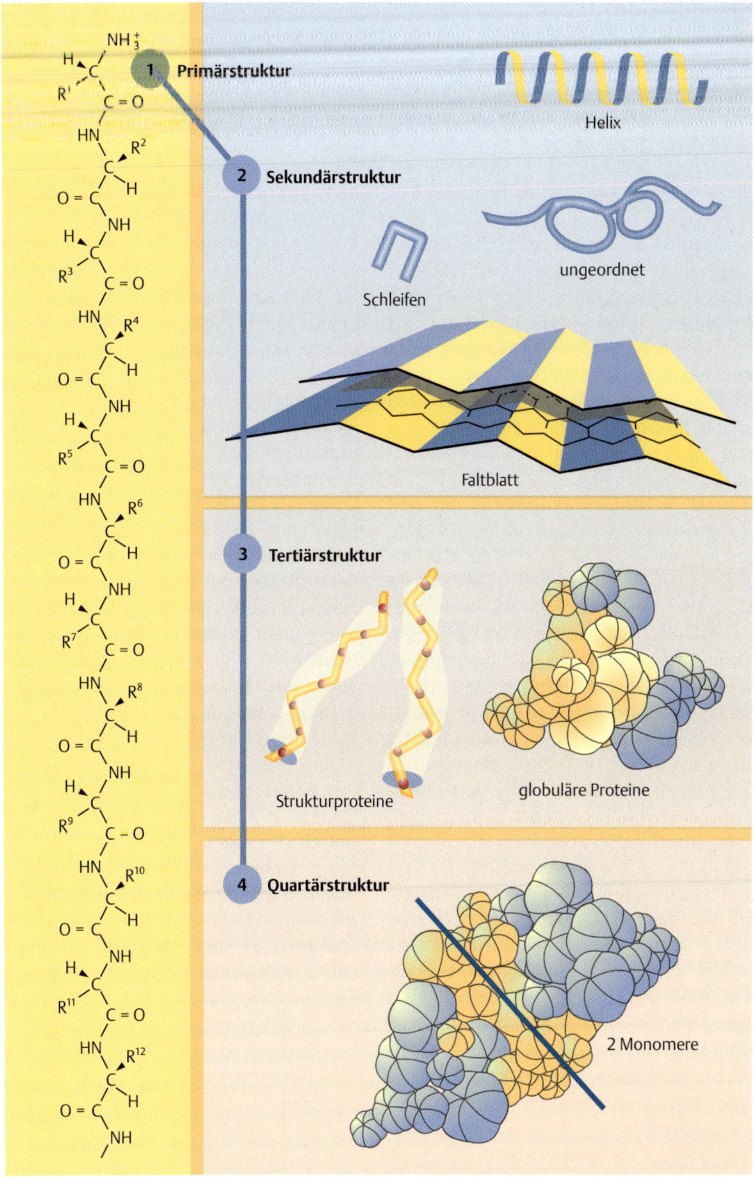

Klassifizierung: Grundbausteine Aminosäuren

Die 20 Aminosäuren (AS), die durch Translation in Proteine eingebaut werden können, werden als **proteinogene Aminosäuren (A)** bezeichnet. Es handelt sich ausschließlich um L-Aminosäuren; die D-Enantiomere sind nicht biologisch aktiv.

Sie lassen sich nach der chemischen Natur ihrer Seitenkette in 4 Gruppen einteilen (Ausnahme: Glycin). **AS mit unpolarer Seitenkette** bestehen aus einer einfachen bzw. verzweigten Kohlenwasserstoffkette bzw. einer Thioethergruppe in Methionin. Sie bilden den hydrophoben Kern von Proteinen bzw. sind an den Stellen von Proteinen lokalisiert, die mit Membranlipiden in Kontakt kommen. **Polare AS** können Wasserstoffbrücken und andere Bindungen eingehen und sind daher für die Tertiärstruktur verantwortlich. Die **sauren AS** sowie die **basischen AS** liegen bei physiologischem pH-Wert meist in dissoziierter Form vor und können daher Ionenbindungen eingehen.

Nach Forschungsergebnissen der letzten Jahre muss die klassische Einteilung der AS in essenziell und nicht essenziell in Frage gestellt werden. Von den bisher als essenziell bezeichneten 8 AS können 6 aus ihren entsprechenden Ketosäuren endogen synthetisiert werden – sie sind strenggenommen nicht essenziell. Nur für **Lysin** und **Threonin** gilt dies nicht, da sie irreversibel transaminiert werden und folglich als eigentliche essenzielle AS zu bezeichnen sind.

Die verbleibenden AS galten bisher ausschließlich als unspezifische Stickstoffquelle. Allerdings werden einige davon temporär und/oder bei bestimmten Krankheitsbildern essenziell oder zumindest bedingt essenziell.

Unbestritten ist heute, dass **Histidin** sowohl bei Kindern als auch bei chronischem Nierenversagen essenziell ist. Bei längerem Histidinmangel fallen auch beim Gesunden die Plasma-Histidin-Spiegel ab und normalisieren sich nach Histidinsubstitution. Dies spricht für eine gewisse Essenzialität auch beim gesunden Erwachsenen.

Tyrosin wird endogen aus der essenziellen AS Phenylalanin gebildet. Bei Neugeborenen, v. a. bei Frühgeburten, ist die Eigensynthese von Tyrosin unzureichend. Grundsätzlich wird Tyrosin bei allen Erkrankungen essenziell, bei denen das Leberspezifische Enzym Phenylalaninhydroxylase betroffen ist. Das klassische Beispiel ist die Phenylketonurie, aber auch Sepsis und zirrhotische Erkrankungen gehören hierzu.

Cystein kann beim Erwachsenen in der Leber aus Methionin gebildet werden. Bei Patienten mit Homocysteinurie, Leberzirrhose, bei Frühgeborenen oder Neugeborenen ist die endogene Synthese nicht oder nur unzureichend vorhanden.

Serin wird aus Glycin und Formaldehyd gebildet. Bei gestörter Nierenfunktion kann die endogene Synthese den Serinbedarf nicht mehr decken.

Aus **Arginin** entsteht Stickstoffmonoxid (NO) (s. S. 132), dessen vielfältige Funktionen auf Gefäße, Nervensystem, Immunsystem etc. positive Effekte einer Argininsupplementation bei schweren Erkrankungen vermuten lässt.

Glutamin ist quantitativ die wichtigste nicht essenzielle Stickstoffquelle des Körpers. Viele Untersuchungen deuten darauf hin, dass bei Trauma, intestinalen Störungen etc. der Glutaminverbrauch die endogene Synthese übersteigt.

A. Proteinogene Aminosäuren

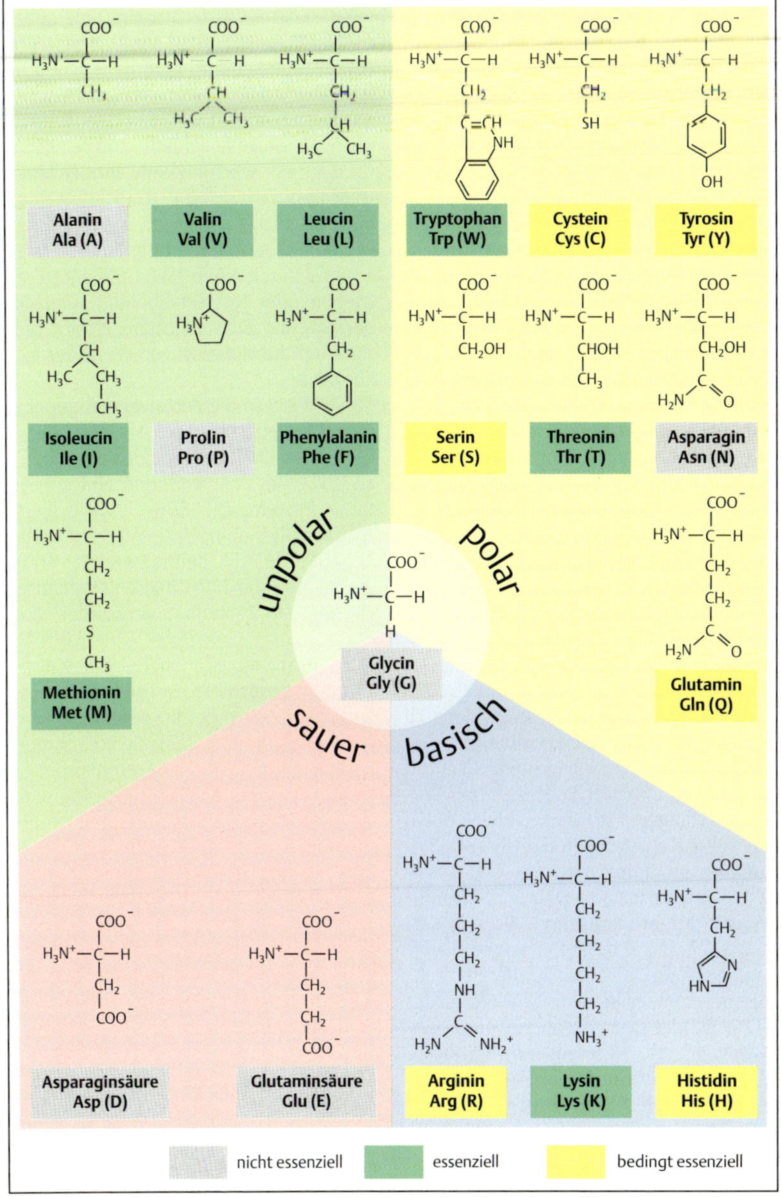

Verdauung und Resorption

Die Verdauung der Proteine beginnt im **Magen** durch die **Pepsine**. Sie spalten Peptidbindungen, an denen Phenylalanin- oder Tyrosinreste beteiligt sind. Diese Endopeptidasen (Spaltung innerhalb des Moleküls) werden erst bei saurem pH aus ihren Vorstufen, den Pepsinogenen, aktiviert. Säure erleichtert auch den katalytischen Angriff der Enzyme durch Denaturierung der Proteine. Obwohl durch die Magenaktivität bereits größere Bruchstücke (Poly-, Oligopeptide) entstehen, kann die Verdauung z. B. bei Magenresektion oder pharmakologischer Blockade der Säureproduktion auch von nachfolgenden Pankreasenzymen übernommen werden.

Im **Duodenum** werden die Pepsine rasch durch den steigenden pH-Wert inaktiviert. Die **Endo- und Carboxypeptidasen** (Spaltung vom Carboxylende) des Pankreas spalten die langkettigen Peptide in kürzere Bruchstücke sowie in einzelne AS **(A)**. Auch diese werden im Pankreas als inaktive Vorstufen sezerniert: Trypsinogen wird durch das Bürstensaumenzym **Enteropeptidase** zu **Trypsin** aktiviert, welches in Folge autokatalytisch seine eigene Konzentration erhöht und Chymotrypsinogen und Carboxypeptidasen in ihre aktive Form überführt. Trypsin hydrolisiert Peptidbindungen, an denen Arginin- und Lysinreste beteiligt sind, während **Chymotrypsin** an aromatischen AS angreift. Eine ebenfalls aktivierte **Elastase** bevorzugt neutrale, aliphatische AS.

Wie bei den Kohlenhydraten erfolgt der letzte Schritt der Verdauung durch Enzyme an der **Bürstensaummembran**. Es handelt sich bevorzugt um **Amino-** (Spaltung vom Aminoende) und **Dipeptidasen**, deren Hydrolyseprodukte freie AS, Di- und Tripeptide der Resorption zugänglich sind.

Die **zelluläre Aufnahme** erfolgt durch verschiedene Carrierproteine, die spezifisch für bestimmte AS-Gruppen sind **(B)**. Bezüglich der Aufnahme von neutralen Di- und Tripeptiden werden zwei Mechanismen diskutiert: Einschleusung in die Mukosazelle durch unspezifische Carrier und anschließende intrazelluläre Hydrolyse bzw. eine transportgekoppelte Hydrolyse an der Zellmembran. Die an der Aufnahme beteiligten Carrier können durch einen Na^+-Gradienten getrieben oder Na^+-unabhängig sein. Die basolaterale Ausschleusung erfolgt passiv durch Kumulation von AS in der Mukosazelle.

Ca. 25 % der in die Portalvene abgegebenen AS verlassen die Mukosazelle in Form von Di- und Tripeptiden, ca. 5 % als – von der Zelle endogen synthetisiertes – Protein. Die Bilanz – resorbierte AS : ins Blut überführte AS – ist dabei negativ, da ein nennenswerter Anteil der AS von der Intestinalschleimhaut zu Energie und Zellaufbau verwendet wird.

Auch **Proteine** können in sehr kleinen Mengen **resorbiert** werden. Da deren Sequenz keinem der körpereigenen Proteine entspricht, werden sie von immunkompetenten Zellen als Fremdkörper erkannt. Dies ist u. U. als physiologischer Vorgang zu verstehen, der z. B. die intestinale IgA- und IgG-Sekretion provoziert und damit einen wichtigen Schutzmechanismus aufrecht erhält. Diskutiert wird jedoch auch, ob eine erhöhte Darmpermeabilität (z. B. bei Neugeborenen) für Nahrungsmittelallergien und Autoimmunerkrankungen verantwortlich sein könnte.

A. Verdauung und Resorption

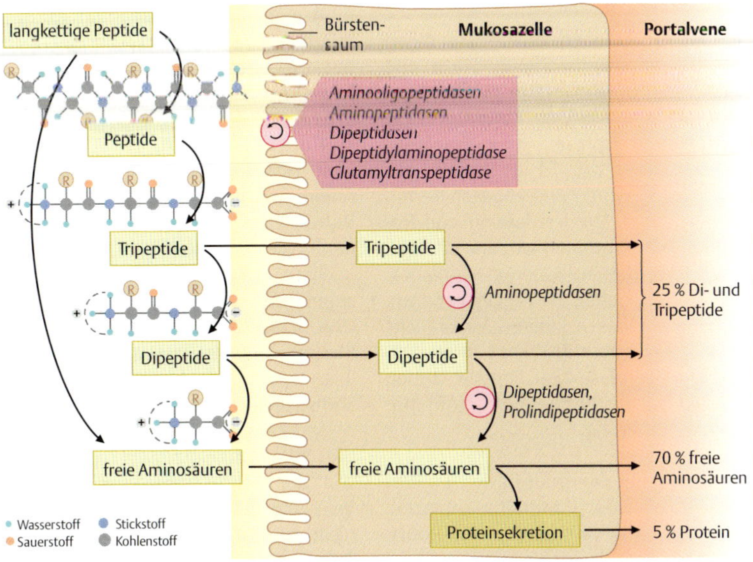

B. Resorptionsmechanismen

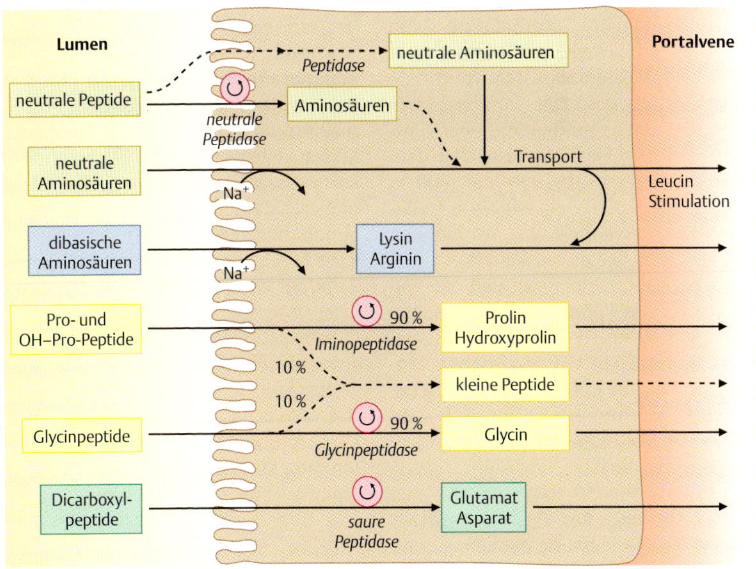

Metabolismus

Proteine unterliegen einem ständigen Auf- und Abbau. Im **Steady-State** sind Synthese- und Abbaurate im Gleichgewicht **(A)**. Die exogene Zufuhr von ca. 100 g Nahrungsprotein wird im Intestinaltrakt durch ca. 70 g Protein aus Sekretion, Enzymen und abgeschilferten Zellen ergänzt. Die Verdauung und Resorption von Proteinen ist sehr effektiv: Ca. 95 % werden aufgenommen, nur ca. 10 g pro Tag gehen via Faeces verloren. Nach Abzug des zellulären Verbrauchs durch die Darmschleimhaut und vollständige Hydrolyse aller Peptide stehen ca. 150 g freie Aminosäuren (AS) pro Tag zur Verfügung.

Der Proteinmetabolismus basiert im Wesentlichen auf der Kompartimentierung der freien AS in verschiedene **AS-Pools**. Im Plasma befindet sich nur ein geringer Anteil, während 70–80 % der freien AS in der Skelettmuskulatur lokalisiert sind. Die **intrazelluläre Kumulation** von freien AS im jeweiligen Gewebe stellt einen ersten Regulationsschritt im AS-Metabolismus dar. Die Differenz zwischen den 90 g aufgenommenen Proteins (bei 10 g Faecesverlust) und dem Gesamtproteinumsatz von ca. 300 g pro Tag wird durch ein effizientes AS-Recycling gewährleistet. So werden z. B. ca. 75 g Skelettmuskelprotein auf- und abgebaut, jedoch werden hiervon nur ca. 10 % in Form freier AS zwischen dem Skelettmuskel und dem Plasma-Pool ausgetauscht. Für den hohen Proteinumsatz sind außerdem die Erneuerung der Darmmukosa, der Auf- und Abbau der Plasmaproteine und Blutzellen verantwortlich.

Die **Beurteilung des Proteinumsatzes** kann durch die Messung der Umsatzrate von kurzlebigen Proteinen erfolgen. Zur Detektion einer latenten Unterernährung eignen sich dabei Plasmaproteine mit hoher Abbaurate wie z. B. Präalbumin bzw. Retinolbindendes Protein (27 bzw. 120 % Abbau pro Tag).
Weitaus häufiger wird jedoch eine **Stickstoffbilanz** durchgeführt. Stickstoff (N) lässt sich nach Oxidation der organischen Matrix einfach bestimmen und mittels eines Faktors in Protein umrechnen. Die Stickstoffbilanz ist ausgeglichen, wenn die mit der Nahrung zugeführte N-Menge mit der über Urin, Faeces und Haut ausgeschiedene Menge übereinstimmt. Geringe N-Verluste treten auch durch Schweiß, Haare, Menstruation und Samenflüssigkeit auf.

Die Stickstoffbilanz wird entscheidend von der Energieaufnahme beeinflusst. Bei **reduziertem Energieangebot** steht nicht mehr genügend Energie für den Proteinmetabolismus zur Verfügung. Umgekehrt lässt sich die Stickstoffbilanz nicht durch höhere Energiezufuhr verbessern, wenn das Proteinangebot ein bestimmtes Limit unterschreitet. Bei **adäquatem Energieangebot** kann es bei vielen Krankheitszuständen, Proteinmalnutrition oder schlechter Proteinqualität zu einer negativen Stickstoffbilanz kommen. Wird bei ausreichender Energiebereitstellung kein Protein mehr aufgenommen, so reduziert sich die tägliche N-Ausscheidung innerhalb weniger Tage auf ca. 2–3 g pro Tag. Diese tägliche Ausscheidung sistiert auch nach langer, proteinfreier Diät. Hieraus lässt sich ableiten, dass ein obligater Proteinverlust von ca. 16–17 g pro Tag stattfindet, der zur dauerhaften Erhaltung der Körperproteine und damit der Lebensfunktion kompensiert werden muss.

A. Proteinumsatz im steady-state

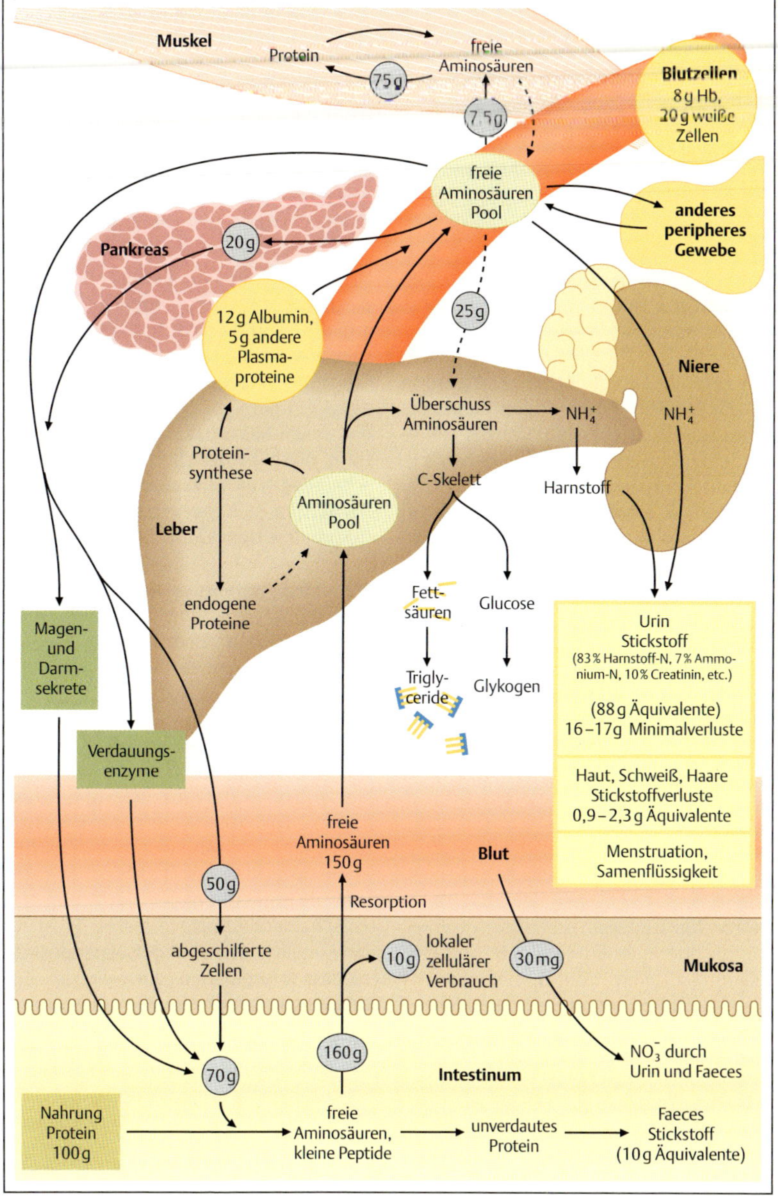

Aminosäure-Homöostase

Aminosäuren (AS) dienen nicht nur der Synthese von Proteinen, sondern sind auch Vorstufen einer Vielzahl biologisch aktiver Substanzen. Hierzu gehören z. B. Hormone wie Thyroidhormone oder Adrenalin und Transmittersubstanzen wie Noradrenalin, Acetylcholin oder γ-Aminobuttersäure. Um ein kontinuierliches Angebot zur Synthese dieser Substanzen und der Proteinsynthese zu gewährleisten, sind folglich Regulationsmechanismen unabdingbar.

Das zentrale Organ für diese Regulation ist die **Leber**. **Postprandial** baut die Leber einen erheblichen Teil der anflutenden AS ab und beseitigt den Stickstoff in Form von Harnstoff (s. u.). Ca. 1/3 der AS werden zu Leberproteinen bzw. Plasmaproteinen aufgebaut. Die Steuerung dieser Abbau- bzw, Synthesewege ist so eng, dass postprandial auch nach einer proteinreichen Mahlzeit nur ein geringer Anstieg der Plasma-AS-Konzentrationen stattfindet.
Ca. 70 % des AS-Anstieges im Plasma ist auf verzweigtkettige AS zurückzuführen (Val, Leu, Ile), da der Leber die notwendige Transaminasenkapazität fehlt. Diese AS können jedoch in Muskel, Gehirn und Niere transaminiert werden und sind daher für deren Metabolismus von großer Bedeutung. So hemmen sie z. B. einen spezifischen Membrantransporter für Glutamin im Skelettmuskel. Die resultierende Erhöhung des intrazellulären Glutamins könnte ein Signal für die Muskelproteinsynthese darstellen.

In der **postresorptiven Phase (A)** werden aus der Muskulatur v. a. Glutamin und Alanin freigesetzt. Der Gastrointestinaltrakt nimmt Glutamin auf und setzt hierfür Alanin und Citrullin frei. Alle AS werden von der Leber absorbiert, der Stickstoff als Ammoniak freigesetzt und das Kohlenstoffgerüst weiterverarbeitet.

Bei **Azidose** wird die Glutaminaufnahme durch die Leber gehemmt. Die Niere nimmt dann Glutamin auf und kompensiert mit dem erzeugten Ammoniak die durch die Azidose bedingten auszuscheidenden H^+-Ionen.

Die AS Arginin und Leucin stimulieren die Insulinsekretion, andere (z. B. Asparagin, Glycin) die Glucagonsekretion. Insulin fördert die Muskelproteinsynthese, Glucagon hingegen die Gluconeogenese aus AS in der Leber. Da somit postprandial beide Hormone stimuliert werden, trägt diese konzentrierte Wirkung entscheidend zur effizienten Reduzierung der Plasma-AS-Konzentrationen nach Anflutung aus dem Darm bei.

Die **Stickstoffelimination (B)** erfolgt zum größten Teil über die Leber. Unter physiologischen Bedingungen werden nur geringe Mengen in Form von NH_4^+ über die Niere ausgeschieden. Transportform für den beim zellulären AS-Abbau anfallenden Ammoniak ist Glutamin. In der Leber wird das aus dem Abbau aller AS stammende NH_4^+ unter hohem Energieaufwand auf Harnstoff übertragen. Diesen verschwenderischen **Harnstoffzyklus** leistet sich der Organismus, da Harnstoff gegenüber Ammoniak entscheidende Vorteile bietet: Er ist relativ ungiftig und sehr gut wasserlöslich, so dass er problemlos zur weiteren Ausscheidung via Niere im Blut transportiert werden kann.

A. Postresorptiver Aminosäurestoffwechsel

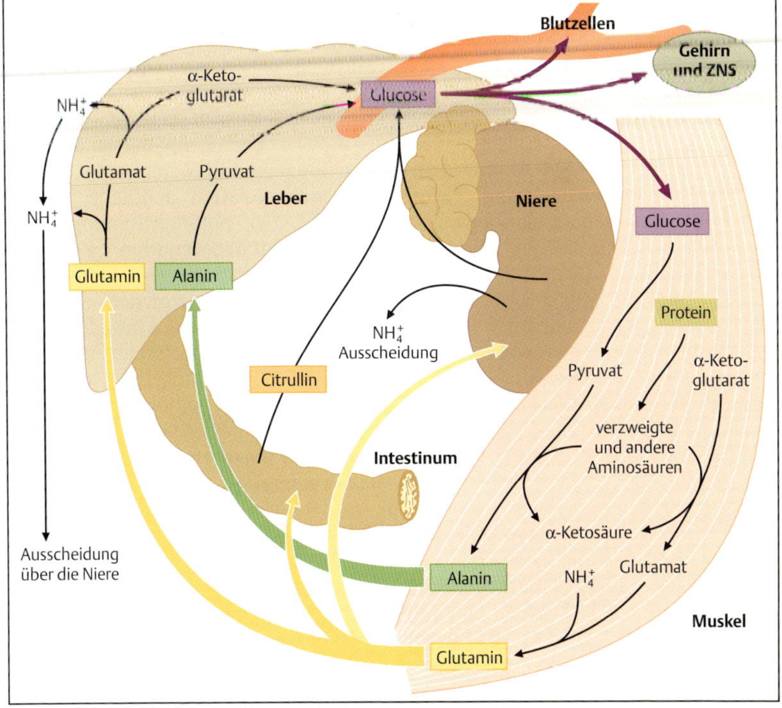

B. N-Elimination durch die Leber

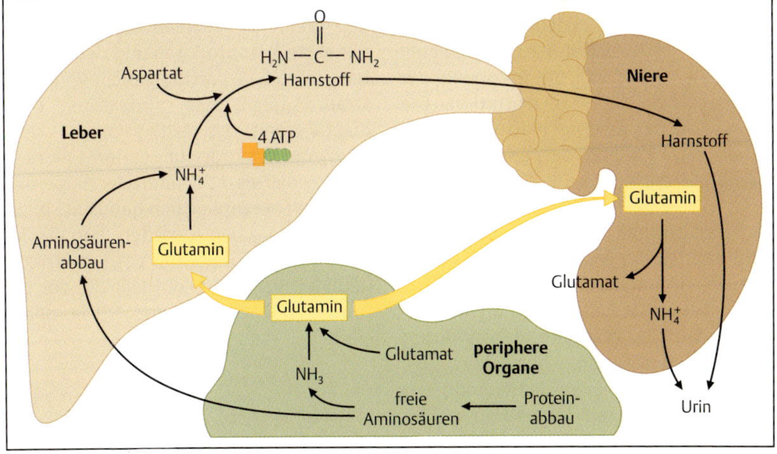

Regulatorische Funktion: Funktionen am Endothel

In den letzten Jahren konzentrierte sich die Forschung auf ein Aminosäureprodukt, dessen Wirkung zwar offensichtlich ist, das aber bis heute nicht eindeutig identifiziert werden konnte: den **Endothelial derived relaxing Factor (EDRF).** Heute wird davon ausgegangen, dass EDRF wahrscheinlich mit Stickstoffmonoxid (NO) bzw. einer stabileren NO-haltigen Substanz wie S-Nitrosocystein (als NO-R bezeichnet) identisch ist.
Das für die NO-Synthese in Endothelzellen verantwortliche Enzym, die NO-Synthase (NOS), wurde inzwischen kloniert und das codierende Gen identifiziert. Eine Isoform (Typ I) liegt im Gehirn vor, eine weitere wurde in Makrophagen (Typ II) gefunden.
Die endotheliale Isoform (Typ III) ist vorwiegend membrangebunden. Sie verwendet – wie alle NO-Synthasen – Arginin als Substrat **(A)**. Daneben benötigt sie als Cofaktoren molekularen Sauerstoff, Calcium-Calmodulin sowie NADPH, BH_4, FAD und FMN. Die Aktivität der NOS und damit die Freisetzung von NO lässt sich durch eine Reihe von Agonisten stimulieren: Acetylcholin, Histamin, Serotonin, ADP, Substanz P, Bradykinin und allgemein durch die Erhöhung der intrazellulären Ca^{2+}-Konzentration. Die Expression des Enzyms wird u. a. durch Scherkräfte entlang der Endotheloberfläche induziert.

Die **funktionelle Bedeutung** von EDRF wird heute bzgl. verschiedenster Organsysteme diskutiert. Die endotheliale NO-Synthese wurde lange Zeit ausschließlich wegen ihrer **relaxierenden Wirkung** auf den Gefäßtonus betrachtet **(B)**. Diese beruht auf einer Aktivierung der Guanylatcyclase mit folgendem cGMP-Anstieg in Muskelzellen. Die seit langem bei Angina pectoris-Anfällen eingesetzten Nitropräparate basieren auf dem selben Wirkprinzip, so dass EDRF(NO) auch als endogener Nitrovasodilatator bezeichnet wurde. Das NO-System wird heute als eine Art physiologischer Gegenspieler des Sympathicus und des Renin-Angiotensin Systems bei der **Gefäßtonusregulation** angesehen. Daneben ist NO ein potenter Hemmstoff der **Thrombozytenaggregation** und der **Leukozytenadhäsion** an Endotheloberflächen. Kommt es trotzdem zur Plättchenaggregation, so bewirken aus Thrombozyten freigesetztes ADP und Serotonin eine Aktivierung der NOS und damit eine erhöhte Freisetzung von NO. Ebenfalls über eine Stimulierung der Guanylatcyclase hemmt NO die **Proliferation glatter Muskelzellen**.

Diese 3 Faktoren – Leukozytenadhäsion, Proliferation und folgende Plättchenaggregation – sind in der **initialen Phase der Arteriosklerose** von großer Bedeutung. Eine Abschwächung des Arginin-NO-Systems als pathogenetischer Faktor von Gefäßschäden scheint daher wahrscheinlich. Als auslösende Faktoren einer gestörten NOS-Aktivität **(C)** werden mehrere Variablen diskutiert: Verminderte Rezeptorkopplung der Agonisten, marginale Verfügbarkeit von Substrat (Arginin) oder Cofaktoren oder Inaktivierung des EDRF(NO) auf dem Weg zum Wirkort. Für Letzteres werden v. a. oxidiertes LDL und/oder Superoxidanionen verantwortlich gemacht. In arteriosklerotischen Gefäßen könnte jedoch auch ein abnormer Vasokonstriktor gebildet werden (Endothelin-1), der die relaxierende Wirkung von NO kompensiert.

A. NO-Synthese

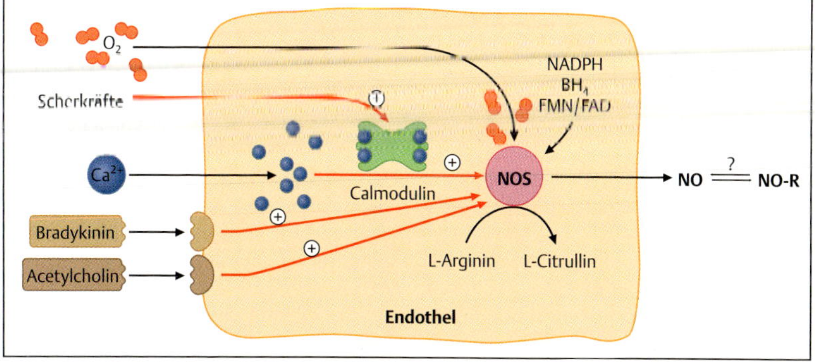

B. NO-Wirkung an glatter Muskulatur

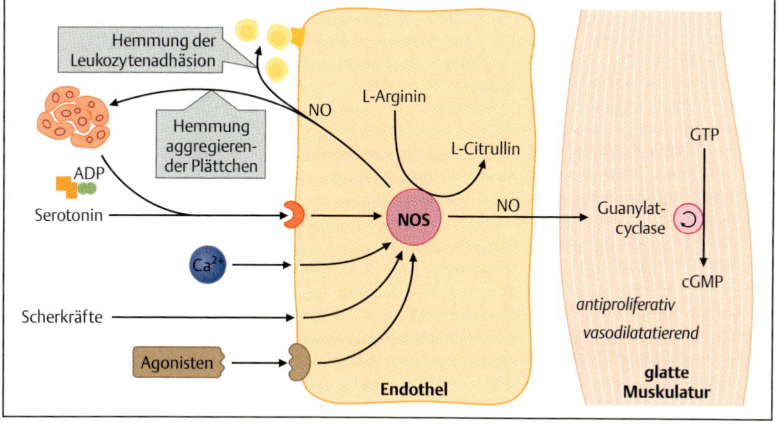

C. Störfaktoren

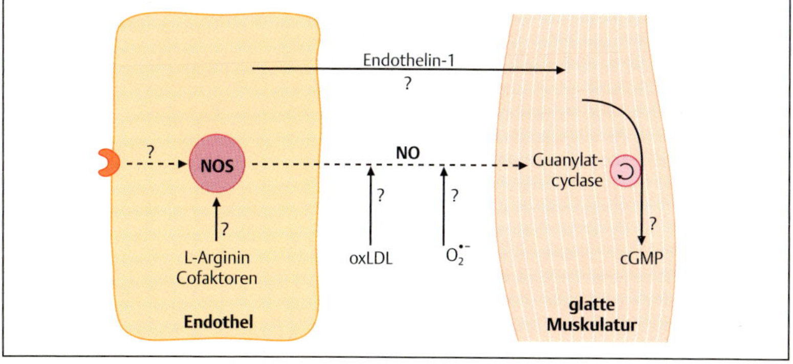

Regulatorische Funktion: Blut-Hirn-Schranke

Im Gehirn bilden die dichten Tight Junctions zwischen den Endothelzellen der Blutkapillaren die **Blut-Hirn-Schranke**. Lipophile Substanzen können diese Schranke durch die Lipiddoppelschicht des Endothels passieren. Ebenso findet eine O_2-CO_2-Diffusion entlang ihrem Partialdruckgradienten statt. Wasser kann aufgrund der kleinen Molekülgröße durch die tight junctions diffundieren. Für alle polaren Substanzen ist die Blut-Hirn-Schranke nur durch spezielle Transportsysteme passierbar **(A)**. Dabei muss sowohl die luminale als auch die hirnseitige Membran einen entsprechenden Carrier aufweisen. Solche existieren für Glucose, für Ionen (als aktive Pumpen und Kanäle) und für verschiedene Gruppen von Aminosäuren. Diese Transportmechanismen erlauben eine selektive Anreicherung von Stoffen im Gehirn, theoretisch unabhängig von der Plasmakonzentration. Das System hat jedoch seine Grenzen. Einerseits reicht bei Unterschreiten gewisser Plasmakonzentrationen die Kapazität der Carrier nicht mehr aus (z. B. bei Hypoglykämie). Andererseits kommt es bei Substanzen, die das gleiche Transportsystem nutzen, zur Konkurrenz um den Carrier. Damit ist auch dieses System indirekt abhängig vom Substratangebot im Plasma. Diese Situation findet sich z. B. bei großen, neutralen Aminosäuren.
Von besonderer Bedeutung ist die Konkurrenzreaktion zwischen Tryptophan (TRP) und langkettigen neutralen Aminosäuren (LNAA) um den gleichen Carrier. TRP wird im serotonergen Neuron zu **5-Hydroxy-Tryptamin (5HT)** umgebaut, das besser als Serotonin bekannt ist. Dieses wird in intraneuronalen Vesikeln gespeichert und nach De-polarisation des Neurons freigesetzt. Als klassischer Neurotransmitter reagiert es postsynaptisch mit einem spezifischen Rezeptor (5HT-Rezeptor) und wird anschließend aktiv wieder ins Neuron aufgenommen.

Aus Tierexperimenten hat man folgende Modellvorstellung entwickelt, die z. B. der „Seasonal-Affect-Krankheit (SAP)“, bei der im Winter vermehrt Kohlenhydratexzesse auftreten, zugrunde liegen könnte. Die nach Kohlenhydrataufnahme **steigenden Insulinspiegel (B)** bewirken eine Aufnahme von AS in die Muskulatur. TRP ist hiervon nicht betroffen, da es leicht an Albumin gebunden wird und damit der Insulinwirkung entgeht. Hierdurch steigt das Verhältnis TRP zu LNAA, so dass an der Blut-Hirn-Schranke TRP bevorzugt transportiert wird. Die Folge ist eine vermehrte neuronale 5HT-Bildung, was zu einer negativen Rückkopplung auf den Kohlenhydrathunger führt.

Bei unzureichender Insulinproduktion, aber v. a. bei **peripherer Insulinresistenz** (Typ-2-Diabetes, Adipositas), kommt dieser Sättigungsmechanismus nicht zum Tragen **(C)**. Auch bei einer reinen Proteinmahlzeit ist die 5HT-Wirkung verringert, da sich durch die fehlende Insulinausschüttung das TRP/LNAA-Verhältnis nicht zugunsten des TRP ändert. Die Bedeutung der 5HT-Neurone liegt in der Begrenzung einer kohlenhydratreichen Mahlzeit. Mittels Pharmaka, die z. B. die 5HT-Konzentration im synaptischen Spalt erhöhen, konnte gezeigt werden, dass das Essverhalten von 5HT beeinflusst wird. Eine – allerdings kurzfristige – Gewichtsreduktion wird v. a. durch eine Reduktion der Mahlzeitengröße erreicht.

A. Transportsysteme

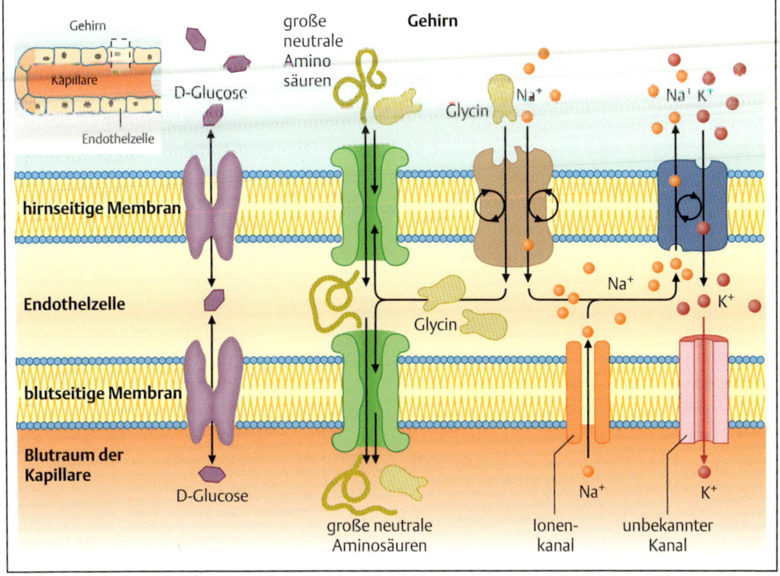

B. Physiologische Sättigungskontrolle

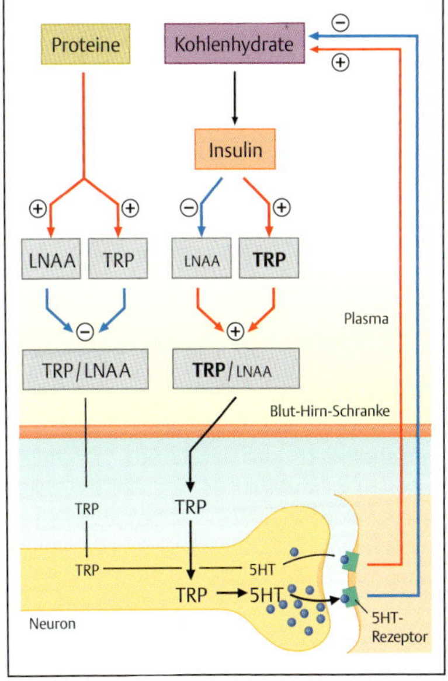

C. Pathologische Sättigungskontrolle

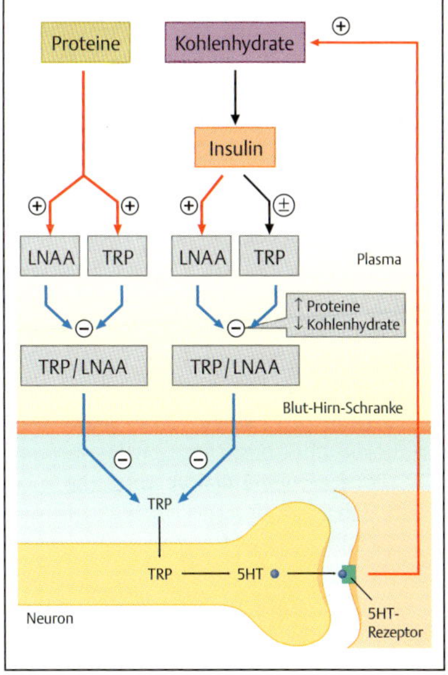

Proteinbewertung

Da das Muster der essenziellen AS des menschlichen Proteinbedarfs nicht mit dem der Nahrungsproteine übereinstimmt, haben exogen zugeführte Proteine immer eine „mindere Qualität" (< 1,00). Dabei ist es unerheblich, ob von mehreren AS sehr viel im Protein vorhanden ist: Entscheidend ist, dass der Organismus immer nur soviel Protein neu synthetisiert, wie es die Konzentration der das größte Defizit aufweisenden AS erlaubt. Diese Synthese-begrenzende AS wird als **limitierende Aminosäure** bezeichnet.

Zur praktischen Bewertung von Proteinen gab es in der Vergangenheit eine Vielzahl von Ansätzen. Die **Netto Protein Utilisation (NPU)** basiert auf Stickstoffbilanzen, meist im Tierversuch ermittelt. Hierzu muss zuerst proteinfrei ernährt werden, um die endogene N-Produktion über die obligaten N-Verluste in Faeces und Urin zu ermitteln. Anschließend wird das zu untersuchende Protein schrittweise zugegeben, bis eine ausgeglichene N-Bilanz erreicht ist. Bei einem „hochwertigen" Protein ist dies bei geringeren Proteinmengen der Fall als bei einem Protein mit niedriger NPU.

Die **Biologische Wertigkeit (BW)** stellt eine Verfeinerung der NPU dar. Das zugeführte Protein wird nicht mehr über den N-Gehalt (multipliziert mit einem Faktor) erfasst, sondern die Verdaulichkeit des Proteins berücksichtigt.

Die **Protein Efficiency Ratio (PER)** war das vorgeschriebene Standardverfahren, v. a. in den USA. Dabei wird die Gewichtszunahme junger Ratten auf die Proteinaufnahme bezogen.

Alle diese Verfahren haben ihre Nachteile: Die Übertragbarkeit der Ergebnisse aus Tierversuchen auf den Menschen ist nicht immer gesichert, N-Bilanzen erfassen nicht alle Parameter, sie sind teuer und aufwendig. Hinzu kommt, dass die Ergebnisse der einzelnen Verfahren nicht identisch sind. So findet man in deutscher Literatur ausschließlich den Begriff der Biologischen Wertigkeit – die angegebenen Zahlen wurden jedoch mit allen Verfahren ermittelt und weisen nicht zuletzt deshalb große Spannweiten auf.

Zur Einführung eines weltweit gültigen Verfahrens zur Proteinbewertung gab die FAO/WHO im Jahr 1990 einen Expertenbericht heraus, der genaue Vorgaben macht. Die Methode basiert darauf, dass ein **ideales AS-Muster** definiert wird **(A)**, zu dem sich die AS-Gehalte eines Proteins ins Verhältnis setzen lassen (alle Werte in mg/g Protein). Der so ermittelte **Amino Acid Score (AAS)** wird noch mit der „wahren Proteinverdaulichkeit" **(PDS)** multipliziert, die weiterhin aus Tabellen entnommen oder im Tierversuch ermittelt werden muss. Auch dieses Verfahren zieht Kritik nach sich: Ideales AS-Muster, AS-Verfügbarkeit, z. B. nach Hitzebehandlung u. a. Da heute die AS-Analyse jedoch Routine geworden ist, bietet sich hiermit – gerade auch für Entwicklungsländer – ein schnelles und kostengünstiges Verfahren an.

Ein Vergleich der so ermittelten **PDCAAS** mit gängigen BW-Angaben **(B)** zeigt, dass sich bei tierischen Produkten und Soja bessere Werte ergeben, während pflanzliche Nahrungsmittel schlechter abschneiden. In letzteren ist meist Lysin die limitierende AS, für die recht hohe Bedarfszahlen angegeben sind, die aber für Erwachsene wahrscheinlich nach unten korrigiert werden.

A. PDCAAS zur Proteinbewertung

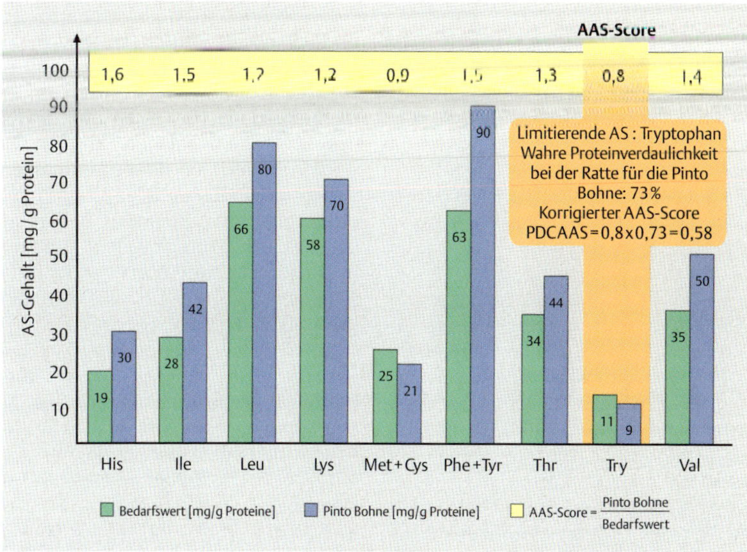

B. BW versus PDCAAS

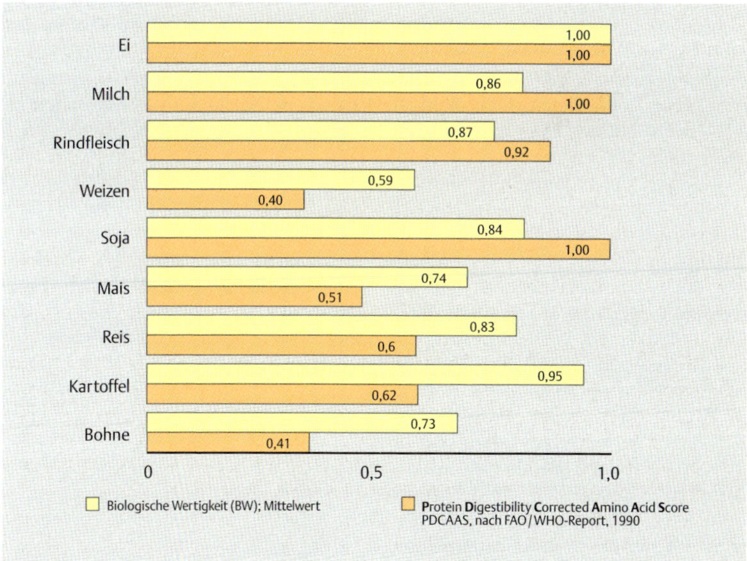

Vorkommen und Bedarf

Wenn gesunde Erwachsene **(A)** für 7–10 Tage mit einer proteinfreien Diät ernährt werden, pendelt sich der tägliche N-Verlust über alle Kompartimente (Urin, Faeces, Haut, Haare etc.) bei im Mittel 54 mg/kg ein. Dies entspricht einem täglichen Proteinverlust von 0,34 g/kg, bei 70 kg Körpergewicht folglich 24 g pro Tag. Zur Erfassung von 97,5% aller Menschen dieser Altersgruppe muss zu diesem Wert 2 mal die Standardabweichung addiert werden: Die so erhaltenen 0,45 g/kg werden als **minimaler Proteinbedarf** bezeichnet. Diese ca. 31 g Protein/Tag sind jedoch nur dann ausreichend, wenn die 100%ige Resorption vorausgesetzt wird. Da dies in der Praxis nur unter standardisierten diätetischen Bedingungen erreicht wird, müssen für die Allgemeinbevölkerung Sicherheitszuschläge eingeführt werden.

In vielen Ländern gilt heute für den Erwachsenen eine **empfohlene Zufuhr** von 0,8 g/kg Körpergewicht. Diese Empfehlungen gelten jedoch nur für gesunde Erwachsene. Bei vielen Erkrankungen (z. B. Verbrennungen, nephrotisches Syndrom) kann der Proteinbedarf weitaus höher liegen, bei anderen (z. B. Niereninsuffizienz, Lebererkrankungen) kann eine Proteinrestriktion bis zum minimalen Erhaltungsbedarf angezeigt sein.
Den höchsten Proteinbedarf hat der wachsende Fetus im 3. Trimenon. Allerdings erhält er ein vorselektiertes, ideales AS-Gemisch direkt ins Blut. Bei Frühgeborenen entfallen diese optimalen Bedingungen – der Proteinbedarf kann daher bei enteraler Ernährung bis auf 3,8 g/kg steigen **(B)**. Da das Gesamtflüssigkeitsvolumen bei Frühgeborenen begrenzt ist, ist eine solch hohe Proteinzufuhr oft nur durch Proteinsupplementierte Muttermilch zu erreichen. Beim Säugling hingegen kann der Bedarf von 2,2 g/kg durch alleinige Muttermilchernährung gedeckt werden.

Die **tatsächliche Zufuhr** liegt in den westlichen Industrienationen bei weitem über den Empfehlungen. In den USA werden seit Beginn dieses Jahrhunderts nahezu unverändert 80–125 g Protein pro Tag verzehrt. Geändert haben sich lediglich die Proteinquellen: Stammte früher das meiste Protein aus Pflanzen, so machen heute tierische Produkte mehr als 70% der Proteinzufuhr aus.

Toxische Auswirkungen einer **überhöhten Proteinzufuhr** konnten nie belegt werden, jedoch ist eine hohe Aufnahme tierischen Proteins immer auch mit einer hohen Zufuhr an anderen Substanzen (z. B. Fett, Cholesterol, Purinen) assoziiert.
Auch positive Wirkungen einer überhöhten Zufuhr können nicht nachgewiesen werden. Zwar konnte gezeigt werden, dass eine höhere Zufuhr in einem höheren Muskelproteinumsatz resultiert. Aufgrund solcher Untersuchungen essen Millionen von Menschen Proteinkonzentrate und AS-Gemische in der Hoffnung, hiervon in Form eines Muskelzuwachses zu profitieren. Ein höherer Proteinumsatz im Muskel ist jedoch nicht automatisch mit einem Muskelzuwachs gleichzusetzen. Vielmehr muss die Frage gestellt werden, ob ein höherer Proteinumsatz besser oder schlechter ist für den Organismus.

A. Bedarf und Zufuhr

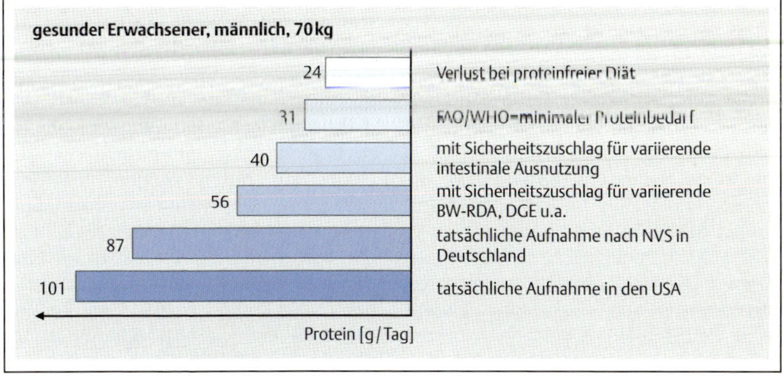

B. Altersabhängige Zufuhrempfehlungen

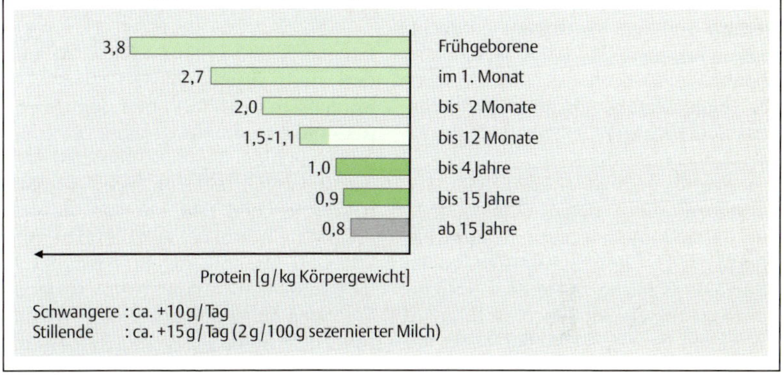

C. Proteingehalt in Lebensmittel

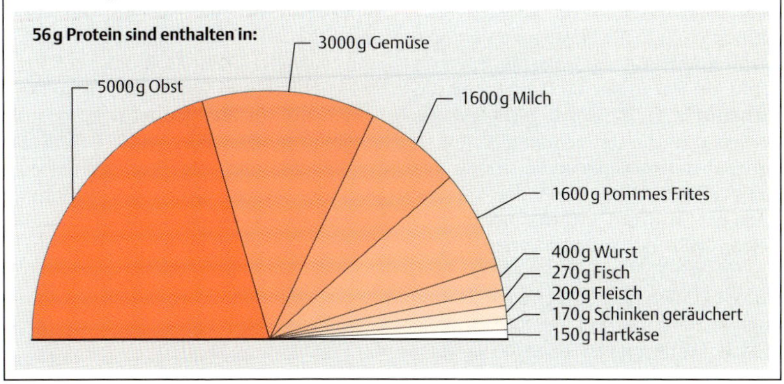

Vitamin A: Chemie

In China wurde bereits im Jahr 1500 v. Chr. die Verwendung von Leber und Honig zur Behandlung der Nachtblindheit empfohlen. Bis 1913 McCollum und Davis das fettlösliche Vitamin A und seine Bedeutung beschrieben, erschienen noch eine Vielzahl von Mitteilungen über die Wirkung von Leberverzehr auf unterschiedliche Augenerkrankungen. Die Aufklärung der molekularen Mechanismen des **Sehzyklus** bildete lange Zeit den Höhepunkt der Vitamin-A-Forschung. Erst mit Beginn der 80er Jahre wurden verschiedenste Wirkungen von Vitamin A auf die **zelluläre Differenzierung** und das **Wachstum** entdeckt, so dass heute dieses Vitamin in den Mittelpunkt des Interesses medizinischer wie molekularbiologischer Vitaminforschung gerückt ist.

Der Begriff Vitamin A bezeichnet alle Substanzen oder deren Verbindungen mit Vitamin-A-ähnlicher biologischer Wirksamkeit. Diese Substanzen haben zwar eine ähnliche chemische Struktur – die Funktionen, auf denen die Vitamin-A-Wirkung basiert, sind jedoch sehr unterschiedlicher Natur.
Vor allem die analytische Differenzierung von Vitamin-A-Vorstufen, den Carotinoiden, und die Bewertung der biologischen Aktivität der verschiedenen Carotinoide war in der Vergangenheit problematisch. Es ist daher nicht verwunderlich, dass die Umrechnung der einzelnen Substanzen ineinander immer wieder diskutiert wird. Die früher gültigen Angaben in Form **internationaler Einheiten (IE)** gelten streng genommen nur für den Tierversuch unter standardisierten Ernährungsbedingungen. Danach entsprechen z. B. 0,3 μg Retinol (oder 0,34 μg Retinylacetat oder 0,6 μg β-Carotin) einer IE Vitamin A – eine Angabe, die für die Umrechnung **isolierter Substanzen mit Vitamin A-Charakter** gebräuchlich und zulässig ist.
Bei **gemischter Ernährung** werden jedoch eine Vielzahl solcher Substanzen gleichzeitig aufgenommen – es kommt zu Interaktionen, unterschiedlicher Beeinflussung durch exogene Faktoren wie Wärme oder Licht. Um dem annäherungsweise Rechnung zu tragen, wird der Bedarf und der Verbrauch an Vitamin A in **Retinol-Äquivalenten** angegeben. Dabei entspricht z. B. 1 mg Retinol, 1,15 mg Retinylacetat oder 6 mg β-Carotin 1 mg Retinol-Äquivalent. Näherungsweise gilt: 1 mg Retinol-Äquivalent = 3000 IE Vitamin A.

Vitamin A und seine Derivate **(A)** werden nach internationaler chemischer Nomenklatur (IUPAC) unter dem Begriff **Retinoide** zusammengefasst. Diese Begriffsdefinition hat zu erheblicher Verwirrung geführt, da sie nicht zwischen natürlichen und synthetischen Vitamin-A-Derivaten terminologisch exakt unterscheidet. Daher wird unter biologisch-medizinischem Aspekt die folgende Trennung durchgeführt: Unter Vitamin A versteht man alle Verbindungen, die alle Wirkungen des Vitamins beinhalten (Retinol, Retinylester). Davon unterscheidet man die Retinoide, die nicht alle Wirkungen des Vitamins im Organismus aufweisen (keinen Einfluss auf Spermatogenese und Sehzyklus). Diese Definition gilt für die synthetische, exogen zugeführte Retinsäure und ihre Derivate. Als Endprodukt der Stoffwechselkette kann Retinsäure nicht mehr zu Retinol metabolisiert werden, wodurch ihr die Wirkungen des Retinols verloren gehen.

A. Chemie

Retinol

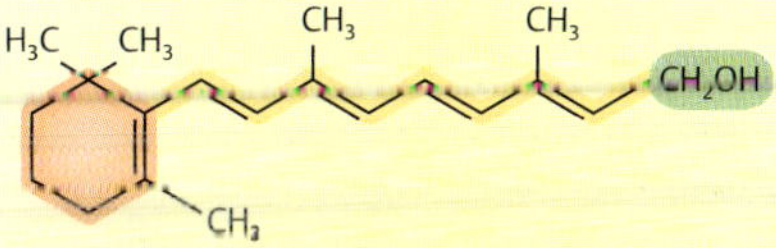

Retinal

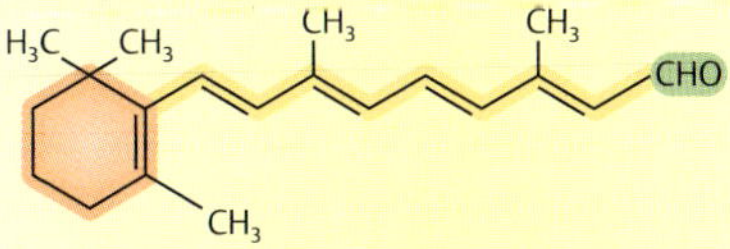

11-cis-Retinalaldehyd

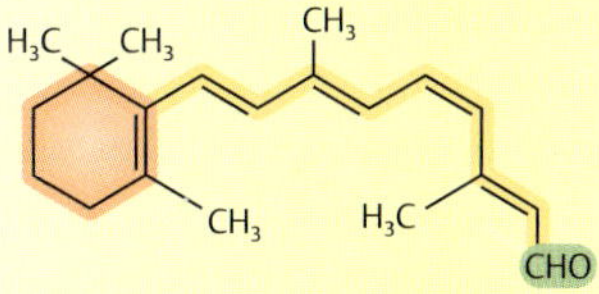

3-Dehydroretinol

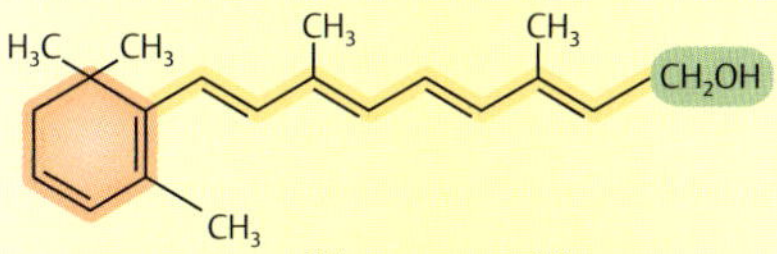

4-Ketoretinol

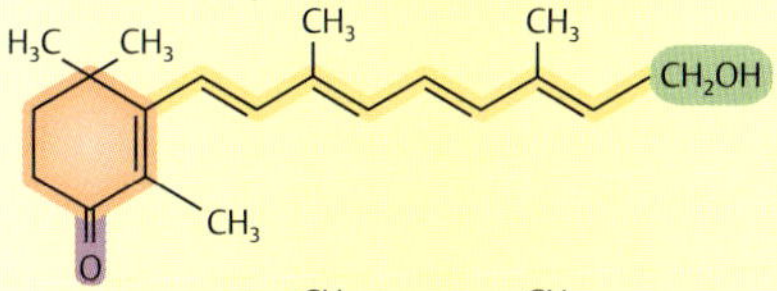

5,6-Epoxyretinol

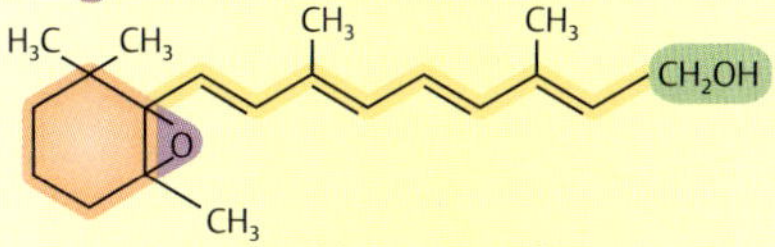

Retinsäure

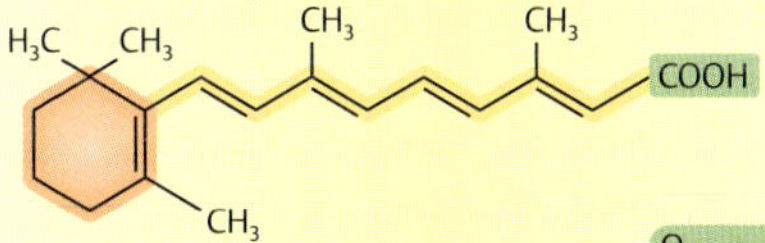

Retinol-β-glucoronid

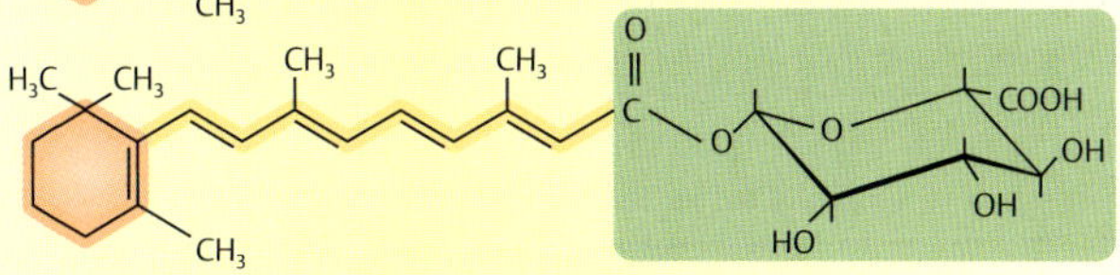

Retinylpalmitat

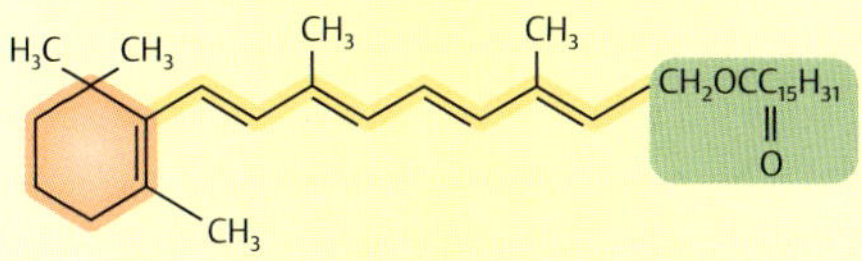

Vitamin A: Aufnahme und Metabolismus

Vitamin A wird entweder in Form seines Provitamins (meist β-Carotin) aus Pflanzen oder in Form seiner Fettsäureester (RE = Retinylester) aus tierischen Produkten aufgenommen.
Die lipophilen Retinylester (RE) werden im Zuge der Fettverdauung von einer Pankreaslipase (Cholesterolesterase) hydrolysiert **(A)**. **Retinol (R)** wird in die **Mukosazelle** resorbiert und dort auf zwei Wegen wieder reverestert: Bei physiologischer Zufuhr erfolgt zunächst die Bindung an ein spezielles Protein (CRBPII), während bei Resorption sehr großer Mengen auch eine direkte Veresterung möglich ist. Durch Einbau in Chylomikronen (CM) erfolgt die Ausschleusung via Lymphbahnen in das Blut. Nach Umbau der Chylomikronen zu Remnants (REM) werden diese rezeptorvermittelt in die **Leber** aufgenommen. Nach Hydrolyse der Retinylester kann Retinol entweder in der Parenchymzelle an CRBP (zellulär Retinolbindendes Protein) gebunden oder zu den perisinusoidalen Stellatumzellen der Leber transportiert werden. Dort wird es wieder reverestert und bildet so den wichtigsten Vitamin A-Pool (50–80 %) des Körpers.
Die Abgabe von Vitamin A aus der Leber erfolgt durch Bindung des Retinols an das Retinol-bindende Protein (RBP). Der RBP-Retinolkomplex würde auf Grund seines geringen Molekulargewichtes (21 000) sehr schnell über die Niere verloren gehen. Daher wird eine Kopplung an Transthyretin (TTR) vorgenommen, so dass eine Filtration nicht mehr möglich ist.

Die **zelluläre Aufnahme (B)** von Vitamin A kann auf 2 Wegen erfolgen.

Aus dem in der Leber gebildeten RBP-TTR-Retinolkomplex kann Retinol nach Bindung an einen Rezeptor freigesetzt werden. Das verbleibende RBP wird in der Niere abgebaut. Nach Resorption findet **intrazellulär** entweder eine Bindung an CRBP, eine Oxidation zu Retinsäure oder eine Reveresterung durch das Enzym Acyl-CoA-Retinol-Acyltransferase (ARAT) statt. Die entstehenden Retinylester stellen einen intrazellulären, durch Hydrolyse verfügbaren Speicher dar.
Retinylester können auch direkt dem Fettstoffwechsel entstammen: Beim Abbau der Chylomikronen zu Remnants werden durch die Lipoproteinlipase (LPL) neben freien Fettsäuren auch Retinylester freigesetzt und in die Zelle aufgenommen. Hierdurch ist eine Versorgung der Zielzellen mit Vitamin A unabhängig von der gesteuerten Ausschleusung des RBP-TTR-Retinolkomplexes aus der Leber möglich.
Eine weitere Möglichkeit besteht in der direkten Zufuhr oral aufgenommener **Retinsäure**. Diese wird im Blut an Albumin gebunden transportiert und in der Zelle an ein spezifisches Protein (CRABP) gebunden. Retinsäure kann die Zellmembran passieren und an einen spezifischen Kernrezeptor binden, von dem bis heute mehr als 30 Varianten beschrieben sind. Der Retinoid-Kernrezeptor wirkt als Transkriptionsfaktor durch Bindung an spezifische DNA-Sequenzen. Auf diese Weise wird die Expression vieler Faktoren geregelt, die besonders in das Wachstum und die Differenzierung von Zellen und Geweben eingreifen. Dazu gehören z. B. Wachstumshormonrezeptoren, Onkogene, Interleukine, Cytokine und Zell-Zell-Interaktionsfaktoren.

A. Aufnahme

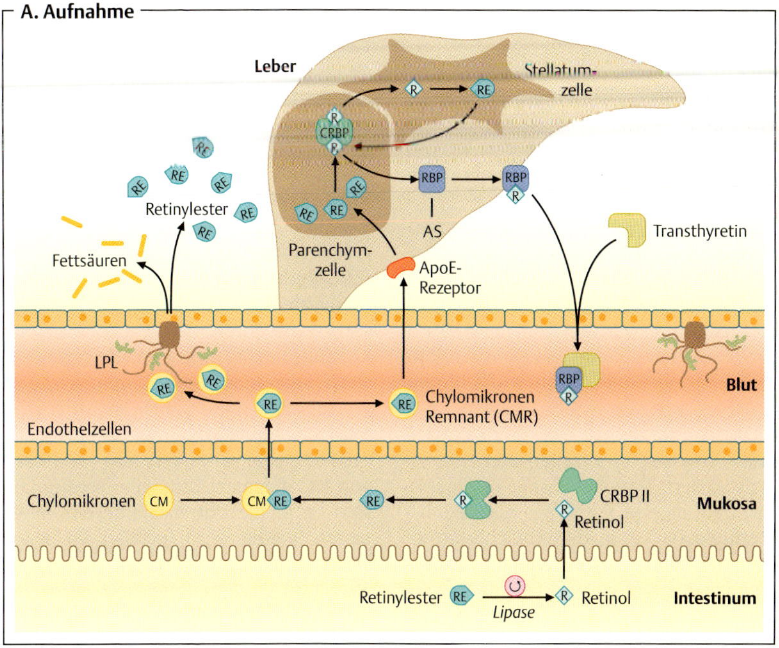

B. Metabolismus

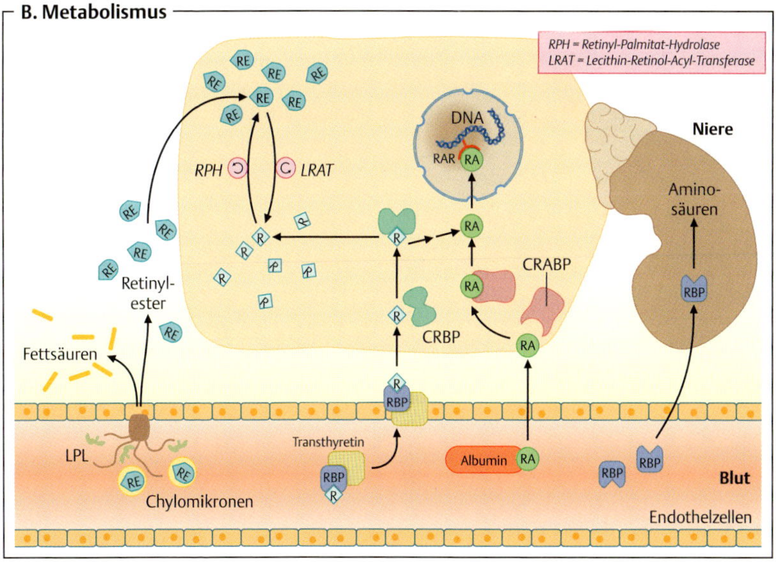

Vitamin A: Funktion

Eine einheitliche Wirkungsweise kann dem Vitamin A als Überbegriff nicht zugeordnet werden. Die verschiedenen, im Organismus vorkommenden Derivate zeigen unterschiedliche funktionelle Wirkungen:

Retinol ist Transportform und Zwischenprodukt im Metabolismus.

Retinal ist unverzichtbarer Bestandteil des Sehvorgangs.

Retinsäure, in cis-trans-Form und als polare Metabolite, zeigt eine ausgeprägte Wirkung auf Proliferation und Differenzierung verschiedener Gewebe, z. B. Respirationsepithel, Darmschleimhaut, Haut, diverse Tumorzellen und embryonale Zellen. Daneben wirkt sie inhibierend auf diverse Tumorpromotoren.

Retinylester sind die Speicherformen des Vitamins. Es handelt sich vorwiegend um Retinyl-Palmitat, aber auch um -Stearat, -Oleat u. a. Hauptspeicher ist die Leber oder andere funktionell abhängige Organe wie z. B. Retina, Hoden und Lunge.

Glucuronidierte Verbindungen bilden die Ausscheidungsprodukte, haben jedoch auch eine biologische Wirkung auf Wachstum und Differenzierung in vitro.

Der **Sehvorgang (A)** ist heute für die stäbchenförmigen Sehzellen der Retina, die für das Schwarz-Weiß-Sehen bei Dämmerung verantwortlich sind, weitgehend geklärt. Retinol wird von der äußeren Kapillarseite aufgenommen, an CRBP gebunden, isomerisiert, zu Retinal oxidiert und auf ein zelluläres Retinal-bindendes Protein (CRALBP) übertragen. Retinol kann in der Pigmentepithelzelle sowohl in der all-trans- als auch in der cis-Form verestert und somit gespeichert werden. Das an CRALBP gebundene 11-cis-Retinal gelangt in die Interphotorezeptormatrix und wird dort auf das Interphotorezeptor-Retinol-bindende Protein (IRBP) übertragen. Durch dieses wird 11-cis-Retinal zu den Scheibchen der Segmente transportiert und dort an das Apoprotein Opsin gebunden. Dieser Protein-Retinal-Komplex, das **Rhodopsin**, absorbiert Licht im Bereich zwischen 400 und 600 nm. Durch Lichteinfall isomerisiert 11-cis-Retinal zu all-trans-Retinal und löst sich dabei vom Opsin ab. Die durch den Ablöseprozess verursachte Konformationsänderung des Rhodopsins löst eine Kaskade aus:

Nach Bindung an ein G-Protein wird eine Phosphodiesterase aktiviert, die zur Spaltung von cGMP führt. Die sinkenden cGMP-Spiegel bewirken das Schließen von Na^+-Kanälen; die Zelle hyperpolarisiert, d. h. die Potenzialdifferenz innen gegen außen wird größer. In Folge schüttet die Zelle weniger Transmitter aus, was die Erregung von Neuronen vermindert – ein Vorgang, der dem Gehirn „Lichteinfall" signalisiert.

Das photolysierte Rhodopsin ist instabil und zerfällt in Opsin und all-trans-Retinal. Rhodopsin kann daraus erst wieder nach Isomerisierung zum 11-cis-Retinal regeneriert werden. Dazu wird all-trans-Retinal reduziert und das entstehende Retinol wieder in den Zyklus der Pigmentzelle eingeschleust.

A. Der Sehvorgang

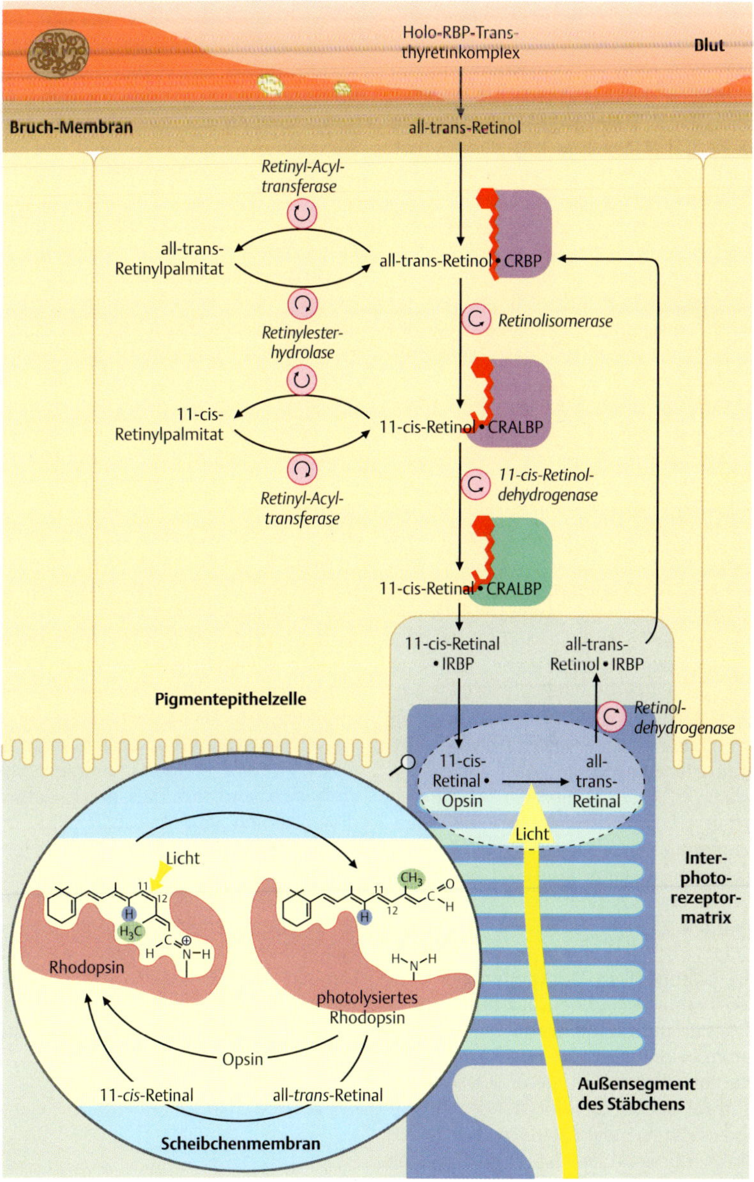

Vitamin A: Regulation der Genexpression

Vitamin A reguliert Wachstum und Differenzierung unterschiedlichster Zellen und Gewebe. Besonders die **Schleimhäute der Atemwege (A)** sind hiervon betroffen: Fehlt der aktive Metabolit Retinsäure (RA), so kommt es zu einem fleckigen Verlust von Zilien (A1–A3) bei gleichzeitiger Zunahme schleimbildender Zellen. Die Folge dieser Differenzierungsstörung ist eine Minderung der Reinigungsfähigkeit der Lunge mit der Konsequenz einer stark gesteigerten Infektanfälligkeit.
Besteht der Vitamin-A-Mangel über längere Zeit, so resultiert eine Plattenepithelmetaplasie **(B, C)**, die wiederum als Präkanzerose angesehen wird. Dies erklärt möglicherweise die Beziehung zwischen geringer Vitamin-A-Zufuhr und Lungenkrebs. Da Inhaltsstoffe des Zigarettenrauchs wie Benzo[a]pyren die Vitamin-A-Speicher der Lunge entleeren, könnte der so entstehende lokale Vitamin-A-Mangel Lungenkrebs begünstigen.
RA regelt offensichtlich auch die Morphogenese einiger Gewebe bei der **Embryonalentwicklung**. Fehlt Vitamin A oder wird RA zu Beginn der Schwangerschaft als Medikament bei Akne eingenommen, so resultieren typische Missbildungen: Offener Rücken, Lippen, Kiefer-/Gaumenspalte, Fehlbildungen an Armen und Beinen.

Die **biologischen Wirkungen** der aktiven Form RA beruhen auf deren Interaktionen mit zwei Subfamilien nukleärer Retinsäure-Rezeptoren (RAR und RXR mit jeweiligen Subtypen). RAR binden all-trans-Retinsäure mit hoher Affinität und verändern die Genexpression durch direkte Interaktion mit dem Liganden **(D)**. RXR dagegen werden zwar auch durch **all-trans-Retinsäure** aktiviert, haben jedoch nur eine geringe Bindungsaffinität für diesen Liganden – weitaus besser bindet hier die **9-cis-Retinsäure**. Dies bedeutet, dass durch die Isomerisierung der all-trans- zur 9-cis-Form die RA-Wirkungen durch den RXR begünstigt werden.

Bis heute sind mehr als 30 verschiedene Kernrezeptoren für Retinoide beschrieben. Die eigentliche Wirkung der RAR/RXR auf die Genexpression entsteht erst, nachdem sich ein RXR (mit Ligand 9-cis-RA) mit einem anderen Rezeptor (Heterodimerisierung) verbunden hat **(E)**. Dabei kann es sich z. B. um einen RA-, Thyroid-, Vitamin D-, Östrogen-, Androgen- oder Progesteronrezeptor handeln. Je nach Art der **Heterodimerisierung** können verschiedene Bindungen an die DNA und damit sehr unterschiedliche Genexpressionen erfolgen. Der Retinoidrezeptor wirkt damit als Transkriptionsfaktor, wobei die Steigerung der Transkription von der Anwesenheit der Retinsäure abhängt. Retinsäure kann andere Transkriptionsfaktoren wie z. B. AP-1 (Aktivierungsprotein 1, welches die Genexpression verschiedener Proteine steigert) hemmen. Man stellt sich vor, dass dies durch Heterodimerisierung von RAR bzw. RXR mit den Untereinheiten von AP-1, fos und jun (Protoonkogene) erfolgt. Da auch Rezeptoren für Wachstumshormone, Onkogene, Interleukine, Cytokinine und Zell-Zell-Interaktionsfaktoren wie z. B. Laminin und Fibronektin mit Retinoidrezeptoren interagieren, ist RA ein wichtiges Regulans für Wachstum und Differenzierung von Zellen und Geweben.

A. Epithelveränderungen im Vitamin-A-Mangel

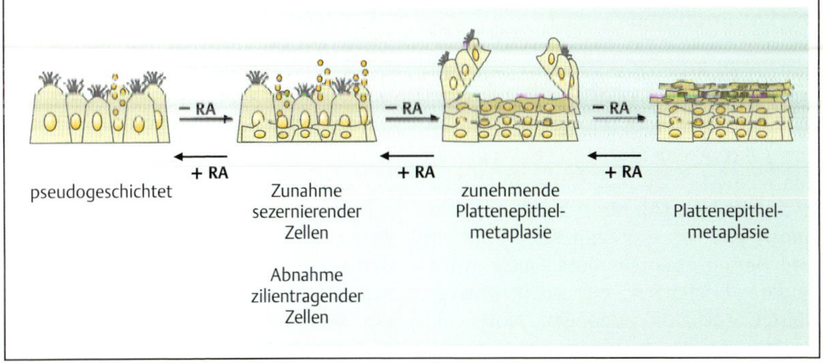

B. Gesundes Respirationsepithel

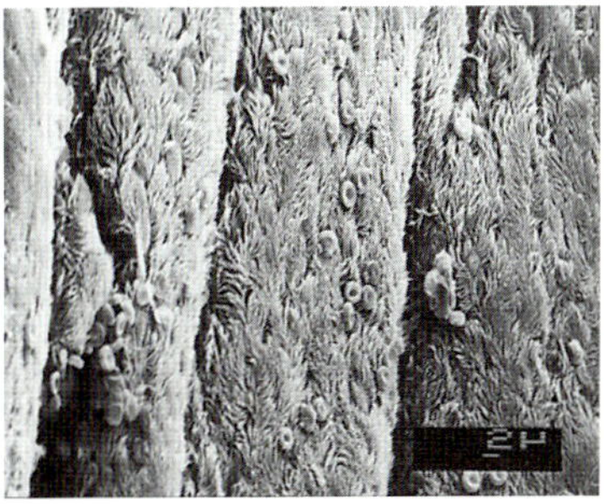

C. Marginaler Vitamin-A-Mangel

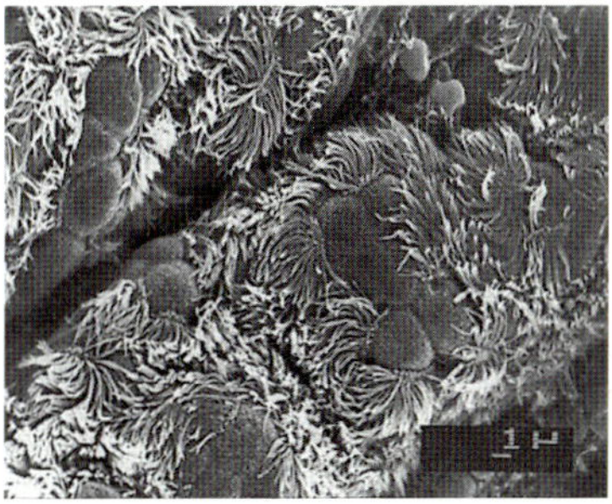

D. Der RAR-Rezeptor

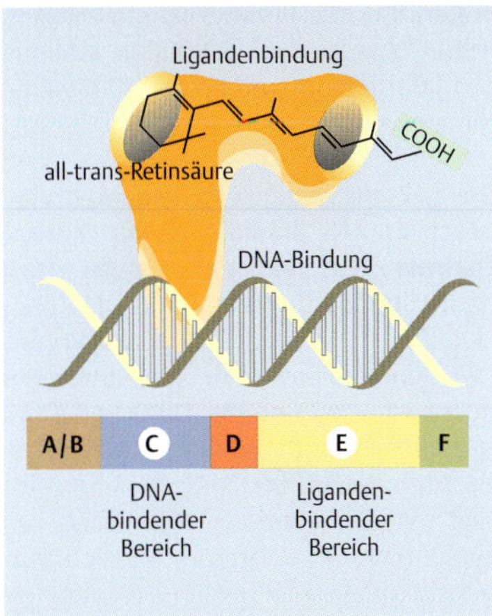

E. Heterodimerisierung

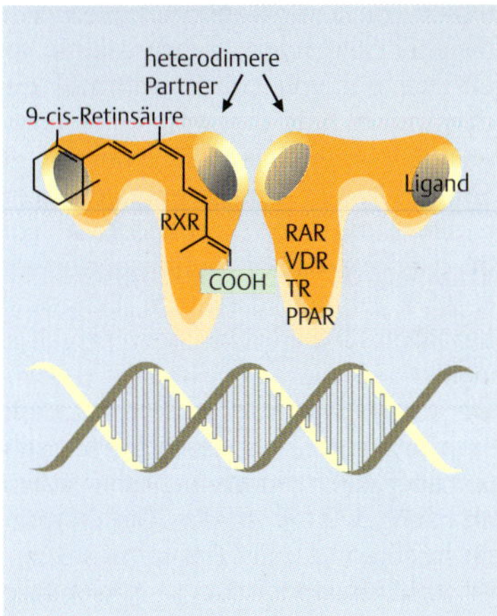

Vitamin A: Vorkommen und Bedarf

Bei gemischter Kost wird der wesentliche Anteil des Vitamin A durch Retinylester aus **tierischen Produkten** gedeckt. Der Verzehr von 5–10 g Leber pro Tag kann bereits den empfohlenen Tagesbedarf decken **(A)**. Mit 0,2–0,7 mg Vitamin A pro 100 g stellen Aal, Thunfisch und Hering ebenfalls gute Quellen dar. Andere Fischarten wie auch Muskelfleisch enthalten dagegen unter 30 µg/100 g, so dass sie zur Bedarfsdeckung nur unwesentlich beitragen. In der Praxis leisten Milch und Milchproduke, v. a. Käse, sowie Eier den größten Beitrag zur Vitamin A-Versorgung.

Die **Empfehlung für die tägliche Zufuhr** von Vitamin A liegt für Kinder zwischen 0,6 und 0,8 mg, für Erwachsene bei 1 mg **(B)**. Während Schwangerschaft und Stillzeit ist der Bedarf erhöht, da die Plasmawerte des Neugeborenen immer unter denen der Mutter liegen und der Vitamin-A-Verbrauch in der Schwangerschaft deutlich zunimmt. Aus diesem Grund wird eine Zulage während der Stillzeit von 1 mg/Tag empfohlen. Von offizieller Seite wird immer wieder vor dem Verzehr von **Leber während der Schwangerschaft** gewarnt. Fütterungsbedingt können heute in Leber bis zu 2500 IE Vitamin A pro g enthalten sein. Bei einer mittleren Portionsgröße von 100 g und einer Resorptionsquote von ca. 45 % können daher im Extremfall über 100000 IE in den Organismus gelangen.

Eine teratogene Wirkung von natürlichem Vitamin A, also auch bei Verzehr von Leber, kann jedoch nicht mit Sicherheit nachgewiesen werden. Die Warnungen basieren v. a. auf Erkenntnissen aus der pharmakologischen Anwendung von Retinsäure zur Therapie schwerer Akneformen. Hier wurden Aborte und Missbildungen beschrieben – da Retinsäure jedoch nicht in die reduzierten Formen (Retinal, Retinol) überführt werden kann, ist die Übertragbarkeit der Ergebnisse auf Nahrungs-Vitamin-A fragwürdig. Trotzdem gilt heute aus Sicherheitsgründen, dass bei Schwangerschaftswunsch und im 1. Trimenon auf den Verzehr von Leber verzichtet werden sollte.

Außerhalb der Schwangerschaft spielt die toxische Wirkung hoher Vitamin A-Dosen keine Rolle. Akute und chronische **Hypervitaminosen A** sind nur in Einzelfällen beschrieben – meist bei Kindern nach Aufnahme durch Medikamente.

Von weitaus größerer Bedeutung ist ein **Mangel an Vitamin A**. Obwohl in Industrienationen die Aufnahme im Mittel über den Empfehlungen liegt, kann es auch hier bei Krankheiten, unzureichender, vorwiegend pflanzlicher Ernährung etc. zur Entleerung der Leberspeicher kommen. Weltweit nimmt der Vitamin-A-Mangel jedoch gewaltige Dimensionen an: Die FAO rechnet mit ca. 14 Millionen Kindern unter 5 Jahren mit Vitamin-A-Mangel, bis zu 500000 erblinden pro Jahr, davon sterben ca. 60 % wenige Monate später.

Die typische Mangelerscheinung im fortgeschrittenen Stadium ist die **Xerophthalmie (C)**, bei der es zu Hornhauttrübungen, Nekrosen der Hornhaut und unbehandelt zur Erblindung kommt. Die Vorstadien sind gekennzeichnet durch eine Störung der Dunkeladaption, der allgemein als Vitamin-A-Mangel bekannten Nachtblindheit. Daneben können Veränderungen von Haut und Schleimhäuten auftreten, die sich in erhöhter Infektanfälligkeit v. a. über den Respirationstrakt äußern.

A. Vorkommen und Tagesbedarf

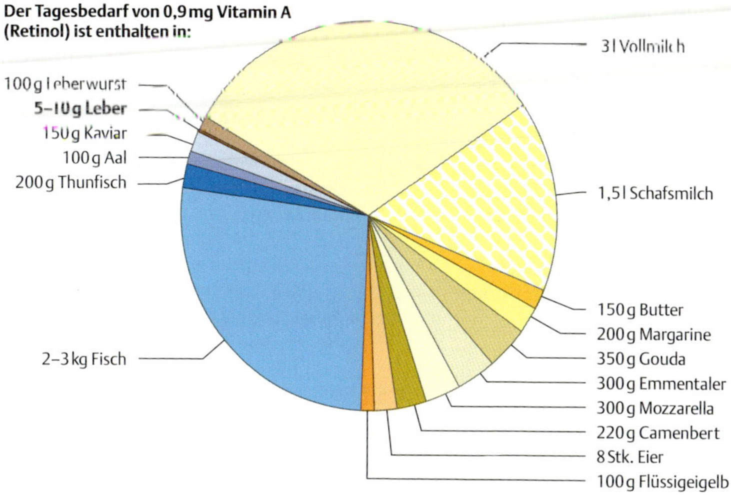

B. Zufuhrempfehlungen (DACH, 2000)

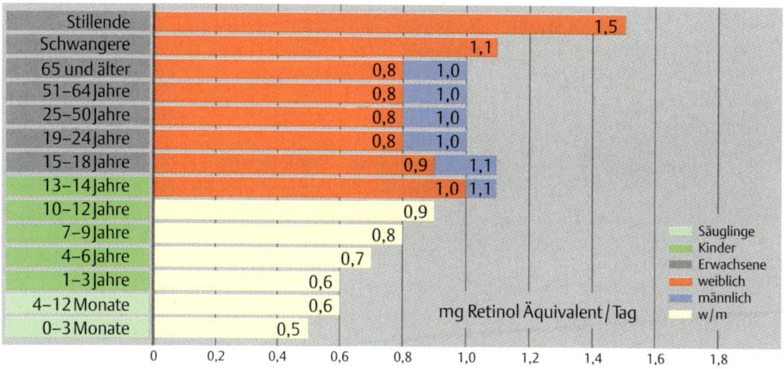

C. Mangelerscheinungen

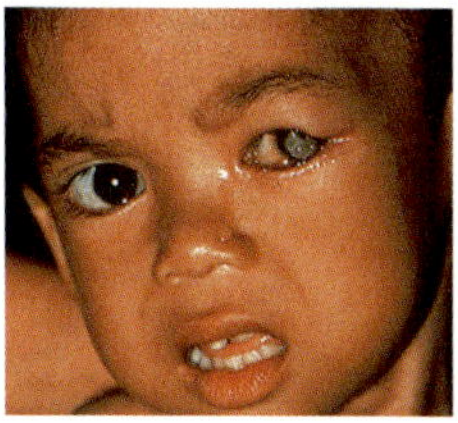
Xerophthalmie

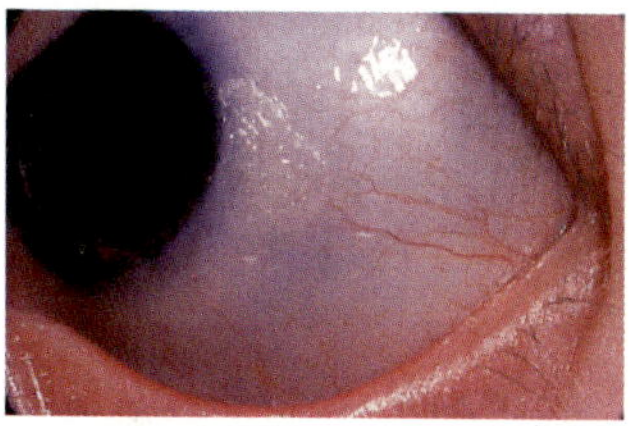
Bitot-Flecken

β-Carotin: Chemie und Metabolismus

Carotinoide sind immer pflanzlichen Ursprungs. Chemisch stellen sie Tetraterpene dar, die aus 8 Isopren-Einheiten symmetrisch aufgebaut sind **(A)**. Ihr Verhalten wird durch die langen Kohlenwasserstoffketten mit vielen konjugierten Doppelbindungen bestimmt: Sie sind lipidlöslich und farbig.
Im Pflanzenreich wurden mehrere hundert verschiedene **Carotinoide** gefunden, von denen allerdings nur ca. 40 eine Provitamin-A-Aktivität aufweisen. Hiervon ist das β-Carotin, der rote Farbstoff von z. B. Möhren, für den Mensch quantitativ von größter Bedeutung. Lycopin, das im Gegensatz zu β-Carotin keine geschlossenen Ringe enthält, ist der Hauptfarbstoff von z. B. Tomate oder Paprika. Durch Einfügen von Hydroxygruppen in die Ringe der Carotinoide entstehen die **Xanthophylle**. Sie sind für die Gelbfärbung von z. B. Blättern im Herbst verantwortlich (v. a. Lutein, auch als Blattxanthophyll bezeichnet). Zeaxanthin gibt dem Mais seine gelbe Farbe. Im Eigelb ist eine Mischung aus mehreren Xanthophyllen und β-Carotin vorhanden, so dass die Farbe letztlich von der Zusammensetzung des Futters abhängt.

Als fettlösliche Substanz erfolgt die **Resorption** von β-Carotin im Dünndarm zusammen mit anderen Lipiden **(B)**. Die Resorptionsquote aus pflanzlichen Nahrungsbestandteilen liegt je nach Fettanteil zwischen 10 und 50 % und unterliegt starken individuellen Schwankungen. In der Mukosazelle wird β-Carotin an der zentralen Doppelbindung zu 2 Molekülen Retinal (Vitamin A) gespalten. Das Enzym, die 15,15-Dioxygenase, ist reguliert: Je besser die Vitamin-A-Versorgungslage, desto geringer die Enzymaktivität. Eine asymmetrische Spaltung führt zu Zwischenprodukten mit ungleicher Seitenkette. Aus den längeren Bruchstücken, den β-Apocarotinalen, kann ein Molekül Vitamin A gebildet werden. Auch diese Konversion scheint über den Vitamin-A-Bedarf der Zelle geregelt zu werden. Schließlich greift β-Carotin wahrscheinlich bereits in der Mukosazelle in oxidative Vorgänge ein (s. S. 152).
Zum **Transport** wird ein Teil des β-Carotin sowie das veresterte Retinol (RE) in Chylomikronen eingebaut und via Lymphe ins Blut transportiert. Beim Abbau von Chylomikronen durch endothelständige LPL wird auch β-Carotin in die Zellen aufgenommen. Die verbleibenden Remnants werden in die Leber aufgenommen, wo β-Carotin ebenfalls in Vitamin A konvertiert wird. Überschüssiges β-Carotin wird in LDL und VLDL eingebaut und so den extrahepatischen Geweben zur Verfügung gestellt. Polare Vitamin-A-Metabolite, wie z. B. Retinsäure, können die Mukosazelle direkt via Portalblut verlassen.

Die **Speicherung** von β-Carotin erfolgt vorwiegend im Fettgewebe, zu einem geringeren Teil in der Leber, wobei die Konzentrationen in beiden Geweben starken individuellen Schwankungen unterliegen. Die hohe Speicherkapazität von Fettgewebe und Leber und/oder die konzentrationsabhängigen Resorptions- und Konzentrationsvorgänge werden für die Auswirkungen hoher Dosen im Gegensatz zu Vitamin A verantwortlich gemacht: β-Carotin ist nicht toxisch und nicht teratogen.

A. Carotinoide

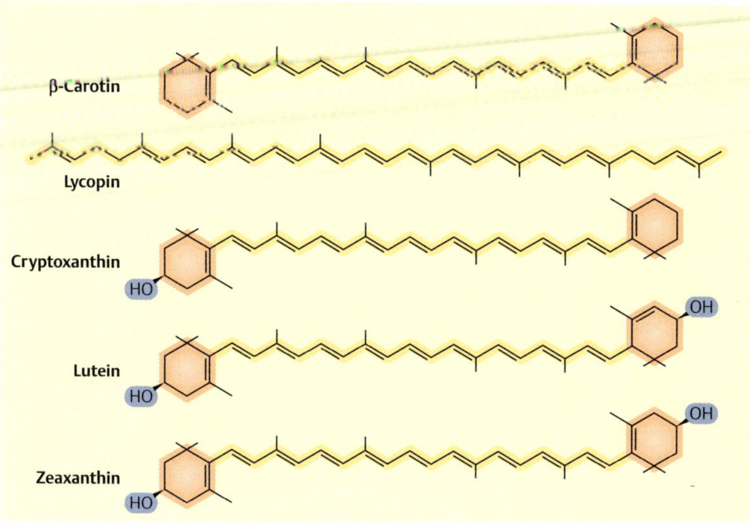

B. β-Carotinmetabolismus

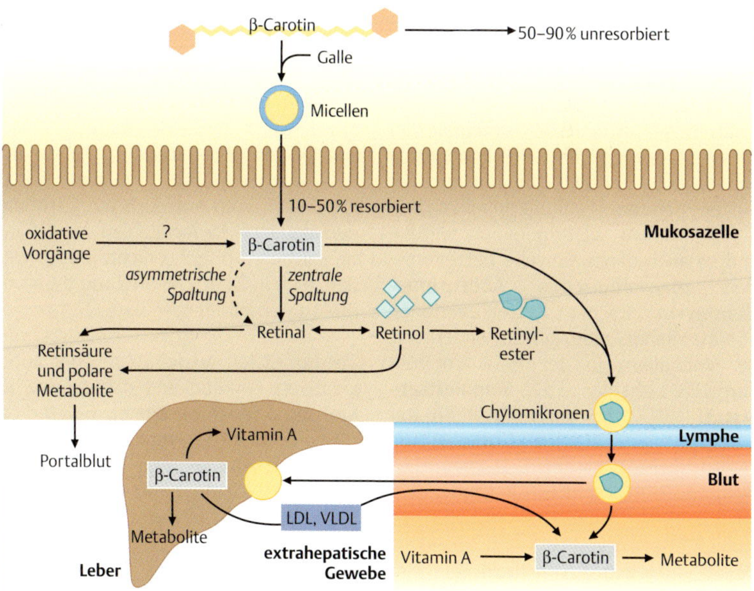

β-Carotin: Funktion, Vorkommen und Bedarf

Neben der Bedeutung als Provitamin A wurden für β-Carotin in den letzten Jahrzehnten eigenständige Funktionen entdeckt. β-Carotin kann daher für den Mensch als essenziell angesehen werden. Neben der Spaltung in Retinal kann β-Carotin teilweise in unveränderter Form resorbiert werden. So kann es in der Zelle als sog. **Antioxidans** wirken. In allen menschlichen Zellen, bevorzugt jedoch in der Haut unter Lichteinwirkung, entstehen ständig Sauerstoffradikale und damit verwandte andere **freie Radikale (A)**. Ein Charakteristikum dieser freien Radikale ist ihre extrem hohe Reaktionsfähigkeit: Nach sehr kurzer Halbwertszeit (10^{-11} sec) reagieren sie mit anderen Substanzen und bilden neue Radikale. Dadurch wird eine Kettenreaktion ausgelöst, die in ungünstigen Fällen essenzielle Zellbestandteile schädigen kann. Mögliche Folgen sind eine akut eingeschränkte Zellfunktion durch Membranschäden, Inaktivierung von Enzymen, Zerstörung von Rezeptoren oder verminderte Proteinbiosynthese. Schäden an der DNA können die Lebensdauer der Zelle begrenzen oder die entstandene Fehlfunktion kann bei der Zellteilung weitergegeben werden und so auch ganze Gewebe betreffen.

Den **physiologischen Abbruchmechanismen** solcher Kettenreaktionen kommt daher eine große Bedeutung zu. Vor allem in der Haut entsteht durch UV-Licht der aktive **Singulettsauerstoff** ($^1O_2$), der durch Reaktion mit β-Carotin wieder in seinen Grundzustand zurückkehren kann (1). Das dabei entstehende β-Carotin-Radikal kann durch Abgabe der Energie in Form von Wärme wieder regeneriert werden. Diese Inaktivierung von Radikalen wird als „quenchen" bezeichnet. Durch UV-Licht kann es auch direkt zur Bildung von Radikalen und damit zur **Lipidperoxidation** der Membranfettsäuren (RH) kommen (2). Die dadurch ausgelöste Kettenreaktion mit der Folge einer raschen weiteren Peroxidation von Membranlipiden kann durch eine direkte chemische Reaktion des β-Carotins gehemmt werden. Dabei wird β-Carotin allerdings verbraucht. Die Bildung von Radikalen wird durch viele Faktoren begünstigt: Neben UV-Licht sind dies v. a. O_2-abhängige Reaktionen in Mitochondrien und Mikrosomen, der Arachidonsäurestoffwechsel, die Aktivität von Leukozyten und Makrophagen, viele enzymatische Reaktionen, bestimmte Schwefelverbindungen, reduzierte Eisenkomplexe und exogen zugeführte toxische Substanzen. Dies deutet darauf hin, dass bestimmte Risikogruppen, z. B. Raucher, einen erhöhten Bedarf an β-Carotin haben könnten.

In den meisten Pflanzen ist β-Carotin als wichtigstes Carotinoid in variierenden Konzentrationen enthalten **(B)**. Entsprechend dem Verzehr von Obst und Gemüse trägt β-Carotin unterschiedlich zur Vitamin A-Versorgung bei: In den USA wird die Hälfte, in England nur ca 1/3 des Vitamin-A-Bedarfs aus Carotinoiden gedeckt. Bedarfszahlen für β-Carotin existieren bis jetzt nicht, jedoch werden auch in Deutschland 2 mg β-Carotin pro Tag empfohlen.

Zur optimalen Ausschöpfung der antioxidativen Wirkung und damit auch zur Krebsprophylaxe werden ca. 6–8 mg Carotinoide pro Tag empfohlen. Es ist erwiesen, dass eine hohe Zufuhr carotinoidreicher Gemüse mit der geringsten Krebsmorbidität einhergeht.

A. Schutzwirkung von β-Carotin in der Haut

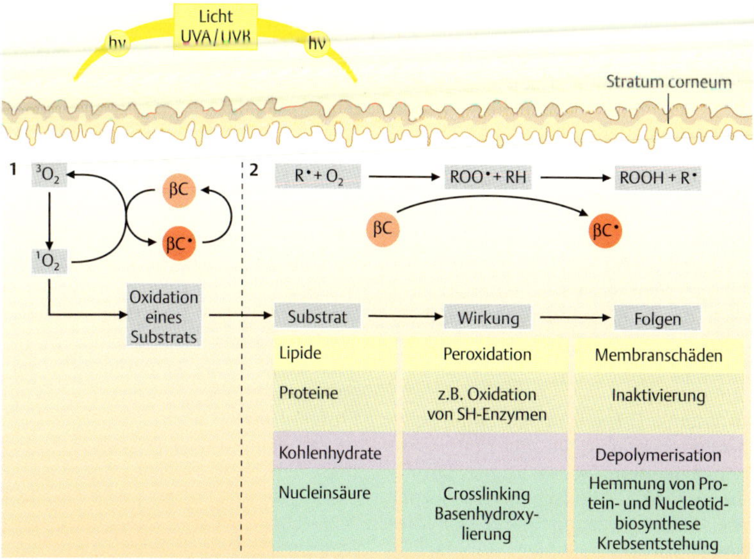

B. Vorkommen und Tagesbedarf

Die Empfehlung von 2–4 mg β-Carotin ist enthalten in:

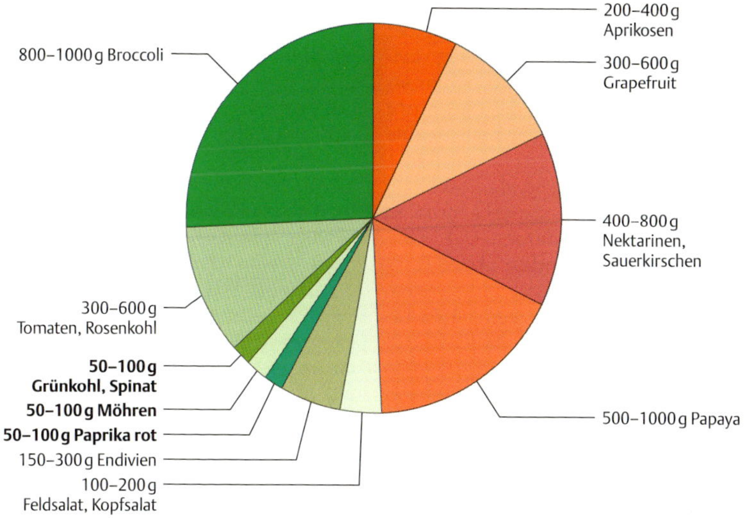

Vitamin D: Chemie und Metabolismus

Die für einen Vitamin-D-Mangel typischen Knochendeformationen traten v. a. in den Industriestädten des 19. Jahrhunderts auf: In Boston litten um die Jahrhundertwende ca. 80 % der Kinder der ärmeren Schichten an Knochenverformungen. Erst 1919 wurde die symptomatische Behandlung mit Lebertran und natürlichem Sonnenlicht entdeckt. Bis zur Synthese des Vitamins und damit großangelegten Prophylaxemaßnahmen vergingen nochmals fast 20 Jahre.

Zur Vitamin D-Familie gehört eine Reihe von Verbindungen, die alle Vitaminaktivität aufweisen. Die wichtigste Verbindung ist das in tierischen Organismen unter Lichteinwirkung aus **7-Dehydrocholesterol (A)** gebildete Vitamin D_3 (**Cholecalciferol**). In Pflanzen kommt in Spuren das Provitamin Ergosterol vor, dessen Metabolit, das Vitamin D_2, sich vom D_3 nur durch eine Doppelbindung und eine Methylgruppe unterscheidet und die gleiche Vitaminaktivität aufweist. Als Mengenangaben dienen **Internationale Einheiten**: 1 IE entspricht 0,025 µg, 1 µg Vitamin D_3 oder D_2 sind 40 IE.

Durch Hydroxylierung in der Leber an C25 entsteht das Zwischenprodukt **25-Hydroxycholecalciferol**. Die Umwandlung in die eigentlich aktive Form des Vitamins erfolgt durch eine weitere Hydroxylierung an C1 zum **1,25-Dihydroxycholecalciferol** (1,25-$(OH)_2$-D_3), das den Steroidhormonen zuzuordnen ist. Weiterhin gibt es eine Vielzahl von synthetischen Vitamin-D-Analoga, die zur Behandlung von Störungen der Calciumhomöostase eingesetzt werden.

Vitamin D ist per Definition für den Menschen kein Vitamin, da es bei Sonnenexposition unter günstigen Bedingungen in ausreichender Menge **endogen synthetisiert** werden kann. Das aus Cholesterol gebildete 7-Dehydrocholesterol wird in der **Haut** unter UV-Strahlung zum Prävitamin D_3, aus dem unter Wärmeeinwirkung das aktive Vitamin D_3 entsteht **(B)**.

Mit der Nahrung zugeführtes Vitamin D wird als fettlösliche Substanz in Chylomikronen eingebaut und zur Leber transportiert. Der **Transport** aller freigesetzten Vitamin-D-Metabolite im Blut, aber auch in der Leber, erfolgt durch ein spezifisches Vitamin-D-bindendes Protein (DBP).

In der **Niere** findet in den Mitochondrien der proximalen Tubuluszellen eine zweite Hydroxylierung zum 1,25-$(OH)_2$-D statt. Ein weiteres Enzym hydroxyliert hier an C24. Dieser Weg wird bei einem Überangebot an 1,25-$(OH)_2$-D beschritten und so eine Inaktivierung des Hormons beigeführt. Das aktive 1,25-$(OH)_2$-D zirkuliert proteingebunden im Blut und wird so zu seinen Wirkorten transportiert.

Der letzte Schritt des Metabolismus, die Hydroxylierung zum 1,25-$(OH)_2$-D, unterliegt einer **strengen Kontrolle**: 1,25-$(OH)_2$-D wirkt im Sinne einer Feedback-Kontrolle hemmend (Weg zum inaktiven 1,24-$(OH)_2$-D wird beschritten), Parathormon und ein niedriger Phosphatspiegel aktivieren das Enzym. Eine Vielzahl weiterer Faktoren wirken meist indirekt über Parathormon: Calcium, Östrogen, Glucocorticoide, Calcitonin u. a. Diese feine Regulation dient der kurzfristigen Anpassung an den Calcium- und Phosphatbedarf.

A. Chemie

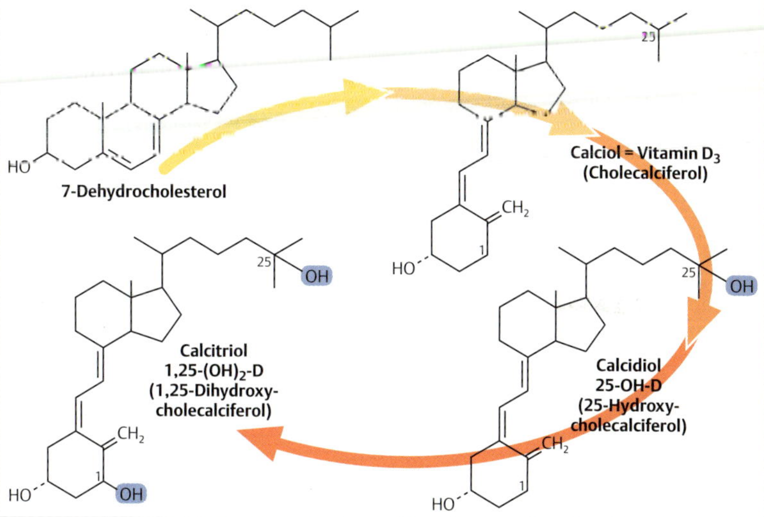

B. Vitamin-D-Metabolismus

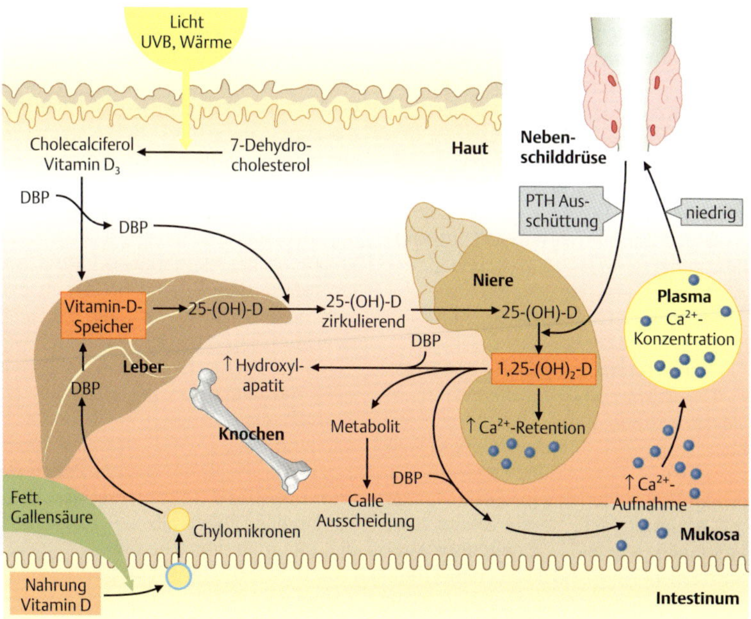

Vitamin D: Funktion

Die klassischen Vitamin-D-Funktionen dienen der Aufrechterhaltung der **Calcium (Ca)-** und **Phosphat (P)-Homöostase**. Am besten untersucht ist die zelluläre Wirkung auf den **Ca Transport im Darm (A)**. Im Zytosol wird 1,25-$(OH)_2$-D wahrscheinlich an einen Zytosolrezeptor gebunden, bevor es im Zellkern an einen mit der DNA assoziierten Kernrezeptor übertragen wird. Auf diese Art wird die Bildung verschiedener Proteine induziert: Bekannt sind das Calcium-bindende Protein (CaBP), eine ATPase, alkalische Phosphatase, Phytase u. a. Gleichzeitig kommt es zu einer gesteigerten Lipidsynthese und damit zu Veränderungen in den Membranlipiden. Der folgende Schritt – Transport des Ca von der Bürstensaummembran zur Basalmembran – ist unklar. Früher wurde hierfür ausschließlich das CaBP verantwortlich gemacht, jedoch ist dessen Synthese zu langsam, um den innerhalb weniger Minuten einsetzenden Ca-Transport allein erklären zu können.

Zu den klassischen Zielorganen von Vitamin D zählen auch Knochen und Niere **(B)**. Durch die Tätigkeit der Osteoklasten und Osteoblasten herrscht im **Knochen** eine Homöostase zwischen Demineralisation, also der Freisetzung von Ca und P, und Mineralisation. Aufgrund seiner Bedeutung bei der Ca-Homöostase (Bereitstellung von Ca für den Organismus) ist Vitamin D für die Demineralisation zuständig. Die verstärkte Knochenresorption unter dem Einfluss von 1,25-$(OH)_2$-D beruht einerseits auf der vermehrten Bildung von Osteoklasten aus Makrophagen, andererseits auf einem viel schneller ablaufenden Vorgang, bei dem 1,25-$(OH)_2$-D die Osteoblasten zur Ausschüttung eines Faktors anregt, der die Osteoklastenaktivität stimuliert.
Auch die bis heute ungeklärte Wirkung von Vitamin D in der **Niere** dient der Ca-Homöostase: Förderung der Ca-Rückresorption und P-Exkretion in den distalen Nierentubuli.

In den letzten Jahren wurden weitere Gewebe und Zellen erkannt, die auf 1,25-$(OH)_2$-D ansprechen **(B)**. Als zelluläre Mechanismen werden dabei die bereits beschriebene Induktion einer Proteinsynthese oder eine Aktivierung verschiedener Phospholipasen (C, A_2, D) mit konsekutiver Bildung von second messengern diskutiert. Auch ein spezifischer 1,25-$(OH)_2$-D-Membranrezeptor wird in Betracht gezogen. In vielen Zellen kommt es unter der 1,25-$(OH)_2$-D-Wirkung zur **Freisetzung von Ca aus intrazellulären Speichern**. Inwieweit dies als Beitrag zur Ca-Homöostase zu sehen ist oder nur ein intrazelluläres Signal darstellt, ist unbekannt. Die Beobachtung, dass bei Vitamin-D-Mangel und Knochenerkrankungen oft auch eine Skelett- und Herzmuskelschwäche vorliegt, lässt auf eine **Funktion an Muskelzellen** schließen. Heute wird davon ausgegangen, dass 1,25-$(OH)_2$-D spannungsabhängige Ca-Kanäle an der Membran von Muskelzellen aktiviert und damit an der Regulation des Ca-Transports über die Membran beteiligt ist. Im **Pankreas** wird durch 1,25-$(OH)_2$-D die Insulinausschüttung beeinflusst, in der **Haut** hat das Hormon eine Wirkung auf das Wachstum und die Zelldifferenzierung. Daneben existieren Rezeptoren in **Zellen des Immunsystems** sowie verschiedensten Tumorzellen, wo 1,25-$(OH)_2$-D zumeist die Zellproliferation hemmt.

A. Induktion der Ca-Resorption

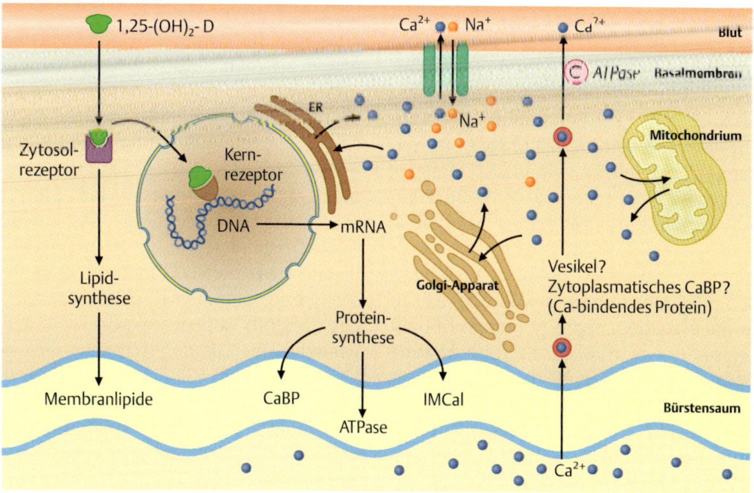

B. Klassische und neue Vitamin-D-Zielorgane

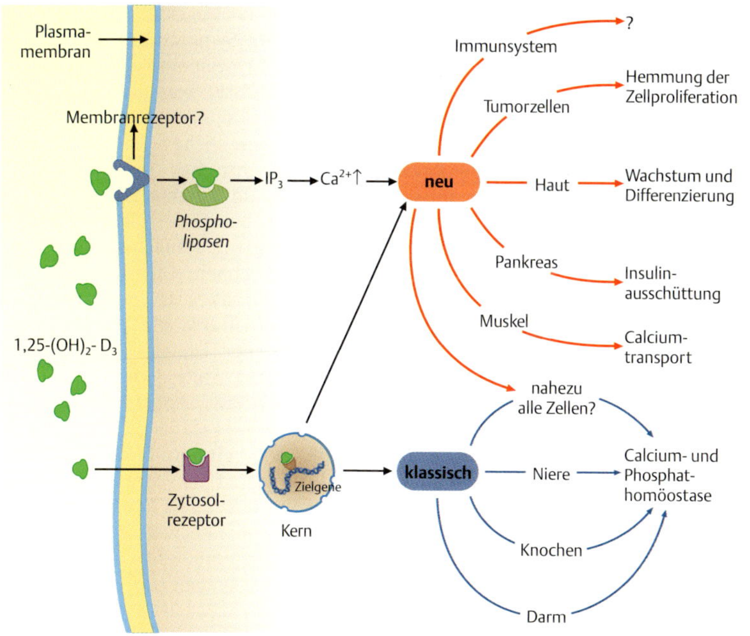

Vitamin D: Vorkommen und Bedarf

Das **Vorkommen (A)** von Vitamin D in der Natur ist sehr begrenzt. Fischleber enthält sehr große Mengen, weshalb Lebertran früher zur Behandlung und Prophylaxe von Vitamin-D Mangelerscheinungen erfolgreich eingesetzt wurde. Fettreiche Seefische wie z. B. Bückling oder Hering enthalten bis zu 30 µg Vitamin D pro 100 g. Die Vitamin-D-Gehalte anderer Fischarten liegen jedoch weit darunter. Der Gehalt in Kuhmilch ist zu vernachlässigen, er steigt jedoch mit zunehmender Fettkonzentrierung: Sahne (30 %) enthält 1 µg/100 g, Käse weist vergleichbare Mengen auf. Muttermilch enthält sehr wenig Vitamin D – allerdings liegen neben Vitamin D_3 auch die sehr viel aktiveren Vitamin-D-Metabolite vor, so dass bei ausschließlichem Stillen die Gefahr einer Rachitis i. a. gering ist.

Der **Bedarf (B)** an exogen zugeführtem Vitamin D hängt sehr stark von der Dauer und der Intensität der UV-Exposition und der damit verbundenen endogenen Vitamin-D-Synthese ab. Die Zufuhrempfehlung von 5 µg/Tag für Kinder und Erwachsene unterstellt eine unzureichende Synthese in der Haut. Während Schwangerschaft und Stillzeit besteht ein erhöhter Bedarf (10 µg/Tag). Von größter Bedeutung ist eine regelmäßige exogene Vitamin-D-Zufuhr im Säuglingsalter. Da die Gehalte in Kuhmilch nicht ausreichen und auch Muttermilch einen Mangel v. a. in sonnenarmen Zeiten nicht sicher verhindert, wird heute in jedem Fall eine Vitamin-D-Prophylaxe empfohlen. Alle industriell hergestellten Säuglingsmilchnahrungen sind mit 400 IE = 10 µg Vitamin D_3 angereichert. Zusätzlich wird während des ersten Lebensjahres die tägliche Zufuhr von weiteren 400 IE in Tablettenform empfohlen.

Die **tatsächliche Zufuhr** an Vitamin D liegt für Erwachsene im Rahmen der Empfehlungen; Kinder, Jugendliche und Ältere nehmen jedoch weitaus weniger Vitamin D auf.

Werden die Lebensgewohnheiten dieser Gruppen berücksichtigt, so fallen die Senioren auf: Da eine UV-Exposition oftmals nicht stattfindet, sind sie für einen Vitamin-D- Mangel prädestiniert. Auch Einwanderer, v. a. aus islamischen Ländern, bei denen Frauen oft verschleiert gehen, gelten als Risikogruppen. In den letzten Jahren wurde vereinzelt wieder von Mangelerscheinungen bei Säuglingen und Kleinkindern berichtet, meist in Folge einer ideologisch, weltanschaulich bedingten Ablehnung der völlig ungefährlichen **Vitamin-D-Prophylaxe** (12,5 µg).

Erst die massive **Überdosierung** von Vitamin D führt zu einer Hyperkalzämie, deren akute Symptome wie z. B. Erbrechen und Schwindel relativ unspezifisch sind. Langfristig kommt es zu Verkalkungen – v. a. massive Nephrokalzinosen sind beschrieben. Bei Erwachsenen wird von toxischen Auswirkungen ab 500–1000 µg Vitamin D pro Tag ausgegangen, bei Kindern ist hiermit u. U. ab 150 µg/Tag (10faches der Prophylaxe) zu rechnen. Diese Mengen sind auch bei starker UV-Exposition oder über die Ernährung allein nicht zu erreichen. Bei der Einnahme von Vitamin D-Präparaten sollte jedoch die Dosierungsempfehlung eingehalten werden.

Unter den **Vitamin-D-Mangelerscheinungen (C)** ist die Rachitis beim Kind am bekanntesten. Es kommt zu Verformungen von Knochen, v. a. Brustbein, Schädel und Wirbelsäule. Die Osteomalazie ist das Pendant beim Erwachsenen.

A. Vorkommen und Tagesbedarf

Der Tagesbedarf von 5 µg Vitamin D ist enthalten in:

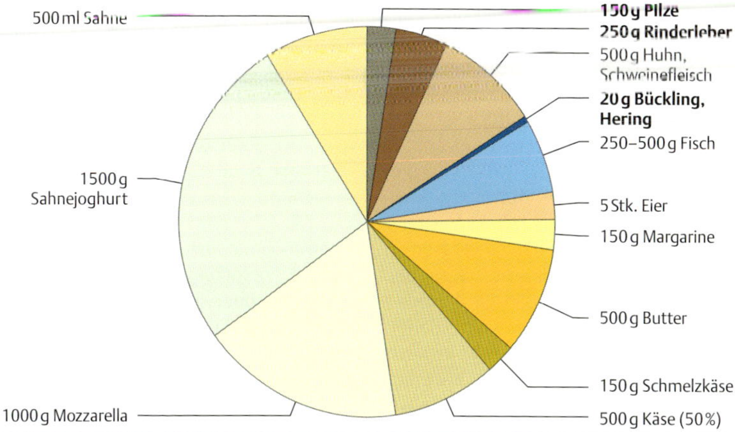

B. Zufuhrempfehlungen (DACH, 2000)

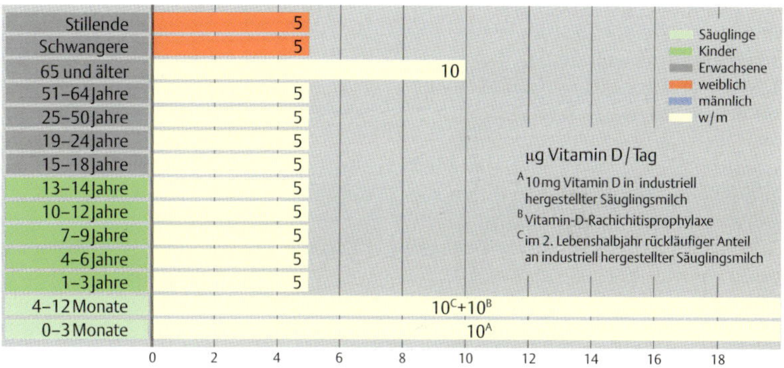

C. Mangelerscheinungen

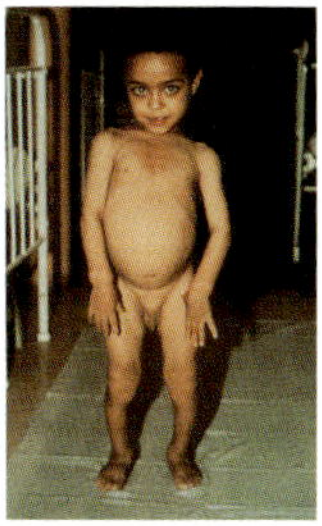

Rachitis

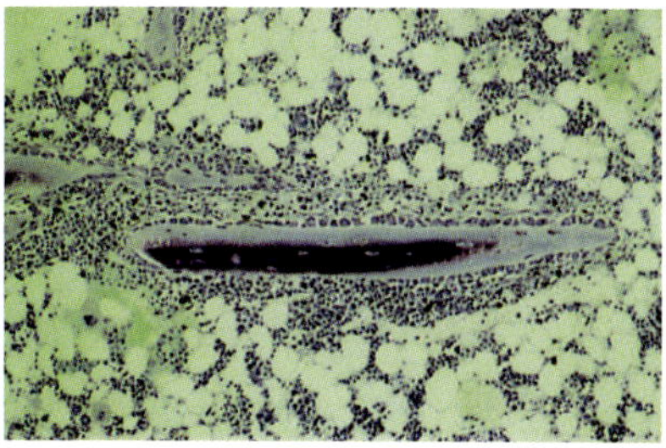

unverkalkte Knochenmatrix (blau)

Vitamin E: Chemie und Metabolismus

Anfang der 20er Jahre wurde erstmals über einen Nahrungsfaktor berichtet, der bei Ratten für die Aufrechterhaltung der Trächtigkeit verantwortlich ist. Dieser Faktor erhielt den Namen Vitamin E. Die bedeutendste in der Natur vorkommende Verbindung mit Vitamin E-Aktivität ist das **α-Tocopherol (A).** Es besitzt 3 Chiralitätszentren an den Positionen 2, 4' und 8', an denen die Methylgruppen in R-Konfiguration stehen. Die korrekte Schreibweise nach IUPAC wäre daher: 2R, 4'R, 8'R-α-Tocopherol bzw. in Kurzform RRR-α-Tocopherol. Das natürlich vorkommende α-Tocopherol ist meist begleitet von geringen Mengen β-, γ- und δ-Tocopherol, die sich durch Zahl und Position der Methylgruppen am Ring unterscheiden. In der Natur gibt es außerdem Tocotrienole, die an der Seitenkette zusätzlich 3 Doppelbindungen aufweisen. Hinzu kommen noch diverse voll- oder halbsynthetisch hergestellte α-Tocopherole, die immer ein Gemisch aus verschiedenen Stereoisomeren darstellen. Das gängigste synthetische Vitamin E besteht aus 8 Stereoisomeren, wobei RRR-α-Tocopherol 12,5 % ausmacht – dieses Gemisch wird als all-rac-α-Tocopherol bezeichnet. Die IUPAC empfiehlt (analog zu Vitamin A) die Verwendung der biochemischen Nomenklatur: Vitamin E sind alle Tocopherole und Tocotrienole, die qualitativ die biologische Aktivität von RRR-α-Tocopherol zeigen. Quantitativ unterscheidet sich deren biologische Wirkung jedoch sehr stark. Im Vergleich zu RRR-α-Tocopherol (= 100 %) weisen alle natürlich vorkommenden Tocopherole/Tocotrienole weniger als 50 % der Aktivität auf, das all-rac-α-Tocopherol 74 % und das in Medikamenten häufig verwendete, zur Stabilitätserhöhung veresterte all-rac-α-Tocopherylacetat 67 %. Um diesen verschiedenen Vitamin-E-Aktivitäten Rechnung zu tragen, wird z. B. in Nährstofftabellen der Begriff **α-Tocopherol-Äquivalente (αTÄ)** verwendet, wobei die Wirkung von RRR-α-Tocopherol = 100 % gesetzt wird. Bei Medikamenten und bei Reinsubstanzen wird mit IE oder USP (United States Pharmacopeia) gerechnet.

Vitamin E wird im Darm zusammen mit Lipiden **resorbiert**, nachdem vorhandene Tocopherylester zuvor durch Lipasen oder Mukosaesterasen hydrolysiert wurden **(B)**. Die Resorptionsquote liegt im Mittel bei 30 %, wobei α-Tocopherol und seine Ester besser resorbiert werden. Resorbiertes Vitamin E wird schnell zur Leber transportiert; nur wenig wird an den Endothelzellen durch LPL aus den Chylomikronen freigesetzt. Das in VLDL (s. u.) inkorporierte Vitamin E wird wieder in den Blutkreislauf abgegeben, wo ein dynamisches Gleichgewicht durch raschen Austausch zwischen allen Lipoproteinfraktionen besteht. Die **Aufnahme in die Zielzellen** erfolgt entweder durch Freisetzung durch endothelständige LPL oder mittels rezeptorvermittelter Endozytose von LDL.
Vitamin E wird v. a. in Fettgewebe und Muskulatur bevorzugt als RRR-α-Tocopherol gespeichert. Die Erklärung hierfür liefert ein in jüngster Zeit kloniertes menschliches Gen, das für ein α-Tocopherol-Transfer-Protein in der Leber codiert: Damit wird RRR-α-Tocopherol bevorzugt in VLDL eingebaut, während andere Vitamin E-Formen sehr schnell via Galle ausgeschieden werden.

A. Chemie und biologische Aktivität

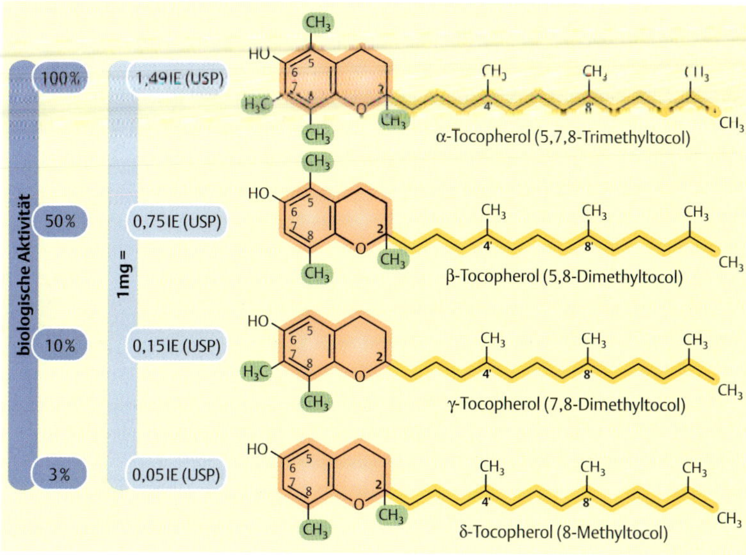

B. Vitamin-E-Metabolismus

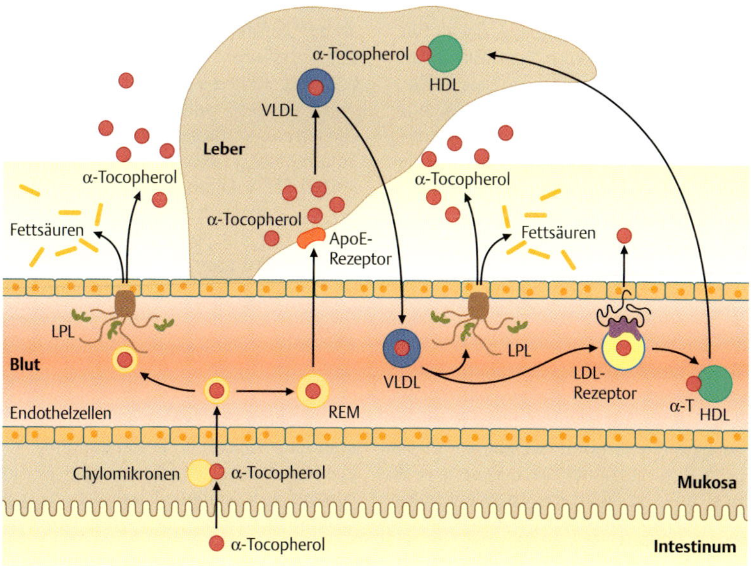

Vitamin E: Funktion, Vorkommen und Bedarf

In tierischen Zellen ist α-Tocopherol Bestandteil aller biologischen Membranen. Heute wird angenommen, dass seine wichtigste Funktion darin besteht, Membranlipide, Lipoproteine und Depotfette vor dem Abbau durch Lipidperoxidation zu schützen. Diese Wirkung als **Antioxidans** ist auch aus der Lebensmittelindustrie bekannt: Seit langem werden Fette und Öle zum Schutz vor Peroxidation mit Vitamin E angereichert.
Durch Licht, Wärme und/oder chemische Substanzen sowie bei vielen biologischen Vorgängen entstehen im Organismus **freie Radikale (A)**. Wird eine mehrfach ungesättigte Fettsäure von einem Radikal X angegriffen, so wird von der Methylengruppe zwischen 2 Doppelbindungen ein H-Atom abstrahiert – das Produkt ist ein hoch reaktives Lipidradikal (fehlendes Elektron). Durch Addition von O_2 entsteht dann ein hochreaktives Lipidperoxidradikal, das entweder mit einer weiteren Fettsäure in ein stabiles, unphysiologisches, aber zytotoxisches **Lipidperoxid** übergehen oder mit einem anderen Peroxid „verschmelzen" kann. Bei der Übertragung des H-Atoms wird ein weiteres Lipidradikal gebildet, so dass eine autokatalytische Kettenreaktion einsetzt. Würde dieser Vorgang nicht unterbrochen, so wäre in kürzester Zeit die Funktion der biologischen Membran zerstört. Vitamin E hat eine sehr hohe Affinität zu Lipidperoxidradikalen: Die Übertragung eines H-Atoms von Vitamin E auf das Radikal führt zum stabilen Lipidhydroperoxid und einem Vitamin-E-Radikal. Da dieses durch Resonanzstabilisierung sehr reaktionsträge ist, wird durch diesen Vorgang die Kettenreaktion abgebrochen. Das in der Membran verankerte Tocopherol-Radikal wird vermutlich durch Ascorbinsäure (Vitamin C), die im wässrigen Zytosol vorhanden ist, wieder in Vitamin E umgewandelt (s. S. 210).

Ergiebigste **Quellen** für Vitamin E **(B)** sind Pflanzenkeime und -saaten, die daraus gewonnenen Öle und hieraus hergestellte Produkte. In Weizenkeim-, Sonnenblumen- und Olivenöl stellt RRR-α-Tocopherol mit 50–100 % den Hauptanteil des Vitamin E, während in Soja- und Maiskeimöl das nur 10 % der biologischen Aktivität aufweisende γ-Tocopherol dominiert. Da fast alle nicht deklarierten, raffinierten Pflanzenöle und Margarinen aus Sojaöl hergestellt sind, ist deren natürliche Vitamin E-Aktivität gering – wobei zur Stabilisierung oft synthetisches Vitamin E zugesetzt wird. Höchste Gehalte an natürlichem Vitamin E finden sich in kaltgepresstem Weizenkeimöl.

Die **Schätzwerte für eine angemessene Zufuhr (C)** für Vitamin E orientieren sich an der Zufuhr von mehrfach ungesättigten Fettsäuren: Je g Diensäure sollten 0,5 mg RRR-α-Tocopherol aufgenommen werden; selbst viele pflanzliche Öle erreichen diese Vorgabe nicht (z. B. Sojaöl ca. 0,3). Bei ca. 24 g Dienäquivalenten (18 g Linolsäure, 3 g Linolensäure) errechnet sich hieraus ein Bedarf von 12 mg αTÄ pro Tag. Die Zufuhrempfehlung wird zwar in Deutschland ungefähr erreicht, jedoch könnte zum optimalen Schutz vor Peroxidationsvorgängen eine höhere Zufuhr durchaus empfehlenswert sein.

Bei Frühgeborenen, Malabsorptionszuständen, diversen Erkrankungen, wie z. B. der zystischen Fibrose oder der koronaren Herzkrankheit hat sich die Supplementierung mit Vitamin E bewährt.

A. Vitamin-E-Schutzwirkung

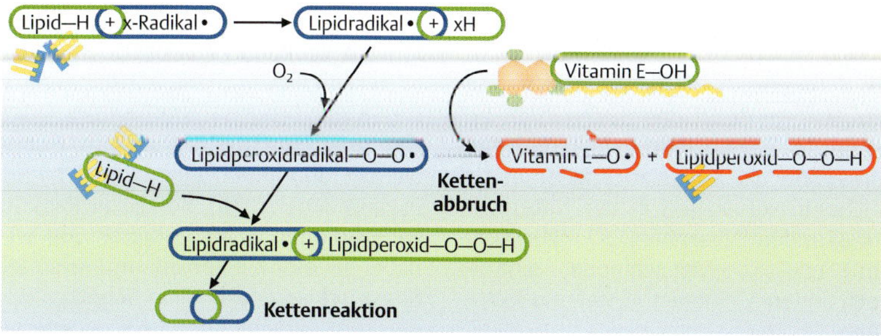

B. Vorkommen und Tagesbedarf

Der Tagesbedarf von 12 mg Vitamin E ist enthalten in:

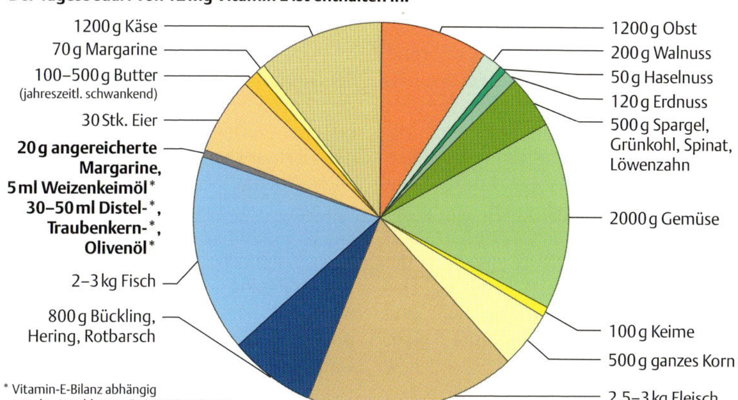

* Vitamin-E-Bilanz abhängig von der Anzahl ungesättigter Fettsäuren

C. Schätzwerte für die angemessene Zufuhr (DACH, 2000)

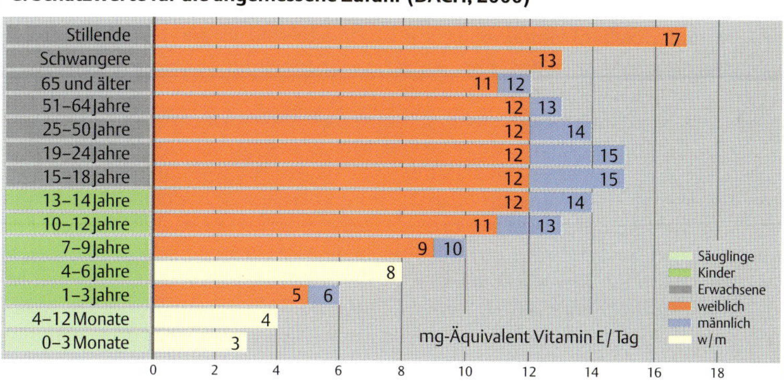

Vitamin K: Chemie, Metabolismus und Funktion

Die antihämorrhagische Wirkung von Vitamin K wurde in den 30er Jahren beschrieben; der bis dato unbekannte Faktor wurde als **K**oagulationsvitamin bezeichnet. Neben den in der Natur vorkommenden Vitaminen K_1 (Phyllochinon) und K_2 (Menachinone) gibt es noch andere Chinone mit Vitamin-K-Wirkung.

Die **Grundstruktur** des Vitamin K **(A)** ist das 1,4-Naphtochinon. Die in 2-Stellung angehängte Methylgruppe ist für die Vitaminwirkung entscheidend, während die langen Seitenketten die Fettlöslichkeit und andere Eigenschaften bestimmen. Vitamin K_2 ist ein Sammelbegriff für Menachinone mit unterschiedlich langer Seitenkette, wobei immer eine Iso-preneinheit angehängt ist. Von praktischer Bedeutung, auch aus pharmakologischer Sicht, sind heute nur noch die fettlöslichen Vitamine K_1 und K_2. Das synthetische wasserlösliche K_3 und seine Derivate werden heute nicht mehr angewandt.

Das mit der **Nahrung** aufgenommene Vitamin K wird im Zuge der Lipidverdauung im proximalen Dünndarm aktiv resorbiert und durch Chylomikronen zur Leber transportiert, zirkuliert aber auch in allen Lipoproteinfraktionen (v. a. in VLDL). Die **Resorptionsquote** liegt bei 20–70 %. Vitamin K_2 wird auch von Darmbakterien in unteren Dünndarmabschnitten und im Kolon synthetisiert. Die Gallensäurekonzentration ist in diesen Bereichen jedoch sehr gering, so dass die Resorption des fettlöslichen K_2 aus Darmbakterien keine große Bedeutung hat.

Die Vitamin-K-Abhängigkeit des **Blutgerinnungssystems** wurde als erste Vitamin-K-Wirkung entdeckt und wird auch seit langem therapeutisch genutzt. Die in der Leber synthetisierten, inaktiven Vorstufen der Gerinnungsfaktoren werden dort durch die γ-Glutamylcarboxylase aktiviert **(B)**. Bei dieser Reaktion wirkt Vitamin K als Cofaktor und wird dabei in ein 2,3-Epoxid umgewandelt, das anschließend in zwei Schritten wieder zum aktiven Vitamin K regeneriert wird. Die Gerinnungsfaktoren II, VII, IX und X sowie Protein C und Protein S werden ins Blut abgegeben und dort an Phospholipidmembranen gebunden.

Bei **Neugeborenen** sind zwar die einzelnen Komponenten des Blutgerinnungssystems vorhanden, jedoch erreichen die Vitamin-K-abhängigen Faktoren erst nach Wochen bis Monaten die Aktivitäten des Erwachsenen. Zusätzlich bedingt ein nur geringer Gehalt in Muttermilch und Kuhmilch eine Unterversorgung des Säuglings. Aus diesen Gründen wird seit langem eine **Vitamin-K-Prophylaxe** durchgeführt. Gleich nach der Geburt wird Vitamin K i. m. gespritzt oder in öliger Lösung oral verabreicht.
Die Blockierung der Vitamin-K-Wirkung durch Antagonisten wird ebenfalls seit langem therapeutisch genutzt: Cumarinderivate sind in der Thromboseprophylaxe weit verbreitet.

In den letzten Jahrzehnten wurden weitere Vitamin-K-Wirkungen entdeckt. So ist es an der Bildung von Osteocalcin (Carboxylierung), einem Knochenprotein, beteiligt und hemmt so in der Postmenopause die Ca^{2+}-Mobilisierung aus dem Knochen. Auch die Gruppe der **Matrix-Gla-Proteine** (MGP), die u. a. in Knochen, Niere, Lunge und Herz gefunden wurden, ist Vitamin-K-abhängig.

A. Chemie

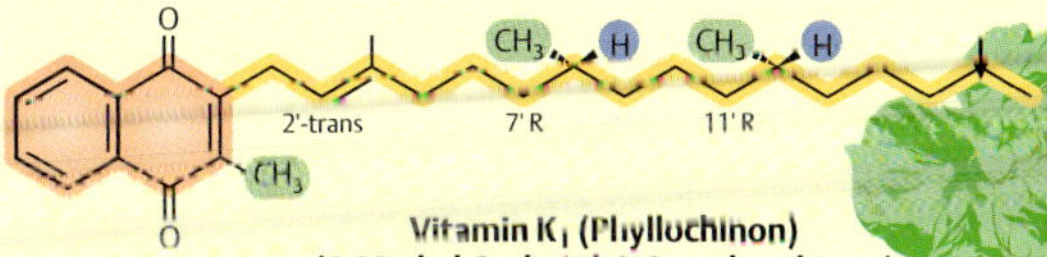

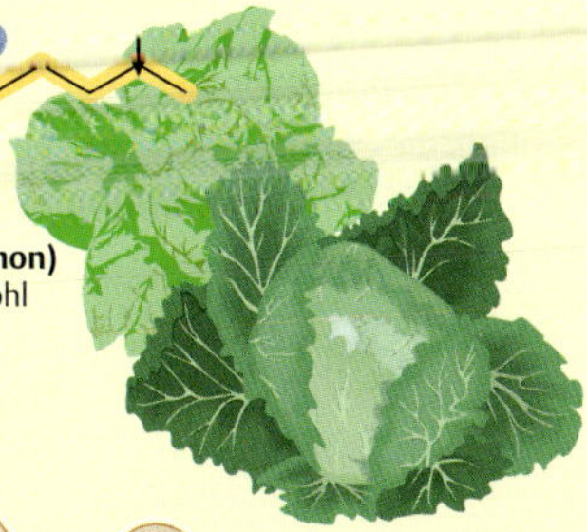

Vitamin K_1 (Phyllochinon)
(2-Methyl-3-phytyl-1,4-naphtochinon)
in Grünpflanzen, z. B. Salat, Grünkohl

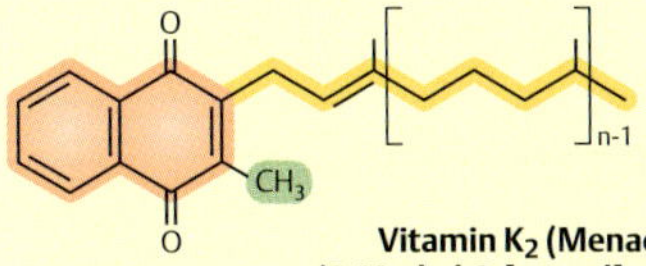

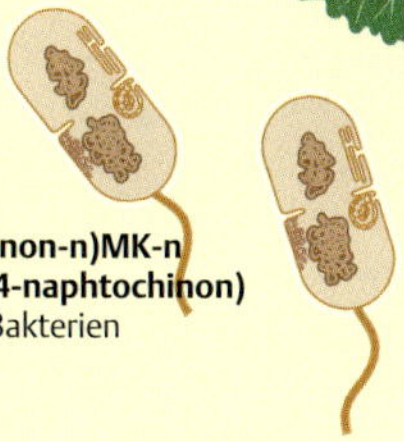

Vitamin K_2 (Menachinon-n)MK-n
(2-Methyl-3-[prenyl]$_n$-1,4-naphtochinon)
ausschließlich in Bakterien

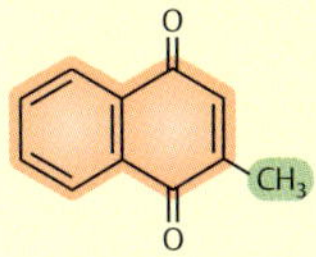

Vitamin K_3 (Menadion)
(2-Methyl-1,4-naphtochinon)

B. Vitamin-K-Wirkung

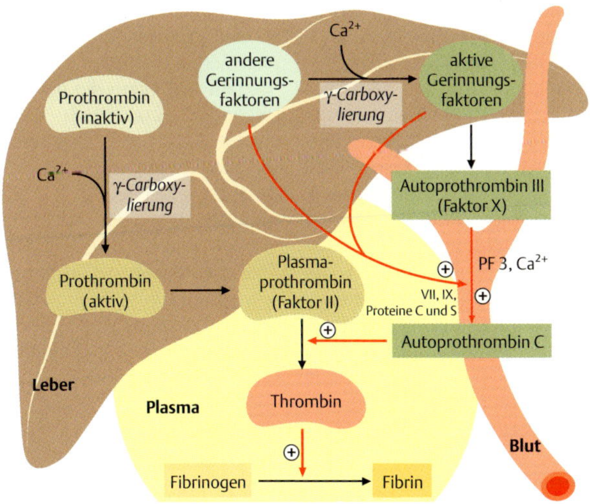

Vitamin K: Vorkommen und Bedarf

Phyllochinon (Vitamin K_1) ist in variabler Konzentration in den Chloroplasten von Grünpflanzen enthalten, wo es als Bestandteil des Photosyntheseapparates dient. Grampositive Bakterien, z. B. einige Stämme von Escherichia coli und Bacteroides fragilis, produzieren Menachinone (Vitamin K_2); diese werden, zusammen mit K_1 aus pflanzlicher Nahrung, von tierischen Organismen resorbiert. Entsprechend findet sich Vitamin K sowohl in pflanzlichen als auch in tierischen **Nahrungsmitteln (A)**. Sehr gute Vitamin-K-Quellen stellen grüne Gemüse wie grüne Kohlsorten, grüne Salate und Schnittlauch dar.
Entsprechend ist in älteren Lehrbüchern noch der Hinweis zu finden, dass auf Cumarinderivate eingestellte Menschen wenig Kohl verzehren dürften. Zur Hemmung der Blutgerinnung muss bei der **Thromboseprophylaxe** ein Gleichgewichtszustand zwischen dem Agonisten Vitamin K und dem Antagonisten Cumarin hergestellt werden. Werden größere Mengen Vitamin K zugeführt, so verschiebt sich das Gleichgewicht zugunsten des Agonisten, woraus eine erhöhte Gerinnungsneigung resultiert. Allerdings haben neuere Untersuchungen gezeigt, dass durch **Nahrungs-Vitamin-K** eine solche Verschiebung unwahrscheinlich ist. Es gilt daher heute die Empfehlung, dass auf Cumarinderivate eingestellte Personen nicht auf den Vitamin-K-Gehalt von Lebensmitteln achten müssen, solange sie ihre gewohnte Ernährungsweise beibehalten. Findet eine gravierende Umstellung statt, z. B. von gemischter Kost auf streng vegetarische Ernährung, so muss die Blutgerinnungszeit überprüft werden.

Die **Zufuhrempfehlungen (B)** für Vitamin K basieren aufgrund der ungewissen Synthese durch Darmbakterien eher auf Schätzungen. Sie betragen für den Erwachsenen 65–80 µg/Tag, ein Mehrbedarf während Schwangerschaft und Stillzeit ist nicht bekannt. Die **tatsächliche Zufuhr** an Vitamin K ist unbekannt, da die Analytik zur Quantifizierung des Gehaltes in Lebensmitteln in der Vergangenheit unzureichend war. Es kann jedoch davon ausgegangen werden, dass Vitamin K bei gemischter Kost überreichlich zugeführt wird. Toxische Eigenschaften von nutritiv zugeführtem Vitamin K sind nicht bekannt.

Der klassische **Vitamin-K-Mangel (C)** wird i. A. bei voll gestillten Säuglingen gefunden. Es kommt zu Blutungen, deren gefürchtetste Variante Hirnblutungen in die Ventrikel darstellen. Da diese zu irreversiblen Schäden bzw. zum Tod führen können, ist eine **Prophylaxe** auch dann gerechtfertigt, wenn ohne Prophylaxe nur mit wenigen Vorfällen pro Jahr zu rechnen wäre. Mit 1 mg Vitamin K i. m. bzw. 2 mg oral am 1. und 5. Lebenstag sowie in der 4.-6. Lebenswoche können Vitamin-K-Mangelblutungen bis auf Einzelfälle vermieden werden.
Im Jahr 1991 kam die bis dahin fast ausschließlich praktizierte i. m.-Gabe von Vitamin K in die Schlagzeilen: Eine skandinavische Untersuchung hatte eine Korrelation zwischen der i. m.-Prophylaxe und der Häufigkeit von Malignomen bei Kindern gezeigt. Andere Studien konnten dies nicht bestätigen, ebenso ist ein Einfluss des Lösungsmittels und anderer Zusätze der i. m.-Lösung nicht auszuschließen. Für die orale Vitamin-K-Prophylaxe wurden diese Zusammenhänge nicht gefunden.

A. Vorkommen und Tagesbedarf

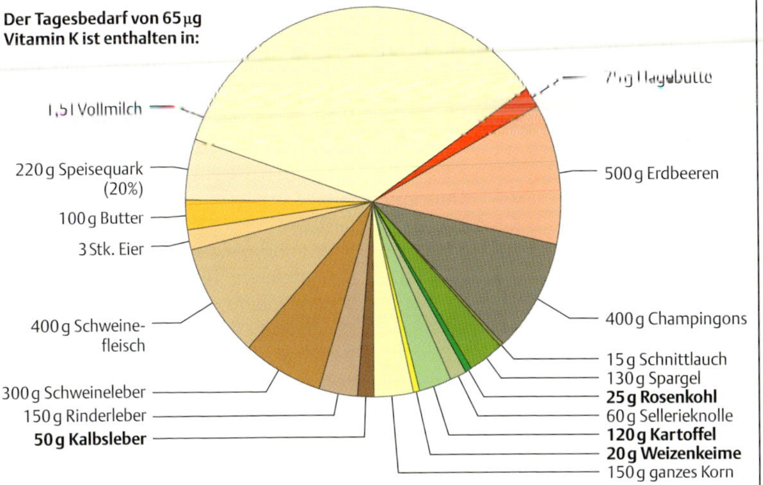

B. Schätzwerte für die angemessene Zufuhr (DACH, 2000)

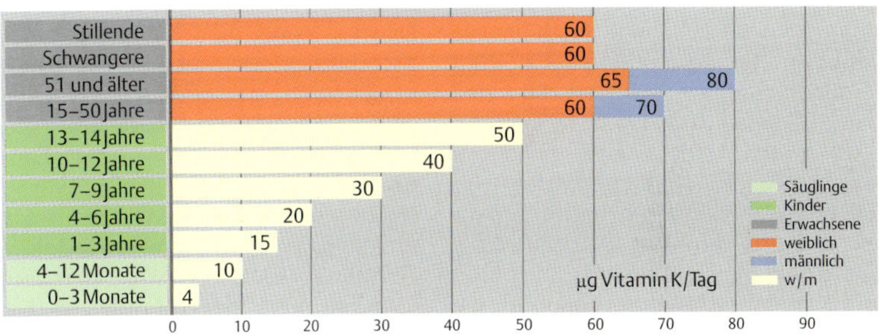

C. Typische Blutungen bei Vitamin-K-Mangel

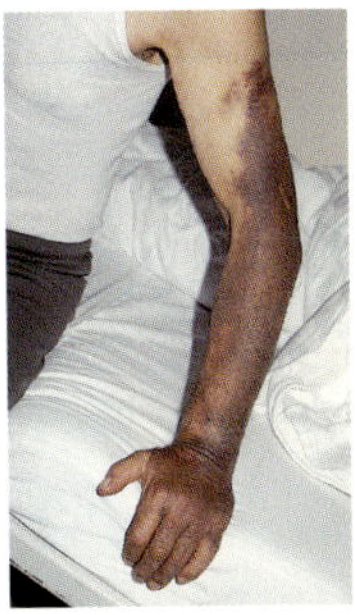

flächenhaft subkutan

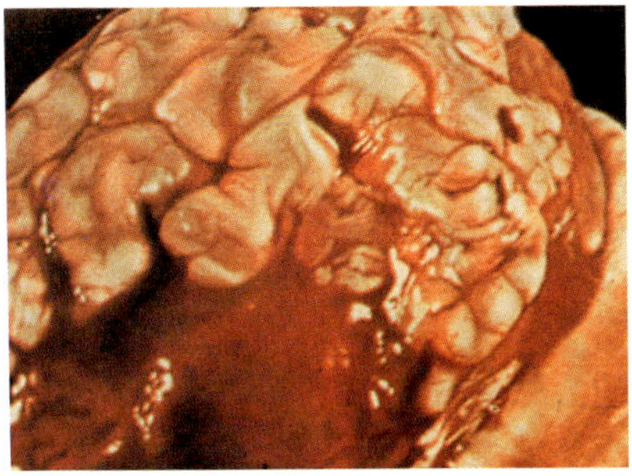

Hirnblutungen

Ascorbinsäure: Chemie, Metabolismus und Funktion

Unter dem Begriff Vitamin C werden die L-[+]-Ascorbinsäure und deren Derivate mit qualitativ identischer biologischer Wirkung zusammengefasst. **Chemisch** handelt es sich um ein 2,3-Endiol-L-Gulonsäurelacton **(A)**. Dieses kann von Pflanzen und Tieren aus Glucuronsäure aufgebaut werden. Das letzte Enzym der Stoffwechselkette, die L-Gulonolacton-Oxidase, fehlt bei Mensch, Menschenaffen und Meerschweinchen.

Die **Resorption** von Vitamin C beginnt bereits in der Mundschleimhaut, weitaus größere Mengen werden in oberen Dünndarmabschnitten aufgenommen. Es existieren vermutlich verschiedene, aktive Transportmechanismen. Erst bei sehr hohen Konzentrationen im Darmlumen erfolgt die Aufnahme durch passive Diffusion. Die Resorptionsrate beträgt bei physiologischen Dosen ca. 80 % und fällt bei Megadosen auf ca. 15 % ab. Im Plasma liegt Ascorbinsäure zu ca. ¾ frei, zu ca. ¼ proteingebunden vor. Eine optimale Plasmakonzentration wird bei ca. 1 mg/l vermutet, klassische Mangelerscheinungen treten bei ca. 0,2 mg/l auf. **Hauptausscheidungsorgan** ist die Niere, jedoch werden nach Einnahme von Megadosen (> 3 g) zunehmend größere Anteile über die Faeces ausgeschieden.

Ein Teil der **biologischen Wirkungen** von Vitamin C lässt sich durch die Eigenschaft von L-Ascorbinsäure als starkes **Reduktionsmittel** erklären. Die Oxidation von L-Ascorbinsäure zu Dehydroascorbinsäure verläuft über die intermediär entstehende, extrem reaktionsfähige Semidehydroascorbinsäure. Diese 3 chemischen Formen von Vitamin C stellen ein reversibles Redoxsystem dar. Die oxidierte Form kann durch eine Reduktase, an der andere Redoxsysteme wie Glutathion oder Tocopherol beteiligt sind, wieder in Ascorbinsäure überführt werden. Ascorbinsäure kann so als Wasserstoffdonator an Hydroxylierungsreaktionen mitwirken. Dies ist z. B. bei der Biosynthese der **Catecholamine** Noradrenalin und Adrenalin der Fall, wo Ascorbinsäure als Cofaktor der Dopamin-β-Monooxygenase wirkt.

Bei anderen biologischen Wirkungen liegen andere, z. T. bisher unbekannte Mechanismen zu Grunde. So ist Ascorbinsäure an der **Collagenbiosynthese** beteiligt. Obwohl der Angriffspunkt bei der intrazellulären Proteinmodifizierung von Präcollagen durch Hydroxylierung von Prolin und Lysin liegt, dient Ascorbinsäure hier nicht als Wasserstoffdonator. Auch beim **Abbau von Tyrosin** erfolgt eine Aktivierung eines beteiligten Enzyms, ohne dass das Redoxsystem Ascorbinsäure-Dehydroascorbat beansprucht wird. Ascorbinsäure ist weiterhin an der **Gallensäuresynthese** aus Cholesterol sowie an der **Synthese von Carnitin** aus Lysin und Methionin beteiligt. Durch eine Ascorbinsäureabhängige Amidierung werden **neuroendokrine Hormone** wie z. B. Gastrin, Bombesin, CRH und TRH aktiviert. Die Synthese des für Entgiftungsreaktionen notwendigen **Cytochrom P_{450}** in Lebermikrosomen wird durch Ascorbinsäure stimuliert. Seit langem bekannt ist die Förderung der **Eisenresorption** sowie die Hemmung der **Nitrosaminbildung** aus Nitrit und Aminen im Magen. Die kompetitive Hemmung der **Glykosylierung von Proteinen** könnte v. a. für die Langzeitprognose bei Diabetes von Bedeutung sein. Zur Wirkung als **Antioxidans** s. S. 210).

A. Chemie und Funktion

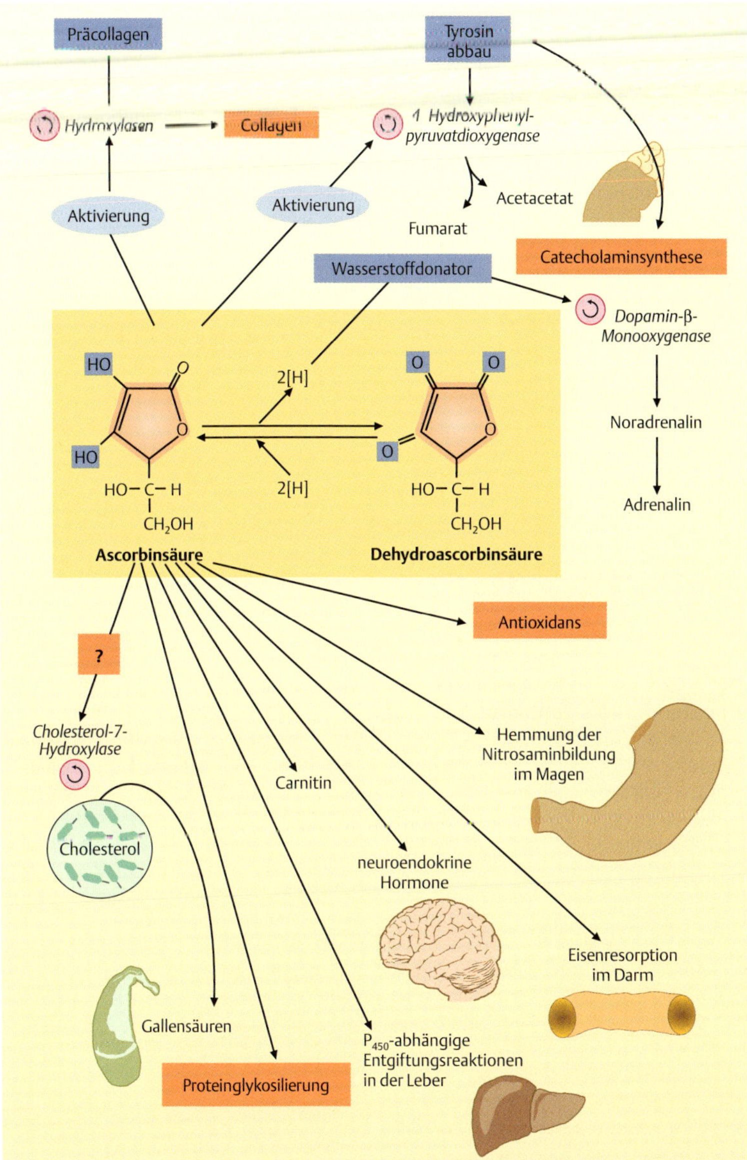

Ascorbinsäure: Vorkommen und Bedarf

Ascorbinsäure ist in der Natur weit verbreitet, da sowohl Pflanzen als auch für die menschliche Ernährung wichtige tierische Organismen zur Eigensynthese befähigt sind **(A)**. Die wichtigsten **Quellen** bei westlicher Ernährung stellen Kartoffeln, Gemüse und Obst dar.
Durch Lagerung und damit Einwirkung von Luftsauerstoff wird Ascorbinsäure inaktiviert, ein Prozess, der durch Wärme und Katalysatoren wie z. B. Eisen wesentlich begünstigt wird. In saurem Milieu, z. B. in bestimmten Früchten, ist Vitamin C relativ stabil. Generell gilt: Je inaktiver, kompakter und saurer das Lebensmittel und je kälter und feuchter die Umgebung, desto weniger **Verluste** treten auf. So verlieren z. B. grüne Erbsen im Kühlschrank ca. 4 % Vitamin C, bei Zimmertemperatur aber bereits 12 % pro Tag. Geringste Verluste ergeben sich bei der heute üblichen Lagerung unter kontrollierter Atmosphäre (CA-Lagerung): Bei unter 3 °C, hohem CO_2- und niedrigem O_2-Gehalt der Luft und nahezu 100 % Luftfeuchtigkeit bewegt sich der tägliche Vitamin-C-Abbau im Bereich von 0,1–0,3 %. Auch bei sterilisierten Vollkonserven und tiefgefrorenen Lebensmitteln treten z. T. immense Lagerungsverluste auf. Bei Gemüse und Obst kann der Abbau durch sofortiges Blanchieren verringert werden, da hierdurch Vitamin-C-abbauende Enzyme in äußeren Schichten inaktiviert werden. Durch die weitere Lebensmittelverarbeitung treten nochmals Vitamin-C-Verluste bis zu 50 % auf; v. a. beim Kochen wird Ascorbinsäure nicht nur inaktiviert, sondern geht auch ins Kochwasser über.

Die **Zufuhrempfehlungen (B)** für Vitamin C werden sehr kontrovers diskutiert. Zur Erhaltung maximaler Plasma- und Gewebekonzentrationen sind 100–200 mg/Tag erforderlich. Vitamin-C-Mangelerscheinungen – und hieran orientieren sich die Empfehlungen – können jedoch mit 75 mg/Tag sicher vermieden werden. Früh- und Neugeborene haben einen erhöhten Bedarf von ca. 6 mg/kg Körpergewicht. In Schwangerschaft und Stillzeit, während Antibiotikatherapie und unter Hämodialyse ist der Bedarf ebenfalls erhöht. Seit langem ist bekannt, dass bei Rauchern deutlich erniedrigte Plasma-Vitamin-C-Spiegel zu finden sind, was wahrscheinlich auf einen erhöhten Verbrauch durch vermehrte Radikalbildung zurückzuführen ist. In vielen Ländern wurden daher die Zufuhrempfehlungen für Raucher bereits nach oben korrigiert. Die empfohlene Zufuhr wird im Mittel in Deutschland erreicht, wozu bei Kindern und Jugendlichen Fruchtsäfte und vitaminisierte Fruchtsaftgetränke wesentlich beitragen. Eine Unterversorgung wird jedoch oft bei Senioren beobachtet. Eine **Hypervitaminose C** ist nicht bekannt; selbst bei Dosen über 10 g/Tag wurden keine Nebenwirkungen beobachtet.

Die klassische **Vitamin-C-Mangelerscheinung (C)** ist **Skorbut**. Frühe Stadien sind durch Schleimhautblutungen und Schmerzen in den stärker beanspruchten Muskeln, v. a. in den Waden, gekennzeichnet. Nach wenigen Monaten wird die Haut blassgelb, es entwickelt sich eine follikuläre Hyperkeratose (Verhornung). Blutungen in die Muskulatur entstehen zuerst an beanspruchten Stellen wie z. B. Kniekehlen, bei Bettlägerigen an Rücken und Gesäß. Eine Gingivitis (Zahnfleischentzündung) fehlt selten.

A. Vorkommen und Tagesbedarf

Der Tagesbedarf von 100mg Vitamin C ist enthalten in:

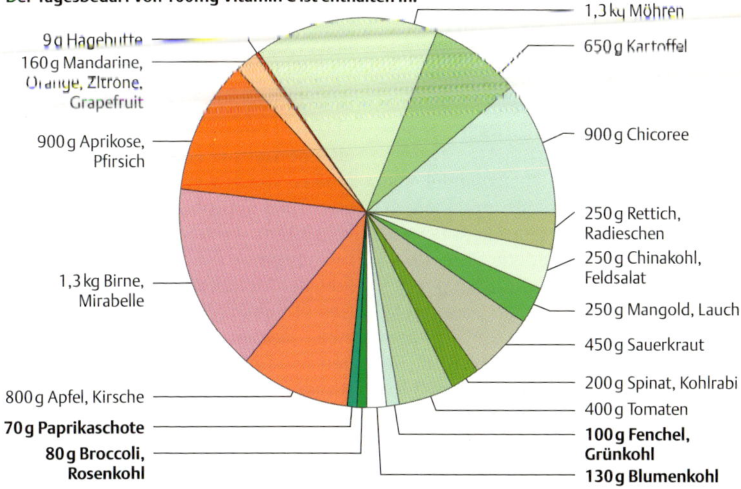

B. Zufuhrempfehlungen (DACH, 2000)

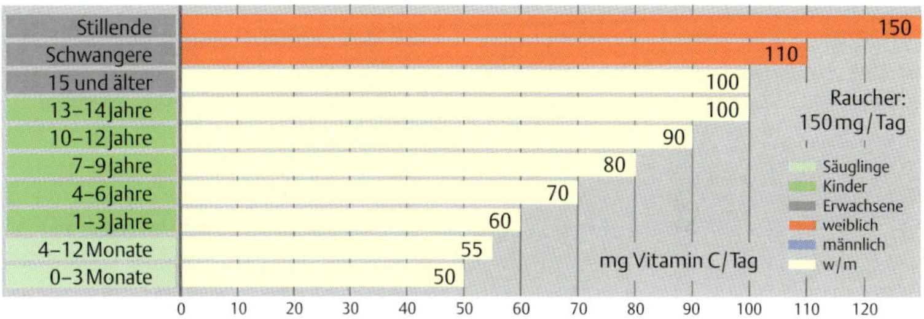

C. Mangelerscheinungen

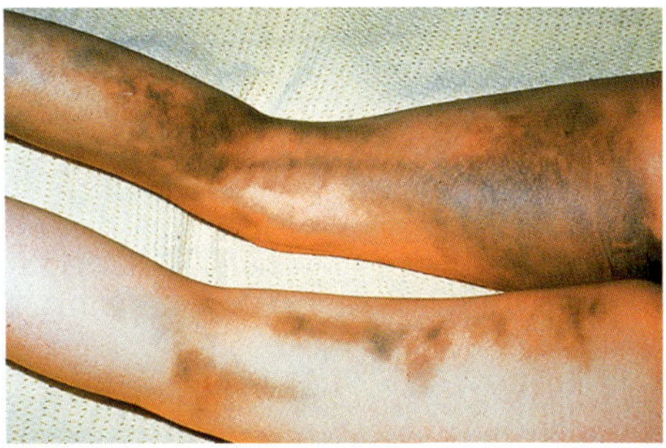

Typische flächenhafte subkutane Blutungen bei Vitamin-C-Mangel

Thiamin: Chemie, Metabolismus und Funktion

Thiamin war der erste Vertreter der Gruppe der wasserlöslichen B-Vitamine, dessen Bedeutung als essenzieller Nährstoff erkannt wurde. **Chemisch** handelt es sich um einen substituierten Pyrimidinring **(A)** und einen Thiazolanteil, die über eine Methylengruppe miteinander verbunden sind. Unter dem Begriff Vitamin B_1 werden verschiedene Verbindungen mit Thiaminwirkung zusammengefasst. In der Natur kommen hauptsächlich die Thiaminphosphate vor. In Pharmaka kommen sowohl wasserlösliche Thiaminderivate wie Thiaminhydrochlorid oder -nitrat als auch lipophile Thiaminanaloga wie Benfotiamin oder Fursultiamin zur Anwendung.

Die **Resorption** von Thiamin erfolgt vorwiegend im Jejunum nach intraluminaler Freisetzung aus seinen Verbindungen. Für das wasserlösliche Thiamin existiert ein aktiver Transportmechanismus, der bereits bei geringen Konzentrationen im Darmlumen gesättigt ist. In geringem Umfang findet auch eine passive Diffusion statt. Insgesamt beträgt die Resorptionsquote bei physiologischen Dosen fast 100 %, während sie bei pharmakologischen Dosen auf ca. 25 % absinkt. Lipophile Thiaminanaloga sind membrangängig und werden daher dosislinear resorbiert. In der Darmmukosa wird aus freiem Thiamin unter ATP-Verbrauch das aktive Thiamindiphosphat (TDP) gebildet, ins Blut abgegeben und an Albumin gebunden zu den Zielzellen transportiert. Der Gesamtkörperbestand beträgt ca. 30 mg, wovon sich ca. 40 % in der Muskulatur befinden. Wegen dieser begrenzten Speicherkapazität und einer kurzen Halbwertszeit muss Thiamin täglich mit der Nahrung zugeführt werden. Die Ausscheidung erfolgt vorwiegend über die Niere, entweder in unveränderter Form, mit Sulfat verestert oder als z. T. noch nicht identifizierte Metabolite.

Die **biochemischen Funktionen** von Thiamin beruhen v. a. auf seiner Rolle als **Coenzym** in Form von TDP. Darüber hinaus werden spezifische Funktionen von Thiamintriphosphat (TTP) im Nervensystem diskutiert, die auf einer Beteiligung von TTP an der Na^+-Permeabilität der Membran beruhen.

Ein Thiamin-abhängiges Schlüsselenzym, dessen Aktivität auch für die Beurteilung des Thiaminversorgungszustands herangezogen wird, ist die **Transketolase (B)**. Sie katalysiert im Pentosephosphatzyklus die reversible Übertragung eines C2-Fragments, so dass aus verschiedenen Aldosen mehrere Ketosen und umgekehrt entstehen können.

Pyruvat, das Endprodukt der Glykolyse und des Abbaus der glucoplastischen Aminosäuren, wird über die Thiamin-abhängige **Pyruvatdehydrogenase (C)** in Form von Acetyl-CoA in den Citrat-Zyklus eingeschleust. Die dort stattfindende Bildung des Succinyl-CoA durch die **α-Ketoglutaratdehydrogenase** benötigt ebenfalls Thiamin als Cofaktor.

Generell ist Thiamin an Reaktionen beteiligt **(D)**, die entweder eine Decarboxylierung (1) von α-Ketosäuren, die Bildung von α-Hydroxyketonen (2) oder die Übertragung eines α-Ketorestes (3,4) zum Ziel haben. In einem Übergangsstadium (5) entsteht dabei ein negativ geladenes Kohlenstoffatom, dessen Ladung durch TDP stabilisiert wird und so für die weitere Reaktion am Enzymkomplex zur Verfügung steht.

A. Chemie

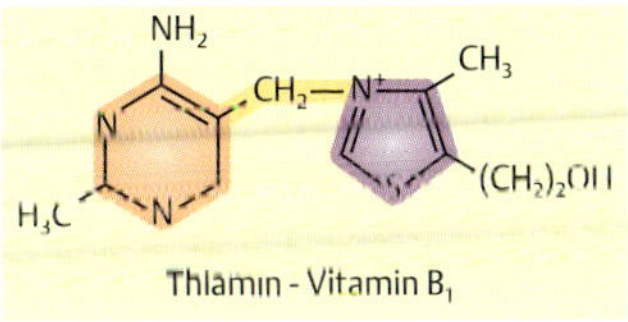

B. Coenzymwirkung

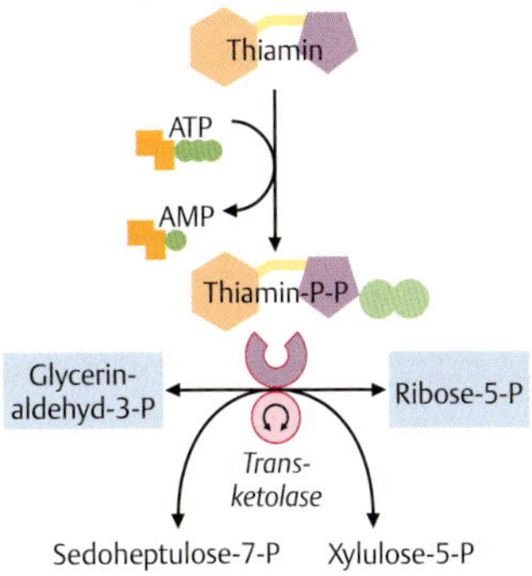

C. Thiamin im Citrat-Zyklus

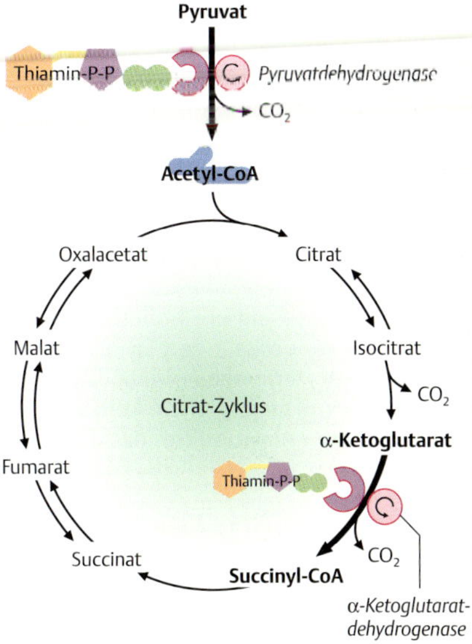

D. Thiaminwirkungen

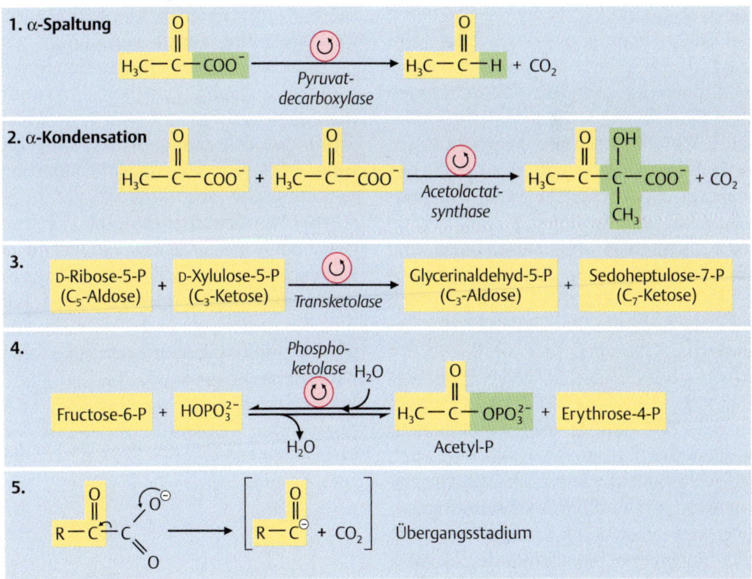

Thiamin: Vorkommen und Bedarf

Thiamin kommt in allen **Lebensmitteln** tierischen Ursprungs vor **(A)**. Gute Quellen stellen einige Fischsorten (z. B. Scholle, Aal) sowie Leber und Muskelfleisch, v. a. vom Schwein, dar. Unter den pflanzlichen Nahrungsquellen dominieren Getreide und Hülsenfrüchte. Wie die meisten B-Vitamine kommt Thiamin bevorzugt in den Randschichten des Getreidekorns vor, weshalb der Gehalt mit zunehmendem Ausmahlungsgrad stark abnimmt. Das gleiche gilt für Reis, der durch Polieren einen Großteil des Thiamins einbüßt.

Der **Thiaminbedarf (B)** ist nicht konstant, sondern muss in Relation zum Energieumsatz gesehen werden. Aus Bilanzuntersuchungen ist bekannt, dass ca. 0,5 mg Thiamin pro Tag pro 1000 kcal (4,2 MJ) notwendig sind, um die Transketolaseaktivität der Erythrozyten und die Thiamingewebespeicher aufrecht zu erhalten. Auf diesen Untersuchungen basieren die Empfehlungen der DGE, wonach Frauen 1,1 mg, Männer 1,3 mg Thiamin pro Tag benötigen. Jugendliche haben in der Zeit des höchsten Energieumsatzes einen Thiaminbedarf von bis zu 1,6 mg/Tag. In Schwangerschaft und Stillzeit wird eine Zulage von 0,4 bzw. 0,6 mg/Tag empfohlen. Diese Angaben beziehen sich auf eine mittlere Energiezufuhr; bei erhöhtem Energieumsatz z. B. durch Schwerstarbeit oder intensiven Sport erhöht sich der Bedarf entsprechend. Durch chronischen Alkoholmissbrauch werden sowohl die Resorption als auch der Metabolismus von Thiamin beeinträchtigt, weshalb bereits eine Anreicherung von alkoholischen Getränken mit Thiamin vorgeschlagen wurde. Desweiteren muss beachtet werden, dass Thiamin sowohl wasserlöslich als auch hitze- und oxidationsempfindlich ist. Verluste bei der Zubereitung von ca. 30 % müssen daher einkalkuliert werden. Die **tatsächliche Zufuhr** ist nach neueren Auswertungen nicht so schlecht wie früher angenommen. Dennoch zählt Thiamin immer noch zu den kritischen Vitaminen. Bei gemischter Ernährung werden derzeit mehr als die Hälfte des Thiamins aus tierischen Produkten aufgenommen, nur noch ca. 1/3 aus Getreide und daraus hergestellten Produkten. Bei einem – wünschenswerten – Rückgang des Fleischverzehrs wird daher die Thiaminversorgung problematischer, wenn nicht gleichzeitig der Verzehr von Vollkornprodukten gesteigert werden kann.

Die klassische **Vitamin-B_1-Avitaminose (C)** ist **Beriberi**. Sie kann mit Ödemen am ganzen Körper einhergehen (feuchte Form), Nervenläsionen können dominieren (trockene Form) oder bei gestillten Kindern mit einer Kohlenhydratintoleranz (infantile Form) verbunden sein. Entsprechend der biochemischen Bedeutung von Thiamin stechen 2 Symptomenbereiche hervor: Kardiovaskuläre Störungen mit mangelhafter Durchblutung, Ödemen, Herzinsuffizienz und neurologische Störungen mit z. B. gestörter Sensibilität, Krämpfen, Lähmungen und Angstzuständen. Während die klassische Beriberi auf Entwicklungsländer beschränkt ist, finden sich v. a. letztere Symptome auch bei uns: Ca. 40 % der behandlungsbedürftigen Alkoholiker haben eine Polyneuropathie, bei 3–10 % entwickeln sich die als Wernicke-Enzephalopathie bekannten zerebralen Verlaufsformen.

A. Vorkommen und Tagesbedarf

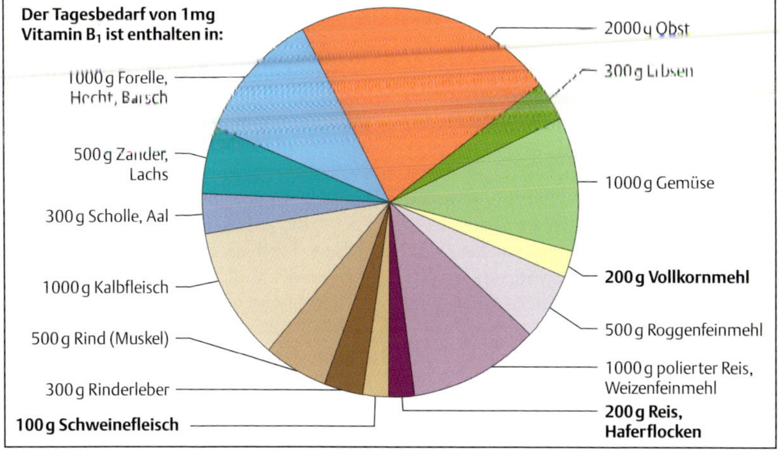

B. Zufuhrempfehlungen (DACH, 2000)

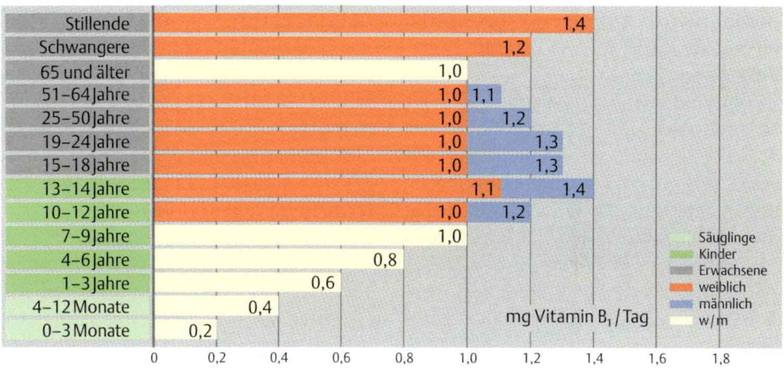

C. Mangelerscheinungen

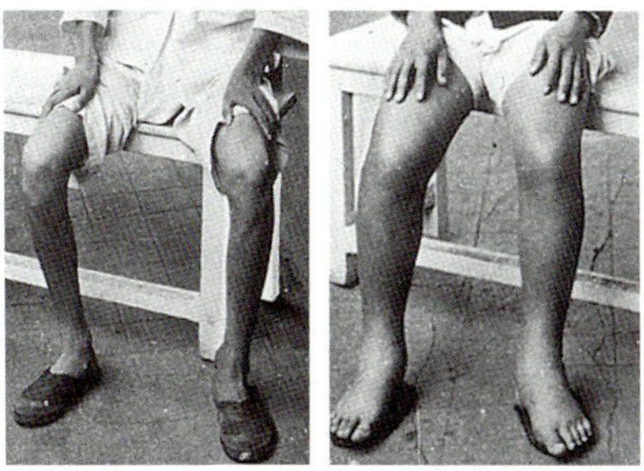

atrophische (trockene) Beriberi

exsudative (feuchte) Beriberi

Riboflavin: Chemie, Metabolismus und Funktion

Riboflavin wurde 1932 aus Hefe isoliert und bald darauf die **Struktur** aufgeklärt **(A)**: Es handelt sich um ein trizyklisches Stickstoffhaltiges Ringsystem mit einer C5-Seitenkette, deren letzte Hydroxygruppe mit Phosphorsäure verestert werden kann. Riboflavin ist die von der IUPAC vorgeschlagene Kurzbezeichnung, während Begriffe wie „Ovoflavin" oder „Lactoflavin" nicht mehr verwendet werden sollten.

In der Nahrung kommt sowohl freies Riboflavin als auch proteingebundenes Flavinmononucleotid (**FMN**) und Flavinadenindinucleotid (**FAD**) vor, die alle als Vitamin B_2 bezeichnet werden. Nach Dephosphorylierung erfolgt die **Resorption** von freiem Riboflavin im oberen Dünndarm. In der Mukosazelle wird dieses mittels Riboflavinkinase wieder zu FMN phosphoryliert. Die gesamte Aufnahme im Darm erfolgt aktiv und unterliegt einer Sättigungskinetik, bei höheren Konzentrationen ist jedoch auch eine passive Diffusion möglich. Im Blut wird freies Riboflavin, FMN und FAD an Albumin und an Riboflavin-bindende Proteine (RFBPs) gebunden. Die Speicherkapazität für Riboflavin ist entscheidend von der vorhandenen Menge an Apoprotein abhängig. So beträgt die Reservekapazität 2–6 Wochen, im Proteinmangel jedoch weitaus weniger. Vitamin B_2 wird als Riboflavin oder in Form von Metaboliten wie z. B. 7-α-Hydroxyriboflavin über die Niere durch aktive Sekretion in die Tubuli ausgeschieden. Die Konzentration im Urin kann als Indikator für den Versorgungszustand herangezogen werden: Weniger als 40 µg Riboflavin/g Kreatinin deuten auf einen **Riboflavin-Mangel** hin.

Die **biochemischen Funktionen** von Riboflavin beruhen auf der Wirkung von FMN und FAD als **Coenzym** bzw. **prosthetische Gruppe** von Enzymen **(B)**. Es handelt sich um **Oxidoreduktasen**, die wegen der gelben Farbe des Coenzyms auch als Flavoproteine bzw. Flavinenzyme bezeichnet werden. Es sind heute mehr als 60 solcher Enzyme bekannt, die z. T. Schlüsselstellungen in diversen Stoffwechselvorgängen einnehmen. FMN und FAD sind in der Lage, an den Stickstoffatomen 1 und 5 des Riboflavins Wasserstoff zu binden und so als Überträger für Wasserstoff zu fungieren. Der Wasserstoffakzeptor kann z. B. Ubichinon in der Atmungskette, NAD^+ oder auch Sauerstoff (Bildung von H_2O_2) sein. Die meisten Flavinenzyme enthalten FAD, wie z. B. die Acyl-CoA-Dehydrogenase, die den ersten Schritt der β-Oxidation von Fettsäuren katalysiert. FMN findet sich beispielsweise in der NADH-Dehydrogenase der Atmungskette und in Aminosäureoxidasen. Einige Flavinenzyme enthalten zusätzlich Schwermetalle wie Eisen, Kupfer, Mangan oder Molybdän.
Die Flavinkomponente kann fest kovalent mit dem Apoproteinanteil verknüpft sein, wie z. B. in den mitochondrialen Enzymen der Atmungskette, Succinatdehydrogenase (SuccDH) oder den Monoaminoxidasen (MAO). Die prosthetische Gruppe kann jedoch auch locker und reversibel an das Protein gebunden sein, wie es z. B. bei der Xanthinoxidase oder der Glutathionreduktase der Fall ist.

Die Bildung von FMN und FAD **(C)** unter ATP-Verbrauch findet vorwiegend in Leber, Niere und Herz unter hormoneller Kontrolle (z. B. T_3) statt.

A. Chemie

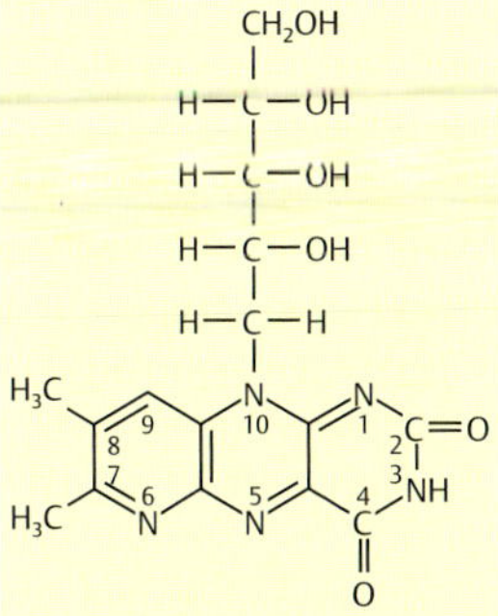

Riboflavin-Vitamin B_2

B. Zellulärer Metabolismus

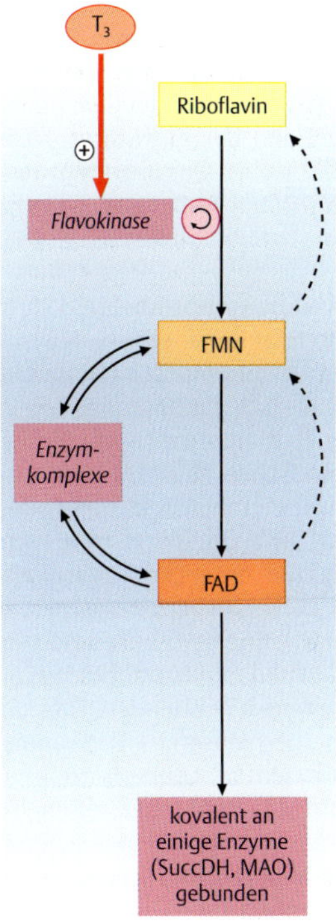

C. Biosynthese von FMN und FAD

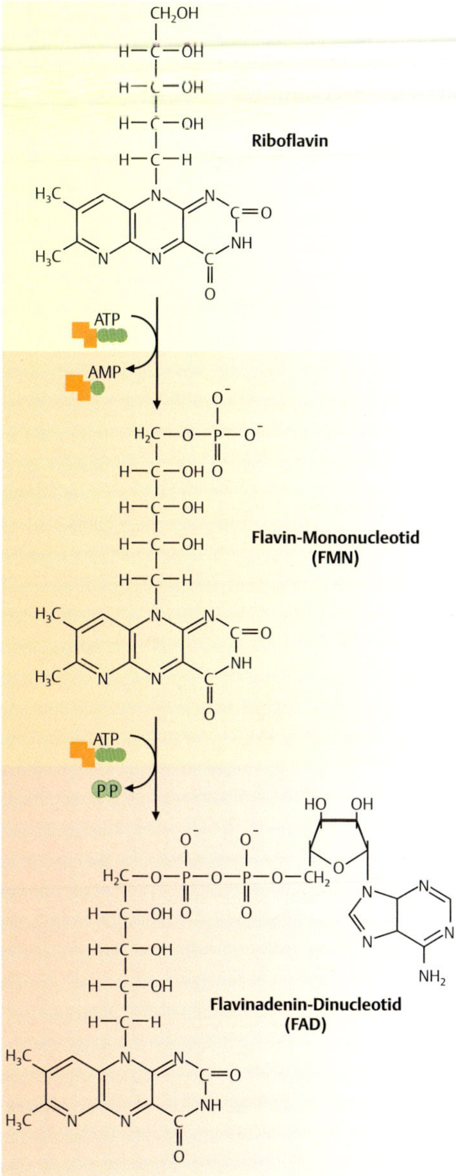

Riboflavin: Vorkommen und Bedarf

Vitamin B_2 ist – entsprechend seiner Stellung im Stoffwechsel – in **Lebensmitteln** weit verbreitet **(A)**. Höchste Gehalte finden sich in Hefe, die jedoch mengenmäßig in der Ernährung des Menschen keine Rolle spielt. In Milch sind ca. 0,2 mg Vitamin B_2/100 g enthalten. Da Riboflavin proteingebunden vorliegt, finden sich in „Milchkonzentraten" wie Quark und Käse entsprechend höhere Gehalte. Mit einer Portion Leber lässt sich der tägliche Bedarf mehrfach decken – allerdings hat auch Leber derzeit quantitativ keine Bedeutung. Obst und Gemüse bieten nur sehr wenig Riboflavin. In Bezug auf Getreide gilt für alle Vertreter der B-Vitamine dasselbe: Keim und Kleie enthalten relativ viel Vitamin B_2, Wird das Korn zu Weißmehl verarbeitet, sinkt der Gehalt auf ca. 1/3 ab. Da Vitamin B_2 **hitzeresistent** ist, treten bei der Bearbeitung kaum Verluste auf, solange das in das Zubereitungswasser ausgelaugte Riboflavin mitverwendet wird. Allerdings ist Vitamin B_2 extrem **lichtempfindlich**. Wird z. B. Milch in Klarglasflaschen wenige Stunden dem Sonnenlicht ausgesetzt, so können die Verluste bis zu 80 % betragen. Im Mittel ergeben sich durch Lagerung und Zubereitung ca. 20 % Verlust.

Die **Zufuhrempfehlungen** für Vitamin B_2 **(B)** basieren auf Bilanzuntersuchungen, bei denen eine erhöhte Urinausscheidung als Parameter für eine Gewebesättigung herangezogen wurde. Es zeigte sich bei mittlerer Energiezufuhr beim Erwachsenen ab ca. 1,1 mg/Tag ein deutlicher Anstieg der Urinausscheidung als Zeichen einer Sättigung. Unter Einbeziehung eines Sicherheitszuschlags resultiert daraus die Empfehlung von 1,2 bzw. 1,5 mg Vitamin B_2 pro Tag. In Schwangerschaft und Stillzeit besteht ein Mehrbedarf von 0,3 bzw. 0,4 mg/Tag. Auch nach Traumen, bei Resorptionsstörungen und/oder Alkoholmissbrauch und bei Einnahme verschiedener Pharmaka (z. B. Antidepressiva, evtl. orale Kontrazeption) sollte die Zufuhr erhöht werden. Die **tatsächliche Aufnahme** entspricht v. a. bei älteren Menschen nicht den Empfehlungen. Auch Jugendliche, v. a. Mädchen, erreichen nur ¾ der empfohlenen Zufuhr. Entsprechend der Riboflavinverteilung in Lebensmitteln tragen tierische Produkte heute zu mehr als 2/3 zur Versorgung bei, ca. 1/3 entstammt allein Milch und Milchprodukten.

Zur Ermittlung eines **Vitamin-B_2-Mangels** stehen mehrere Testparameter zur Verfügung **(C)**. Als sehr zuverlässig hat sich die Messung der Aktivität der Glutathionreduktase (in Erythrozyten) nach Stimulierung durch FAD (α-EGR-Methode) erwiesen.

Klinische Mangelsymptome sind in Industrieländern äußerst selten. Sie sind zu Beginn uncharakteristisch **(D)** und betreffen v. a. die Schleimhäute im Bereich des Kopfes (z. B. Stomatitis-Entzündungen der Mundschleimhaut). Gleichzeitig ist der Eisenmetabolismus betroffen, weshalb sich im Spätstadium eine hypochrome Anämie entwickelt. Auch eine Dermatitis, u. U. am ganzen Körper, ist möglich. FMN- und FAD-abhängige Enzyme sind auch in den Metabolismus anderer B-Vitamine eingebunden. Dies und das häufig gemeinsame Vorkommen von B-Vitaminen in Lebensmitteln erklärt, warum ein B_2-Mangel selten isoliert auftritt, wohl aber in der Symptomatik eines Mangels an mehreren Vitaminen untergehen kann.

A. Vorkommen und Tagesbedarf

Der Tagesbedarf von 1,5 mg Vitamin B_2 ist enthalten in:

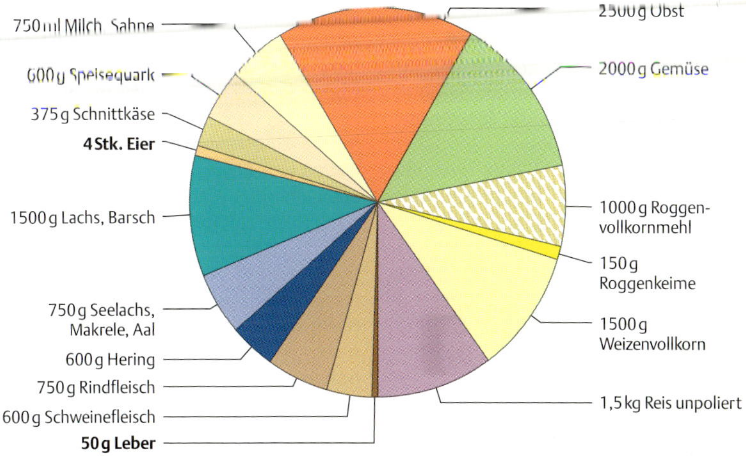

B. Zufuhrempfehlungen (DACH, 2000)

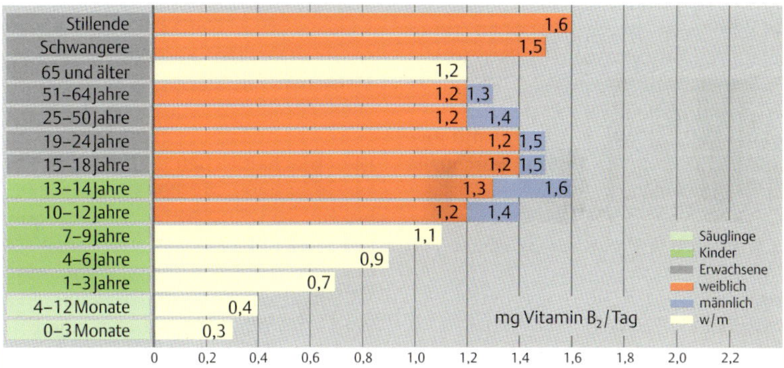

C. Mangel

Testparameter	normal	marginaler Mangel	schwerer Mangel
Riboflavin im Urin [μg pro g Kreatinin]	>80	27–79	<27
Riboflavin in Erythrozyten [μg/100 ml Sediment]	>15	10–15	<10
Erythrozyten-Glutathionreduktase-Aktivierungskoeffizient	<1,2	1,2–1,4	>1,4

D. Mundwinkelrhagaden

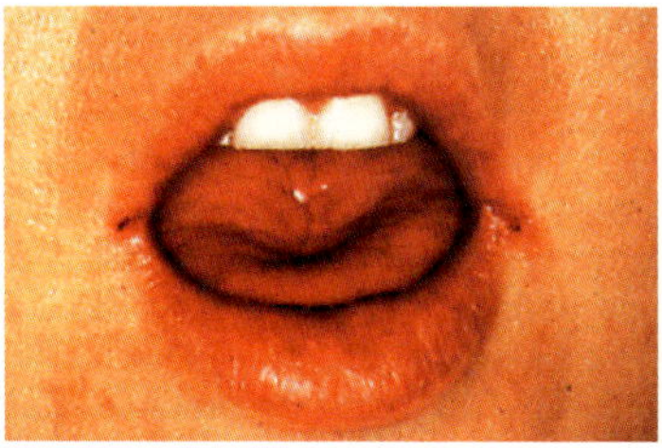

Niacin: Chemie, Metabolismus und Funktion

Niacin wurde früher als Vitamin B_5 oder Vitamin PP (pellagra preventive) bezeichnet. Heute ist Niacin der Sammelbegriff für **Nicotinsäure** und **Nicotinsäureamid (A)**. Sie sind in ihrer biologischen Wirksamkeit quantitativ und qualitativ gleichwertig, da sie im Organismus ineinander überführt werden können **(B)**.
In Lebensmitteln kommen sowohl Nicotinsäure (NS) und Nicotinsäureamid (NA) als auch die metabolisch wirksamen Coenzymformen Nicotinamid-Adenin-Dinucleotid (**NAD**) und Nicotinamid-Adenin-Dinucleotidphosphat (**NADP**) vor.
Zur **Resorption** werden die Coenzyme aufgespalten und NA teilweise durch Dünndarmbakterien in NS umgewandelt. Die Aufnahme von NS und teilweise von NA in die Mukosazelle erfolgt aktiv, bei höheren Konzentrationen auch durch passive Diffusion **(C)**. In niedriger Dosierung wird nahezu alles Niacin sofort in der Leber zu NAD weiterverarbeitet (First-Pass-Effekt, d. h. quantitative Umwandlung beim ersten Durchgang durch die Leber).

Es existieren 3 Wege zur **Synthese von NAD**. Der erste geht von der NS aus und benötigt 5-Phosphoribosyl-1-diphosphat (PRPP), Glutamin und ATP. Ist NA die Ausgangsstufe, so genügen PRPP und ATP. Der dritte Weg ist unabhängig von Niacin. Ein Nebenabbauweg des Tryptophans führt über Kynurenin und Chinolinsäure zum Nicotinsäure-Mononucleotid (NMN), das wie oben mit Glutamat und ATP zum NAD aufgebaut werden kann. Dieser Weg spielt nur in Leber und Niere eine Rolle, während periphere Organe das NA zur Synthese bevorzugen. Im Durchschnitt kann aus 60 mg L-Tryptophan soviel NAD aufgebaut werden wie aus 1 mg NA, weshalb der Begriff **Niacin-Äquivalente** eingeführt wurde. Niacin erscheint aufgrund dieser Äquivalenz nicht als Vitamin. Diese Betrachtungsweise ist allerdings nur dann gültig, wenn ein großer Überschuss an Tryptophan zugeführt wird. Ist Tryptophan die limitierende Aminosäure oder aber, wie bei bedarfsdeckender Eiweißzufuhr üblich, gerade ausreichend vorhanden, so wird es ausschließlich zur Proteinsynthese verwendet.

In der Leber findet nicht nur die Synthese von NAD aus NS und Tryptophan statt, sondern auch ein ständiger Abbau zu NA und Wiederaufbau über NMN. Durch die Spaltung zu NA reguliert die Leber den NAD- (bzw. NADP-)Haushalt. NA wird ins Blut sezerniert und damit anderen Geweben zur Verfügung gestellt oder inaktiviert und vorwiegend als Methyl-NA via Niere ausgeschieden. Die Reservekapazität des Menschen für Niacin beträgt 2–6 Wochen.

Die **biochemischen Funktionen** von Niacin basieren auf der Wirkung als **Coenzym** verschiedenster **Dehydrogenasen**. Die aktive Form ist dabei NAD bzw. das durch Phosphorylierung mittels ATP gebildete NADP. Beide fungieren als Wasserstoffüberträger. Dabei lagert sich ein Wasserstoffatom mit einem Elektronenpaar an den Nicotinamidring an (NADH bzw. NADPH), wobei ein Proton (H^+) übrig bleibt. NAD-abhängige Dehydrogenasen sind v. a. in Mitochondrien zu finden, während NADP überwiegend an Syntheseprozessen (z. B. Fettsäuresynthese) im Zytosol beteiligt ist.

A. Chemie

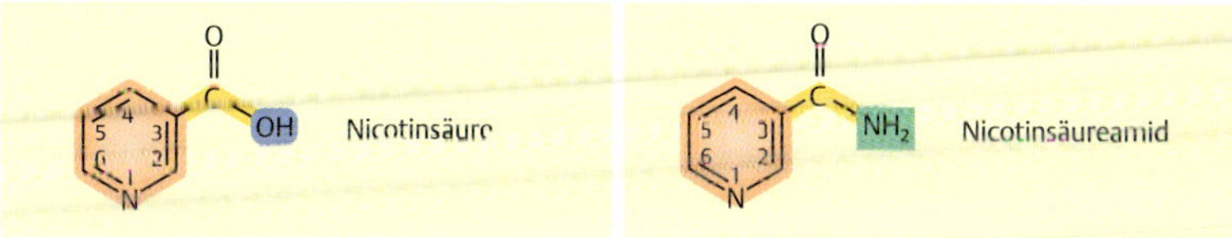

B. Nicotinsäureamidsynthese

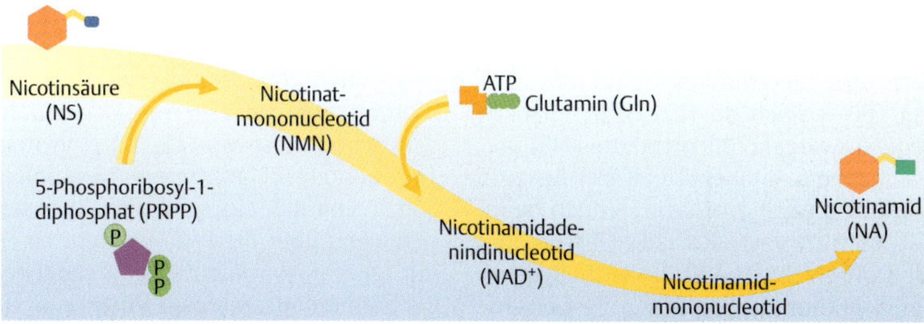

C. Niacin-Metabolismus

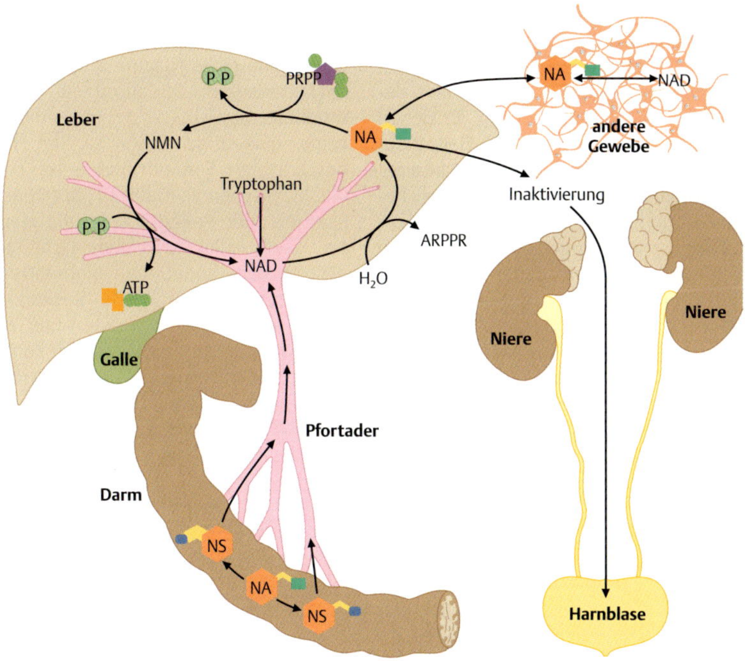

Niacin: Vorkommen und Bedarf

In tierischen **Lebensmitteln (A)** kommt primär das Nicotinsäureamid (NA) in Form von NAD oder NADP vor. NAD wird in begrenztem Umfang in der Leber gespeichert, so dass sowohl Kalb-, Rind- als auch Schweineleber mit ca. 15 mg/100 g gute Niacinquellen wären. Auch mageres Muskelfleisch – insbesondere der Herzmuskel – ist mit 5–7 mg/100 g reich an Niacin. In Pflanzen liegt vorwiegend Nicotinsäure (NS) vor. Das ganze Getreidekorn ist mit bis zu 5 mg/100 g reich an Niacin, jedoch befindet es sich fast ausschließlich in der Aleuronschicht. Weißbrot enthält daher nur noch unter 1 mg/100 g. In Getreide ist Niacin z. T. komplex an Makromoleküle (Niacytin) gebunden. Dieser Komplex ist enzymatisch schlecht spaltbar. Durch Rösten oder Behandlung mit alkalischen Lösungen wird NS aus diesen Komplexen freigesetzt. Von großer Bedeutung ist dies in Ländern, in denen Mais und Sorghum-Hirse die Hauptnahrungsmittel sind. So werden traditionell in Mittelamerika Tortillas mit Alkali behandelt und so einem Niacinmangel vorgebeugt, wohingegen dies in Indien nicht üblich ist und daher ein Mangel auftritt. Kaffeebohnen enthalten große Mengen Methylnicotinsäure (Trigonellin), aus der beim Röstprozess NS freigesetzt wird, so dass pro Tasse Kaffee mit 1–2 mg Niacin gerechnet werden kann.

Der **Niacinbedarf (B)** wurde für den Erwachsenen experimentell ermittelt und wird mit mindestens 8 mg Niacin-Äquivalenten pro Tag angegeben. Unter Berücksichtigung von Sicherheitszuschlägen ergeben sich daraus die Empfehlungen von 15 mg für Frauen und 18 mg pro Tag für Männer. In Schwangerschaft und Stillzeit gilt ein Zuschlag von 2 bzw. 4 mg/Tag.

Die **tatsächliche Zufuhr** ist schwierig zu beurteilen, da die unterschiedlichen Ausnutzungsraten im Darm nicht bekannt sind. Da 60 mg Tryptophan 1 mg Niacin äquivalent sind, kommt der Versorgung mit Tryptophan große Bedeutung zu. Tryptophan macht in Mais ca. 0,6 %, in Getreide, Gemüse etc. ca. 1 % und in tierischen Produkten >1,1 % des Proteins aus. Wird in Deutschland bei gemischter Kost von ca. 80 g Protein/Tag bei einem mittleren Tryptophangehalt von 1 % ausgegangen, so lassen sich allein über die Proteinzufuhr ca. 13 mg Niacin-Äquivalente/Tag abdecken. Bei dem im Mittel hohen Verzehr an tierischen Produkten ist daher von einer mehr als bedarfsdeckenden Zufuhr auszugehen.

Der Beginn eines **Niacinmangels** ist uncharakteristisch: Schlaflosigkeit, Appetitverlust, Gewichtsverlust u. a. erlauben keine eindeutige Diagnose. Im fortgeschrittenen Stadium finden sich dann die klassischen Symptome des Niacinmangels, der **Pellagra** (= rauhe Haut). An Hautarealen, die dem Licht ausgesetzt sind, findet man pigmentierte, brennende oder juckende Stellen, die später anschwellen, verhärten und evtl. Blasen bilden **(C)**. Gleichzeitig kommt es zu Durchfällen und Erbrechen sowie zu neurologischen Erscheinungen wie z. B. Schmerzen und Taubheitsgefühlen. Die klassische Pellagra kommt nur in Kombination mit einem Tryptophanmangel, v. a. in Folge eines generellen Proteinmangels, vor. Der ausschließliche Verzehr von Mais (z. B. in Teilen Afrikas) begünstigt durch dessen Aminosäuremuster diese Entwicklung.

A. Vorkommen und Tagesbedarf

Der Tagesbedarf von 15 mg Niacin ist enthalten in:

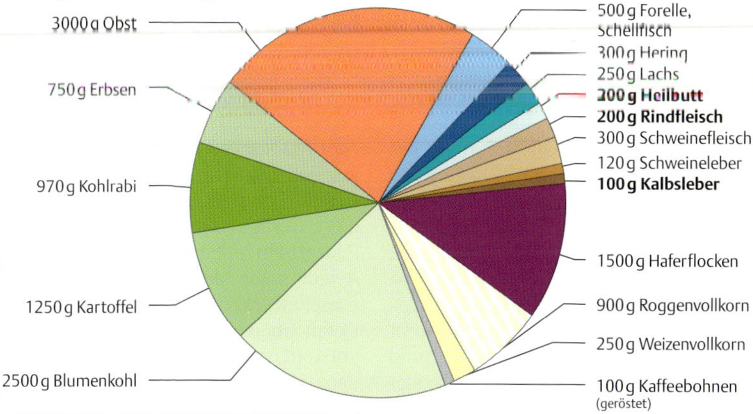

B. Zufuhrempfehlungen (DACH, 2000)

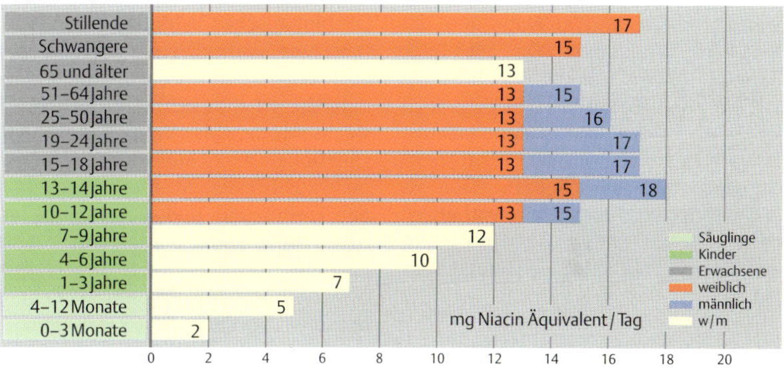

C. Pellagra

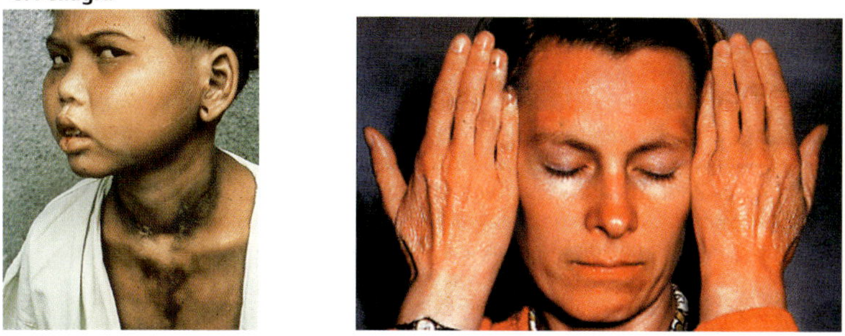

Pantothensäure: Chemie, Metabolismus und Funktion

Pantothensäure wurde zuerst als essenzieller Wuchsstoff von Hefen entdeckt. Nachdem sich Ähnliches für Milchsäurebakterien, Küken und Ratten gezeigt hatte, erhielt der Stoff aufgrund der offensichtlich ubiquitären Bedeutung den Namen Pantothensäure (griech. pantothen = überall). In älterer Literatur findet man noch überholte Synonyme wie Filtratfaktor, Anti-graue-Haare-Faktor, Hühnerantidermatitisvitamin u. a.
Das Pantothensäuremolekül besteht **chemisch (A)** aus Pantoinsäure und β-Alanin. Neben der Säure ist auch der Alkohol (R)-Pantothenol, oft auch als D-Panthenol bezeichnet, biologisch aktiv. Pantothensäure besitzt ein chirales Zentrum, wobei in der Natur nur die D(+)-Form vorkommt. Da auch nur diese D(+)-Form biologisch aktiv ist, in synthetischen Gemischen jedoch auch das S-Enantiomer und andere inaktive Derivate auftreten, wird von **Pantothensäureaktivität** gesprochen. Die Säure ist relativ instabil, weshalb synthetisch meist die Na^{+}- bzw. Ca^{2+}-Salze bzw. der Alkohol (Panthenol) verwendet werden.

Die mit der **Nahrung** zugeführte Pantothensäure liegt zum größten Teil als Bestandteil ihrer Wirkformen, dem Coenzym A und der Fettsäuresynthase, vor. In Magen und Darm werden diese zur Zwischenstufe Pantethein und zu Pantothensäure abgebaut, die beide in allen Abschnitten des Dünndarms passiv resorbiert werden. Die endgültige Umwandlung in Pantothensäure erfolgt in der Darmmukosa. Panthenol, auf die Haut aufgebracht oder oral verabreicht, wird ebenfalls passiv resorbiert und durch enzymatische Oxidation in Pantothensäure überführt. Im Blut ist Pantothensäure an Proteine gebunden und wird so direkt zu den Zielzellen transportiert. Ausgesprochene Speicherorgane existieren nicht. Die Ausscheidung erfolgt in unveränderter Form via Urin.

In den Geweben wird Pantothensäure zum Aufbau von **Coenzym A** (CoA) verwendet **(B)**. Dazu wird zunächst mit ATP phosphoryliert und mit Cystein amidiert, woraus nach Decarboxylierung das **Pantethein** entsteht. Dadurch wird (in **A** rechts am Molekül) die für das CoA entscheidende HS-Gruppe eingeführt. Durch Übertragung des Nucleotidrestes entsteht das fertige CoA. Dieses kann dem Stoffwechsel zugeführt oder zum Aufbau der Fettsäuresynthase verwendet werden.

Die **biologischen Wirkungen** von Pantothensäure sind universell, da CoA (oder auch CoASH) an unzähligen Reaktionen beteiligt ist. Dies betrifft viele Stoffwechselwege, als Beispiel sollen die Funktionen im Energie- und Lipidmetabolismus **(C)** dienen: CoA ist sowohl an der Freisetzung und Übertragung von Fettsäuren für die β-Oxidation in Mitochondrien (1) als auch an der Triglycerid- und Phospholipidsynthese (2) beteiligt. Zur Synthese von Fettsäuren (3) werden C2-Bausteine als Acetyl-CoA den Mitochondrien entnommen und im Zytosol ebenfalls über CoA-Zwischenstufen aneinandergefügt. In diesen Prozess ist auch der Fettsäuresynthasekomplex integriert, an dessen großem Trägerprotein die HS-Gruppe des Pantetheinrestes als Anker für die sich verlängernde Fettsäure dient. CoA fungiert in diesen Reaktionen als Überträger eines aktivierten, d. h. auf ein höheres Energieniveau gebrachten Acyl- oder Acetylrestes.

A. Chemie

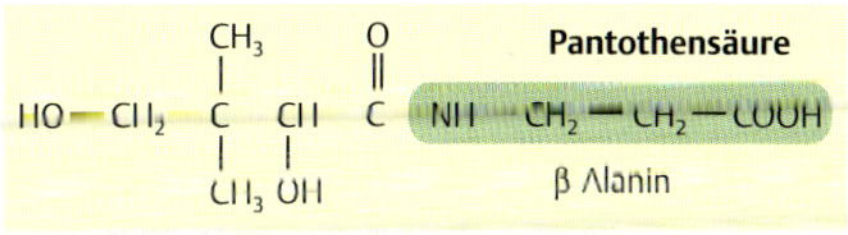

B. Bildung von Coenzym A aus Pantothensäure

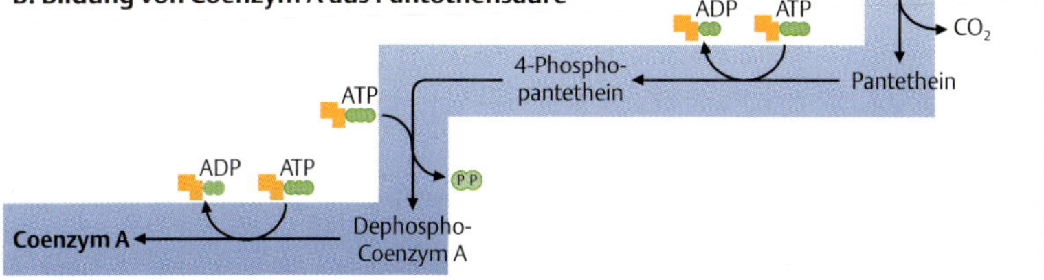

C. Pantothensäure im Intermediärstoffwechsel

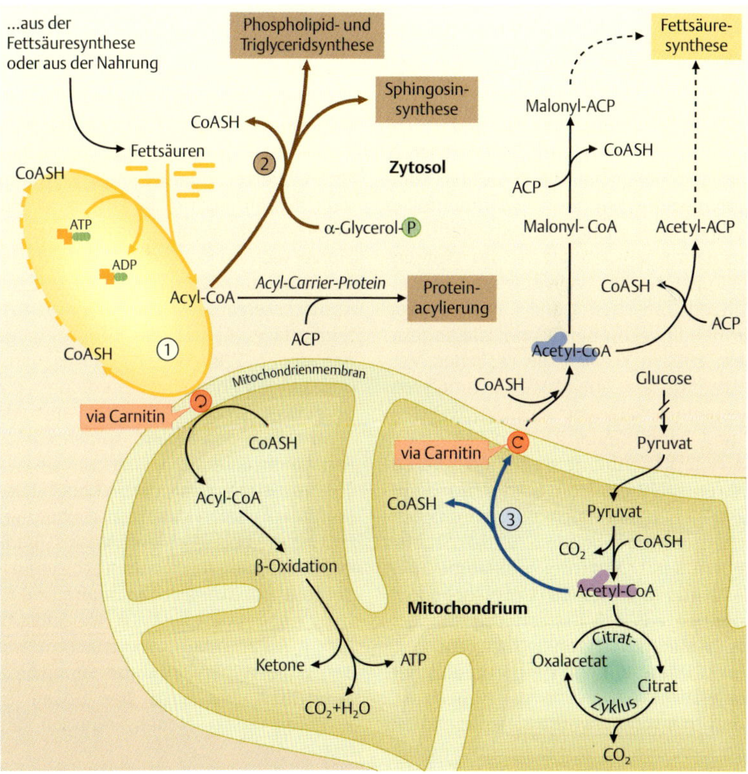

Pantothensäure: Vorkommen und Bedarf

Wie der Name sagt, ist Pantothensäure in **Lebensmitteln** weit verbreitet. In pflanzlichen und tierischen Geweben liegen 50–95 % als CoA und als Pantethein vor, v. a. aus der Fettsäuresynthase. Besonders reich an Pantothensäure sind der Weiselsaft der Bienen (Gelee Royal) und die Ovarien von Stockfischen. Unter den für die menschliche Ernährung wichtigen Lebensmitteln ragen v. a. Leber, Eier und Vollkornprodukte heraus **(A)**. Von größerer Bedeutung ist jedoch das ubiquitäre Vorkommen: Pantothensäure wird mit allen Lebensmitteln aufgenommen, so dass sich der im einzelnen geringe Gehalt zu nennenswerten Pantothensäuremengen addiert.

Der exakte **Pantothensäurebedarf (B)** des Menschen kann nicht mit Sicherheit angegeben werden, da eindeutige Mangelsymptome nur unter experimentellen Bedingungen zu beobachten sind. Auch die Pantothensäuregehalte im Blut unterliegen starken individuellen Schwankungen: Zwischen 1 und 4 mg/l werden für den Erwachsenen als normal angesehen. Ebenso können die täglichen Verluste nur als Anhaltswerte fungieren: Gesunde Erwachsene scheiden zwischen 2 und 7 mg, Kinder 2–3 mg Pantothensäure pro Tag mit dem Urin aus. Die **Zufuhrempfehlung** von 6 mg/Tag orientiert sich daher auch an den tatsächlichen Gegebenheiten. Ältere Studien geben eine tägliche Aufnahme von 7–10 mg an, neuere Untersuchungen kommen auf 4–6 mg pro Tag. Mangelerscheinungen treten jedoch auch bei einer Zufuhr von nur 1 mg/Tag üblicherweise nicht auf.

Pantothensäure wurde aus mehreren Gründen bislang wenig in der Vitaminforschung beachtet. In Ernährungserhebungen sowie in Lebensmittel-Inhaltsstoff-Tabellen sucht man oft vergebens nach Angaben zu Pantothensäure. Hierzu trägt sicher die sehr umstrittene Analytik bei: Zum quantitativen Nachweis muss Pantothensäure aus ihren Verbindungen freigesetzt werden, was je nach angewandter Methode zu großen Schwankungen führt. Verluste durch Zubereitung und Lagerung sind nicht genau bekannt, werden aber auf ca. 30 % geschätzt. Früher wurde zusätzlich eine nicht kalkulierbare Synthese durch Darmbakterien unterstellt, die jedoch nach neueren Untersuchungen für den Menschen nicht verfügbar ist. Aufgrund dieser Unsicherheiten werden in vielen Ländern für Pantothensäure keine Bedarfszahlen angegeben; auch in Deutschland wird ausdrücklich darauf verwiesen, dass es sich um Schätzwerte handelt.

Ein **isolierter Pantothensäuremangel** ist praktisch auszuschließen. Bei starker Unterernährung oder experimentell im Tierversuch und am Mensch traten zunächst unspezifische Symptome wie Kopfschmerzen, Müdigkeit, Gesichtsfeldausfälle **(C)** auf. Bei Kriegsgefangenen des 2. Weltkriegs in Burma, Japan und auf den Philippinen wurde das „Burning Feet Syndrome“ beobachtet; das „Brennen in den Füßen“ sprach nur auf Pantothensäure an.

Therapeutisch wird der Alkohol (Dexpanthenol) seit langem in Salben und Lösungen bei Verbrennungen, Bindehautreizungen, Analfissuren etc. genutzt. Bei total parenteraler Ernährung und bei Dialysepatienten muss auf eine Substitution mit Pantothensäure geachtet werden. Eine Hypervitaminose ist nicht zu befürchten, da auch bei Dosen bis 5 g/Tag keine Nebenwirkungen auftraten.

A. Vorkommen und Tagesbedarf

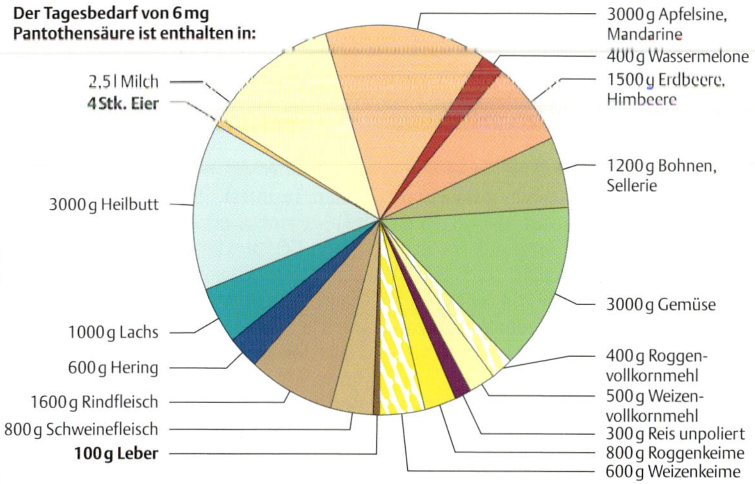

B. Schätzwerte für die angemessene Zufuhr (DACH, 2000)

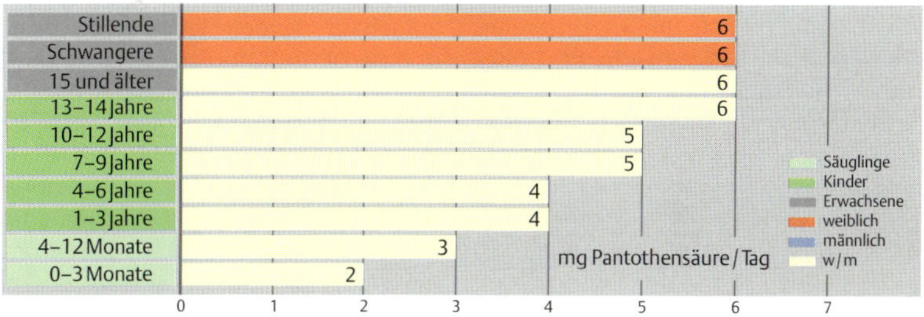

C. Mangelerscheinungen

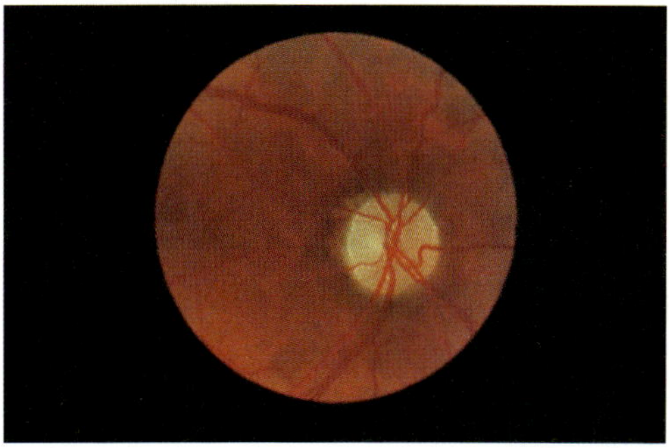

Optikusatrophie: Vorangegangen ist eine Beeinträchtigung der Sehschärfe durch zentrale Gesichtsfeldausfälle

Biotin: Chemie, Metabolismus und Funktion

Die **Struktur** von Biotin **(A)** wurde erst nach 1940 aufgeklärt, obwohl der Faktor aus Versuchen mit Hefen seit Anfang des Jahrhunderts bekannt war. Es handelt sich um ein Molekül aus zwei Ringsystemen, an welches Valeriansäure als Seitenkette gekoppelt ist. Biotin weist 3 asymmetrische C-Atome auf, so dass 8 Stereoisomere möglich sind. Biologisch aktiv ist jedoch nur das D-Biotin, das auch als einziges in der Natur vorkommt.

Mit der Nahrung zugeführtes Biotin liegt z. T. in freier Form, v. a. in tierischen Lebensmitteln jedoch vorwiegend an Protein gebunden vor. Letzteres wird im Magen-Darm-Trakt zu Biocytin verdaut. Zur **Resorption** muss dieses durch das Enzym Biotinidase hydrolisiert werden. Das freie Biotin wird im oberen Dünndarm aktiv aufgenommen. Bei hohen Konzentrationen erfolgt auch eine passive Diffusion. Über den weiteren **Metabolismus** ist wenig bekannt. Im Blut kommt vorwiegend freies Biotin in variabler Konzentration (200–1200 µg/l) vor, ca. 10 % finden sich in den Erythrozyten. Die Ausscheidung erfolgt via Urin in freier Form oder als bisher unbekannte Metabolite. In den Faeces erscheint mehr Biotin als oral zugeführt, so dass im Kolon eine Synthese durch Mikroorganismen vorhanden sein muss. Über den quantitativen Beitrag dieser Eigensynthese zur Versorgung des Menschen herrscht Uneinigkeit. Kinder, die einen angeborenen Mangel an Biotinidase aufweisen, können mit der Nahrung zugeführtes, gebundenes Biotin nicht verwerten. Findet keine Substitution statt, fällt der Biotinspiegel im Plasma sehr schnell ab. Diese Beobachtung zeigt, dass der immer wieder betonte Beitrag der Synthese durch Darmbakterien – zumindest in Form von freiem Biotin – nicht groß sein kann.

Die **biochemischen Wirkungen** von Biotin beruhen auf seiner Funktion als **Coenzym** von **Carboxylasen**. Hierzu wird Biotin über die Seitenkette kovalent an einen Lysinrest des Enzyms gebunden **(B)**. In einem ersten Schritt übernimmt Biotin CO_2 aus Bicarbonat unter Bildung von 1-N-Carboxybiotin, mit welchem dann das Substrat carboxyliert wird.

Beim Menschen sind 4 solcher Carboxylasen von Bedeutung **(C)**: Bei der Gluconeogenese stellt die **Pyruvatcarboxylase** ein Schlüsselenzym dar. Sie katalysiert in den Mitochondrien von v. a. Leber und Niere die Umwandlung von Pyruvat zu Oxalacetat, aus welchem nach Ausschleusung ins Zytosol Glucose aufgebaut werden kann. Pyruvatcarboxylase ist auch im Fettgewebe von Bedeutung, da zur Lipogenese Acetyl-CoA mittels Oxalacetat aus den Mitochondrien ausgeschleust wird.
Beim Abbau verschiedener Aminosäuren, ungeradzahliger Fettsäuren und Cholesterol entsteht der C3-Körper Propionsäure, bei dessen Abbau zu Zwischenprodukten des Citrat-Zyklus die **Propionyl-CoA-Carboxylase** die Reaktion zum geradzahligen Molekül katalysiert.
Am Abbau der Aminosäure Leucin ist die **3-Methylcrotonyl-CoA-Carboxylase** beteiligt, während die **Acetyl-CoA-Carboxylase** den ersten Schritt der Fettsäuresynthese, die Bildung von Malonyl-CoA aus Acetyl-CoA katalysiert.

A. Chemie

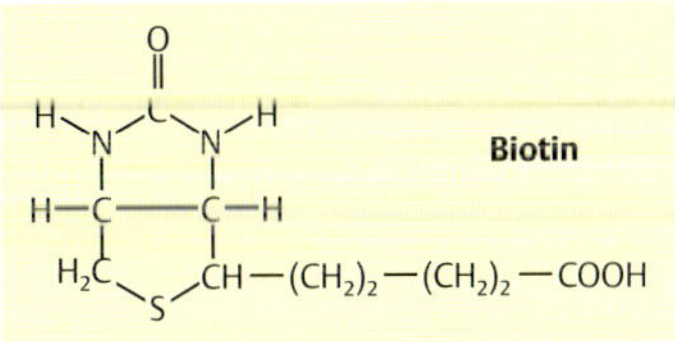

B. Biotin an ein Enzym gebunden

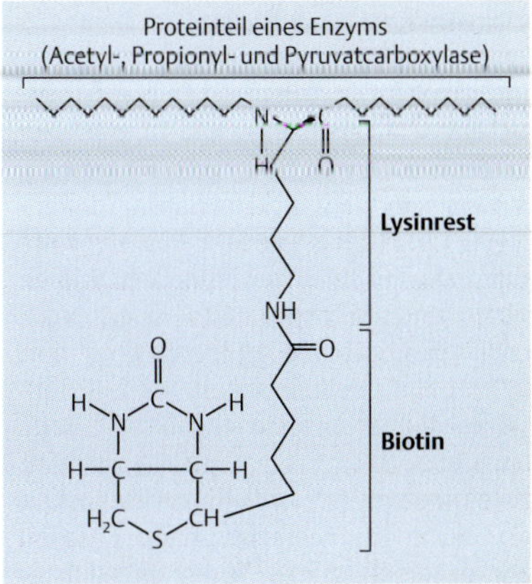

C. Biotin im Intermediärstoffwechsel

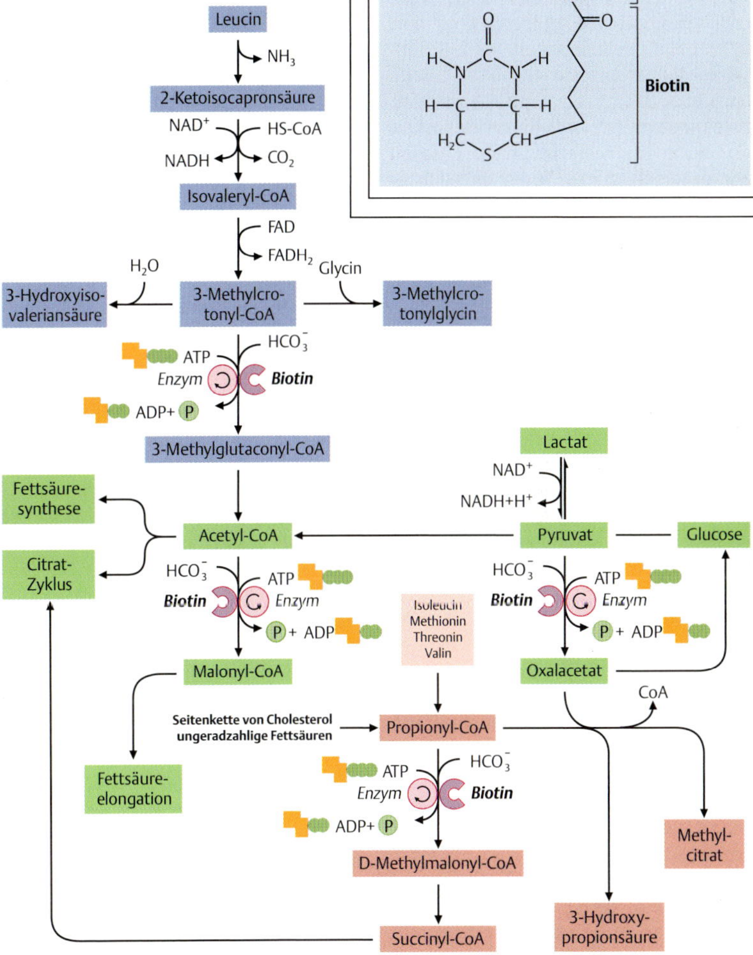

Biotin: Vorkommen und Bedarf

Biotin kommt in den meisten **Nahrungsmitteln** vor, allerdings oft in geringer Konzentration **(A)**. Leber und Mikroorganismen wie Hefe sind sehr Biotinreich, spielen praktisch jedoch keine große Rolle. Die wichtigsten Quellen stellen Milch- und Milchprodukte, Eier, Vollkornprodukte sowie Hülsenfrüchte dar. Auch einige Gemüsesorten wie z. B. Blumenkohl oder Bohnen enthalten relativ viel Biotin. Durch die Bindung an eine Proteinmatrix ist die Bioverfügbarkeit von Biotin aus verschiedenen Quellen sehr unterschiedlich. So ist aus Fütterungsstudien bekannt, dass z. B. aus Weizen nur 5 %, aus Rübsamenkernen hingegen 62 % des Gesamtbiotins für den Organismus verfügbar sind.

Die Festlegung des **Biotinbedarfs** unterliegt einer Vielzahl von Schwierigkeiten: Bis dato unzuverlässige Analytik, nicht kalkulierbare enterale Synthese, variable biologische Verfügbarkeit und die erst spät auftretende Mangelsymptomatik erschweren Angaben zur Prophylaxe einer suboptimalen Versorgungslage. Die von der DGE angegebenen „Schätzwerte für eine angemessene Zufuhr" **(B)** orientieren sich daher an der tatsächlichen Zufuhr, die bei durchschnittlicher Ernährungsweise zwischen 50 und 100 µg/Tag liegt. Unter diesen Bedingungen treten keine ernährungsbedingten Mangelerscheinungen auf. Da in der Muttermilch nur ca. 10 µg/l Biotin enthalten sind, wird der Mehrbedarf während Schwangerschaft und Stillzeit als vernachlässigbar eingestuft.

Erste Hinweise auf einen **Biotinmangel** ergaben sich nach Verfütterung von rohem Eiklar an Ratten: Die Hautveränderungen und Haarausfall wurden als „Egg White Injury" bezeichnet. Im Eiklar ist das Glykoprotein **Avidin** vorhanden, das die 4-fache Menge Biotin bindet. Dieser Avidin-Biotin-Komplex ist enzymatisch nicht spaltbar und entzieht damit auch aus gemischter Nahrung große Anteile des Biotins. Durch Kochen wird Avidin denaturiert und das Biotin freigesetzt. Im Jahr 1942 wurde an 4 freiwilligen Probanden die Übertragbarkeit der Ergebnisse aus Tierversuchen auf den Menschen überprüft. Die Verabreichung von rohem Eiklar führte nach 4 Wochen zu einem feinschuppigen Hautausschlag, im weiteren Verlauf kamen andere Dermatitisformen und Mundwinkelrhagaden **(C)** hinzu. Nach 10 Wochen traten psychische Symptome (Depressionen u. a.), Muskelschmerzen, Parästhesien etc. auf. Diese unspezifische Symptomatik wurde bis heute jedoch nur in Einzelfallberichten – immer nach exzessiver Zufuhr rohen Eiklars – beschrieben. Bei Biotinfreier parenteraler Ernährung von Kindern kam es vereinzelt zu ähnlicher Symptomatik. Der genetisch bedingte Biotinidasemangel verhindert nicht nur die Resorption gebundenen Biotins, sondern auch das anscheinend wichtigere endogene Recycling von Biotin aus dem Abbau von Enzymen.
Vereinzelt wird über Erfolge einer Biotinsubstitution bei verschiedenen Dermatitisformen im Säuglingsalter berichtet, was auf eine marginale Biotinversorgung der Mutter hindeuten könnte. Die geläufige Verkaufsindikation „brüchige Nägel" ist wissenschaftlich nicht belegt und daher zweifelhaft.

Eine **Hypervitaminose** ist nicht bekannt; käufliche Präparate enthalten meist 2,5 mg Biotin, wovon auch ein Mehrfaches ohne Nebenwirkungen aufgenommen werden kann.

A. Vorkommen und Tagesbedarf

Der Tagesbedarf von ca. 50 µg Biotin ist enthalten in:

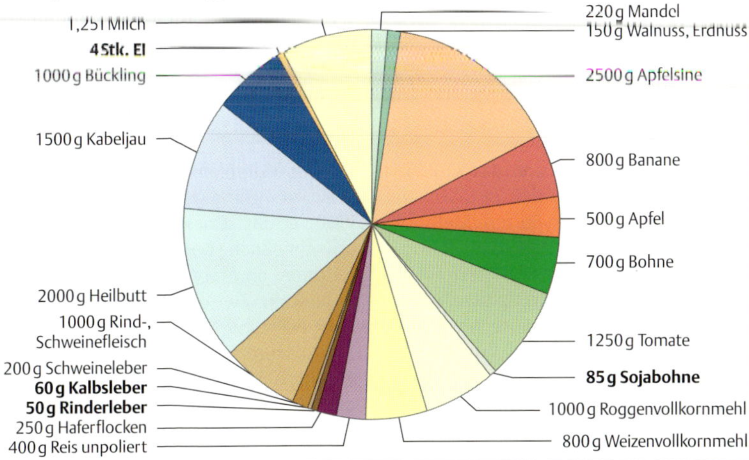

B. Schätzwerte für die angemessene Zufuhr (DACH, 2000)

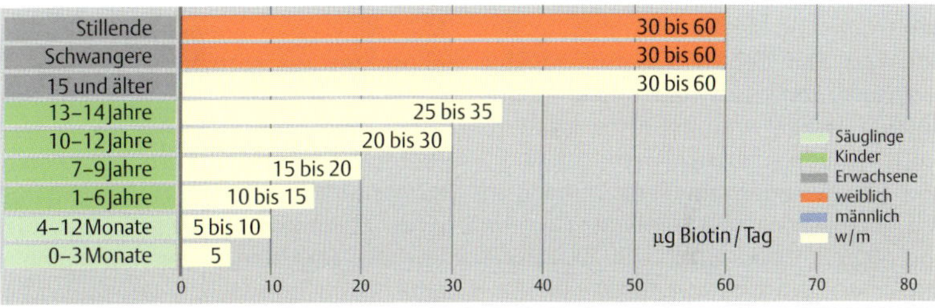

C. Mangelerscheinungen

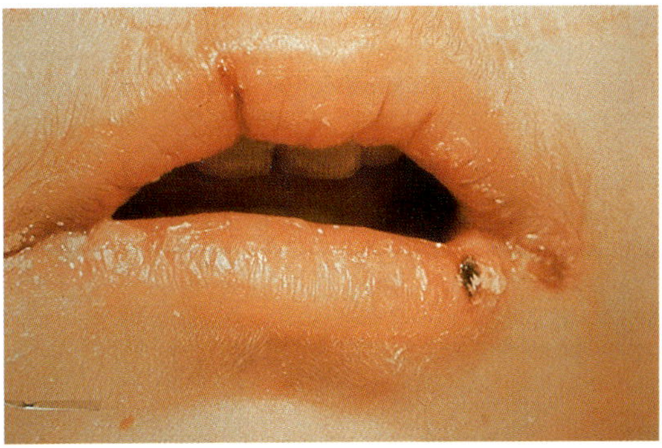

Mundwinkelrhagaden

Pyridoxin: Chemie, Metabolismus und Funktion

Unter der Bezeichnung Vitamin B_6 werden alle Vitamin-wirksamen 3-Hydroxy-2-Methylpyridine zusammengefasst **(A)**. Die alkoholische Form (Pyridoxol) wird als Pyridoxin (PN) bezeichnet, das Aldehyd als Pyridoxal (PL) und das Amin als Pyridoxamin (PM). Bei den in 5-Stellung des Ringes phosphorylierten Metaboliten wird zur Vereinfachung ein P angehängt (PNP, PLP bzw. PMP). Diese 6 Substanzen sind als Vitamin B_6 gleich wirksam, wohingegen die Säure (Pyridoxinsäure) keine bekannte Funktion besitzt.

Das in der Nahrung vorkommende PN, PL und PM wird durch passive Diffusion im gesamten Dünndarm resorbiert **(B)**. Die Phosphate, vorwiegend PNP, werden zur **Resorption** durch die membrangebundene alkalische Phosphatase hydrolisiert. In der Mukosazelle findet zwar eine Rephosphorylierung statt, zur Abgabe ins Blut wird an der Serosaseite jedoch wieder dephosphoryliert. PN, PL und PM gelangen auf dem Blutweg in die Leber oder in periphere Gewebe und werden dort durch die PL-Kinase phosphoryliert. PNP wird durch eine Oxidase in die eigentliche Wirkform PLP überführt. PLP und PMP können durch eine Vielzahl von Transaminasen reversibel ineinander überführt werden. Auch die erneute Dephosphorylierung von PLP zu PL ist möglich. Beide (PLP und PL) werden ins Blut abgegeben. PLP zirkuliert im Blut an Albumin gebunden und hat in dieser Form eine sehr langsame Umsatzrate, was möglicherweise einer Depotform gleichkommt. Zur Freisetzung aus diesem Komplex muss PLP durch eine alkalische Phosphatase im Plasma hydrolisiert werden. PL kann die Zellmembran durchdringen und wird intrazellulär wieder phosphoryliert. Der in Form von PLP oder PMP an Proteine gebundene Vitamin-B_6-Pool in den Zellen ist sehr gering (unter 100 mg). Das Hauptausscheidungsprodukt ist Pyridoxinsäure, zusätzlich erscheinen geringe Mengen PM und andere Metabolite im Urin.

PLP ist **Coenzym zahlreicher Enzyme**, v. a. im Aminosäurestoffwechsel. Auch PMP erfüllt Coenzymfunktion, jedoch ausschließlich bei Transaminasen. PLP ist dabei an einen Lysinrest des Enzyms gebunden. Zwischen der Aldehydgruppe von PLP und der Aminogruppe einer Aminosäure bildet sich eine Schiff-Base, wodurch eine Ladungsverschiebung in der Aminosäure hervorgerufen wird. Die so aktivierte Aminosäure kann in einem zweiten Schritt z. B. decarboxyliert oder die Seitenkette eliminiert werden. Die zur Metabolisierung von Muskelglykogen notwendige Glykogenphosphorylase enthält PLP, wobei die Funktion ungeklärt ist. Über die o. g. Schiff-Base kann PLP auch mit anderen Proteinen reagieren, was z. T. zu Konformationsänderungen führt. So verstärken hohe PL-Konzentrationen in Erythrozyten die O_2-Affinität des Hämoglobins, eine Modulatorwirkung auf Steroidhormonrezeptoren wird ebenfalls diskutiert.

Da die Bindung an Proteine relativ unspezifische Wirkungen hervorrufen kann, wurde der Einsatz von Vitamin B_6 bei einer Vielzahl von Erkrankungen vorgeschlagen. Die meisten Indikationen für Vitamin B_6 sind jedoch wissenschaftlich nicht abgesichert.

A. Chemie

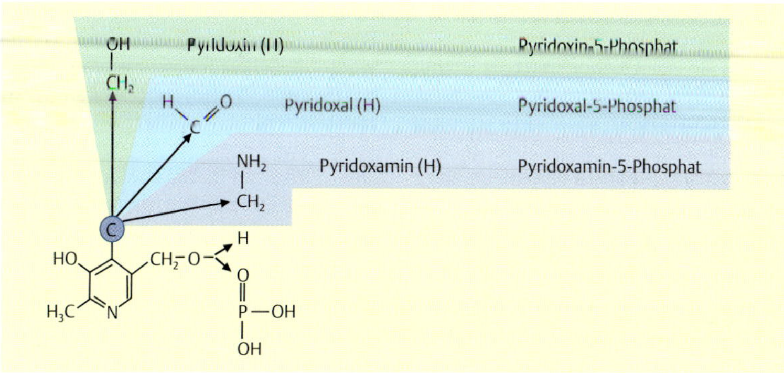

B. Metabolismus

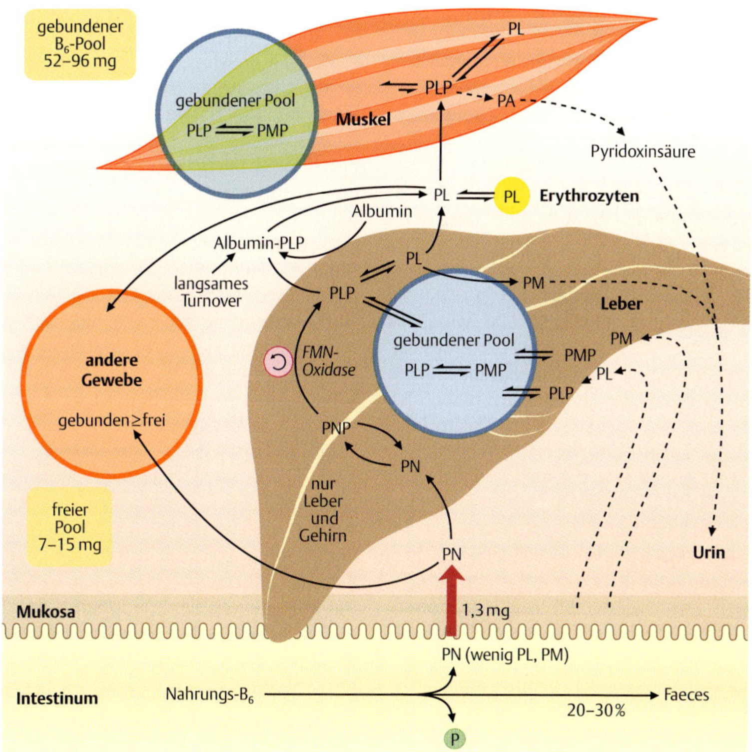

Pyridoxin: Vorkommen und Bedarf

Vitamin B_6 ist in **Lebensmitteln** ubiquitär verbreitet **(A)**. Gute Quellen stellen Fleisch und Fisch, aber auch Gemüse und Vollkornprodukte dar. Die Gehaltsangaben zwischen verschiedenen Nährwerttabellen differieren stark, was u. a. auf eine mangelhafte Unterscheidung zwischen der unwirksamen Pyridoxinsäure und den wirksamen Metaboliten zurückzuführen ist. In Lebensmitteln pflanzlichen Ursprungs findet sich primär Pyridoxin, das relativ stabil ist und deshalb nur geringe Verluste bei der Verarbeitung erleidet. In tierischen Produkten kommen vorwiegend die Phosphate vor, die sehr UV- und hitzelabil sind. So führt die Lagerung von Milch in Klarglasflaschen bei Sonneneinstrahlung innerhalb weniger Stunden zu 50 %, das Braten von Fleisch zu ca. 40 % Vitamin-B_6-Verlust. Im Mittel muss bei westlicher Ernährung mit Zubereitungsverlusten von ca. 20 % gerechnet werden.

Der **Vitamin-B_6-Bedarf (B)** ist an die Proteinzufuhr gekoppelt und wird mit 20 µg/g Protein angegeben. Hieraus leiten sich für die übliche Ernährung die DGE-Empfehlungen von 1,2 bzw. 1,5 mg/Tag für Erwachsene ab. Da im letzten Trimenon der Schwangerschaft biochemisch oft eine marginale Versorgung nachweisbar ist, wird hier eine Zulage von 1 mg empfohlen. Die Vitamin-B_6-Konzentration in Muttermilch sinkt bei mangelhafter Aufnahme ab, so dass auch während der Stillzeit eine höhere Zufuhr (+ 0,7 mg/Tag) empfehlenswert ist. Nach einer neuen Auswertung beträgt die **tatsächliche Zufuhr** bei weiblichen Jugendlichen nur 1,3 mg/Tag, was einer nur ca. 71 %igen Bedarfsdeckung entspricht. Generell erreichen Frauen in keiner Altersgruppe die empfohlene Zufuhr. Obwohl keine Untersuchungen vorliegen, lässt sich hieraus ableiten, dass während Schwangerschaft und Stillzeit gravierende Versorgungslücken bestehen dürften.

Die **Vitamin-B_6-Mangelsymptomatik** ähnelt in Frühstadien dem Niacin- und Riboflavinmangel. Es dominieren Hautveränderungen mit Stomatitis und Pellagraähnlicher Dermatitis. Bei Kindern, die infolge autoklavierter Kindernahrung einen Pyridoxinmangel entwickelten, kam es zu Krämpfen und EEG-Veränderungen **(C)**. Letzteres ist vermutlich auf einen gestörten Neurotransmitter-Metabolismus im Gehirn zurückzuführen, da PLP hier als Coenzym von Aminosäuredecarboxylasen eine wichtige Rolle spielt. Im weiteren Verlauf kommt es zu einer peripheren Neuropathie mit Demyelinisierung der Nerven. Wegen der Beteiligung an der Hämsynthese ist eine hypochrome, nicht mit Eisen behandelbare Anämie zu beobachten.
Ein isolierter B_6-Mangel ist äußerst selten. Pyridoxin wird in der Behandlung diverser Stoffwechseldefekte wie z. B. der Homocysteinurie oder der sideroblastischen Anämie eingesetzt. Daneben existieren eine Vielzahl pseudowissenschaftlicher Einsatzgebiete, bei denen Pyridoxin auch in Megadosen (z. B. bei Bodybuilding) verabreicht wird. Dieser unkontrollierte Einsatz ist nicht unproblematisch: Pyridoxin weist im Gegensatz zu den anderen B-Vitaminen eine vergleichsweise hohe chronische Toxizität auf. Ab 150 mg/Tag über Monate muss mit einer reversiblen, peripheren Neuropathie mit Gangstörungen, Reflexausfällen und Empfindungsstörungen gerechnet werden.

A. Vorkommen und Tagesbedarf

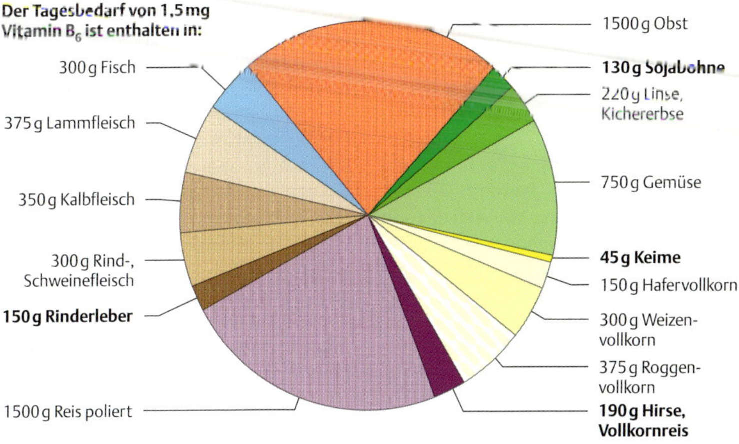

B. Zufuhrempfehlungen (DACH, 2000)

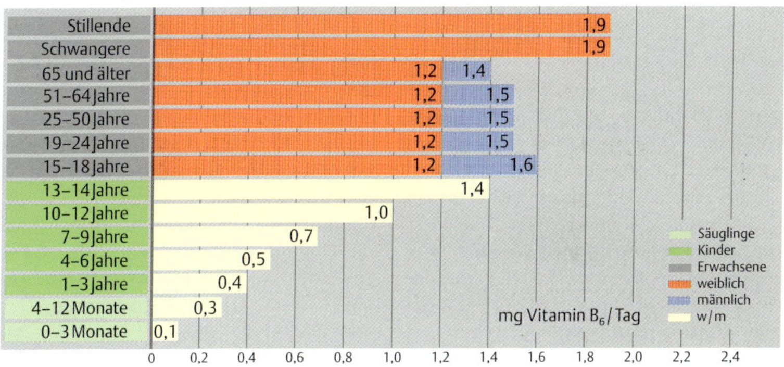

C. Mangelerscheinungen

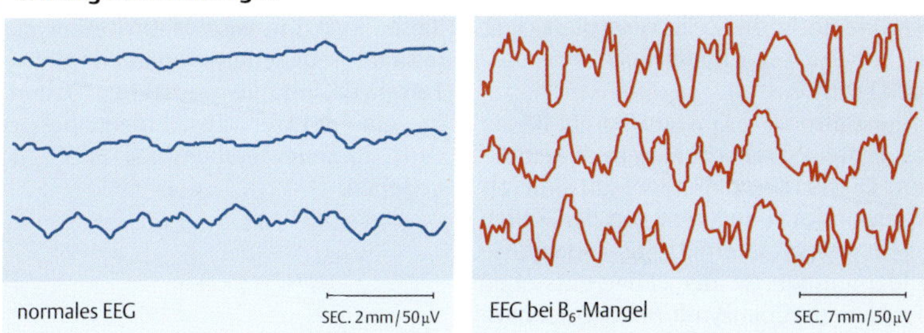

Cobalamin: Chemie, Metabolismus und Funktion

Cobalamin wurde als vorläufig letztes Vitamin 1948 entdeckt und seine Struktur erst 1955 aufgeklärt.

Chemisch (A) handelt es sich um ein Corrinringsystem aus Pyrrolringen mit Cobalt als Zentralatom, an welches ein variabler Ligand (R) gebunden ist. Vitamin B_{12} ist ein Sammelbegriff für eine Reihe unterschiedlich substituierter **Corrinoide** mit biologischer Wirkung. Die therapeutische Anwendung erfolgt in Form von Cyano- bzw. Hydroxycobalamin, die physiologischen Wirkformen sind das 5′-Adenosyl- und das Methylcobalamin.

Vitamin B_{12} liegt in der Nahrung in freier Form und an Proteine gebunden vor. Das freie B_{12} wird bereits im Speichel von Glykoproteinen, sog. **Haptocorrinen** oder R-Proteinen, gebunden **(B)**. Mit Proteinen verknüpftes B_{12} wird im Magen durch Pepsin freigesetzt und z. T. im oberen Dünndarm ebenfalls an Haptocorrine gebunden. Durch Einwirkung von Pankreastrypsin wird B_{12} wieder freigesetzt und lagert sich an den **Intrinsic Factor (IF)** an, der in den Parietalzellen der Magenschleimhaut produziert wird. Im Ileum wird der Cobalamin-IF-Komplex unter Energieverbrauch an spezifische Rezeptoren der Mukosa gebunden und so in die Zelle **resorbiert**. Erst bei hohen Dosen findet auch eine passive Diffusion statt.
In der Darmmukosa wird Vitamin B_{12} an das Protein **Transcobalamin II** gebunden. Dieser Komplex dient im Blut als **Transportform** und wird von den Zellen durch Rezeptor-vermittelte Endozytose aufgenommen. In der Leber entstehen die aktiven Coenzymformen Adenosyl- bzw. Methylcobalamin; hier werden auch 60 % des B_{12}-Gesamtbestandes (2–5 mg) gespeichert. Ein Teil wird ständig via Galle ausgeschieden, unterliegt aber einem sehr effektiven enterohepatischen Kreislauf.

Die **Resorptionskapazität** für Vitamin B_{12} ist aufgrund eines abgestimmten IF/IF-Rezeptor-Verhältnisses sehr begrenzt **(C)**. Ist zuwenig IF vorhanden, so wird B_{12} nicht resorbiert. Ist andererseits IF gegenüber B_{12} im Überschuss vorhanden, so werden die Rezeptoren besetzt – IF-Cobalamin-Komplexe können nicht binden. Das Maximum der aktiven Cobalaminresorption ist bei einer einmaligen Dosis von ca. 10 µg erreicht.

Vitamin B_{12} ist als **Coenzym** an drei Stoffwechselreaktionen beteiligt. In den Mitochondrien ist Adenosylcobalamin, im Zytosol Methylcobalamin die Wirkform. Beim Propionsäureabbau findet in den Mitochondrien eine Umlagerung von Methylmalonyl-CoA zu Succinyl-CoA statt. Auf diese Weise erhält der C3-Körper Propionsäure Anschluss an den Citrat-Zyklus.
Ebenfalls in den Mitochondrien findet die Umlagerung von α-Leucin zu β-Leucin statt, wobei eine Aminogruppe und ein H-Atom ausgetauscht werden.
Im Zytosol ist enzymgebundenes Methylcobalamin an der Übertragung von Methylgruppen zur Synthese von Methionin aus Homocystein beteiligt. Bei dieser Reaktion wird Methyltetrahydrofolsäure regeneriert, wodurch „aktive" Tetrahydrofolsäure entsteht. Dadurch ist ein direkter Zusammenhang mit dem Folsäuremetabolismus (s. S. 204) gegeben.

A. Metabolismus

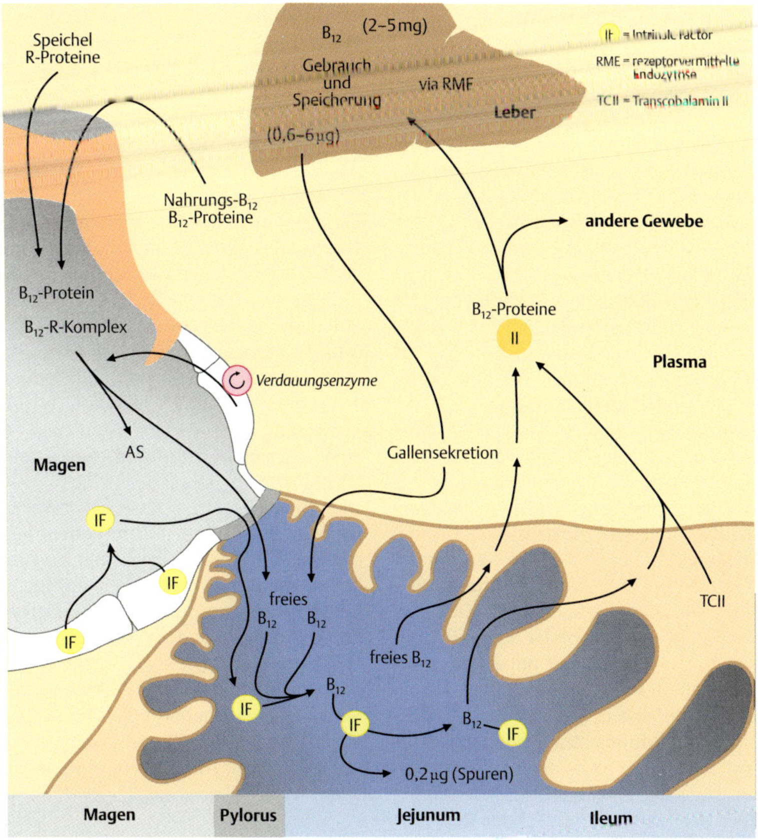

B. Resorption

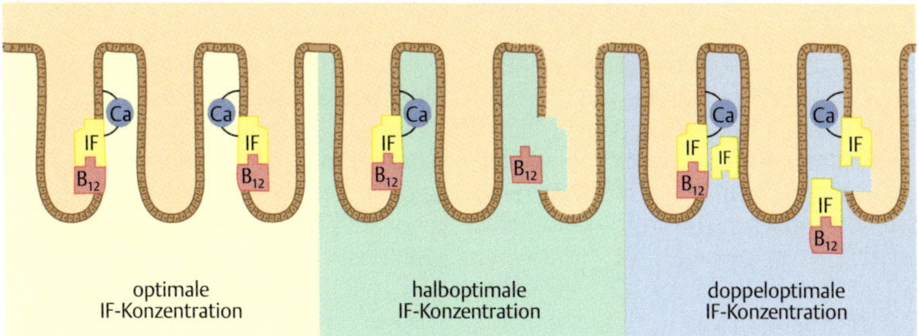

Cobalamin: Vorkommen und Bedarf

Vitamin B_{12} kann ausschließlich von Mikroorganismen hergestellt werden. Bei vielen Tierspezies, z. B. auch bei Wiederkäuern, reicht die gastroenterale Synthese zur Bedarfsdeckung aus. Dementsprechend findet sich Vitamin B_{12} in allen tierischen **Lebensmitteln (A)**, und hier in vergleichsweise großen Mengen. Fermentierte Nahrungsmittel wie z. B. Sauerkraut oder Bier enthalten ebenfalls Spuren von Vitamin B_{12}.

Der **Vitamin-B_{12}-Bedarf (B)** des gesunden Erwachsenen beträgt ca. 1–2 µg/Tag. Da v. a. bei älteren Menschen mit Resorptionsverlusten von ca. 50 % gerechnet werden muss, wird eine Zufuhr von 3 mg empfohlen. In Schwangerschaft und Stillzeit geht zwar Vitamin B_{12} verloren, jedoch in Größenordnungen, die bei gefüllten Speichern (2–5 mg) vernachlässigbar sind. Die Zuschläge zu den Empfehlungen (0,5 bis 1 µg/Tag) stellen daher nur eine Sicherheitsmaßnahme zur Aufrechterhaltung der mütterlichen Speicher dar. Die **tatsächliche Zufuhr** beträgt bei gemischter Kost für Frauen mehr als 5 µg, für Männer mehr als 6 µg pro Tag. Vitamin B_{12} stellt folglich für den Gesunden kein Problem dar. Auch bei (ovo)-lacto-vegetarischer Ernährung ist die Versorgung gewährleistet; selbst bei strengen Veganern (ohne jegliche tierische Produkte) ist der Vitamin-B_{12}-Mangel selten. Einzige Ausnahme sind Kinder von Müttern, die seit langer Zeit streng vegan leben. Hier können die Speicher schon so weit entleert sein, dass die Versorgung über die Muttermilch nicht mehr gewährleistet ist.

Die klassische **Vitamin-B_{12}-Mangelerscheinung** ist die perniziöse Anämie **(C)**. Sie beginnt in der Regel mit unspezifischen Symptomen wie z. B. Müdigkeit und Herzklopfen. Haut und Schleimhäute werden blass, häufig tritt auch ein Icterus (Gelbsucht) hinzu. Labordiagnostisch zeigt sich eine makrozytäre, hyperchrome Anämie: Große Erythrozyten, die als Megalozyten bezeichnet werden, was zum Begriff der megaloblastären Anämie geführt hat. Unter **perniziöser Anämie** wird heute jedoch nicht nur die klinische Auswirkung eines B_{12}-Mangels verstanden, sondern eine eigenständige Erkrankung: Vermutlich durch Autoimmunreaktionen kommt es zur Zerstörung der Parietalzellen und zu einer chronischen, atrophischen Gastritis.

Die bei B_{12}-Mangel auftretenden neurologischen Störungen werden als **funikuläre Myelose** bezeichnet. Hierdurch ist eine **Abgrenzung zum Folsäuremangel** möglich, bei dem sich identische Megaloblasten zeigen. Da jedoch primär das Blutbild zur Diagnose dient, dürfen Nahrungsergänzungen nur Folsäure und B_{12} enthalten, um nicht fälschlicherweise das B_{12}-Defizit mit Folsäure zu behandeln.

Neben Malabsorptionssyndromen, v. a. das terminale Ileum betreffend, einer pathologischen Darmbesiedelung (z. B. Fischbandwurm), diversen angeborenen Störungen des Cobalaminstoffwechsels etc. ist die **Gastrektomie** eine häufige Ursache für einen B_{12}-Mangel. Die Entfernung des Magens und damit der IF-Produktion führt nach 2–10 Jahren ohne Substitution zu Mangelerscheinungen. Selbst viele Patienten (bis zu 18 %) mit nur partieller Gastrektomie entwickeln im Laufe der Zeit eine megaloblastäre Anämie.

A. Vorkommen und Tagesbedarf

Der Tagesbedarf von 3 µg Vitamin B_{12} ist enthalten in:

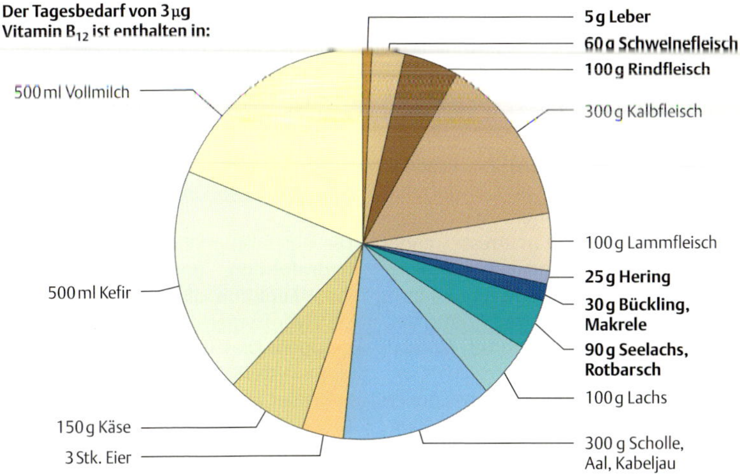

B. Zufuhrempfehlungen (DACH, 2000)

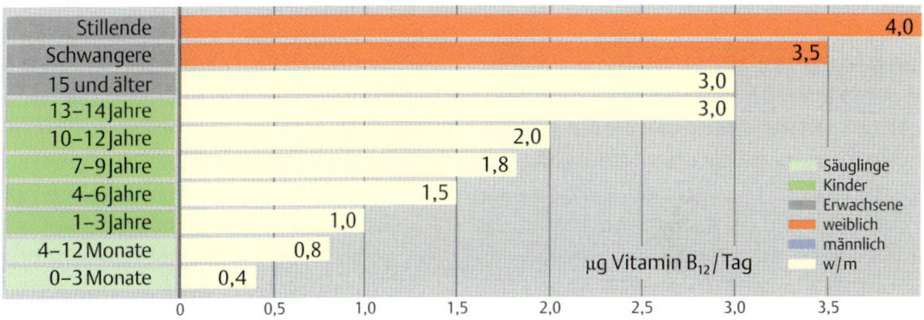

C. Mangelerscheinungen

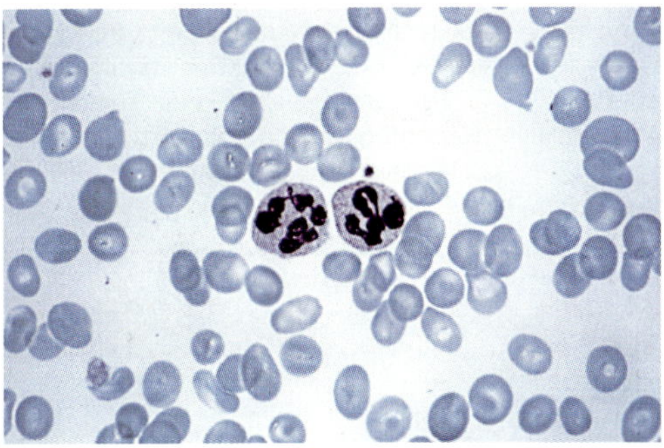

Die perniziöse Anämie, ein Subtyp der megaloblastären Anämien mit hypersegmentierten Granulozyten

Folsäure: Chemie, Metabolismus und Funktion

Erst 1941 gelang es, aus mehreren Tonnen Spinatblättern die heute als Folsäure bezeichnete Substanz (folium = Blatt) zu isolieren.
Sie besteht **chemisch (A)** aus Pteridin, p-Aminobenzoesäure und Glutamat (PteGLU). Über die γ-Carboxylatgruppe können weitere Glutamatreste angehängt sein, man spricht dann von Polyglutamaten ($PteGLU_n$). Folsäure kann in oxidierter oder reduzierter Form, vorwiegend als 4-fach hydriertes Molekül (Tetrahydrofolsäure, H4-PteGLU) vorkommen. In der hydrierten Form können in 5- bzw. 10-Stellung (beides N) C1-Einheiten gebunden sein, z. B. 5-Methyl-Tetrahydrofolsäure (H_3C-PteGLU) oder Methenyl-, Formyl- bzw. Formiminreste (abgekürzt als R-PteGLU).

Zur **Resorption (B)** werden die Polyglutamate durch eine Mukosaständige und/oder im Darmsekret enthaltene γ-Glutamylcarboxy-peptidase zu Monoglutamaten abgebaut, die dann über einen aktiven Mechanismus fast quantitativ in die Mukosazelle aufgenommen werden. Im Serum taucht zu 80 % Methyltetrahydrofolsäure (H_3C-PteGLU) auf. Der Transport erfolgt zum größten Teil durch lockere Bindung an Plasmaproteine wie Albumin, Transferrin etc. Ein spezifisches Folatbindungsprotein, dessen Konzentration geregelt ist, transportiert oxidierte Folate zur Leber, wo sie in Tetrahydrofolate überführt werden.
Einen wichtigen Faktor in der kurzfristigen Regulation der Folathomöostase stellt ein **enterohepatischer Kreislauf** dar. Da die Folatkonzentration in der Galle 10-fach höher ist als im Serum, können durch dieses zirkulierende Folat die Schwankungen zwischen den Mahlzeiten ausgeglichen werden. Die Speicherung von Folsäure in Leber und peripheren Geweben erfolgt in Form nichtmethylierter Polyglutamate, über deren Auf- bzw. Abbau längerfristig der Serumspiegel aufrecht erhalten wird. Hauptausscheidungsorgan ist die Niere, wo jedoch bei marginaler Versorgungslage durch sehr effektive Rückresorption nur wenig Folat verloren geht.

Die eigentliche Wirkform ist die **Tetrahydrofolsäure** und ihre Derivate. In ihrer **Funktion** als **Coenzym** überträgt sie Hydroxymethylgruppen und Formylgruppen. Dies ist z. B. beim Abbau von Homocystein, Histidin, Tryptophan und Serin der Fall. Die so auf Tetrahydrofolsäure übertragenen C1-Reste werden für die Purin- und die DNA-Synthese benötigt.

Dies wird auch pharmakologisch ausgenutzt: Zytostatika wie z. B. Methotrexat hemmen die Dihydrofolatreduktase, die intermediär entstehendes dihydriertes Folat wieder zu Tetrahydrofolsäure regeneriert. Damit ist die Nucleinsäuresynthese unterbrochen, wodurch das Wachstum und die Vermehrung von Zellen gehemmt werden. Auch beim Abbau von Homocystein wird Tetrahydrofolsäure aus Methyl-Pte GLU wieder regeneriert. Da an dieser Reaktion Vitamin B_{12} beteiligt ist, wirkt sich ein B_{12}-Mangel auch direkt auf den Folsäuremetabolismus aus: Da die aktive Form (Tetrahydrofolsäure) fehlt, ist keine Speicherung mehr möglich und die inaktive H_3C-Pte-GLU steigt im Serum an.

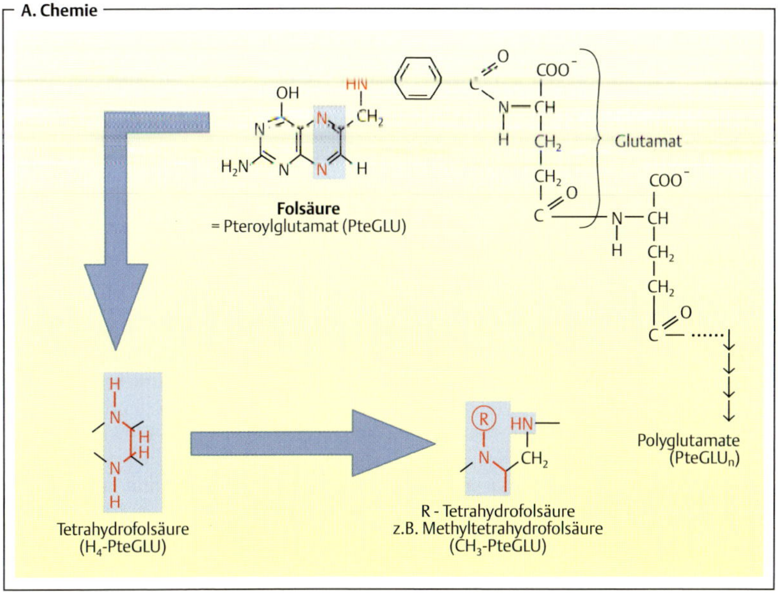
A. Chemie
OH
HN
N
CH2
H2N
N
N
H
COO-
N—CH
H
CH2
Glutamat
CH2
C
COO-
N—CH
H
CH2
CH2
C
Folsäure
= Pteroylglutamat (PteGLU)
Tetrahydrofolsäure
(H4-PteGLU)
R
HN
N
CH2
R - Tetrahydrofolsäure
z.B. Methyltetrahydrofolsäure
(CH3-PteGLU)
Polyglutamate
(PteGLUn)

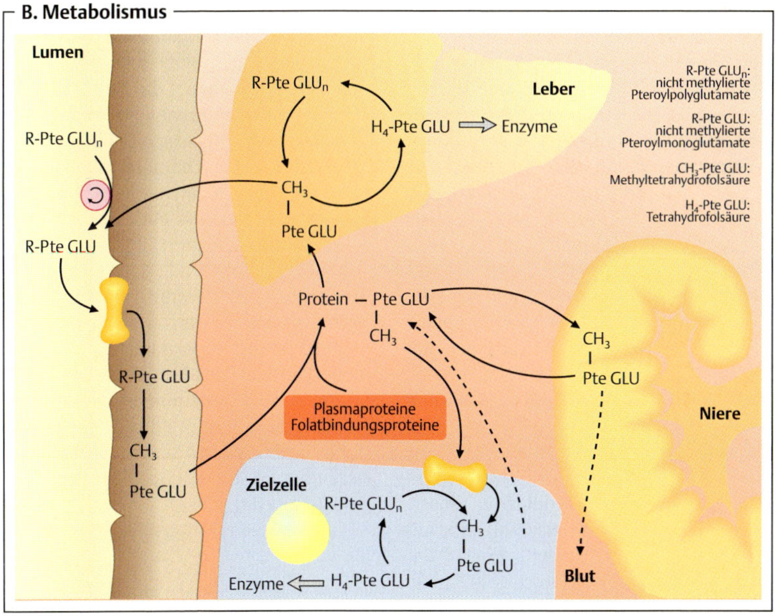
B. Metabolismus
Lumen
R-Pte GLUn
R-Pte GLU
R-Pte GLU
CH3
Pte GLU
R-Pte GLUn
H4-Pte GLU
Enzyme
Leber
CH3
Pte GLU
Protein — Pte GLU
CH3
Plasmaproteine
Folatbindungsproteine
CH3
Pte GLU
Niere
Blut
Zielzelle
R-Pte GLUn
CH3
Pte GLU
Enzyme
H4-Pte GLU
R-Pte GLUn: nicht methylierte Pteroylpolyglutamate
R-Pte GLU: nicht methylierte Pteroylmonoglutamate
CH3-Pte GLU: Methyltetrahydrofolsäure
H4-Pte GLU: Tetrahydrofolsäure

Folsäure: Vorkommen und Bedarf

Folsäure kommt in der **Nahrung (A)** in allen gezeigten Bindungsformen vor. Besonders reich an Folsäure sind diverse Gemüse, wie z. B. Bohnen, Spinat oder Tomaten. Leber, Hefe oder Keime stellen eher theoretische Folsäurequellen dar.

Der **Folsäurebedarf (B)** wurde bereits in den 60er Jahren durch Ermittlung des Minimalbedarfs zur Aufrechterhaltung der Serumspiegel bestimmt. Unter Berücksichtigung von Sicherheitszuschlägen empfiehlt die DGE heute 400 µg/Tag Nahrungsfolat. Da hiervon nur 40–60 % resorbiert werden, wurde früher zwischen freier Folsäure und Gesamtfolat unterschieden. Dies gilt heute nicht mehr. Lediglich in Supplementen findet sich freie Folsäure, die zu 100 % resorbiert wird.
Die reale Versorgungslage zeigt in großen Teilen der Bevölkerung eine eher marginale Zufuhr. Von besonderer Bedeutung ist dies während der **Schwangerschaft**. Das vergrößerte Verteilungsvolumen bei der Mutter (Plazenta, Brustgewebe etc.) und der erhöhte Folsäurebedarf des Fetus für die DNA-Synthese begründet die Verdoppelung der Empfehlung für die Folsäurezufuhr. Da gleichzeitig aber nur eine minimale Steigerung der Energiezufuhr angezeigt ist, wäre eine strenge Optimierung der Nahrungsmittelauswahl notwendig, um die doppelte Menge an Folsäure zuzuführen.

Da dies in der Praxis unrealistisch ist, wird von vielen medizinischen Gesellschaften eine medikamentöse Prophylaxe mit 400 µg Folsäure/Tag empfohlen. Besonders bei Frauen, deren Folatspeicher nur unzureichend gefüllt sind, kommt es ohne Prophylaxe sehr schnell zu einer defizitären Versorgungslage: Mehrlingsschwangerschaft, rasche Abfolge der Schwangerschaften oder Schwangerschaften bei Jugendlichen stellen eine Prädisposition dar.

Der **Folsäuremangel (C)** während der Schwangerschaft wird heute mit einer Reihe von Komplikationen in Verbindung gebracht, z. B. Aborte, kongenitale Missbildungen, Entwicklungsstörungen und Neuralrohrdefekte. Zumindest für Letzteres gilt es inzwischen als erwiesen, dass die Folsäuresupplementation die Neuralrohrdefekte zwar nicht verhindern kann, jedoch das Risiko deutlich vermindert. Außerhalb der Schwangerschaft führt Folsäuremangel, wie er bei Malabsorptionszuständen oder auch durch mangelnde Zufuhr z. B. in Entwicklungsländern vorkommt, zur **megaloblastären Anämie**. Diese ist bereits bei Vitamin B_{12} (s. S. 198) beschrieben. Die Differenzierung zwischen einem B_{12}- und einem Folsäuremangel kann nur durch Bestimmung der Blut- bzw. Erythrozytenspiegel erfolgen, da das klinische Bild – solange keine neurologischen Symptome auf B_{12}-Mangel hindeuten – identisch ist. Die Therapie mit Folsäure kann das Blutbild in beiden Fällen verbessern und so ein evtl. vorhandenes B_{12}-Defizit verschleiern.

In jüngster Zeit gewinnt die Folsäure in Kombination mit den Vitaminen B_6 und B_{12} in der Prävention der Arteriosklerose an Bedeutung. Dies beruht auf der Beteiligung dieser 3 Vitamine am Abbau von Homocystein, das im Blut für die Entstehung arteriosklerotischer Gefäßveränderungen mitverantwortlich gemacht wird (s. S. 204).

A. Vorkommen und Tagesbedarf

Der Tagesbedarf von 400 µg Gesamtfolat ist enthalten in:

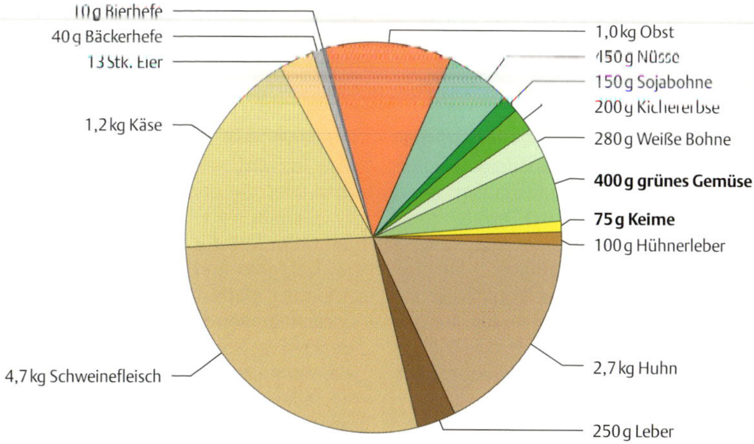

B. Zufuhrempfehlungen (DACH, 2000)

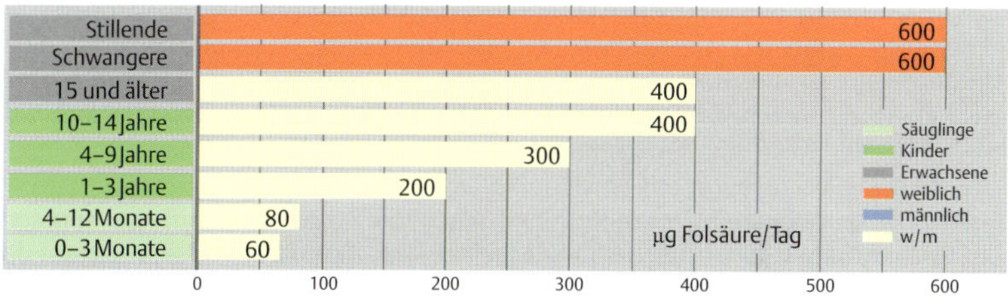

Frauen, die schwanger werden wollen oder könnten, sollten zusätzlich 400 µg/Tagin Form von Supplementen aufnehmen

C. Mangelerscheinungen

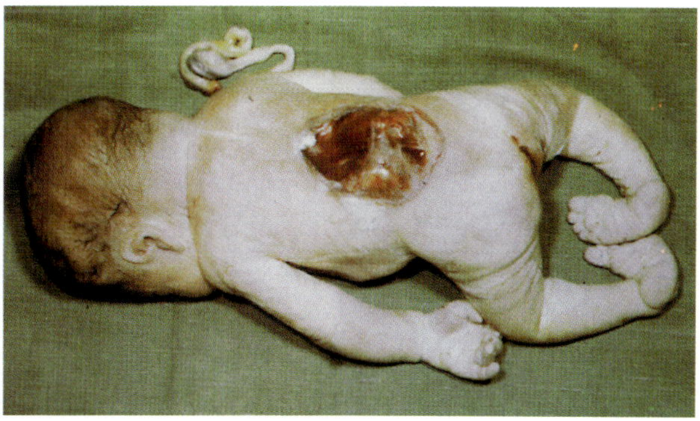

Neuralrohrdefekt

Interaktionen der B-Vitamine

Ein aktuelles Beispiel für die Interaktionen von wasserlöslichen Vitaminen bietet der **Homocysteinmetabolismus**. Homocystein **(A)** entsteht bei der Übertragung von Methylgruppen **(B)** aus Methionin. Zur Regenerierung wird es in einem Vitamin-B_{12}-abhängigen Schritt (Homocystein-Methyltransferase) remethyliert, wobei 5-Methyl-Tetrahydrofolsäure (5-Methyl-THF oder H_3C-PteGLU) als Methylgruppendonator fungiert (s. S. 200). Eine weitere Möglichkeit der Homocysteinelimination besteht im Umbau zu Cystein – hier ist Pyridoxalphosphat (PLP, s. S. 192) Coenzym der Cystathioninsynthase.

Am gesamten Metabolismus sind folglich die wasserlöslichen B-Vitamine Folsäure, B_{12} und B_6 beteiligt. Ein Mangel an diesen Vitaminen – theoretisch bereits an einem dieser Vitamine – äußert sich daher in erhöhten Blut-Homocystein-Spiegeln. Diese können daher als Marker für die Versorgung mit Folsäure, B_{12} bzw. B_6 herangezogen werden. Finden sich erhöhte Blutwerte, so lassen sich diese durch Supplementation der Vitamine berichtigen: Wie in der Theorie zu erwarten, ist die Kombination aller drei Vitamine am wirksamsten **(C)**. Die Versorgung mit Folsäure scheint für den Homocysteinmetabolismus weitaus wichtiger zu sein als B_{12} bzw. B_6, da die alleinige Supplementation von Folsäure die besten Resultate der Einzelkomponenten erzielt.

Homocystein wird heute als eine der Ursachen für die Entstehung der **Arteriosklerose** diskutiert. Dies beruhte ursprünglich auf der Beobachtung, dass bei der Homocystinurie, einem hereditären Stoffwechseldefekt mit stark erhöhten Blut-Homocystein-Spiegeln, ausgeprägte arteriosklerotische Veränderungen auftreten. Die Patienten sterben an den Folgeschäden (Embolien etc.) meist vor dem 30. Lebensjahr.
Inzwischen konnten zahlreiche epidemiologische und Fall-Kontroll-Studien den Zusammenhang zwischen Homocysteinämie und Arteriosklerose bestätigen. Es wird vermutet, dass Homocystein über die endständige Thiolgruppe zur Bildung von ROS führt. Dies wiederum fördert die Sekretion von Wachstumsfaktoren und damit die Zellproliferation der glatten Gefäßmuskulatur. Zusätzlich können verstärkt weiße Blutzellen in den Subendothelialraum migrieren, wo sie zu Makrophagen differenzieren. Diese können oxidiertes LDL aufnehmen und sich damit zu fettreichen Schaumzellen entwickeln. Im weiteren Verlauf bilden sich die typischen Gefäßveränderungen: Verdickungen aus Schaumzellen, Lymphozyten, Lipiden und Muskelzellen und schließlich unter Einschluss von Bindegewebe die Entwicklung sog. fibröser Plaques.

Auch diese Zusammenhänge sprechen für eine Kost mit hohem Obst- und Gemüseanteil, da hierdurch v. a. Folsäure zugeführt wird. Vitamin B_6 scheint im Homocysteinmetabolismus von untergeordneter Bedeutung, während B_{12} aufgrund großer Speicher i. a. ausreichend vorhanden sein dürfte. Liegt der Homocysteinämie ein hereditärer Stoffwechseldefekt zugrunde, ist eine entsprechende Supplementation mit pharmakologischen Dosen des betroffenen Vitamins angezeigt.

A. Chemie

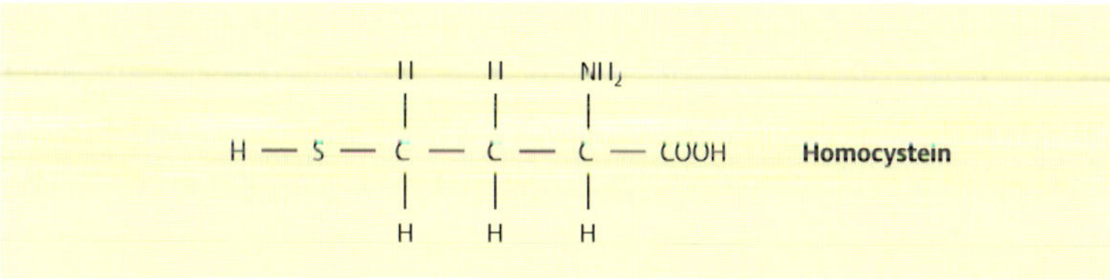

B. Vitamin-B-Interaktionen im Homocystein-Metabolismus

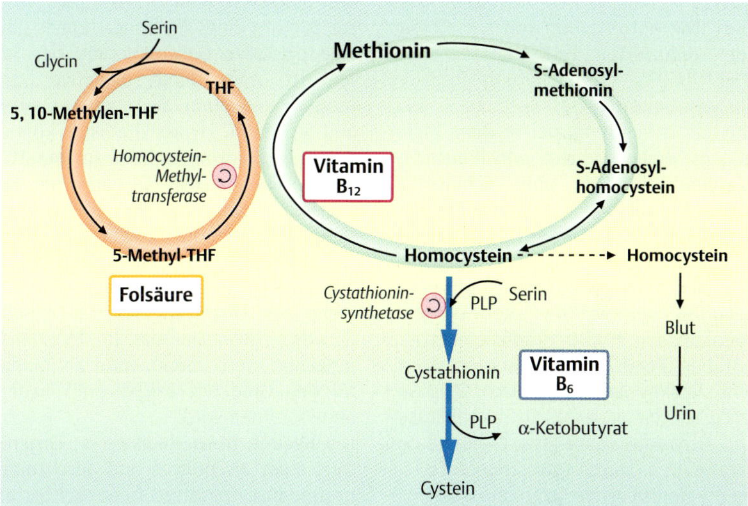

C. Effekte der Supplementierung

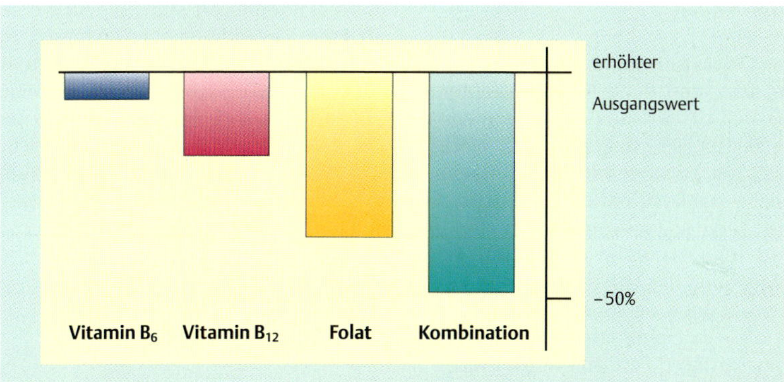

Freie Radikale: Bildung und Wirkung

Reaktive Sauerstoffverbindungen (ROS) wie Singulettsauerstoff und die freien Radikale Superoxid und Hydroxylradikal entstehen als Nebenprodukte einer Vielzahl metabolischer Vorgänge **(A)**. In den Mitochondrien werden etwa 3–10 % des O_2 nicht vollständig zu Wasser reduziert, was zu Radikalformen des Sauerstoffs führt. Die Autoxidation von z. B. Chinon oder reduzierten Fe-Komplexen kann ebenfalls eine O_2-Aktivierung auslösen. Im Metabolismus des EDRF (s. S. 132) entsteht aus Arginin der relaxing factor NO, als Nebenprodukte jedoch auch Hydroxylradikale. Als eine Schlüsselreaktion für zahlreiche toxische Prozesse wird heute die **Fenton-Reaktion** angesehen, bei der (in der Summe) aus Superoxid und Wasserstoffperoxid unter Beteiligung des Fe^{3+}/Fe^{2+}-Redoxsystems ebenfalls ein Hydroxylradikal entsteht. Darüber hinaus gibt es auch enzymatische Reaktionen, u. a. durch Oxidasen (z. B. Xanthinoxidase), Oxidoreduktasen und Peroxidasen, die die O_2-Reduktion katalysieren. Durch Licht angeregte Pigmente, ionisierende Strahlung oder toxische Chemikalien können ebenfalls zur Bildung von ROS (z. B. Singulettsauerstoff) führen.

Ein Charakteristikum von freien Radikalen ist deren hohe **Reaktionsfähigkeit**, die jedoch zwischen den verschiedenen Radikalspezies stark variiert: Während z. B. das Tocopherolradikal (Vitamin E) relativ stabil ist, hat das Hydroxylradikal eine Lebensdauer von weniger als 1 µsec und führt damit in der unmittelbaren Umgebung des Entstehungsortes zu Folgereaktionen. Hauptangriffsort aller ROS sind die in Lipide integrierten mehrfach ungesättigten Fettsäuren (MUFS).

Da MUFS z. B. in Lipiddoppelschichten von **Membranen** eng gepackt liegen, ruft jedes Radikal zwangsläufig eine Kettenreaktion hervor – Veränderungen der Membranstruktur sind wahrscheinlich. Weitere Angriffspunkte (Targets) von freien Radikalen bilden **Proteine** und DNA. Aus H_2O_2 können mittels proteingebundenem Fe^{2+} ROS entstehen (Fenton-Reaktion), die mit Aminosäureresten reagieren können **(B)**. Dies führt zur Bildung eines Proteincarbonyls über eine oxidative Desaminierung der Seitenkette oder durch oxidative Spaltung der Bindung zwischen α-C-Atom und Stickstoff. Hydroxylradikale können durch die Fenton-Reaktion in unmittelbarer Nähe der **DNA (C)** entstehen. Der dadurch erzeugte DNA-Schaden kann sich als Strangbruch, Basenmodifizierung oder Desoxyribosefragmentierung äußern. Bei der Basenmodifizierung entsteht aus Guanosin das 7,8-Dihydro-8-Hydroxyguanosin, das im Blut nachgewiesen werden kann und als Marker für den Grad des oxidativen Schadens angenommen wird.

Die Bildung freier Radikale im Organismus muss als normal und durch einen gesunden Organismus beherrschbar angesehen werden. Eine gezielte Produktion freier Radikale findet in Leukozyten und Makrophagen statt, die sich deren bakterizide Wirkung zur Zerstörung von Bakterien zu Nutze machen. Bei intensiven immunologischen Prozessen können jedoch u. U. auch freie Radikale aus Leukozyten und Makrophagen (auch aus Mikroorganismen) verstärkt austreten und zur Schädigung intakter Strukturen führen.

A. Entstehung freier Radikale

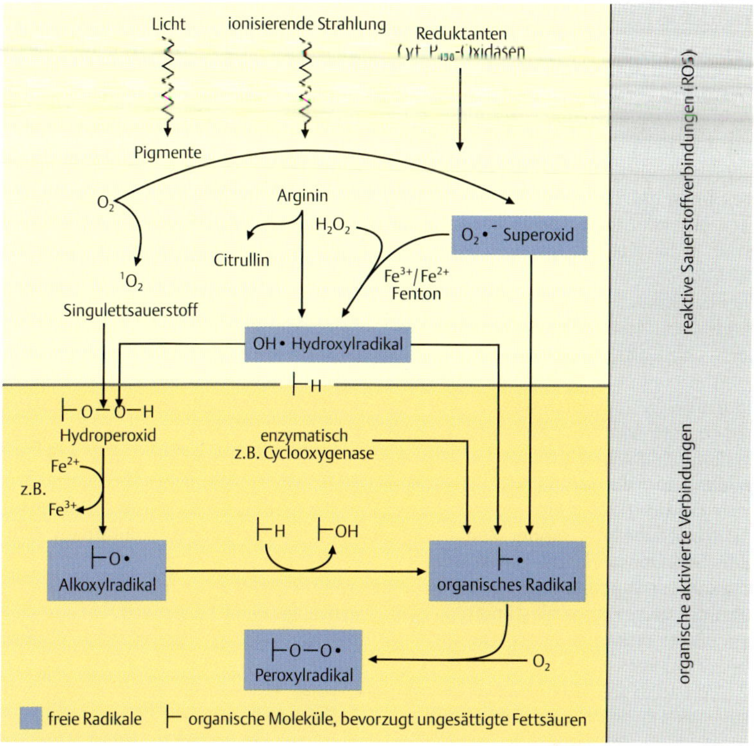

B. Schädigung von Proteinen

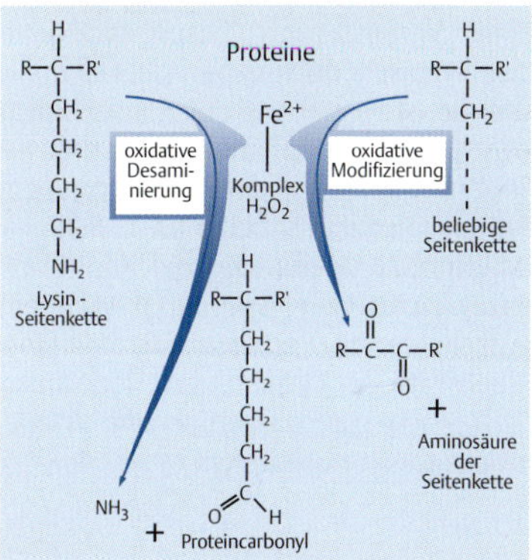

C. Schädigung der DNA

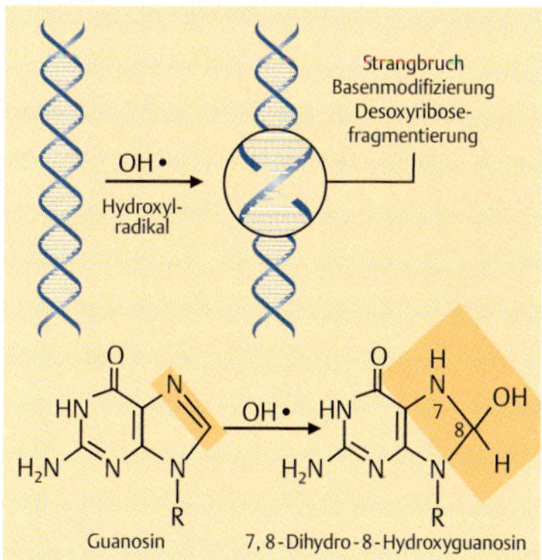

Freie Radikale: Endogene Abwehrsysteme

Ein Beispiel für die Wechselwirkungen zwischen ROS und endogener Abwehr stellt die Unterbrechung der Blutzufuhr dar. Sie führt im betroffenen Gewebe mehr oder weniger rasch zu einem Sauerstoffmangel. Eine solche **Ischämie** mit nachfolgender **Reperfusion** kann auftreten z. B. bei kurzfristiger Belastung der Muskulatur, bei schlecht durchbluteten Kapillargebieten oder bei lokalen Entzündungen. Häufigste Ursache sind jedoch chirurgische Eingriffe mit Gefäßunterbindungen.
Die Folge dieses Ereignisses ist ein Erliegen der ATP-Synthese, da der mitochondrialen oxidativen Phosphorylierung das Oxidans für die ATP-Bildung fehlt. Je nach Gewebe resultieren daraus nach mehr oder weniger langer Zeit irreversible Funktionsverluste. Die Wiederherstellung der Durchblutung (Reperfusion) führt paradoxerweise zu stärkeren Schäden als die Ischämie selbst. Die Ursache hierfür **(A)** liegt einerseits im verstärkten ATP-Abbau (fehlender Nachschub) mit Kumulierung des Hypoxanthins und andererseits in der proteolytischen Transformierung der Xanthindehydrogenase zur Xanthinoxidase (XO) infolge verstärkten Ca^{2+}-Einstroms in die Zelle (Störung ATP-abhängiger Ionenpumpen). Mit wiedereinsetzender Sauerstoffversorgung metabolisiert die XO Hypoxanthin zu Xanthin und Harnsäure, wobei ROS entstehen. Die einsetzende Lipidperoxidation führt zu Membranschäden und dadurch auch zu verstärktem Ca^{2+}-Einstrom in die Zelle. Über die Stimulierung der Phospholipase A_2 kommt es dadurch zur Bildung des Platelet Activation Factors (PAF), der Leukozyten aktiviert (zu PMN). Diese PMN binden an Adhäsionsfaktoren (ICAM), deren Expression ebenfalls durch ROS induziert wurde. Die durch aktivierte PMN gebildeten ROS und Proteasen tragen zur weiteren Schädigung der Endothelzellen bei.

Im Fall der Reperfusion steht der gesteigerten ROS-Produktion ein überlastetes **endogenes Abwehrsystem (B)** gegenüber. Dieses besteht im Wesentlichen aus drei Enzymsystemen **(C)**. Superoxid kann durch die **Superoxiddismutase** (SOD) rasch zu H_2O_2 dismutieren. H_2O_2 kann auf zwei Wegen entgiftet werden: Durch die **Katalase** zu Wasser und Sauerstoff sowie durch die Selen-abhängige **Glutathionperoxidase** zu Wasser. Bei letzterer Reaktion wird das reduzierte Glutathion (GSH) in die oxidierte Form (GSSG) überführt. Die Glutathionreduktase sorgt dafür, dass daraus schnell wieder GSH hergestellt wird, um genügend reduziertes Glutathion in der Zelle zu gewährleisten. Das Glutathionssystem schützt auch schwefelhaltige Proteine (Prot-SH) wie z. B. Thiolgruppen im Hämoglobin vor oxidativer Schädigung.

Eine exogene Zufuhr dieser antioxidativen Enzyme macht wenig Sinn, da diese im komplexen Organismus die Zielzelle nicht erreichen. Die Wirkung einer Verbesserung dieser endogenen Systeme ist jedoch experimentell erwiesen: So ist es z. B. bei der Konservierung von für die Transplantation bestimmten Organen geläufig, der Nährlösung eine Antioxidanzienmischung (u. a. SOD, Allopurinol zur Hemmung der Xanthinoxidase) zuzusetzen. Hierdurch wird eine entscheidende Verbesserung der Überlebensrate der Organe nach Reperfusion (d. h. nach Transplantation und Wiederinbetriebnahme) erreicht.

A. Ischämie und Reperfusion

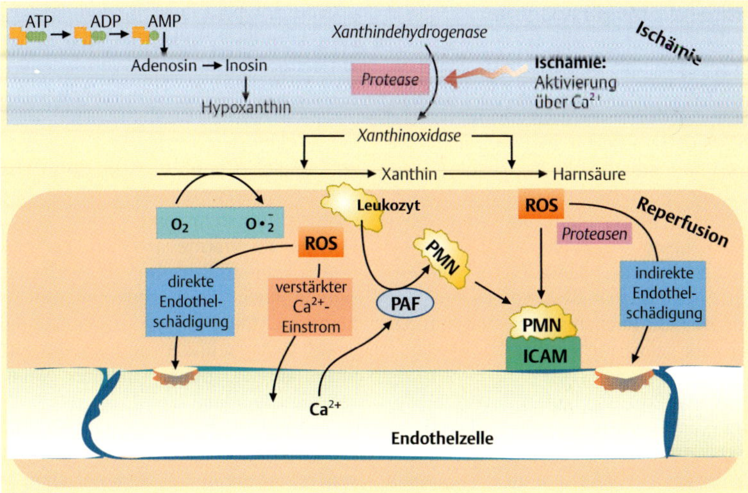

B. Balance zwischen Produktion und Abwehr

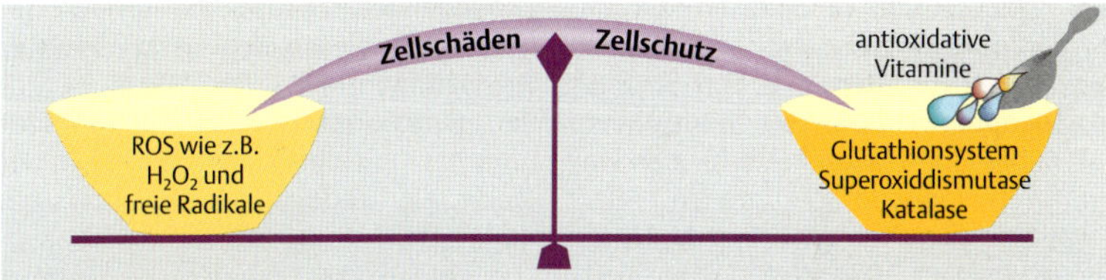

C. Endogene Abwehrmechanismen

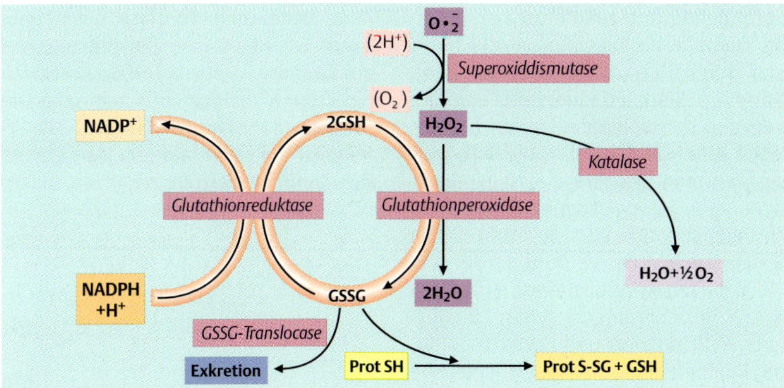

Freie Radikale: Exogene Abwehrsysteme

Exogene Antioxidanzien sind Substanzen, die in der Regel nur mit der Nahrung zugeführt werden und als solche antioxidativ wirksam werden. **Klassische exogene Substanzen** in diesem Sinne sind die Vitamine E und C sowie die Carotinoide. Antioxidativ wirksam, aber selbst keine Antioxidanzien, sind Elemente wie Selen, Mangan oder Magnesium. Sie sind zwar Bestandteile endogener Abwehrmechanismen, werden dabei aber selbst nicht verändert.

Oxidative Prozesse laufen in verschiedenen Kompartimenten der Zelle ab, so dass Antioxidanzien unterschiedliche chemische Eigenschaften aufweisen müssen. So besteht ein Organismus im einfachten Fall aus wäßrigen Phasen (z. B. Zytosol) und Lipidphasen (z.B alle Membranen). Wichtigstes lipidlösliches Antioxidans ist Vitamin E. Die Struktur der **Tocopherole** (s. S. 160) prädestiniert durch ihre lange Seitenkette für den Einbau in biologische Membranen. Allerdings sind hier nur ca. 0,5–3 Moleküle Tocopherol auf 1000 ungesättigte Fettsäuren vertreten, so dass der Regeneration des Tocopherolradikals (s. u.) große Bedeutung zukommt.
Die Tocopherole bewirken in der Membran durch Kettenabbruch bzw. Quenchen von Singulettsauerstoff eine Begrenzung der Lipidperoxidation **(A)**. Daneben sind sie auch für die Integrität der Membran erforderlich. Neue Untersuchungen lassen zudem Effekte auf die Genexpression und die intrazelluläre Signaltransduktion vermuten. So wird z. B. der Transkriptionsfaktor NFkB (u. a. bei der Vermehrung von Viren beteiligt) durch ROS aktiviert und durch Tocopherole inhibiert. Proteinkinase C spielt bei der Übertragung intrazellulärer Signale eine wichtige Rolle. Sie wird durch Tocopherole inhibiert, was zu verminderter Zellproliferation führt und dadurch den antikanzerogenen Effekt von Vitamin E hervorrufen könnte.

Die Wirkungsweise der **Carotinoide** ist weitaus schlechter erforscht. Sie können Singulettsauerstoff, wie er z. B. durch UV-Licht entsteht, quenchen und die Energie als Wärme ableiten. Bei niedrigem Sauerstoffangebot scheinen Carotinoide auch die Lipidperoxidation zu hemmen. Unklar ist, wo sich Carotinoide in der Zelle befinden und wie sie nach ihrer antioxidativen Funktion wieder reduziert werden.

Die wichtigste Aufgabe der **Ascorbinsäure** besteht in der Regeneration des Vitamin-E-Radikals. Sie stellt das Bindeglied zwischen den in der Lipidschicht vorliegenden Tocopherolradikalen und einem komplexen Regenerationssystem im wäßrigen Milieu dar **(B)**. Hierzu zählen Substanzen wie die α-Liponsäure und das Ubichinon (Coenzym Q_{10}), aber auch die endogenen Abwehrsysteme (s. S. 208).
Zu den exogen zugeführten Antioxidanzien gehören auch eine Vielzahl von Lebensmittelinhaltsstoffen, deren genaue Bedeutung bis dato meist unbekannt ist. Pflanzliche Polyphenole, z. B. aus Gemüse, grünem Tee oder Rotwein, besitzen vielfältige biochemische und pharmakologische Wirkungen, die zumindest teilweise auf der Abwehr von ROS beruhen dürften.

A. Abbruchmechanismen an der Lipidmembran

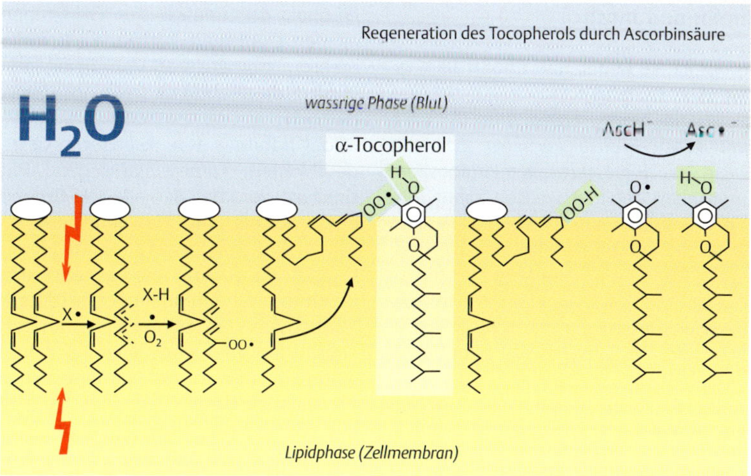

B. Vitamin-E-Regenerationssysteme

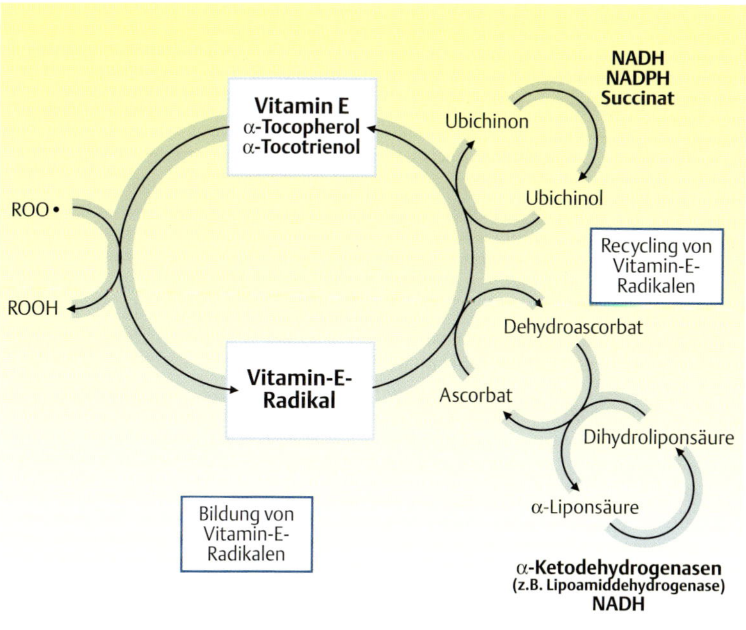

Vitaminähnliche Substanzen: Cholin und Inositol

Bis vor ca. 40 Jahren galt **Cholin** als Vitamin. Schon damals war bekannt, dass für Cholin eine Eigensynthese nach dem Niacin-Prinzip vorliegt: Während Niacin aus der essenziellen Aminosäure Tryptophan gebildet werden kann, wird Cholin endogen aus der ebenfalls essenziellen Aminosäure Methionin synthetisiert. Beide Synthesevorgänge setzen jedoch voraus, dass die essenziellen Ausgangssubstanzen im Überschuss – d. h. nicht zur Proteinsynthese benötigt – vorhanden sind.
Cholin dient im Organismus v. a. als Phosphatidylcholin (**Lecithin**) in allen Membranen, als **Acetylcholin** bei der Übertragung von Nervenimpulsen, aber auch als Methylgruppendonator im Intermediärstoffwechsel.
Obwohl Cholin natürlicherweise in **Nahrungsmitteln** weit verbreitet ist und in Form von Lecithin einer Vielzahl von verarbeiteten Lebensmitteln zugesetzt wird, ist nach neueren Untersuchungen die **tatsächliche Zufuhr** wesentlich geringer als früher angenommen. Dies hängt z. T. damit zusammen, dass chemisch der Begriff „Lecithin" nur für das Phosphatidylcholin gilt, während im allgemeinen Sprachgebrauch damit ein Substanzgemisch erfasst wird. So besteht z. B. das heute meist angewandte Sojalecithin nur zu 22 % aus Phosphatidylcholin. Die mit neuen Methoden ermittelte tägliche Zufuhr von ca. 300 mg wirft die alte Frage nach dem Vitamincharakter von Cholin neu auf. Derzeit gilt jedoch für den Mensch – v. a. auch vor dem Hintergrund der bei uns üblichen hohen Proteinzufuhr – die endogene Cholinsynthese als ausreichend.

Inositol ist ein zyklischer sechswertiger Alkohol, der folglich nur OH-Gruppen an den C-Atomen enthält. Es kommen mehrere Isomere vor, von denen myo-Inositol die wichtigste freie Inositolform darstellt.
In der Nahrung, v. a. in äußeren Getreideschichten, kommt vorwiegend **Phytinsäure** vor, bei der alle OH-Gruppen des Inositols mit Phosphorsäure verestert sind. Phytinsäure ist im Magen-Darm-Trakt kaum spaltbar und trägt durch ihre Ionenbindungskapazität zum Verlust von v. a. Spurenelementen bei.
Freies Inositol wird energieabhängig resorbiert **(A)**, in der Darmmukosa zu Phosphatidylinositol aufgebaut und bildet so einen wichtigen Bestandteil aller **Lipoproteinfraktionen**. In dieser Form wird Inositol v. a. der Muskulatur und dem Gehirn zur Verfügung gestellt. Von größter Bedeutung für die Versorgung der Gewebe ist jedoch endogen aus Glucose synthetisiertes Inositol, das v. a. durch die Niere in den Blutkreislauf abgegeben wird. Diese Eigensynthese ist um ein Vielfaches höher als die potenzielle nutritive Aufnahme.
Die Bedeutung von Inositol im Organismus ist einerseits in der Beteiligung in Membranen zu suchen, andererseits bildet Inositol in Form seiner Phosphatide ein wichtiges System der Signaltransduktion. Dabei wird durch Phospholipase C, die über ein rezeptorgesteuertes G-Protein an der Innenseite der Membran reguliert ist, Inositol-1,4,5-triphosphat (IP_3) freigesetzt. Dieses bindet am ER an einen spezifischen Rezeptor und setzt so Ca frei, wodurch der Anschluss an den intrazellulären second Messenger Ca gegeben ist. Auch für Inositol gilt derzeit, dass die endogene Synthese ausreichend ist.

A. Inositol (semiessenzielles B-Vitamin) und Inositolphosphate

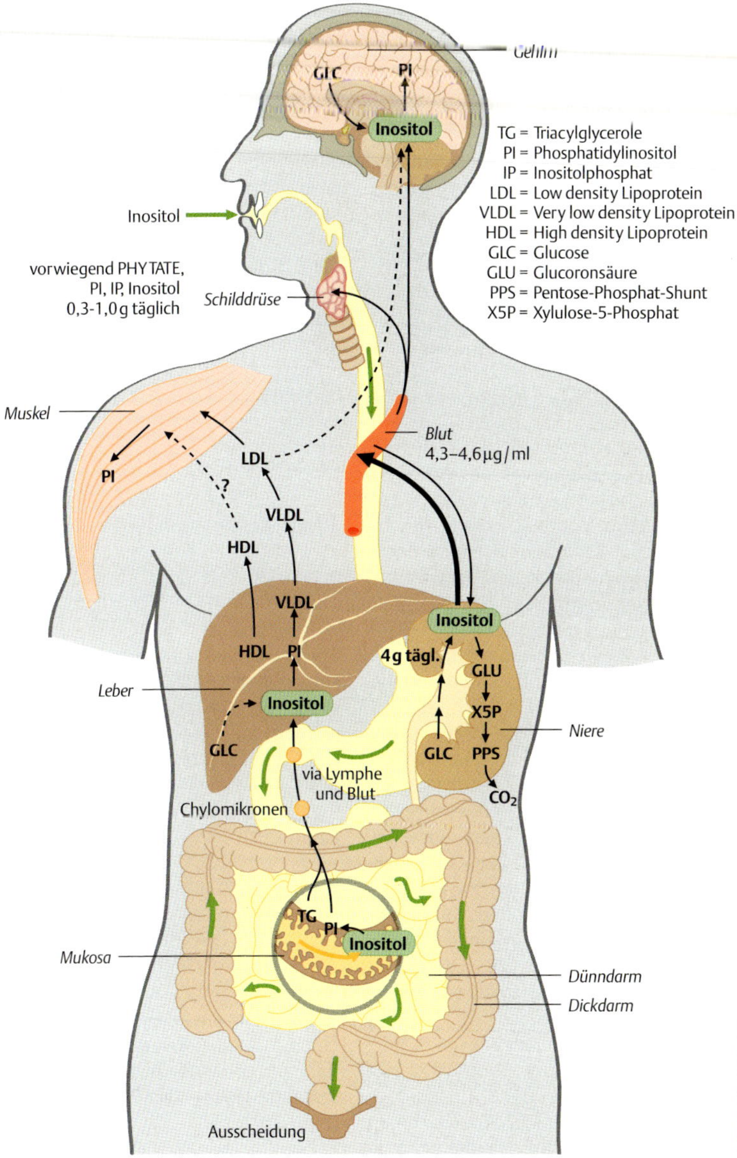

Vitaminähnliche Substanzen: Non-Vitamine

In den Anfangsstadien der Vitaminforschung war einerseits der Begriff „Vitamine“ noch nicht exakt definiert, andererseits wurde neu entdeckten Substanzen schnell eine Vitamineigenschaft zugeschrieben, ohne dass ihre Wirkungsweise bekannt gewesen wäre. Aus diesen Gründen existieren heute noch eine Vielzahl von „Pseudo-Vitaminen“ **(A)**. Hierzu gehören z. B. die essenziellen Fettsäuren, die früher als Vitamin F bezeichnet wurden. Diese sind zwar weiterhin essenziell, gehören jedoch schon von der Quantität her (g-Bereich) nicht zu den Vitaminen. Für andere Substanzen wurde inzwischen eine ausreichende Eigensynthese nachgewiesen, so dass die „Essenzialität“ entfällt. Eine dritte Gruppe wurde von vornherein fälschlicherweise den Vitaminen zugeordnet, obwohl sie im menschlichen Organismus gar nicht vorkommt.

Auch wenn diese Substanzen heute als Non-Vitamine oder Vitaminoide (ohne essenzielle Fettsäuren) bezeichnet werden, so schließt dies eine Wirkung auf den Organismus nicht zwangsläufig aus. Da sie heute vorwiegend als Nahrungsergänzungen mit angepriesener pharmakologischer Wirkung verkauft werden, müssen sie sich auch mit pharmakologischen Maßstäben messen lassen. Dies bedeutet auf einen Nenner gebracht: Was sich nicht in einer Doppel-Blind-Studie beweisen lässt, existiert nicht. Diesen strengen Maßstäben genügen die Non-Vitamine nicht, so dass bei den meisten der angepriesenen Wirkungen von reinem Wunschdenken ausgegangen werden muss.
Musterbeispiele für solche den Vitaminen nahegerückten Präparate finden sich v. a. im Sportbereich unter den sog. „Nicht-drogen-Dopingmitteln“. **L-Carnitin (B)** wirkt beim Transport langkettiger Fettsäuren an der inneren Mitochondrienmembran mit. Das daraus abgeleitete Verkaufsargument mutet so einfach wie logisch an: Bei erhöhtem Energieumsatz (Sport) müssen Fettsäuren zur β-Oxidation gelangen; wird der Transportmechanismus für die Fettsäuren optimiert, so steht mehr Energie zur Verfügung, es resultiert eine Leistungssteigerung. Auf dieser Argumentationsweise basieren viele der heute verkauften Substanzen. Da sie nicht als Pharmaka registriert sind, ist der genaue Umsatz unbekannt: In der Sportszene – vom Radfahrer bis zum Bodybuilder – finden sich jedoch wenige, die nicht auf solche Präparate zurückgreifen. Die Wirkung einer exogen zugeführten Substanz kann jedoch nicht aus seiner Rolle im Stoffwechsel extrapoliert werden. Den letzten Beweis können nur Interventionsstudien (Supplementation mit der Substanz) bringen: Im Fall von L-Carnitin ist der Erfolg – wie zu erwarten – in offenen Studien überwältigend, in Doppel-Blind-Studien jedoch gleich Null. Nach neueren Untersuchungen muss davon ausgegangen werden, dass supplementiertes Carnitin zwar den Plasmaspiegel erhöht, jedoch nicht im Muskel angereichert wird und folglich auch keine Wirkung entfalten kann.

Ähnliches lässt sich für Coenzym Q, Orotsäure etc. sagen. Der gesunde Organismus profitiert meist nicht von der exogenen Zufuhr dieser Substanzen – bei definierten Krankheitszuständen muss diese Aussage relativiert werden. Eine Ausnahme stellen die Bioflavonoide dar, denen evtl. bereits in nutritiver Dosierung protektive Wirkungen zukommen.

A. Non-Vitamine

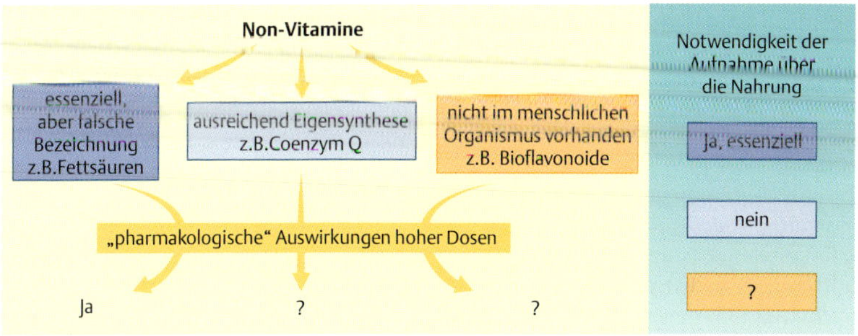

B. Struktur ausgewählter Non-Vitamine

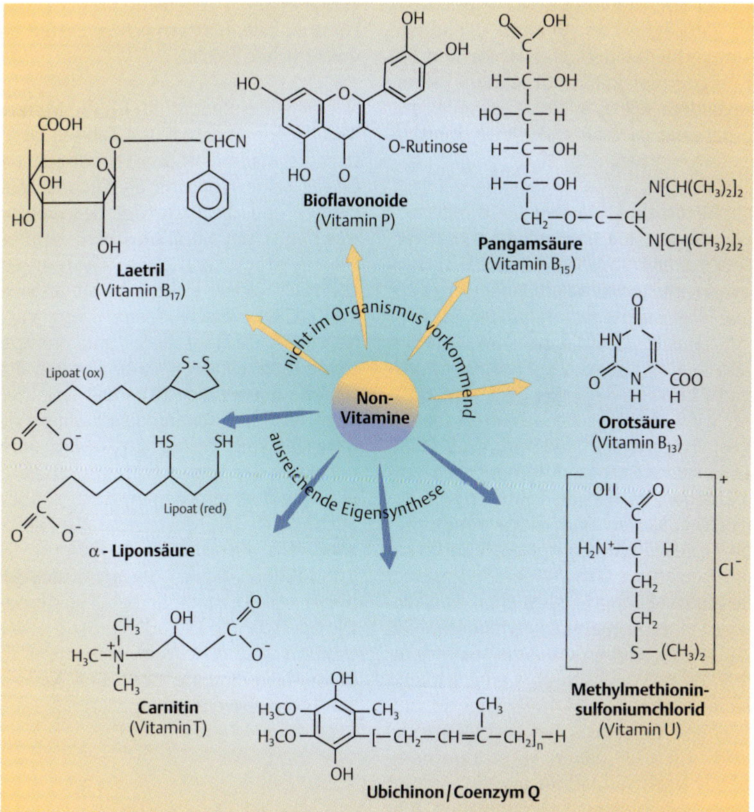

Calcium: Metabolismus und Funktion

Der gesunde männliche Erwachsene enthält – je nach Skelettbau – mehr als 1 kg Calcium (Ca), Frauen ca. 800 g, Neugeborene ca. 30 g (1 mmol = 40 mg). Hiervon sind mehr als 99,5 % in Knochen und Zähnen lokalisiert, der Rest befindet sich vorwiegend intrazellulär. Die Gesamtmenge an extrazellulärem Calcium macht mit 35 mmol nur ca. 0,1 % des Körperbestands aus. Die Plasma-Ca-Konzentration liegt normalerweise bei ca. 2,5 mmol/l: Hiervon sind 47 % an Proteine, vorwiegend an Albumin gebunden. Vom verbleibenden „freien“ Ca sind 6 % an niedermolekulare organische Komplexbildner wie z. B. Citrat komplexiert, so dass nur 47 % als wirksames, ionisiertes Ca^{2+} vorliegen.

Die **Resorption (A)** von Ca erfolgt auf zwei Wegen: Ein transzellulärer, aktiver, steuerbarer Transport findet sich in Duodenum und proximalem Jejunum, während eine nicht beeinflussbare, passive parazelluläre Aufnahme im ganzen Darm nachweisbar ist. Die Resorptionsquote beträgt zwischen 20 % und 60 %. Sie wird durch viele Faktoren beeinflusst: Hormonelle Steuerung (s. S. 218), Löslichkeit der aufgenommenen Ca-Verbindungen, fördernde Faktoren wie organische Säuren und einige Aminosäuren, und durch resorptionshemmende Substanzen wie Oxalat oder Phytinsäure, die durch Bildung unlöslicher Ca-Komplexe eine Aufnahme verhindern. Die häufig beschriebene resorptionsfördernde Wirkung von Lactose ist eine Wirkung der entstehenden Monosaccharide Glucose und Galactose; bei Lactasemangel wirkt Lactose daher resorptionshemmend. Nach Aufnahme ins Blut erfolgt durch hormonelle Gegenregulation sehr schnell eine Verteilung in intrazelluläre Kompartimente, so dass sich der Plasmaspiegel kaum ändert. **Hauptspeicherorgan** ist der Knochen, in dem bis zu 1000 mg Ca pro Tag ausgetauscht werden. Hierfür ist neben einer Aktivierung von Osteoblasten bzw. Osteoklasten auch die Bereitstellung von Phosphat durch die alkalische Phosphatase notwendig. Eine hormonell regulierte **Ausscheidung** erfolgt nur über die Niere. Zusätzlich gehen größere Mengen Ca via Galle- und Pankreassekretion und Schweiß verloren. Der große Ca-Bestand bei der Geburt sowie seine Verdopplung in den ersten 4 Lebensmonaten geht via Plazenta bzw. Muttermilch zu Lasten des mütterlichen Pools.

Neben seiner Bedeutung für die **Mineralisation** von Knochen und Zähnen lassen sich die mannigfaltigen Wirkungen von Ca auf seine **Funktion** als **Second Messenger** und die Rolle bei der **elektromechanischen Kopplung** zurückführen. Hierzu ist ein komplexes System von chemisch oder elektrisch steuerbaren Ca-Kanälen, verschiedenen Ca-transportierenden Austauschern und Pumpen sowie intrazellulären Ca-bindenden Proteinen notwendig **(B)**. Die zur Signalauslösung notwendige Erhöhung des intrazellulären freien Ca^{2+} wird nicht nur durch den Konzentrationsgradienten über die Zellmembran erreicht, sondern auch durch die gesteuerte Ca-Freisetzung aus intrazellulären Puffern. Die Kontraktion einer Skelettmuskelzelle bietet ein Beispiel beider Funktionen: Die Ca-Troponin C-Bindung löst die Kontraktion aus, gleichzeitig sorgt die Ca-Calmodulin-Bindung über eine Kaskade zur Energiebereitstellung.

A. Calcium-Metabolismus

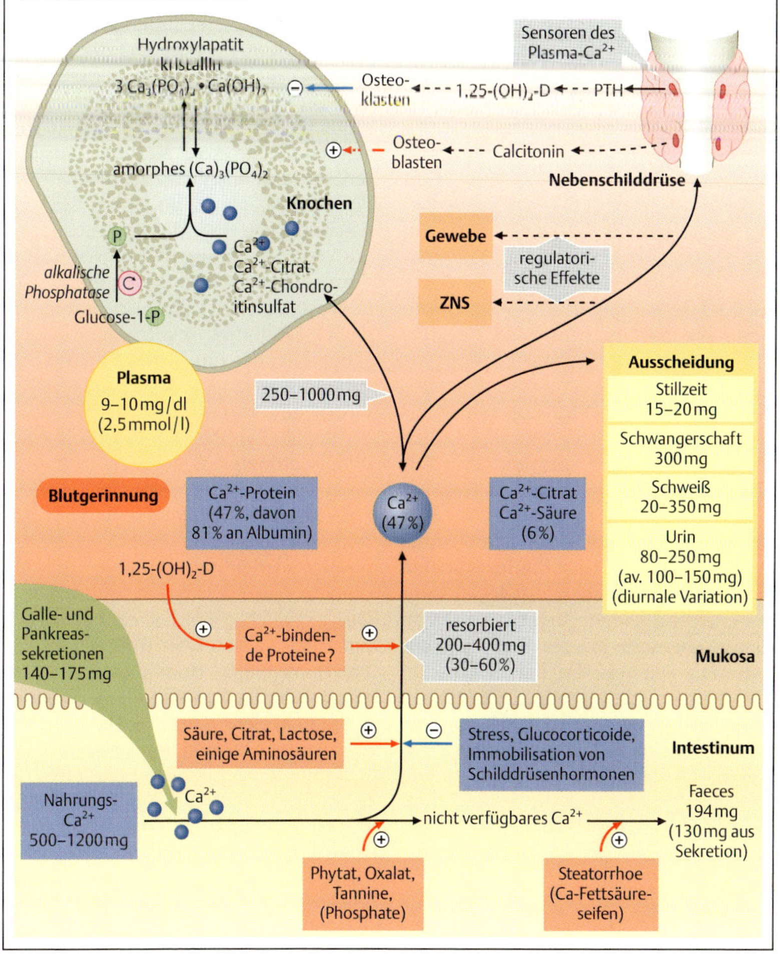

B. Calmodulin als Ca-bindendes Protein

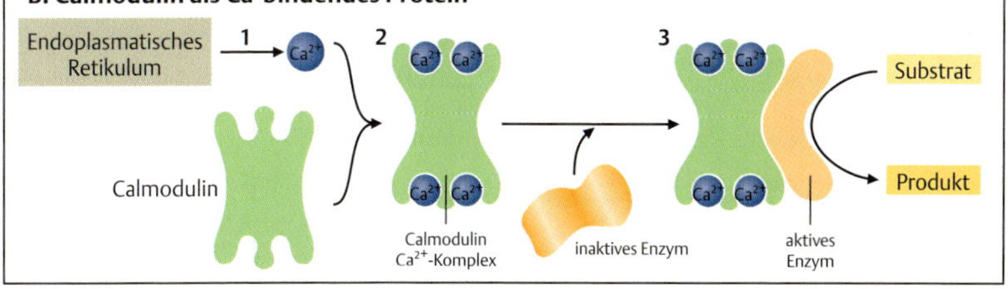

Calcium: Homöostase

Die Stellgröße für die Calcium-Homöostase ist der Serum-Ca-Spiegel, der in engen Grenzen (2,2–2,6 mmol/l) gehalten wird.
Ein geringfügiger **Abfall des Serum-Ca** (nur des freien, ionisierten Anteils) wird von Ca-sensitiven Oberflächenrezeptoren registriert und führt zu erhöhter **Parathormon** (PTH)-Freisetzung in den Nebenschilddrüsen **(A)**. Das freigesetzte PTH stimuliert eine Hydroxylase in der Niere, die zirkulierendes 25-OH-D in die aktive Form **1,25-$(OH)_2$-D** überführt (s. S. 154). Zusammen mit PTH kommt es zur Bildung und Aktivierung von Osteoklasten, woraus in der Summe die Freisetzung von Ca und Phosphat aus dem **Skelett** resultiert. Gleichzeitig wird in den **Nierentubuli** durch PTH und 1,25-$(OH)_2$-D die Ca-Rückresorption angeregt. Die Induktion des **intestinalen Ca-Transports** durch 1,25-$(OH)_2$-D sorgt bei entsprechendem Angebot im Darmlumen ebenfalls für die Erhöhung des Serum-Ca-Spiegels. Da bei diesem Resorptionsprozess große Ca-Mengen durch die Zelle transportiert werden, würde dies zu einer Erhöhung des intrazellulären Ca^{2+} mit Auswirkungen auf zelluläre Prozesse (Ca als Second Messenger) führen. Durch sofortige Bindung des freien Ca^{2+} an ein Protein (CaBP) wird dies unterbunden.

Der bereits nach kurzer Zeit einsetzende **Anstieg des Blut-Ca-Spiegels** wird durch mehrere Mechanismen begrenzt. Der über Ca-sensitive Rezeptoren vermittelte **PTH-Abfall** reagiert eher verzögert. Schneller wirkt eine direkte negative Rückkopplung auf die beteiligten Organe. So führen ein erhöhtes Ca- und Phosphatangebot zu einer **Hemmung der Osteoklastenaktivität**. An der **Niere** hat ein Anstieg des freien Ca im Blut mehrere Auswirkungen: Hemmung der 1-Hydroxylase, Erniedrigung der glomerulären Filtrationsrate, diuretische Wirkung im proximalen Tubulus und eine Hemmung des Antidiuretischen Hormons (ADH). Auch hier ist wahrscheinlich ein Ca-sensitiver Rezeptor auf Nierenzellen beteiligt. Längerfristig wird der Blut-Ca-Spiegel durch das Hormon **Calcitonin** gesenkt, das in den C-Zellen v. a. der Schilddrüse bei erhöhtem Serum-Ca gebildet wird. Es hemmt die Osteoklastenaktivität und induziert damit die Ca-Resorption im Knochen; gleichzeitig wird der intestinale Ca-Transport gehemmt – eine Senkung des Serum-Ca-Spiegels tritt ein. Beim Mensch ist die Regulation über Calcitonin eher von untergeordneter Bedeutung. Entscheidend für die Ca-Homöostase ist die Höhe der PTH-Spiegel, wobei eine ausreichende Vitamin D-Versorgung vorausgesetzt werden muss.

Da der Knochenspeicher ein nahezu unendliches Ca-Reservoir darstellt, ist bei funktionierender Homöostase ein Ca-Mangel erst spät an den Auswirkungen auf das Skelett zu diagnostizieren. Die Plasmawerte bleiben unter diesen Bedingungen im Normbereich (ionisiertes Ca: 1,12–1,23 mmol/l). Eine Hyper- bzw. Hypocalcämie ist daher selten auf nutritive Faktoren zurückzuführen. Eine langfristige marginale Versorgung resultiert jedoch in einer mangelhaften Kalzifizierung des Skeletts, was v. a. in der Jugend entscheidend ist. Da physiologisch ab dem 4. Lebensjahrzehnt die Knochenmasse abnimmt, ist die **Spitzenknochenmasse** (Peak Bone Mass) für die Gesamt-Ca-Menge in höherem Alter mitentscheidend.

A. Calcium-Homöostase

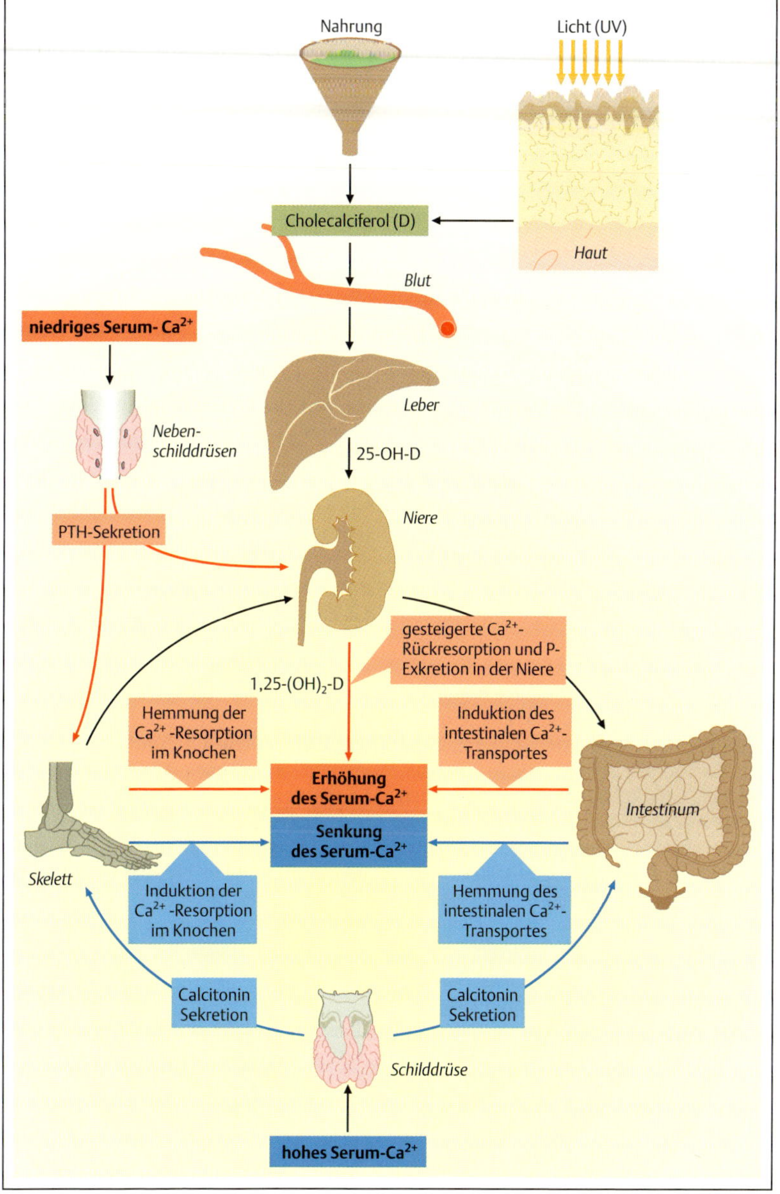

Calcium: Vorkommen und Bedarf

Das **Vorkommen (A)** von Ca ist im Wesentlichen auf Milch- und Milchprodukte sowie einige Gemüsesorten, Kräuter und Nüsse beschränkt. Muskelfleisch, Fisch, Obst oder Getreide sind dagegen Ca-arm.

In Milch sind – unabhängig vom Fettgehalt – ca. 120 mg Ca/l enthalten. In Milchprodukten, die im allgemeinen „angereicherte" Milch durch verminderten Wassergehalt darstellen, findet sich entsprechend mehr Ca. Gute **Ca-Quellen** sind daher Hartkäse wie z. B. Emmentaler (ca. 900 mg/100 g) – das Ca-reichste Lebensmittel ist alter, dehydrierter Parmesan mit ca. 1200 mg/100 g. Weichkäsesorten wie z. B. Camembert enthalten ca. 500–700 mg/100 g. Ausnahmen bilden Milchprodukte, bei denen Ca durch Säurefällung aus den Bindungsstellen verdrängt und anschließend mit der Molke entfernt wird (z. B. Speisequark, 90 mg Ca/100 g, oder Frischkäse, 80 mg Ca/100 g). Auch macht sich der Fettgehalt eines Milchprodukts im Ca-Gehalt bemerkbar: je fetter, desto weniger Ca. Einige grüne Gemüsesorten enthalten größere Mengen Ca: So ist z. B. in 100 g Broccoli, Fenchel, Grünkohl oder Lauch zwischen 50 und 120 mg Ca enthalten. Grüne Kräuter wie Basilikum (bis zu 1000 mg/100 g), Petersilie, Schnittlauch oder Kerbel bieten noch mehr Ca, werden bei uns jedoch nur als Gewürze benutzt und spielen daher quantitativ keine Rolle. Haselnüsse, Mandel und Sesamsamen sind ebenfalls gute Ca-Lieferanten (225–785 mg Ca/100 g), allerdings mit dem Nachteil eines hohen Fettgehalts.

Der **Ca-Bedarf (B)** ist aufgrund der Ca-Homöostase und fehlender (zugänglicher) Messgrößen nicht aus Bilanzuntersuchungen zu ermitteln. Obwohl sich der Mensch kurzfristig an sehr geringe Ca-Mengen (<200 mg) anpassen kann, muss davon ausgegangen werden, dass langfristig die **Mindestzufuhr** bei Erwachsenen 500 mg/Tag nicht unterschreiten sollte. Um individuelle Schwankungen abzufangen, sind Sicherheitszuschläge notwendig. Die derzeitigen DGE-Empfehlungen berücksichtigen, dass in Zeiten des Körperwachstums zur Sicherung der maximalen Skelettkalzifizierung größte Mengen an Ca zugeführt werden sollten. Der **Erhaltungsbedarf** in höherem Lebensalter hingegen wird mit 1000 mg/Tag wieder niedriger angesetzt. Diese Bedarfszahlen werden von vielen Wissenschaftlern nicht als „optimale Versorgung" angesehen: So schlägt z. B. das NIH (US National Institute of Health) im Wachstum und für Frauen nach der Menopause bis zu 1500 mg Ca/Tag vor. Es wird derzeit davon ausgegangen, dass eine **optimale Ca-Zufuhr** zu allen Lebenszeiten, besonders aber bis zum 35. Lebensjahr, positiv in die Ca-Bilanz eingeht und damit im Sinne einer Osteoporoseprävention wirkt.

Die **tatsächliche Ca-Zufuhr** weicht gravierend von diesen Empfehlungen ab. So werden heute im Durchschnitt, über alle Altersstufen betrachtet, 650–900 mg/Tag aufgenommen, was z. T. einer Bedarfsdeckung – gemessen an den Empfehlungen der DGE – von nur 56 % entspricht. Das größte Defizit ist in der Altersgruppe Jugendliche zu verzeichnen.

Von den möglichen **Ca-Mangelerscheinungen (C)** ist heute die Osteoporose von größter Bedeutung. Sie äußert sich bei Frauen nach der Menopause in Form von Wirbelbrüchen, in höherem Alter auch bei Männern als Oberschenkelhalsfraktur.

A. Vorkommen und Tagesbedarf

Der Tagesbedarf von 1000 mg Calcium ist enthalten in:

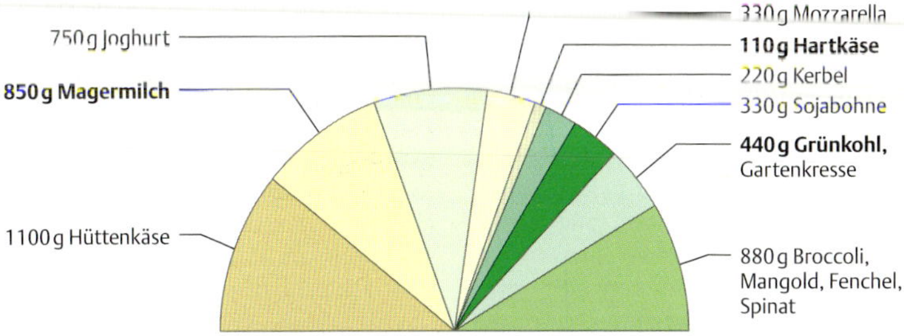

B. Zufuhrempfehlungen (DACH, 2000)

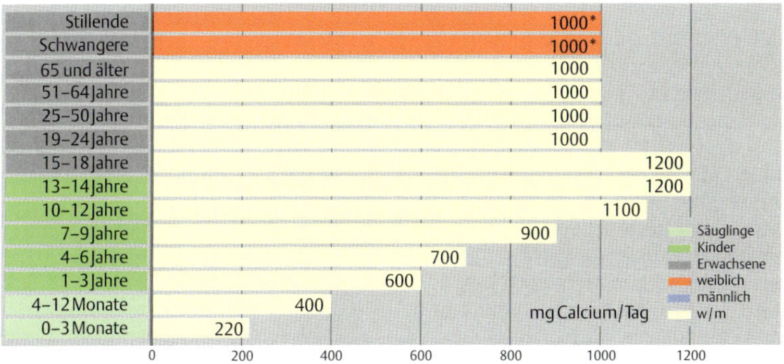

*Schwangere und Stillende unter 19 Jahren: 1200 mg

C. Mangelerscheinungen

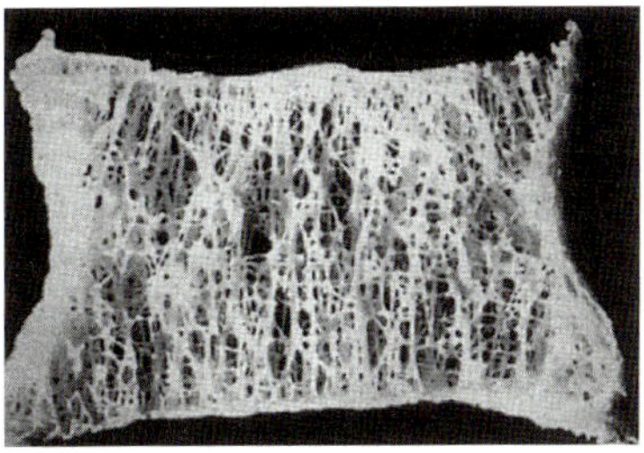

normaler Wirbelkörper

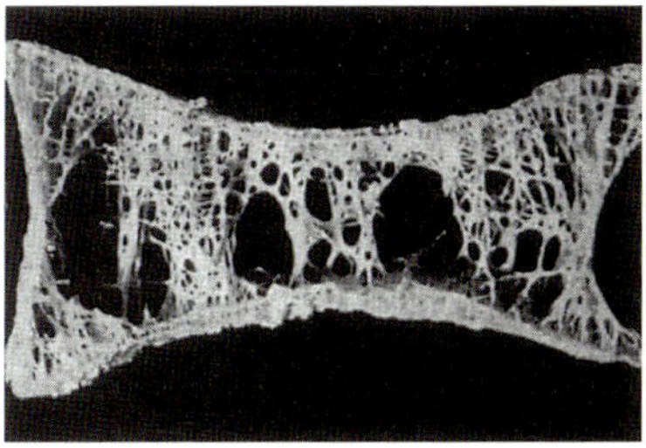

Osteoporose

Phosphor

Phosphor (1 mmol = ca. 31 mg) liegt im Körper fast ausschließlich in Form von Phosphat vor und ist so an der Bildung von z. B. Hydroxylapatit (Ca-Phosphat) im Knochen sowie organischen Estern, wie z. B. ATP und Phospholipiden, beteiligt. Von den ca. 700 g Gesamtkörperbestand (als Phosphor berechnet) befinden sich 85 % im Knochen und nur ca. 1 % in der Extrazellulärflüssigkeit.

Obwohl die **Regulationsmechanismen** des Phosphathaushalts eng mit denen der Ca-Homöostase verknüpft sind, unterliegt der Plasma-Phosphat-Spiegel wesentlich größeren Schwankungen (0,7–1,5 mmol/l). Da aufgrund des Löslichkeitsprodukts eine Erhöhung des Plasma-Phosphat-Spiegels **(A)** zu einer Verringerung des freien, ionisierten Ca führt, resultiert daraus eine vermehrte PTH-Sekretion. Dies führt an der Niere zwar zu einer gesteigerten Phosphatexkretion; die gleichzeitig zu erwartende Bildung von 1,25-$(OH)_2$-D wird jedoch durch die hohen Phosphatspiegel unterdrückt. Die verminderten 1,25-$(OH)_2$-D-Konzentrationen führen zu einer Reduktion der Phosphatresorption im Darm sowie zu verminderter Freisetzung in den Knochen. Diese Verknüpfungen sichern eine Senkung des Phosphatspiegels ohne gravierende Änderungen im Ca-Haushalt. Besteht diese Situation allerdings langfristig, so kommen Auswirkungen des erhöhten PTH und des erniedrigten 1,25-$(OH)_2$-D zum Tragen: Knochenveränderungen bis hin zu Spontanfrakturen. Dieses als „sekundärer Hyperparathyreodismus" bezeichnete Bild tritt v. a. bei Niereninsuffizienz auf, wenn Phosphat nicht mehr renal ausgeschieden werden kann.

Phosphor kommt in allen **Lebensmitteln (B)** als Phosphat vor. Fleisch und Fisch enthalten ca. 200 mg/100 g (Angaben als Phosphor), Milchprodukte bis zu 1100 mg/100 g. Schmelzkäse ist sehr Phosphat-reich, da bei der Herstellung Phosphate als Schmelzsalze zugesetzt werden. Getreidemehl enthält je nach Ausmahlungsgrad 100–400 mg/100 g; allerdings wird der in den äußeren Randschichten als Phytat gebundene Phosphor schlecht resorbiert.

Neuerdings wird für Phosphor eine **Zufuhrempfehlung** ausgesprochen **(C)**. Vom früher üblichen Hinweis auf ein wünschenswertes Ca:P-Verhältnis von 1:1 wird abgerückt. Die **tatsächliche Zufuhr** liegt über den Zufuhrempfehlungen. Neuere Untersuchungen zeigen bei Frauen eine tägliche Phosphoraufnahme von ca. 1000 mg, bei Männern von ca. 1300 mg. Im Vergleich liegt die Zufuhr an Phosphor immer über der Ca-Aufnahme (Ca:P-Verhältnis 1:1,5 = ca. 0,65). Phosphor gilt daher nicht als kritischer Mineralstoff. Eine Besonderheit stellt die ausschließliche Ernährung mit Muttermilch dar. Für den voll gestillten Säugling ist nicht etwa Ca, sondern Phosphor das limitierende Element für die Knochenmineralisation. Muttermilch enthält nur ca. halb soviel Phosphor wie Ca, was zu einer Entlastung der bei Neugeborenen noch unreifen Niere führt.

Ein alimentärer **Phosphormangel** ist nicht bekannt. Nur bei parenteraler Ernährung sind Mangelerscheinungen beschrieben. Diese äußern sich zuerst als allgemeine körperliche Schwäche, wobei langfristig Auswirkungen auf das Skelett wahrscheinlich sind.

A. Regulierung des Plasma-Phosphat-Spiegels

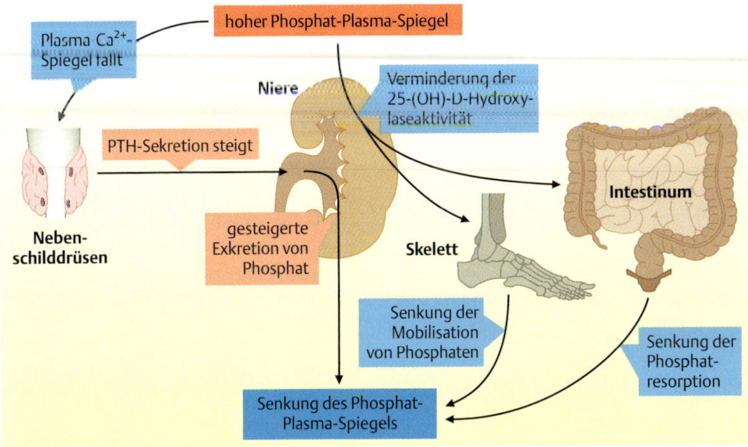

B. Vorkommen

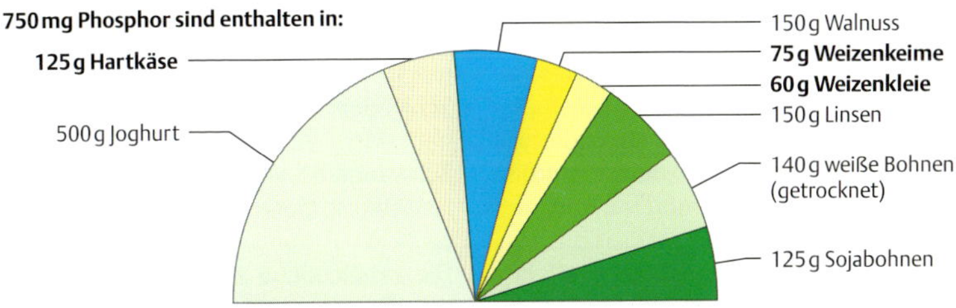

C. Zufuhrempfehlungen (DACH, 2000)

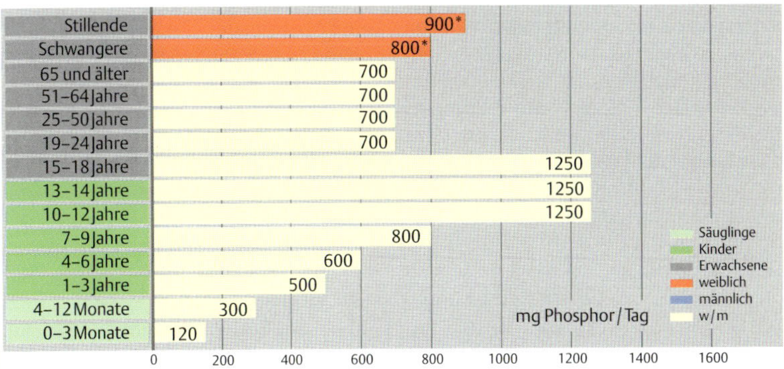

*Schwangere und Stillende unter 19 Jahren: 1250 mg

Magnesium

Der Körperbestand an Magnesium (Mg) beträgt etwa 1000 mmol (1 mmol = 24 mg), wovon nur ca. 1 % in der Extrazellulärflüssigkeit lokalisiert sind **(A)**. Ca. 65 % befinden sich im Knochen – teilweise als mobilisierbarer Speicher. Mg ist ein typisches intrazelluläres Ion. Der Normbereich im Plasma (0,75–1,1 mmol/l) ist daher nur bedingt als Marker für den Mg-Status geeignet.

Die **Resorption** von Mg **(A)** erfolgt über den gesamten Dünndarm, wobei sowohl eine sättigbare Komponente (erleichterte Diffusion) als auch eine rein passive Diffusion nachgewiesen sind. Bei physiologischen Konzentrationen wird die Resorptionsrate durch Ca und Phosphat nur unwesentlich beeinflusst, auch scheint 1,25-$(OH)_2$-D für die Mg-Resorption nicht entscheidend zu sein. Da mehr als 60 % des Blut-Mg als freies, ionisiertes Mg^{2+} und weitere 10 % komplexiert an kleine organische Moleküle wie z. B. Citrat vorliegen, werden große Mengen (ca. 200 mmol/Tag) in der Niere filtriert. Die Rückresorption, v. a. in der Henle-Schleife, ist sehr effektiv und so reguliert, dass im Mg-Mangel die Ausscheidung im Urin gegen 0 geht.

Magnesium ist in seiner **Funktion** als **Cofaktor** von ca. 300 Enzymen an fast allen anabolen und katabolen Stoffwechselvorgängen beteiligt. In vielen Reaktionen tritt Mg^{2+} als ATP-Mg^{2+}-Komplex auf, der während der Reaktion mit dem Enzym und dem Substrat komplexiert und so die Übertragung eines Phosphatrestes ermöglicht. Viele andere Mg-Wirkungen sind auf dessen Ähnlichkeit mit Ca zurückzuführen, weshalb Mg auch als physiologischer **Ca-Antagonist** angesehen wird. Durch Mg wird sowohl der Einstrom extrazellulären Ca durch spezifische Ca-Kanäle als auch die intrazelluläre Ca-Wirkung moduliert. Auch K^+-Kanäle, v. a. am Herzmuskel, werden durch intrazelluläres Mg^{2+} beeinflusst.

Magnesium ist nur in wenigen **Lebensmitteln (B)** reichlich vertreten. So enthalten zwar Weizenkeime und -kleie oder Sonnenblumenkerne bis zu 500 mg/100 g, sind aber quantitativ unbedeutend. Gängige Grundnahrungsmittel wie Getreidemehle, Fleisch und Gemüse sind eher Mg-arm, wobei generell Vollkornprodukte bessere Quellen darstellen.

Der **Mg-Bedarf (C)** wurde in Bilanzstudien mit 3–4,5 mg/kg Körpergewicht ermittelt. Zusätzlich können Verluste über Schweiß oder Medikamente wie z. B. Diuretika den Bedarf wesentlich erhöhen. Die DGE empfiehlt für den Erwachsenen 300 bzw. 350 mg Mg/Tag. In der Stillzeit wird von leichten Verlusten über Muttermilch ausgegangen, während für die Schwangerschaft kein Mehrbedarf gesehen wird. Angesichts der gerade bei Schwangeren verbreiteten Mangelsymptomatik ist diese Angabe jedoch umstritten.

Die **tatsächliche Zufuhr** erreicht bei Erwachsenen annähernd die Empfehlungen. Mg gilt daher zwar nicht als Problemmineralstoff, jedoch wird eine eher marginale Versorgung in allen Altersklassen angenommen.

Die klassische **Mg-Mangel-Symptomatik** – neuromuskuläre Störungen bis hin zur Tetanie – ist bei westlicher Ernährung nicht zu erwarten. Von weitaus größerer Bedeutung sind prophylaktische und therapeutische Wirkungen optimaler oder sogar erhöhter Mg-Pools, z. B. in Hinblick auf eine Kardioprotektion, nächtliche Wadenkrämpfe oder Wehenhemmung.

A. Aufnahme und Verteilung

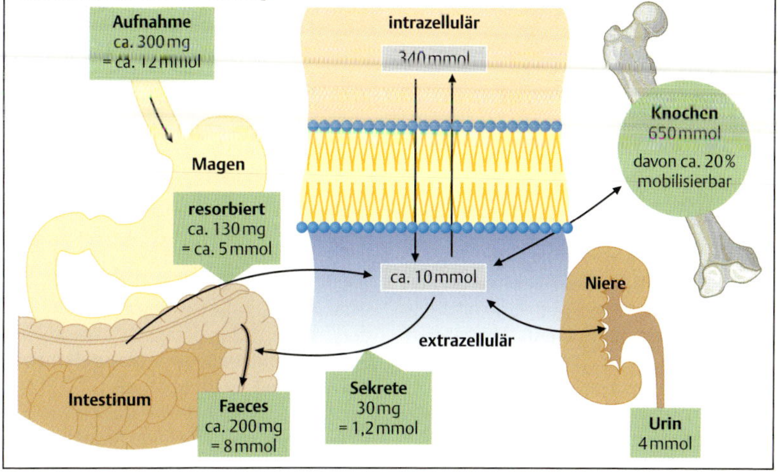

B. Vorkommen und Tagesbedarf

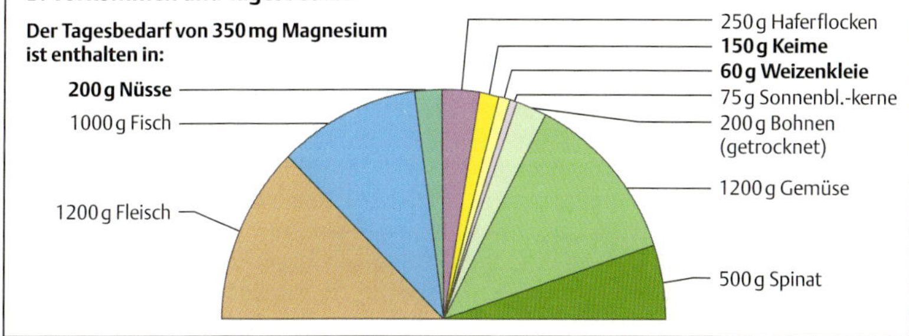

C. Zufuhrempfehlungen (DACH, 2000)

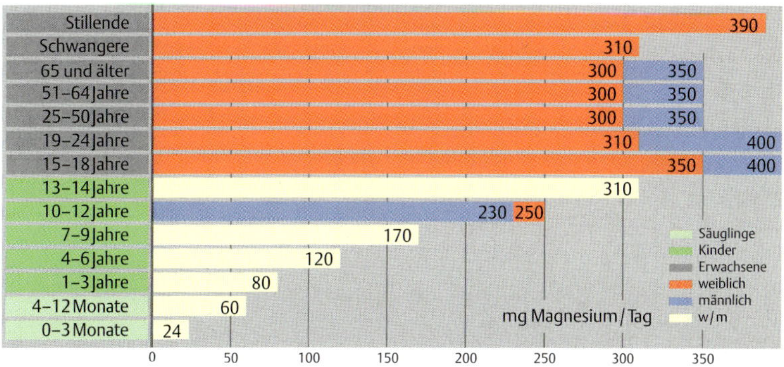

Schwefel

Obwohl Schwefel (S, 1 mmol = 32 mg) im Organismus eine Vielzahl wichtiger Funktionen ausübt, wird er in Abhandlungen über essenzielle Nährstoffe selten erwähnt.
Da die **Aufnahme** vorwiegend in Form der S-haltigen Aminosäuren Methionin und Cystein erfolgt, entspricht der Resorptionsmechanismus dem der Aminosäuren (s. S. 128). Die **Ausscheidung** erfolgt vorwiegend via Niere in Form von anorganischem Sulfat **(A)**. Der Abbauweg der beiden Aminosäuren führt über Sulfonylpyruvat und Schwefeldioxid (SO_2) zu **Sulfit** (SO_3^{2-}), einer sehr reaktionsfähigen Substanz. Da sie mit Thiamin, Proteinen, NAD und anderen wichtigen Zellbestandteilen reagiert, muss sie schnell durch eine Sulfitoxidase entfernt werden. Dadurch bleibt die intrazelluläre Sulfitkonzentration sehr niedrig; das Oxidationsprodukt Sulfat (SO_4^{2-}) ist untoxisch und wird in der Niere filtriert. Sulfit wird in geringen Mengen auch mit der Nahrung aufgenommen, da eine Reihe von Produkten „geschwefelt" werden (mit SO_2 behandelt), um damit oxidativen und mikrobiellen Veränderungen vorzubeugen.
Ein Nebenweg des Cysteinabbaus führt zu Taurin, welches mit Gallensäuren konjugiert wird. Der Abbau von S-haltigen Glykosaminoglycanen liefert ebenfalls direkt Sulfat, wobei hier spezielle Sulfatasen die Abspaltung von der Aminogruppe übernehmen. Die Ausscheidung von z. B. Steroiden erfolgt durch Veresterung mit Schwefelsäure, so dass ca. 10 % des S im Urin als Estersulfat (z. B. Östronsulfat) vorliegt.
Neben der Bedeutung von Methionin und Cystein für die Struktur von Proteinen (z. B. durch Disulfidbrücken) können endogen eine Vielzahl S-haltiger Substanzen synthetisiert werden (z. B. Heparin oder Cerebroside).

In allen Protein-haltigen **Lebensmitteln (B)** ist S enthalten. Die Konzentration korreliert meist gut mit dem Gehalt an Methionin und Cystein, wobei v. a. in Gemüse auch Nicht-Protein-S vorkommt (z. B. Allicin in Knoblauch). Eine Angabe zum **Bedarf** von Schwefel existiert nicht. Bei gemischter Ernährung werden ca. 1000–1300 mg S/Tag im Urin ausgeschieden, die wahrscheinlich die durchschnittliche, täglich resorbierte S-Menge widerspiegeln. **Mangelerscheinungen** sind nicht bekannt.

Es existieren jedoch einige Krankheitsbilder im Zusammenhang mit S. So gibt es sehr selten angeborene Störungen sowohl der Sulfatasen als auch der Sulfitoxidase, die mit mentalen Störungen gekoppelt sind. Hier wäre der Einsatz einer S-armen, Protein-reduzierten Diät denkbar.

Toxische Reaktionen auf S-haltige Substanzen sind nicht selten. So kann sich z. B. durch Einwirkung von Schwefelwasserstoff (H_2S), aber auch bei exzessivem Gebrauch von S als Abführmittel eine Sulfhämoglobinämie ausbilden, wodurch Hb irreversibel geschädigt wird und für den O_2-Transport nicht mehr zur Verfügung steht. Bekannt ist auch eine pseudo-allergische Reaktion: 1–5 % aller Asthmatiker reagieren auf Sulfit. In diesen Fällen hilft nur die konsequente Vermeidung aller mit Schwefelverbindungen (E 220 – E 224 und E 226 – E 227) hergestellten Speisen. Da heute viele Halbfertigprodukte mit S konserviert werden, muss in Extremfällen auf jegliche industriell vorgefertigte Speise verzichtet werden.

A. Metabolismus

Aktivierte Formen von SO_4^{2-}

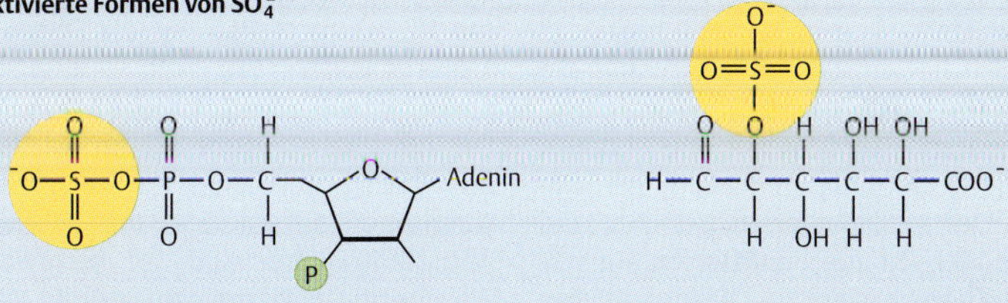

3'-Phosphoadenosin-5'-Phosphosulfat

Ascorbinsäure-2-sulfat

Schwefelausscheidung

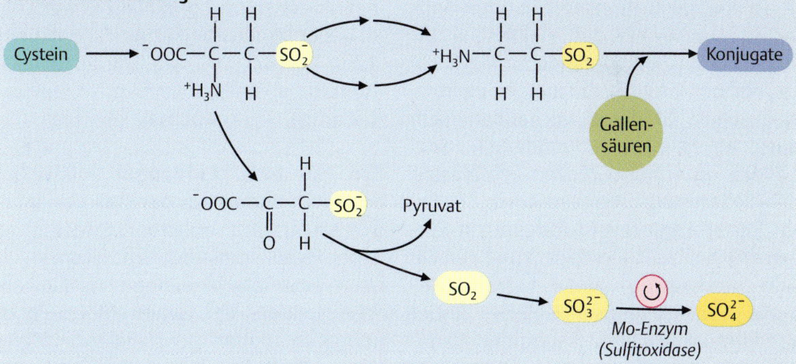

Glykosaminoglycane

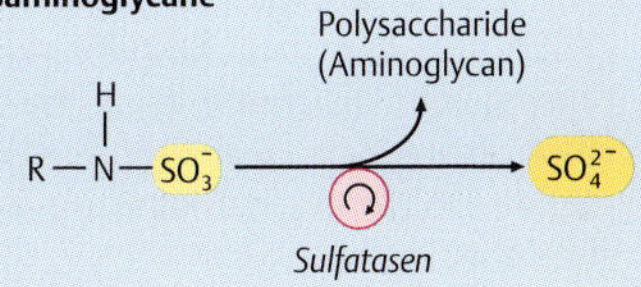

B. Vorkommen

Die der täglichen obligaten Sulfatausscheidung im Urin entsprechende Menge Schwefel (1000 mg) ist enthalten in:

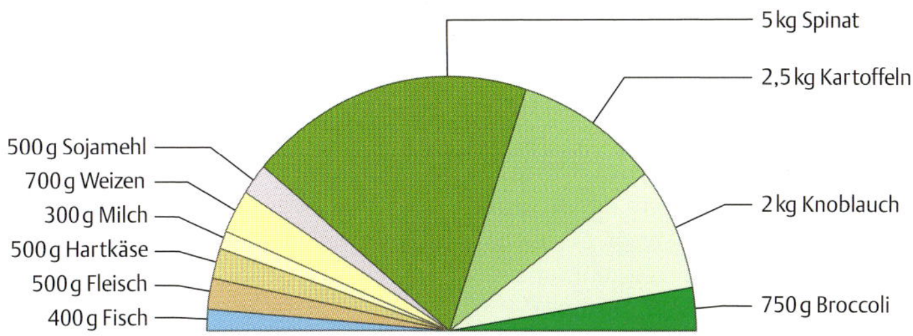

Natrium und Chlorid

Natrium (Na, 1 mmol = 23 mg) und Chlorid (Cl, 1 mmol = 35 mg) sind die quantitativ wichtigsten Ionen des Extrazellulärraums und bestimmen damit dessen Gesamtvolumen und osmotischen Druck. Daneben haben Na und Cl eine Vielzahl von **Funktionen** auf zellulärer Ebene: Allein der Transport von anderen Ionen über die Zellmembran erfordert in den meisten Fällen Na+- bzw. Cl^--abhängige Cotransporter oder Antiporter. Da sowohl für elektrische als auch für Transportvorgänge an Membranen ein primär Na^+-abhängiger elektrochemischer Gradient vorhanden sein muss, ist es nicht verwunderlich, dass v. a. Na^+ in engen Grenzen (im Plasma 135–145 mmol/l) reguliert wird.

Das **Renin-Angiotensin-Aldosteron-System (A)** hat zentrale Bedeutung für die Aufrechterhaltung des Extrazellulärraums. V. a. in venösen Gefäßen findet eine kontinuierliche Messung der Wandspannung statt, die direkt mit dem osmotischen Druck und damit der Na^+-Konzentration verbunden ist. Ein Abfall führt zur Bildung von Angiotensin, welches wiederum in der Nebenniere die Freisetzung von Aldosteron bedingt – eine verstärkte Na-Rückresorption ist die Folge. Umgekehrt ruft eine Zunahme der Wandspannung in den Vorhöfen des Herzens die Bildung des atrialen, natriuretischen Faktors (ANF) hervor, der an der Niere zu verstärkter Natriumausscheidung führt.

In den **Grundnahrungsmitteln (B)** ist relativ wenig Na und Cl enthalten (Fleisch und Gemüse ca. 100 mg Na/100 g, in Getreide nur Spuren). Mit der Bearbeitung der Lebensmittel steigt der Gehalt jedoch sprunghaft an: Weizenmehl <5 mg Na/100 g, Brot >500 mg Na/100 g. „Gute“ Na-Quellen finden sich heute reichlich: Käse oder Salami mit über 2000 mg, Salzheringe mit über 2500 mg Na/100 g stellen nur die Spitze des Eisbergs dar.

Die **minimale Zufuhr (C)** an Na wurde aus Bilanzuntersuchungen für den Erwachsenen auf ca. 550 mg geschätzt. Alle Na-Angaben sind mit dem Faktor 1,5 zu multiplizieren, um auf die Werte für Chlorid zu kommen (= ca. 830 mg Cl/Tag für Erwachsene). Natrium lässt sich mit dem Faktor 2,5 in NaCl umrechnen, d. h. der Mindestbedarf an Na entspricht 1,5 g Kochsalz pro Tag. Die tatsächliche Aufnahme liegt bei ca. 3 g Na, entsprechend ca. 7,5 g Kochsalz pro Tag.

Ein **Na- bzw. Cl-Mangel** äußert sich identisch und ist aus der Funktion im Extrazellulärraum ableitbar. Messbar ist eine Hypoosmolarität im Plasma, was zu Wasserverschiebungen ins Gewebe, insbesondere ins Gehirn führt. Es dominieren daher zentralvenöse Symptome wie Kopfschmerz, Erbrechen, Bewusstseinsstörungen und generalisierte Krämpfe. Die bei Erkrankungen mit exzessiven Diarrhoen (v. a. Na-Verlust) bzw. Erbrechen (v. a. Cl-Verlust) auftretende Dehydratation kann bis zum Tod führen.

Von größerer Bedeutung ist heute die **überhöhte Na-Zufuhr** (verstärkt durch Cl) für die Pathogenese und Behandlung der Hypertonie. Bei entsprechender genetischer Prädisposition kann sich durch erhöhte NaCl-Zufuhr ein Bluthochdruck entwickeln. Da unbekannt ist, wer zu diesen „Salz-sensitiven“ Menschen gehört, wird allgemein eine Reduktion des NaCl-Verzehrs zur Prophylaxe der Hypertonie angestrebt (<6 g NaCl/Tag).

A. Regulation des Na-Haushalts

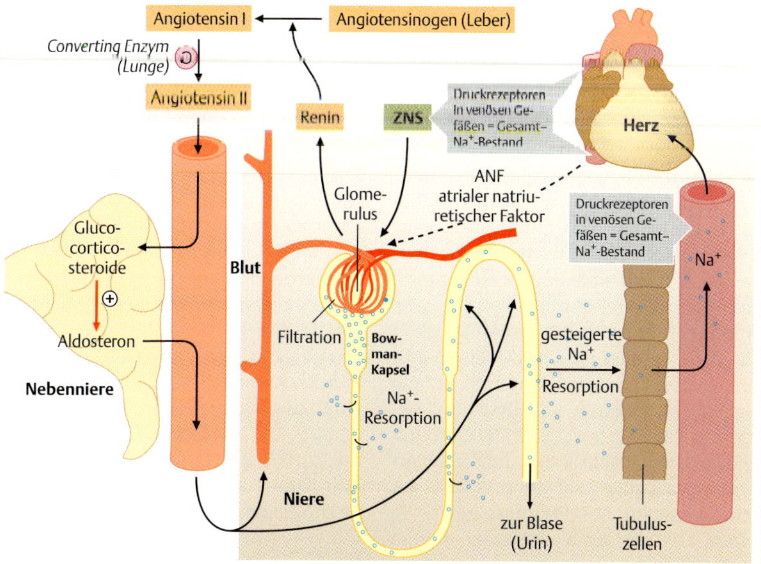

B. Vorkommen und Tagesbedarf von Natrium

Der geschätzte Tagesbedarf von 550 mg Natrium ist enthalten in:

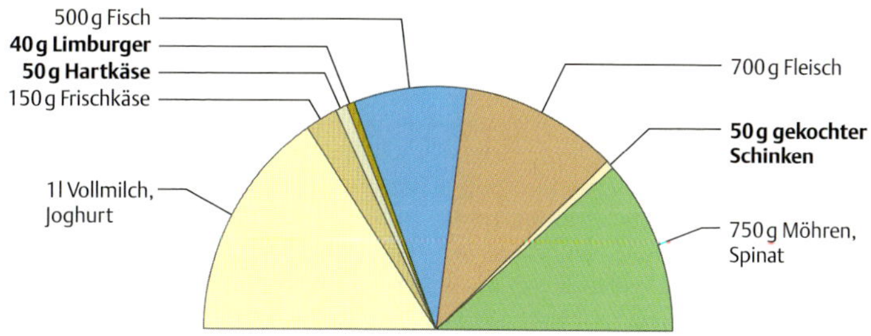

C. Schätzwerte für minimale Zufuhr (DACH, 2000)

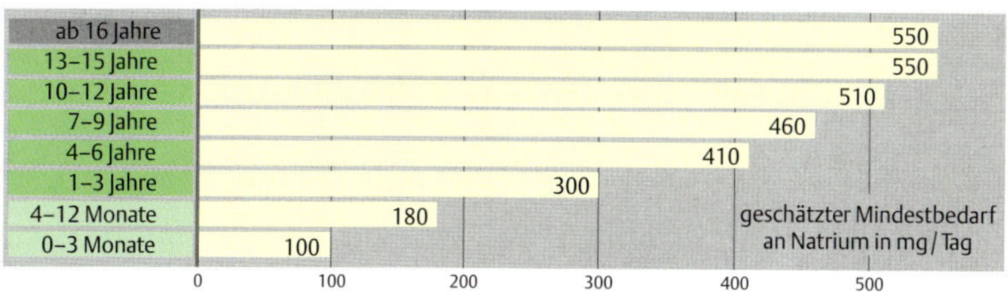

Kalium

Der Kaliumbestand des Menschen hängt vom Anteil der stoffwechselaktiven Körpermasse (Lean Body Mass) ab; er beträgt bei Frauen ca. 100 g, bei Männern ca. 150 g (1 mmol = ca. 39 mg).
Die **Resorption** von Kalium (K) erfolgt nahezu quantitativ im oberen Dünndarm. Die Plasmakonzentration beträgt 3,5–5 mmol/l. Kalium ist das bestimmende intrazelluläre Ion (140 mmol/l) und ist zusammen mit Phosphat und Proteinen für den osmotischen Druck in der Zelle verantwortlich. Daneben wird das Ruhepotenzial einer Zelle durch die K^+-Leitfähigkeit (K-Ausstrom) bestimmt. Obwohl nur 2% des K im Extrazellulärraum lokalisiert sind, reagiert der Organismus sehr empfindlich auf Schwankungen des Plasmaspiegels. So würde z. B. die Aufnahme einer großen Portion Pommes frites (ca. 70 mmol K) den Plasma-K-Spiegel nahezu verdoppeln und damit tödlich wirken. Da postprandial nur ca. 50% dieses K im Urin erscheinen, kommt der Verschiebung in intrazelluläre Kompartimente große Bedeutung zu. Dies erfolgt nach einer Mahlzeit primär durch Insulin, welches über den Insulinrezeptor die Na^+-K^+-ATPase aktiviert und so K in die Zelle einschleust. Die renale **Elimination** läuft primär über aktive Sekretion in den distalen Tubulus – sie wird u. a. durch Aldosteron reguliert. Dieser Weg bietet den Vorteil, dass auch bei eingeschränkter Filtrationsrate zumindest teilweise noch K ausgeschieden werden kann und so lebensbedrohliche Blut-K-Spiegel lange Zeit verhindert werden.

Kalium ist in allen **Lebensmitteln (A)** vorhanden. Gute Quellen sind einige Gemüsesorten wie Spinat, Mangold oder Feldsalat sowie einige Obstsorten. Am bekanntesten ist die Banane: Sie enthält zwar ca. 250 mg K/100 g, ist aber gleichzeitig auch sehr energiereich. Bezogen auf die Nährstoffdichte schneiden andere Obstsorten daher ebenso gut ab. Für alle Lebensmittel gilt: Bei der Zubereitung kann viel K via Wasch- und Kochwasser verloren gehen.

Ein exakter **Bedarf** lässt sich für K nicht ermitteln, weshalb auch hier ein Mindestbedarf geschätzt wurde **(B)**. Für Erwachsene werden 2 g K/Tag als ausreichend angesehen, was jedoch nicht mit einer optimalen Versorgung gleichzusetzen ist. So wirkt eine reichliche K-Zufuhr blutdrucksenkend – dies rechtfertigt eine Empfehlung über dem Mindestbedarf. Die **tatsächliche Zufuhr** liegt mit ca. 2,5 g K/Tag über dem Minimum und lässt in keiner Altersgruppe klinische Mangelsymptome erwarten.

Ein rein alimentärer **K-Mangel** ist selten. Häufiger kommt es durch Diarrhoen, Laxanzien- oder Diuretikagebrauch zu massiven K-Verlusten. Auch wird von Hypokaliämien durch exzessiven Lakritzekonsum berichtet: Lakritze hat Aldosteronähnliche Wirkungen und fördert so die tubuläre K-Sekretion in der Niere. Die klinischen Folgen betreffen die Skelettmuskulatur (Schwäche bis zu Lähmungen), den Magen-Darm-Trakt (Obstipation bis zu Ileus) sowie das Herz: Typische Verlängerung des Aktionspotenzials der Herzmuskelzellen **(C)**. Durch Acidose (z. B. bei diabetischem Koma), Digitalisintoxikation bzw. Niereninsuffizienz kann es zur lebensbedrohlichen **Hyperkaliämie** kommen. Bereits bei Plasmawerten $> 6{,}5$ mmol/l muss von einem akuten Notfall ausgegangen werden (Rhythmusstörungen bis hin zu Kammerflimmern).

A. Vorkommen und Tagesbedarf

Der Tagesbedarf von 2000 mg Kalium ist enthalten in:

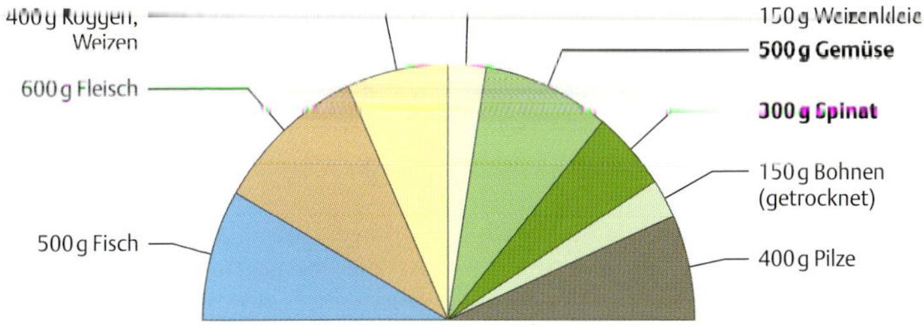

B. Schätzwerte für minimale Zufuhr (DACH, 2000)

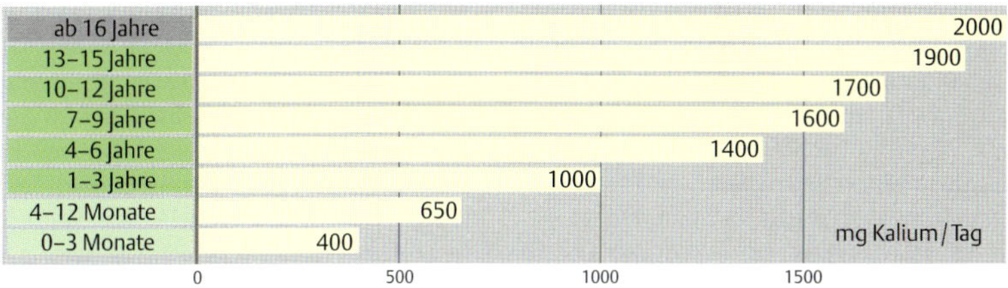

C. Mangelerscheinungen

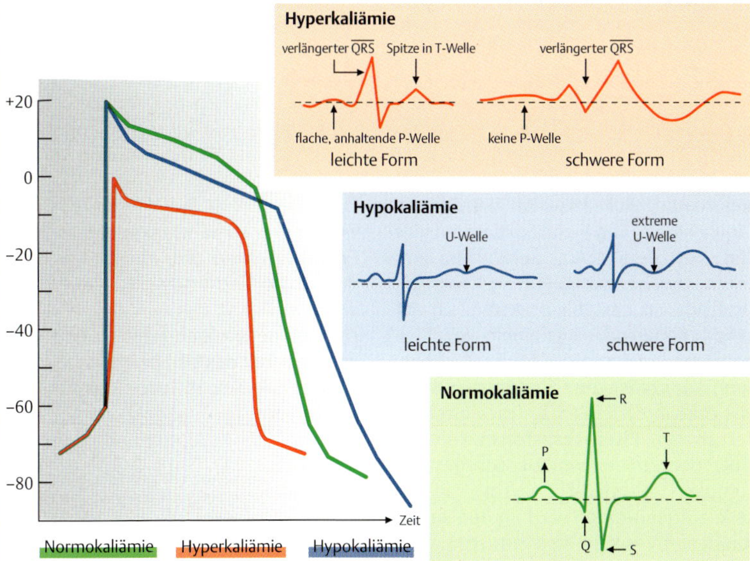

Eisen: Metabolismus

Eisen (Fe, 1 µmol = ca. 56 µg) ist für nahezu alle lebenden Organismen ein essenzieller Nährstoff. Der Gesamtkörperbestand beträgt 2,5–4 g; wichtigste Speicherorgane sind Leber, Milz, Darmschleimhaut und Knochenmark. Mehr als 2/3 des Bestandes befinden sich in der aktiven Arbeitsphase als Bestandteil des Hämoglobins. Die Serumkonzentration beträgt für Frauen 11–25 µmol/l, für Männer 12–30 µmol/l.

Der **Metabolismus (A)** des Fe stellt ein komplexes Zusammenspiel zwischen intra- und extrazellulären Proteinen dar. Damit wird erreicht, dass trotz minimalem Angebot, schlechter Verfügbarkeit, relativ kleinen Speichern, aber großen täglichen Umsatzraten auch unter Extrembedingungen lange Zeit der Bedarf gesichert werden kann. Mit der Nahrung werden pro Tag ca. 10–15 mg Fe zugeführt, die durch geringe Sekretion via Galle ergänzt werden. Resorbiert werden nur ca. 0,5–2 mg, die im Serum als **Fe-Transferrin** zirkulieren. Hierbei handelt es sich um ein Serumglykoprotein, das 2 Fe^{3+}-Ionen komplex bindet. In dieser Form wird Fe auch aus den Speichern, v. a. der Leber, aufgenommen. Auf diese Art werden pro Tag ca. 20–24 mg Fe im Serum transportiert. Trotzdem ist das Serumtransferrin normalerweise nur zu ca. 1/3 mit Fe^{3+} gesättigt, so dass für überschüssig aufgenommenes oder aus einem Zellabbau stammendes Fe eine große Eisenbindungskapazität zur Verfügung steht. Das zirkulierende $(Fe^{3+})_2$-Transferrin bindet an den **Eisen-Transferrin-Rezeptor** (TfR) der Zellen, worauf der gesamte Komplex mittels Endozytose in die Zelle aufgenommen wird. In den so entstandenen Vesikeln wird intrazellulär der pH-Wert durch eine H^+-ATPase in der Vesikelmembran abgesenkt. Dadurch löst sich Fe^{3+} vom Protein und steht der Zelle zur Verfügung. Das entstandene Apotransferrin wird in den Vesikeln wieder zur Zellmembran transportiert, ins Blut abgegeben und steht so für den erneuten Fe-Transport zur Verfügung.

Aufgrund der schlechten Verfügbarkeit ist die **Resorption** von Fe im oberen Dünndarm von besonderer Bedeutung **(B)**. In tierischen Produkten überwiegt an Hämoglobin gebundenes Fe (Häm-Fe), welches an einen bis dato unbekannten Rezeptor bindet und so komplett in die Mukosazelle eingeschleust wird. Erst intrazellulär wird der Komplex durch die Hämoxygenase, die bei Fe-Mangel verstärkt exprimiert wird, aufgelöst. Nicht-Häm-Fe wird im Darmlumen durch Reduktionsmittel wie z. B. Ascorbinsäure zu Fe^{2+} reduziert (Magen-HCl notwendig) und über einen speziellen Rezeptor aufgenommen. Häm- und Nicht-Häm-Fe wird nach Oxidation zu Fe^{3+} an der basolateralen Membran ausgeschleust und auf Apoferritin übertragen. Da freies Fe z. B. Zelllipide oxidieren kann, muss in allen Zellen mit hohem Fe-Gehalt eine Bindung an **Ferritin** erfolgen.
Der Enterozyt ist durch variable nutritive Zufuhr großen Schwankungen an freiem Fe unterworfen, die durch schnell induzierbare Ferritingehalte kompensiert werden. Der Komplex kann in Lysosomen aufgenommen werden und bildet so einen Teil des Fe-Speichers des Organismus. Die längerfristige Adaptation an wechselnde Fe-Angebote erfolgt durch Variation der Rezeptorenzahl an der Lumenseite.

A. Metabolismus

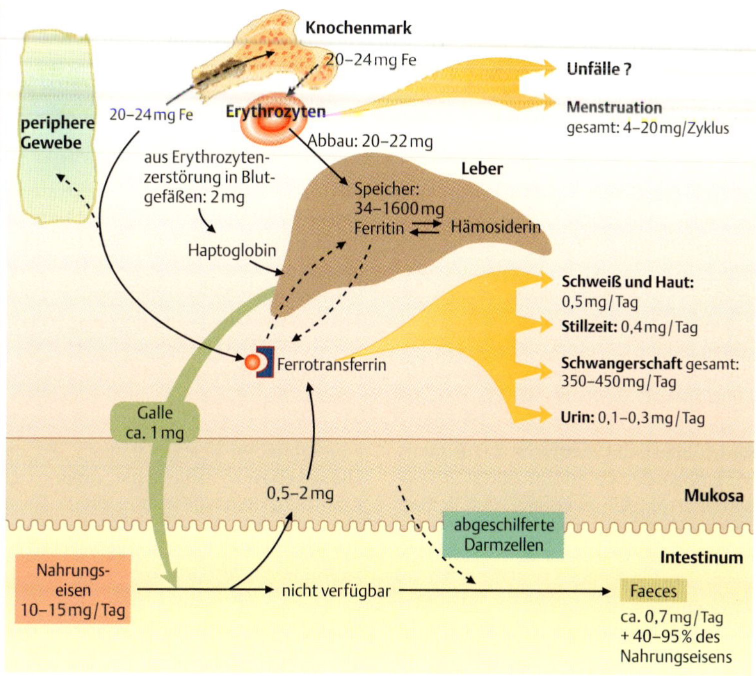

B. Resorption

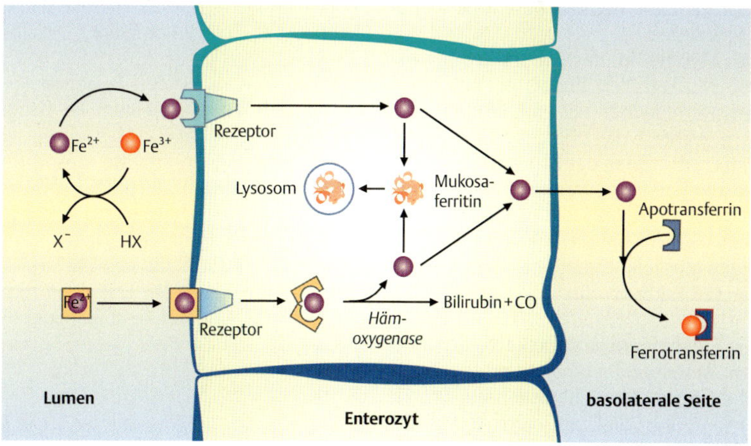

Eisen: Funktion

Die **biochemischen Funktionen** des Eisens lassen sich in 3 Klassen zusammenfassen **(A)**: Transport und Speicherung von Sauerstoff, Elektronentransport und enzymatische Reaktionen zur Substratoxidation bzw. -reduktion.
Zur Bewegung von Sauerstoff (O_2) von der Umgebung (Lunge) hin zu zellulären Oxidasen wird O_2 reversibel an das zentrale Fe-Atom eines Porphyrinringes gebunden. In dessen Syntheseweg **(B)** ist die Aminolävulinatsynthase das geschwindigkeitsbestimmende Enzym. Da es eine sehr kurze Halbwertszeit hat (80 min), erfolgt die Regulation bereits auf der Ebene der Transkription: Freies Häm hemmt die Synthese des Enzyms. Der Einbau des Fe erfolgt durch die Ferrochelatase, die ebenfalls durch Häm gehemmt wird. Umgekehrt fördert freies Häm die Synthese des Proteinanteils (2α-, 2β-Ketten), so dass für die **Hämoglobinsynthese** ein Gleichgewicht der Substrate vorliegt. Wird die Bereitstellung von Fe aus Ferritin und/oder Transferrin zum begrenzenden Faktor, so kommt es zwangsläufig zu einer eingeschränkten Erythropoese und damit zur Anämie.
Das **Myoglobin**, das sich im Zytoplasma von Muskelzellen findet, enthält ebenfalls Häm, jedoch nur eine Proteinkette. Es erleichtert die Übergabe des O_2 von den Erythrozyten der Kapillaren ins Zytoplasma und in die Mitochondrien. Im Fe-Mangel ist Myoglobin drastisch reduziert, was für die stark Sauerstoffabhängigen Muskelkontraktionen zum begrenzenden Faktor wird.

Die **Elektronentransportkette** der inneren Mitochondrienmembran dient der Übertragung der Elektronen auf O_2. Sie besteht aus drei fest verankerten Enzymkomplexen sowie zwei beweglichen Überträgermolekülen, Ubichinon und Cytochrom C. Insgesamt sind an diesem Prozess 40 verschiedene Proteine beteiligt.

Vielen Enzymen zur Oxidation oder Reduktion von Substraten dient Fe ebenfalls als Elektronenüberträger. **Oxidoreduktasen** katalysieren z. B. die Oxidation von Aldehyden oder anorganischem Sulfit. Zur großen Gruppe der **Monooxygenasen** zählen z. B. die Aminosäuremonooxygenasen zur Bildung von 5-OH-Tryptophan und L-Dopa, beides Vorstufen von ZNS-Transmittern. Hierzu gehören auch die Cytochrome P_{450} – eine Enzymfamilie, der aufgrund geringer Substratspezifität hunderte von Reaktionen zugeschrieben werden können. Zu den **Dioxygenasen** zählen die Amin- oder Aminosäuredioxygenasen, die z. B. an der L-Carnitin-Synthese und am Abbau verschiedener Aminosäuren beteiligt sind. Mit Ausnahme der Glutathionperoxidase enthalten alle Peroxidasen Fe. Auch NO-Synthasen gehören zu den Dioxygenasen. Mindestens zwei Isoformen enthalten nach derzeitigem Wissenstand Fe in Form von Häm, eventuell sind auch weitere Nicht-Häm-Fe-haltige katalytische Zentren beteiligt.

Trotz der Vielzahl der Fe-abhängigen Funktionen sind von einem Fe-Mangel nicht alle gleichmäßig betroffen. Bei einer nicht durch erhöhte Resorption oder verbessertem Recycling kompensierbaren Unterversorgung werden zuerst die Speicher entleert. Dieser symptomfreien Zeit schließt sich die verminderte Erythropoese an. Erst dann reduziert sich die Aktivität Fe-abhängiger Enzyme.

A. Funktion

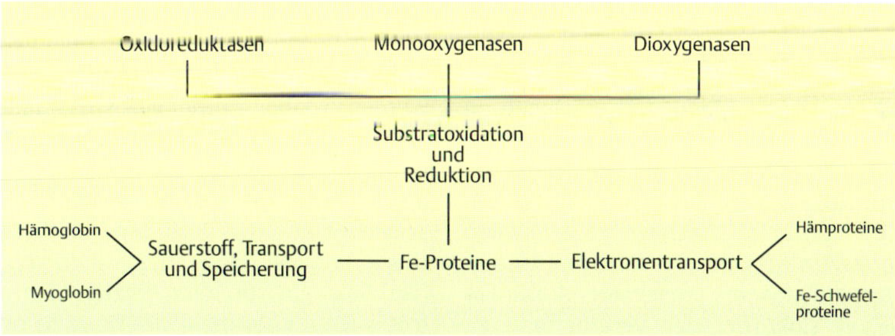

B. Metabolismus des Häm-Eisens

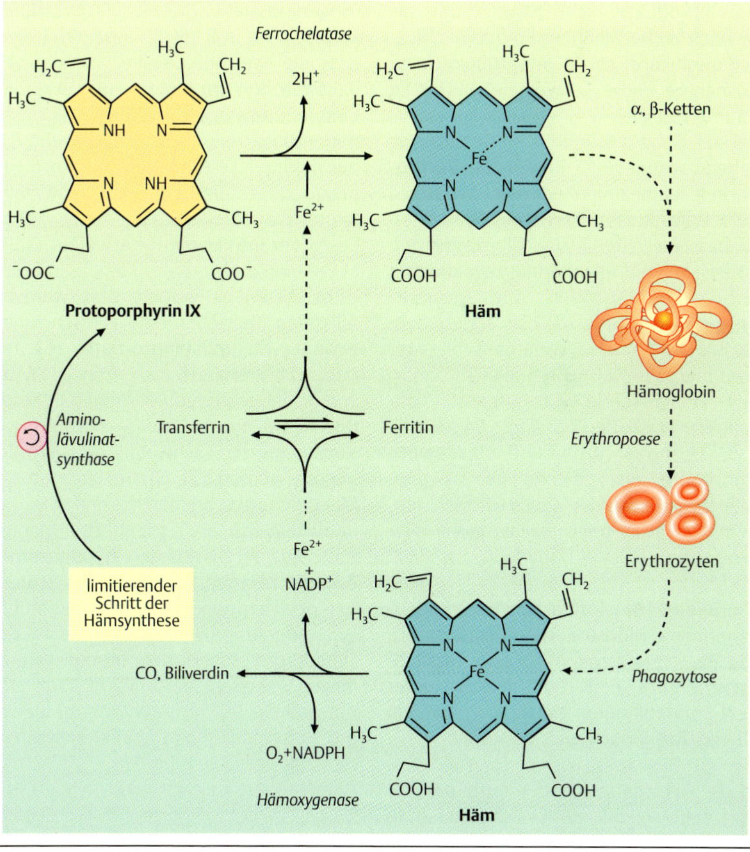

Eisen: Vorkommen und Bedarf

Eisen (Fe) ist zwar in fast allen **Lebensmitteln (A)** vertreten, jedoch meist in sehr geringen Mengen. Der Gehalt in Obst oder Milchprodukten ist zu vernachlässigen, während einige Gemüsesorten und Getreideprodukte (z. B. Haferflocken 4,6 mg/100 g) durchaus gute Quellen darstellen können. Bei letzteren ist der Ausmahlungsgrad entscheidend: Der Fe-Gehalt sinkt bei der Verarbeitung zu Weißmehl um mehr als 2/3. Obwohl Fe Bestandteil des Myoglobins ist, sind Fleischprodukte nicht zwangsläufig als Fe-reich zu bezeichnen. So enthält Muskelfleisch nur ca. 2 mg/100 g; eine Ausnahme bildet Schweineleber (bis zu 15 mg/100 g).
Bei der Betrachtung von Fe-Gehalten in Lebensmitteln muss immer die **Verfügbarkeit** einbezogen werden. Prinzipiell gilt: Häm-Fe aus tierischen Produkten ist besser verfügbar und die Resorption ist weitgehend unabhängig von anderen Nahrungsinhaltsstoffen. Die Resorptionsquote wird mit 10–25 % angegeben. Nicht-Häm-Fe wird weitaus schlechter resorbiert (3–8 %), wobei die Verfügbarkeit entscheidend von anderen Nahrungsinhaltsstoffen abhängt: So können z. B. 75 mg Ascorbinsäure die Resorptionsquote um das 4fache steigern. Alle Komplexbildner sowie große Mengen Ca-Salze oder Ballaststoffe verschlechtern die Verfügbarkeit.

Der **Bedarf (B)** wird für den Mann mit 10 mg, für die menstruierende Frau mit 15 mg Fe/Tag angegebenen. Die **tatsächliche Zufuhr** liegt bei Männern über den Empfehlungen, bei Frauen mit ca. 11 mg/Tag jedoch weit darunter.

In der Schwangerschaft nimmt der Bedarf sehr schnell zu. Es wird daher in Deutschland eine Empfehlung von 30 mg Fe/Tag für Schwangere ausgesprochen – angesichts einer realen Aufnahme von 11 mg/Tag ein diätetisch nicht erreichbarer Wert. Jahrzehntelang wurden daher prophylaktisch jeder Schwangeren Fe-Präparate verordnet. Gegen diese Praxis sprechen viele Befunde: So korreliert z. B. die Inzidenz von schwangerschaftsinduziertem Bluthochdruck mit der Höhe des Hämoglobin (Hb)-Spiegels. In den letzten Jahren tritt auch immer mehr die Frage in den Vordergrund, ob eine hohe Fe-Aufnahme die Entstehung freier Radikale in verschiedenen Geweben induzieren kann. So ist z. B. nicht auszuschließen, dass die Krebs-protektive Wirkung von Ballaststoffen im Kolon auf deren Fe-Bindungsvermögen und damit der Verminderung freier Fe-Atome beruht. Da bei geringer Fe-Aufnahme die Resorptionsquote um ein Vielfaches steigt, wird heute das Streben nach einer hohen Fe-Zufuhr immer mehr bezweifelt.

Unbestritten ist jedoch, dass weltweit Millionen Menschen eine klinisch manifeste **Fe-Mangelsymptomatik (C)** zeigen. Diese äußert sich früh in Form von Schleimhautveränderungen in Mund und Ösophagus. Auch Symptome wie Kopfschmerzen, Schwindel oder Ermüdbarkeit werden oft einem latenten Fe-Mangel zugeschrieben. Wenn die Fe- und Hb-Werte einen manifesten Mangel mit charakteristischer **hypochromer Anämie** belegen, kommen z. B. Störungen der Thermoregulation (Kältegefühl), des sympathischen Nervensystems, der Schilddrüse sowie des Immunsystems hinzu. Vor allem bei Kindern kann sich die Anämie in Form verzögerter geistiger Entwicklung und Verhaltensstörungen äußern.

A. Vorkommen und Tagesbedarf

Der Tagesbedarf von 15 mg Eisen ist enthalten in:

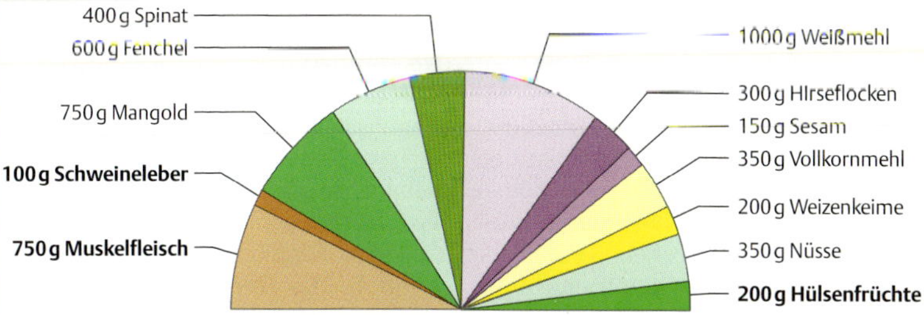

B. Zufuhrempfehlungen (DACH, 2000)

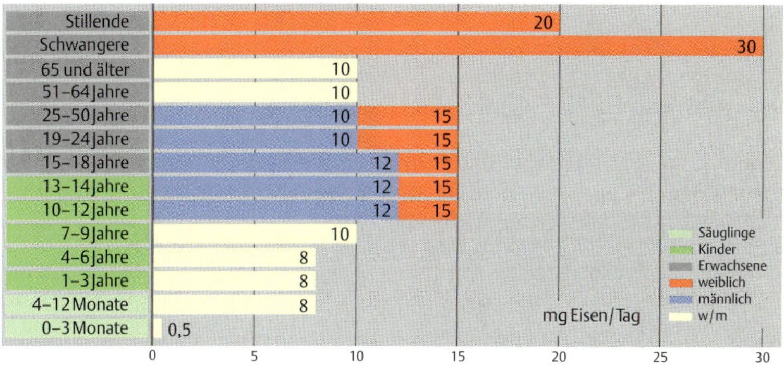

C. Mangelerscheinungen

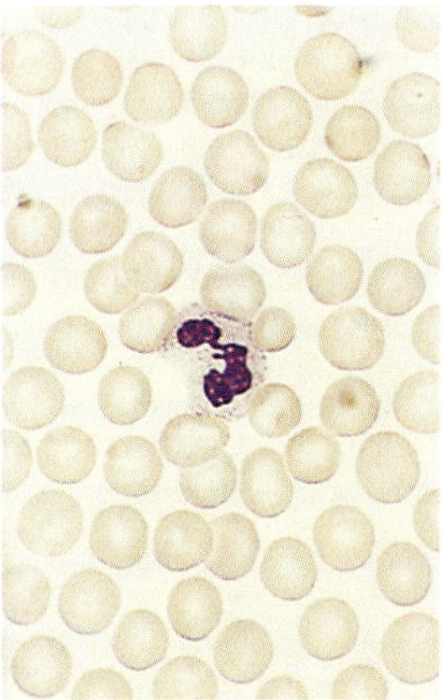

normales Blutbild

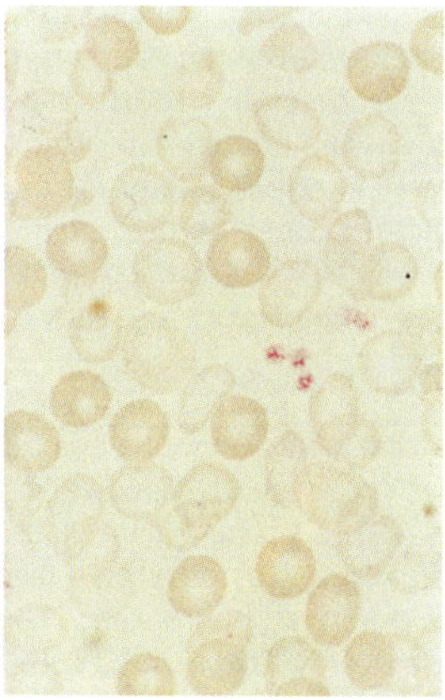

Eisenmangel-anämie

Jod: Metabolismus

Jod (J, 1 µmol = 127 µg) kommt im Boden, in Pflanzen und im Meerwasser als Jodid (J^-) vor. Durch Sonnenlicht werden an den großen Meeresoberflächen täglich durch Oxidation von J^- etwa 400000 t flüchtiges J_2 freigesetzt. Diese werden meist mit dem Regen wieder in Böden eingetragen – ein geschlossener Zyklus. Trotzdem sind in großen Teilen der Erde die Böden und damit auch die Nutzpflanzen an Jod verarmt. Dies führt dazu, dass weltweit etwa 1 Milliarde Menschen mit dem Risiko für Jod-Mangel-Erkrankungen leben. Jodmangel ist die häufigste Ursache für vermeidbare geistige Schäden.
Diese epidemiologischen Eckdaten sind v. a. angesichts des auf effektiven Recycling ausgelegten **Metabolismus (A)** verwunderlich. Von den täglich primär in Form von Jodid zugeführten 200 µg Jod (stark schwankend) werden nahezu 100 % als J^- resorbiert. Vom Gesamtkörperbestand (10–20 mg) befinden sich nur minimale Mengen im Extrazellulärraum (250 µg); ca. die Hälfte des Jods ist in der Schilddrüse, die verbleibenden 50 % im Intrazellulärraum lokalisiert. Eine relativ unbedeutende Speicherung erfolgt in Speicheldrüsen, Magenmukosa und der lactierenden Brustdrüse. Mittels eines aktiven, durch z. B. Thiocyanat (Zigarettenrauch) hemmbaren Prozesses wird J^- schnell in die Schilddrüse (Thyreoidea) aufgenommen. Überschüssiges J^- wird vorwiegend via Niere ausgeschieden.

In der **Schilddrüse** laufen mehrere räumlich getrennte Vorgänge ab. Die Schilddrüsenfollikel **(B)** bestehen aus einer einschichtigen Lage Thyreozyten, die ein Kolloid im Hohlraum begrenzen. Dieses Kolloid ist der Synthese- und Speicherort der Schilddrüsenhormone. Dazu wird im Thyreozyt ein Protein (Thyreoglobulin) gebildet, welches mittels Exozytose ins Kolloid abgegeben wird. Im gleichen Exozytosevesikel wird auch J° transportiert, das zuvor aus J^- durch Oxidation (Peroxidase) entstanden ist. Bei der anschließenden **Jodination** wird Jod in Tyrosylreste des Thyreoglobulins eingebaut, so dass Mono-Jod- und Di-Jod-Tyrosylreste gebildet werden. Durch die folgende Kopplung entsteht **Trijodthyronin T_3** bzw. **Tetrajodthyronin T_4 (C)**. Der so gebildete Schilddrüsenhormonspeicher im Kolloid reicht für ca. 2 Monate ohne Jodzufuhr aus.
Bei Bedarf wird das gesamte Thyreoglobulin mittels Endozytose in den Thyreozyten aufgenommen, durch Lysosomen proteolytisch gespalten und T_3 und T_4 ins Blut abgegeben. Das dabei zwangsläufig aus überschüssigen Mono- bzw. Di-Jod-Tyrosylresten anfallende Jod wird intrazellulär recycelt. Im Plasma sind T_3 und T_4 (auch Thyroxin genannt) an Proteine, v. a. dem in der Leber synthetisierten Thyroxin-bindenden Globulin (TBG), gebunden. Auf diese Weise wird eine Filtration in der Niere ausgeschlossen. Darüber hinaus wird in der Schilddrüse vorwiegend das relativ inaktive T_4 gebildet, so dass auch im Plasma T_4 ca. 20fach höher konzentriert ist. In der Zielzelle wird T_4 in die aktive Form T_3 umgewandelt, wobei ein Jodmolekül frei wird. Auch dieses Jod verlässt als J^- die Zelle und geht erneut in den **Jodkreislauf** ein. Das T_4 kann aufgrund der gesteuerten Umwandlung zu T_3, einer effektiven Bindung an Plasmaproteine und einer langen Halbwertszeit (7 Tage) als wichtiger Speicher für die Schilddrüsenhormone angesehen werden.

A. Metabolismus

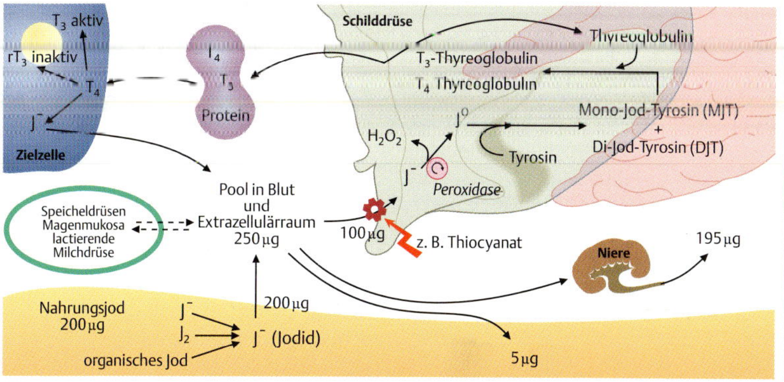

B. Schilddrüsenfollikel

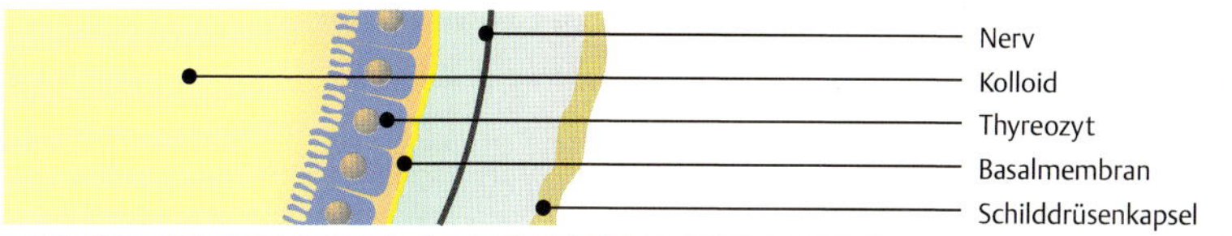

C. Struktur der Schilddrüsenhormone

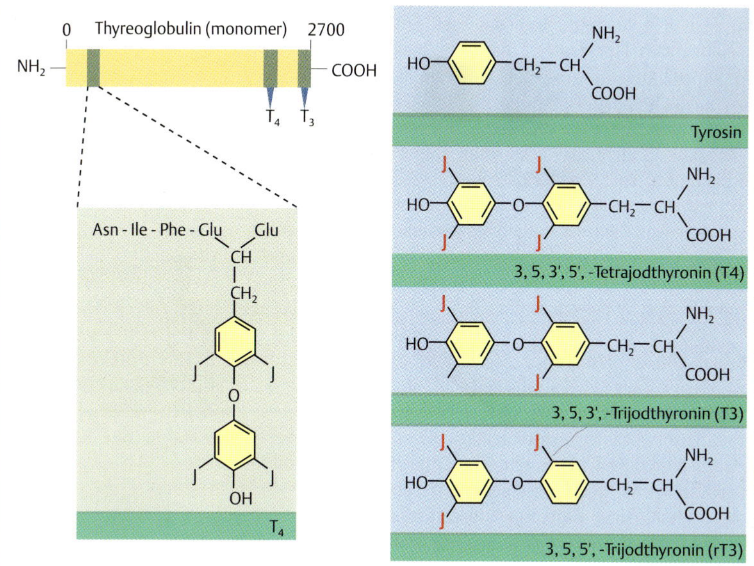

Jod: Funktion und Mangel

Die derzeit einzig bekannte **Funktion** von Jod besteht in dessen Beteiligung an den Schilddrüsenhormonen. Obwohl deren metabolische Wirkungen seit langem bekannt sind, ist der molekulare Mechanismus weitgehend ungeklärt. Das vorwiegend intrazellulär entstandene T_3 **(A)** kann aufgrund seiner lipophilen Eigenschaften in den Zellkern eintreten und dort an einen spezifischen T_3-Rezeptor binden. Dieser mit der DNA verbundene Hormon-Rezeptor-Komplex induziert die Transkription in vielen Zellen.

Die **Auswirkungen** der damit einsetzenden Proteinsynthese sind vielfältig. Der Grundumsatz und damit der O_2-Verbrauch fast aller Gewebe sind erhöht. Durch Hydrolyse von ATP und Stimulation des Sympathicus erhöht sich die Körpertemperatur. Der gesamte Kohlenhydratmetabolismus wird stimuliert, zusätzlich kann die Lipolyse unterstützt werden. Die normale Reifung und Entwicklung des Nervensystems, aber auch der Knochen und anderer Gewebe ist von Schilddrüsenhormonen – z. T. durch synergistische Wirkung auf das Wachstumshormon – abhängig. Die Interaktionen mit Catecholaminen (z. B. Adrenalin) sind z. T. über die Beeinflussung der Anzahl an α- und β-Rezeptoren in verschiedenen Geweben bedingt. Dies äußert sich z. B. am Herz als positiv chronotrope Wirkung.

Wegen dieser vielseitigen Auswirkungen auf den Gesamtmetabolismus ist eine strenge **Regulation (B)** der Schilddrüsenhormonaktivität notwendig. Diese erfolgt prinzipiell auf 3 Ebenen. Das im Hypothalamus gebildete TRH (Thyreotropin Releasing Hormon) bewirkt in der Hypophyse die Freisetzung von TSH (Thyreoidea stimulierendes Hormon), das wiederum in der Schilddrüse sämtliche Synthese- und Sekretionsvorgänge für T_3/T_4 stimuliert. Diese **neuroendokrine Achse** wird von einer Vielzahl von Faktoren beeinflusst: So erhöhen z. B. Kälte und Stress die TRH-Ausschüttung, während T_4 über das intrazellulär in der Hypophyse gebildete T_3 im Sinne einer negativen Feedback-Regulation die TSH-Freisetzung hemmt. Die zweite Ebene bildet das **Angebot an Jodid**: Geringe Jodkonzentrationen stimulieren die Hormonsynthese unabhängig von TSH. Schließlich erfolgt eine Regulation in jeder Zielzelle. Zwei unterschiedliche, jeweils einzeln von verschiedenen Faktoren regulierte **Dejodasen** produzieren das aktive T_3- bzw. bei mangelndem Bedarf die inaktive Form rT_3.

Trotz dieser vielschichtigen Regulation sind Schilddrüsenerkrankungen mit Hypo- bzw. Hyperthyreose nicht selten. Häufigste Folge des **Jodmangels (C)** ist der Kropf (Struma), der eine kompensatorische Hypertrophie der Thyreoidea darstellt. Nach pessimistischen Schätzungen weisen bis zu 30 % der deutschen Bevölkerung ein Struma auf. Eine durch Jodmangel induzierte Hypothyreose hat v. a. bei Neugeborenen schwerwiegende Folgen. Sie äußert sich zu Beginn als Trinkfaulheit, Obstipation o.ä. Später werden Wachstumsrückstand und Störungen des ZNS sichtbar. Das Vollbild dieser Entwicklung wird als **Kretinismus** bezeichnet. In Deutschland wird bei Neugeborenen routinemäßig ein Suchtest auf TSH durchgeführt, der schwere Fälle ausschließen sollte.

Ein Struma kann sich innerhalb der ersten ein bis zwei Jahre der Behandlung zurückbilden.

A. Wirkungsmechanismus

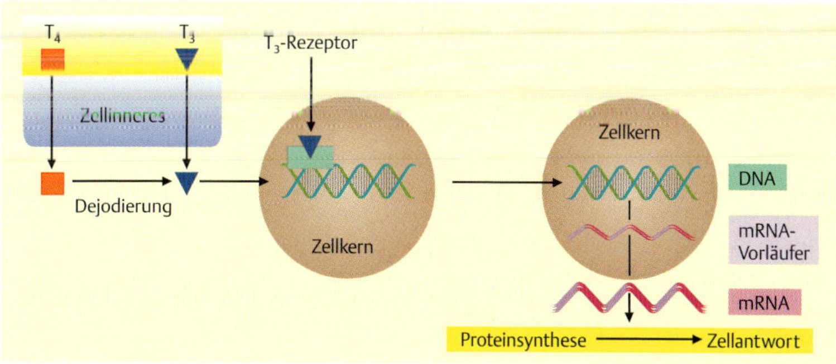

B. Regulation der Schilddrüsenhormone

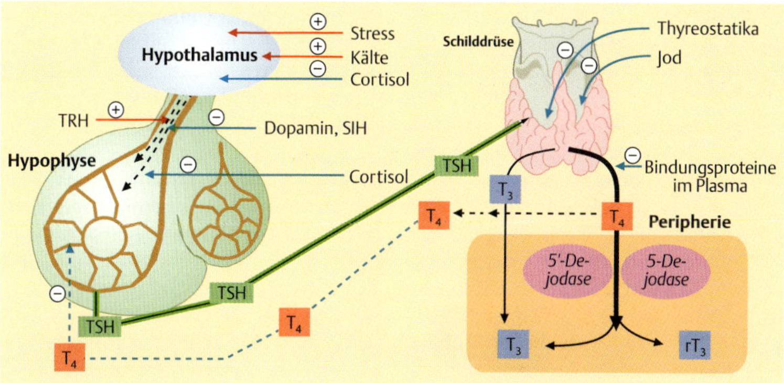

C. Jodmangel

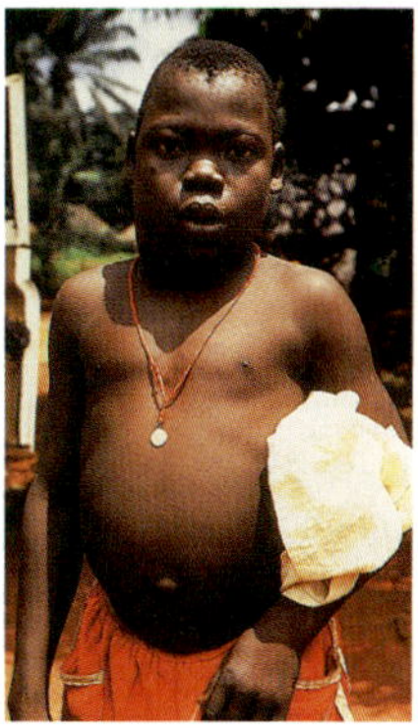
Kretinismus

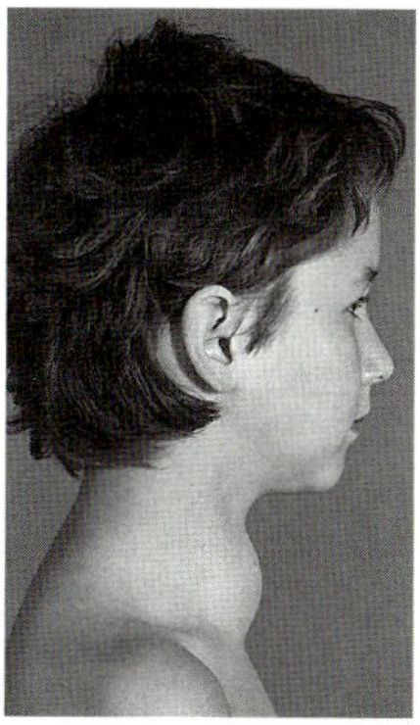
Jodmangel-Struma

Jod: Vorkommen und Bedarf

Jod kommt zwar in allen **Lebensmitteln (A)** in Spuren vor, größere Mengen finden sich jedoch ausschließlich in dem Meerwasser entstammenden Produkten. Da Algen bei uns nicht zu den gängigen Nahrungsmitteln gehören, kommen in der Praxis als gute Jodquellen nur Seefische in Betracht: Schellfisch, Seelachs, Scholle oder Kabeljau enthalten bis zu 140 µg Iod/100 g, Süßwasserfische wie z. B. Forelle dagegen nur ca. 2 µg/100 g. Milchprodukte und bestimmte Gemüse können noch zu einem geringen Teil zur Versorgung beitragen, während Grundnahrungsmittel wie z. B. Getreide oder Kartoffeln nahezu frei von Jod sind.

Die **Zufuhrempfehlungen (B)** der DGE gehen von 200 µg Jod/Tag für den Erwachsenen bei einem deutlichen Mehrbedarf während Schwangerschaft und Stillzeit aus.
Da Ernährungserhebungen meist ebenfalls mit Hilfe von Nährwertdatenbanken ausgewertet werden, schwanken auch die Angaben zur **tatsächlichen Zufuhr**. Zieht man Bilanzstudien (via Urinausscheidung) ein, so kann von einer täglichen Aufnahme aus nicht jodierten Lebensmitteln von 30–90 µg ausgegangen werden. Dies ist der Durchschnitt in Deutschland; aufgegliedert ergeben sich große regionale Unterschiede. Früher war der Kropf eine typische Erscheinung in süddeutschen Mittelgebirgen – auch heute noch ist die Inzidenz in Baden-Württemberg und Bayern ca. 8 mal so hoch wie in norddeutschen Küstenregionen. Mit zunehmender Verfügbarkeit von Seefisch hat dieses Nord-Süd-Gefälle etwas abgenommen. Dennoch zählt Deutschland zu den typischen Jod-Mangel-Gebieten **(C)**.

Zur **Jod-Mangel-Prophylaxe** hat die Schweiz bereits 1922 das **jodierte Speisesalz** eingeführt; bei uns ist es erst seit einer Gesetzesänderung 1993 möglich, mit Natriumjodid angereichertes Salz (15–25 µg Jod/g) auch in industriell gefertigten Lebensmitteln einzusetzen. Bezogen auf mittlere Verzehrsgewohnheiten lassen sich durch reines „Salzen" (20 µg), Backwaren (50 µg), Wurst und Käse (30 µg) sowie andere Fertigprodukte (40 µg) insgesamt 140 µg Jod zusätzlich aufnehmen **(D)**. Zusammen mit der natürlich in Lebensmitteln enthaltenen Jodmenge ist so die empfohlene Zufuhr von 200 µg zu erreichen – jede Seefisch-Mahlzeit verbessert die Bilanz. Besondere Bedeutung erhält die Jodprophylaxe in Schwangerschaft und Stillzeit: Hier werden oft zusätzlich Jodpräparate (200 µg/Tag) verordnet.

Kritik an dieser Prophylaxe ist meist unbegründet. Bei bereits manifester Schilddrüsenüberfunktion (Basedow-Hyperthyreose) hat Nahrungsjod keine Auswirkungen. Lediglich eine latente Hyperthyreose durch autonome Zentren kann durch Jod klinisch relevant werden, was jedoch zu deren frühzeitiger Erkennung beiträgt. Jodallergien wie Jodakne (Jododerma tuberosum) treten erst bei wesentlich höheren Dosierungen auf, wie sie z. B. in Jod-haltigen Kontrastmitteln vorkommen. Die Toxizität von Jod ist sehr gering, so dass die WHO eine langfristige Aufnahme von bis zu 1 mg (= 50 g Jodsalz) täglich für unbedenklich hält.
Die intensive Werbung für Jodsalz birgt natürlich die Gefahr eines insgesamt erhöhten Langzeitkonsums von NaCl, was im Widerspruch zur angestrebten Hypertonie-Prophylaxe durch Reduktion des Salzverzehrs steht.

A. Vorkommen und Tagesbedarf

Der Tagesbedarf von 200 µg Jod ist enthalten in:

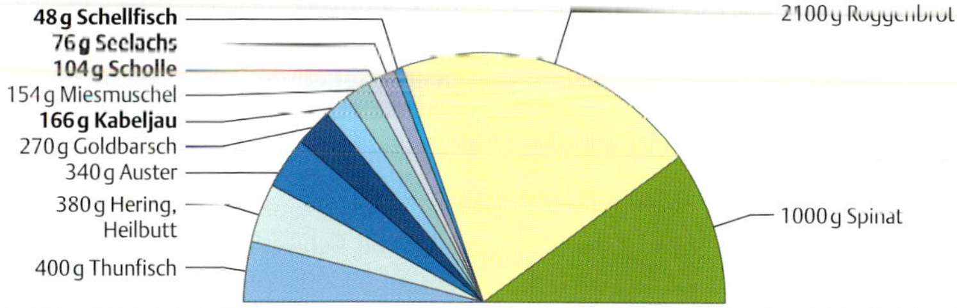

B. Zufuhrempfehlungen (DACH, 2000)

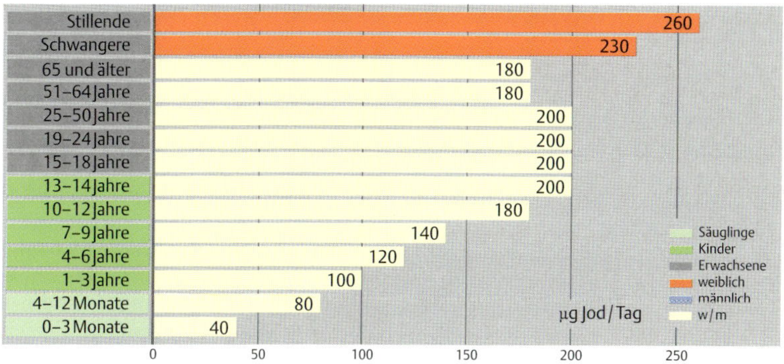

C. Jodmangelgebiete

Etwa 1 Milliarde Menschen sind von Jodmangel betroffen

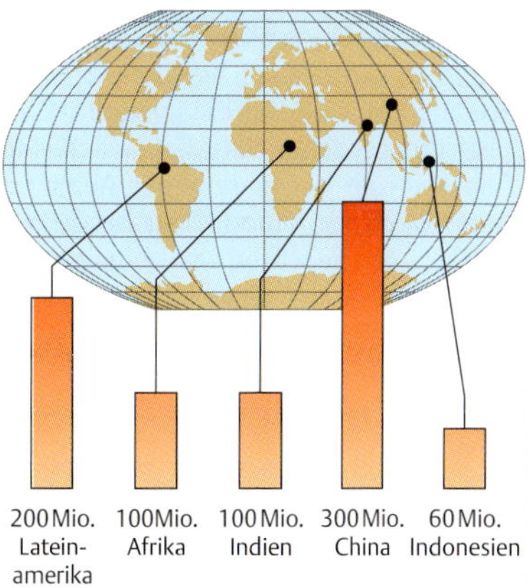

D. Jodmangelprophylaxe

Jodmangelprophylaxe bei Ausnutzung aller Salzquellen:

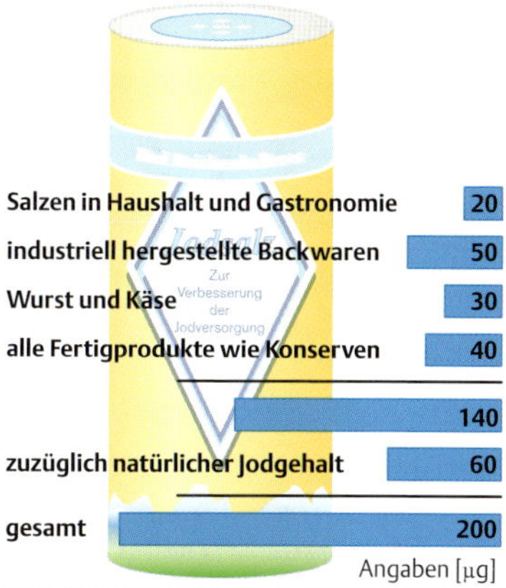

Fluor

Fluor (F, 1 mmol = ca. 19 mg) ist ein sehr reaktionsfähiges Element, so dass es ausschließlich chemisch gebunden (als Fluorid, F^-) vorkommt. Vom Gesamtkörperbestand von 2–5 g befinden sich fast 95 % in Knochen und Zähnen, wo es, in Apatit eingebaut, für die Stabilität dieser Gewebe mitverantwortlich ist.

Die **Resorption (A)** von Fluorid unterliegt je nach Bindung an Nahrungsbestandteile starken Schwankungen. Fluorid in wässriger Lösung wird nahezu quantitativ aufgenommen, wobei ca. 25 % bereits im Magen resorbiert werden. Ein Teil des Fluorids erscheint in gleicher Konzentration im Speichel und unterliegt damit einem enteralen Kreislauf. Hauptausscheidungsorgan ist die Niere, weniger als 10 % gehen via Darm und Schweiß verloren.

Es ist bis heute umstritten, ob Fluor zu den essenziellen Spurenelementen zu zählen ist. Es wurde beobachtet, dass ein Fluoridmangel während Schwangerschaft und erstem Lebensjahr das Wachstum verzögert, was für bisher ungeklärte essenzielle, zelluläre Mechanismen spricht. Unbestritten ist die Bedeutung für die Härte und die chemische Widerstandsfähigkeit von Knochen und Zähnen.

Aufgrund der geringen Verfügbarkeit von Fluorid aus Böden und Gestein ist der Gehalt in **Lebensmitteln (B)** sehr gering. Garnelen und andere Krustentiere sowie Fleisch und Milchprodukte können noch am ehesten zur Versorgung beitragen. Schwarzer Tee enthält ca. 1 mg Fluorid/l, das zudem auch gut verfügbar ist.

In den **„Richtwerten für eine angemessene Zufuhr“ (C)** ist Fluorid aus Nahrung, Supplementen (i. a. 1 mg/Tag) und Trinkwasser enthalten. Ohne zusätzliche Quellen wie fluoridiertes Speisesalz, Tabletten oder fluoridierte Zahnpasta (Verschlucken) liegt die **tatsächliche Aufnahme** bei 0,1–0,5 mg/Tag, also weit unter den angegebenen Richtwerten. Bei dieser Menge existieren keine Mangelerscheinungen.

Die orale **Fluoridsubstitution** ist v. a. während Schwangerschaft, Stillzeit und in den ersten Lebensjahren interessant.

Da die **therapeutische Breite** bei Fluorid relativ gering ist, wird allgemein von einer Mehrfachprophylaxe abgeraten. Für den Säugling, der ohne Kochsalz ernährt werden sollte, bieten sich nur Fluoridtabletten (0,25 mg/Tag) an. Ab dem 3. Lebensjahr kann auf alleinige Verwendung von fluoridiertem Speisesalz umgestiegen werden. Dabei ist gegebenenfalls der Gehalt im Trinkwasser zu berücksichtigen: Zwar enthalten in Deutschland 90 % aller Trinkwasserquellen weniger als 0,25 mg Fluorid/l, es gibt aber auch einige wenige Gemeinden mit bis zu 1,6 mg/l. Bei mehr als 0,3 mg/l sollten die Supplemente halbiert werden, bei mehr als 0,7 mg Fluorid/l sollte darauf verzichtet werden.

Die wichtigste **Nebenwirkung** einer überhöhten Fluoridzufuhr ist die Dentalfluorose, die bereits bei doppelter Dosierung im Kindesalter auftreten kann. Eher theoretischer Natur ist eine Skelettfluorose, die bei jahrelanger Aufnahme von 10–25 mg Fluorid/Tag beobachtet wurde. Zu beachten ist jedoch, dass bei Kombination verschiedener Prophylaxemaßnahmen und gleichzeitig hohem Trinkwassergehalt schnell chronisch toxische Dosen zustande kommen. Dabei ist v. a. das häufige Verschlucken fluoridhaltiger Zahnpasta durch Kleinkinder ein schwer abzuschätzendes Risiko.

A. Metabolismus

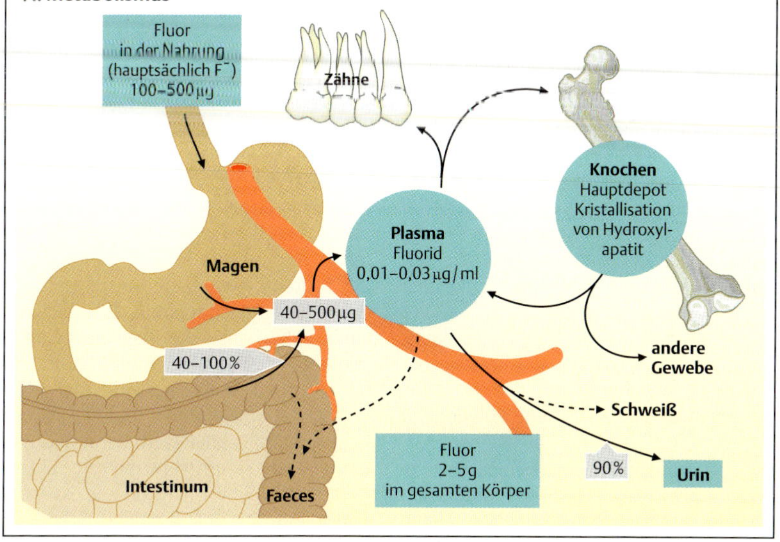

B. Vorkommen

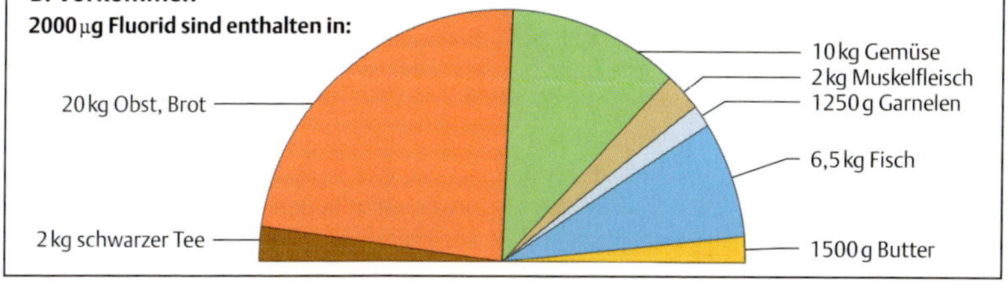

C. Richtwerte für die Gesamtzufuhr (DACH, 2000)

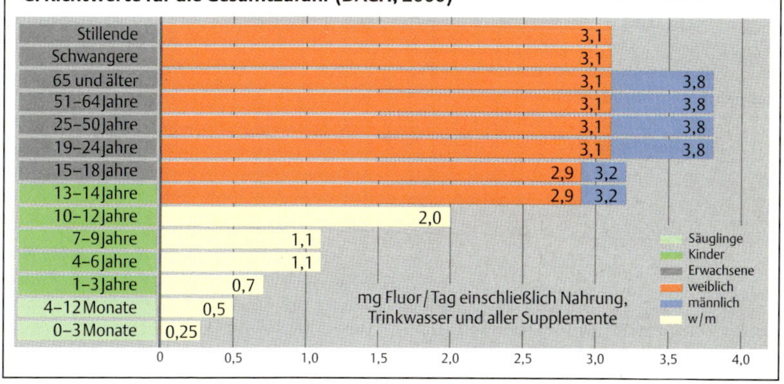

Selen: Metabolismus und Funktion

Selen (Se, 1 µmol = ca. 79 µg) wurde erst 1957 als essenzielles Spurenelement erkannt. Vergleichbar dem Schwefel kommt Se in verschiedenen Oxidationsstufen vor: In den Stufen –2 z. B. die organischen Verbindungen Selenomethionin und Selenocystein, in +4 die Selenite (SeO_3^{2-}) und in +6 die Selenate (SeO_4^{2-}). Pflanzen können ausschließlich letztere verwenden, weshalb Selenate in Düngemitteln zur Anwendung kommen.

Die **Resorption (A)** erfolgt vorwiegend im oberen Dünndarm über einen z. T. aktiven Transportmechanismus. Die Resorptionsrate beträgt für Selenomethionin 100 %. Bei gemischter Kost kann von 50–90 % Resorption ausgegangen werden, die keiner homöostatischen Kontrolle unterliegt. Im Blut kommt Se sowohl im Plasma als auch in höheren Konzentrationen in den zellulären Bestandteilen vor. Vom Gesamtkörperbestand von 13–20 mg befindet sich das meiste Se in der Muskulatur; höchste Konzentrationen sind jedoch in Geweben wie z. B. Leber, Niere und Milz. Die **Ausscheidung** erfolgt vorwiegend über die Niere, geringe Mengen über Galle (Faeces), Haut und – v. a. bei Aufnahme hoher Dosen – als Dimethyl-Selen über die Atemluft.
Im Blut zirkulierendes Selenomethionin wird zum größten Teil unspezifisch in Protein anstelle von Methionin eingebaut. Es übt hier keine Funktion aus, stellt jedoch einen gewissen Selen-Pool dar.

Die Bedeutung von Se liegt in speziellen **Selen-haltigen Proteinen** oder Proteinuntereinheiten, von denen heute über 20 bekannt sind. Einige dieser Selenoproteine werden nur in bestimmten Geweben gefunden (z. B. ein 34 kDa-Protein in den Hoden); andere sind in allen Zellen vorhanden, dort aber in unterschiedlichen Konzentrationen. Am bekanntesten ist die **Glutathionperoxidase** ($GSHP_x$), die in ihren 4 Untereinheiten jeweils ein Selenocystein eingebaut hat. Bei der Erforschung dieses Enzyms stellte sich die Frage, wie diese „abnormale" Aminosäure in die richtige Stelle des Proteins eingebaut wird. Der heute aufgeklärte **Mechanismus (B)** geht von einer tRNA aus, die das UGA-Codon erkennt – ein Basentriplett auf der mRNA, das früher als Stop- oder Nonsens-Codon abgetan wurde. Durch Kopplung mit aktiviertem Serin und Einbringen des Se entsteht die mit Selenocystein beladene tRNA, die die Selenoaminosäure an der richtigen Stelle im Protein einbringt.

Bis dato sind noch nicht alle **Funktionen** des Selens geklärt. Die Glutathionperoxidase reduziert Peroxide wie z. B. H_2O_2 oder Lipidperoxide. Es wurden inzwischen vier verschiedene Varianten mit unterschiedlicher Spezifität gegenüber verschiedenen Peroxiden nachgewiesen. Sie stellen im komplexen Zusammenspiel mit Katalase, Superoxiddismutase, GSH-Transferase und Antioxidanzien wie Vitamin E und C einen wesentlichen Faktor des körpereigenen Schutzsystems dar. Glutathionperoxidasen sind wahrscheinlich auch an der Transkriptionskontrolle von Zellen des Immunsystems beteiligt. Auch die zur Aktivierung des Schilddrüsenhormons T_3 notwendigen Dejodasen (s. S. 240) sind Selen-haltige Proteine. Im Plasma zirkuliert das Selenoprotein P, das einerseits zum Se-Transport dient, andererseits wahrscheinlich selbst antioxidative Aufgaben übernimmt.

A. Metabolismus von Selen

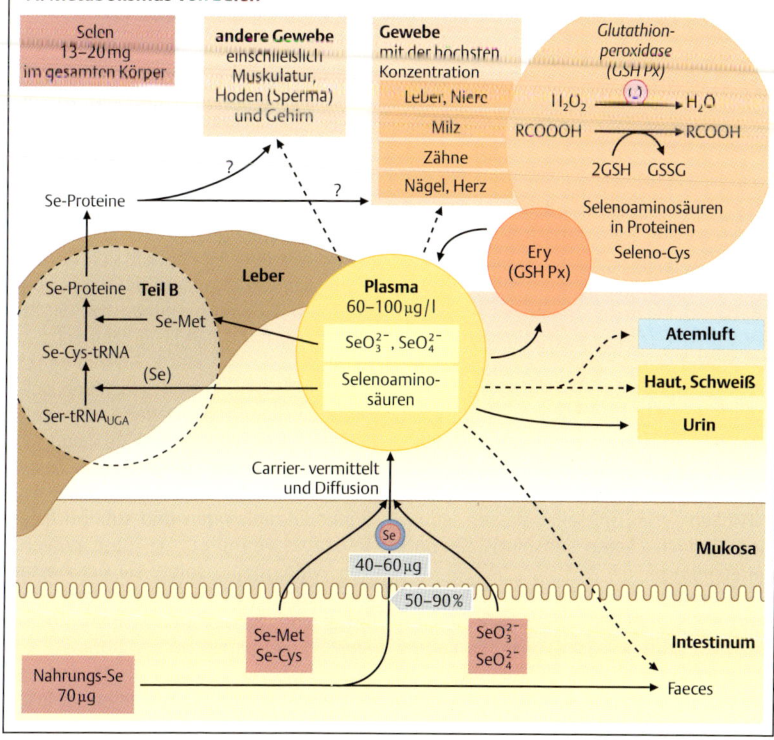

B. Se-Cys-Einbau in Proteine (via tRNA, die das UGA-Codon erkennt)

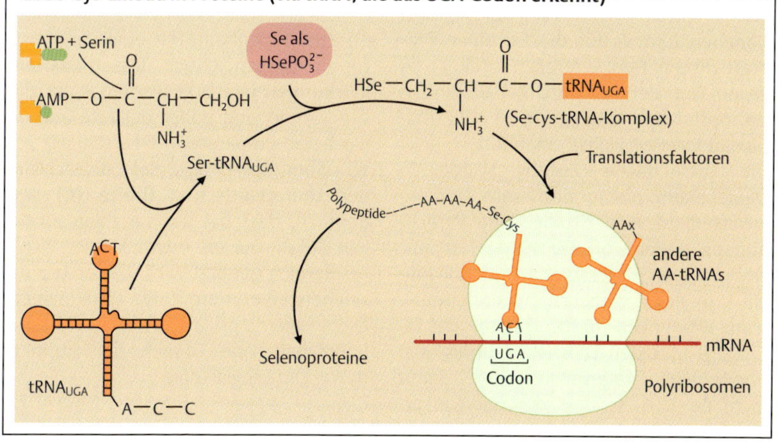

Selen: Vorkommen und Bedarf

Der Selengehalt von pflanzlichen **Lebensmitteln (A)** ist extrem vom Anbaustandort abhängig. Deutschland gehört wie Dänemark und Finnland zu den Selen-Mangel-Gebieten, während große Teile Nordamerikas reichlich mit Se versorgt sind. So wird z. B. in deutschen Tabellen der Se-Gehalt in Weizen mit 2 µg/100 g angegeben; amerikanischer Weizen hingegen kann bis zu 100 µg/100 g enthalten. Seit 1992 darf in der EU Futtermittel mit Se angereichert werden, d. h. auch die Se-Gehalte in tierischen Lebensmitteln hängen von der Herstellung ab. Angesichts einer Internationalisierung der Lebensmittelmärkte können Angaben zu Se-Gehalten wie in **(A)** höchstens einen groben Vergleich zwischen Lebensmitteln zulassen, erlauben jedoch keine absolute Zufuhrberechnung.

Ein exakter **Bedarf** lässt sich für Se derzeit nicht ermitteln. Die DGE gibt daher „Richtwerte für eine angemessene Zufuhr" **(B)** an, die sich u. a. an der tatsächlichen Aufnahme und dem Ausbleiben offensichtlicher Mangelerscheinungen orientieren (20–100 µg Se/Tag). Daneben gibt es für die EU einen PRI-Wert (Population Reference Intake) von 56 µg/Tag, der sich an Untersuchungen zur optimalen Aktivierung der Plasma-Glutathion-Peroxidase orientiert.
Die **tatsächliche Zufuhr** wurde in Deutschland nie in größerem Umfang ermittelt. Kleinere Studien und Berechnungen gehen von ca. 40 µg/Tag aus, wobei dieser Wert regional und individuell – je nach Verzehrsgewohnheiten – stark schwanken dürfte. Die von der EU (56 µg) und den USA (0,87 µg/kg KG) empfohlene Tagesdosis wird damit nicht erreicht, so dass die Selenversorgung zumindest in Teilen der Bevölkerung als marginal bezeichnet werden kann.

Selenmangelerscheinungen sind in der Tierzucht (Lebernekrosen, Herzveränderungen, teratogene Wirkungen) seit langem bekannt. Beim Menschen kann jedoch bis heute einzig die in China auftretende „Keshan Disease" eindeutig mit Selenmangel in Verbindung gebracht werden. Es handelt sich um eine dilatative Kardiomyopathie, die in abgegrenzten Gebieten Chinas mit Se-Aufnahmen unter 11 µg/Tag zahlreiche Todesfälle gefordert hat. Epidemiologische Studien zeigen, dass die Inzidenz ischämischer Herzerkrankungen unter einem Selen-Plasma-Wert von 60 µg/l zunimmt. Desweiteren wird ein Zusammenhang zwischen dem Auftreten maligner Erkrankungen und suboptimalem Se-Status vermutet. Da diese präventiven Wirkungen – sofern sie sich bestätigen lassen – vermutlich auf der Aktivierung von Peroxidase beruhen, bieten sich Erkrankungen mit gesteigerter Produktion freier Radikale als Modelle an. So wird die Se-Substitution in der Intensivmedizin z. B. bei schwerer Sepsis oder Verbrennungen erfolgreich eingesetzt.

Im Zusammenhang mit einer Se-Substitution müssen jedoch dessen **toxische Wirkungen** beachtet werden – aus diesem Grund sind höher dosierte anorganische Se-Präparate in Deutschland verschreibungspflichtig. Bei Betrachtung der **therapeutischen Breite (C)** wird deutlich, dass bei der variablen nutritiven Zufuhr nur ein relativ kleiner, sicherer Bereich genutzt wird. Die ersten Anzeichen einer Vergiftung sind unspezifisch, allerdings äußert sich früh der knoblauchartige Geruch der Atemluft durch Dimethylselenid.

A. Vorkommen und Tagesbedarf

50 µg Selen sind enthalten in:

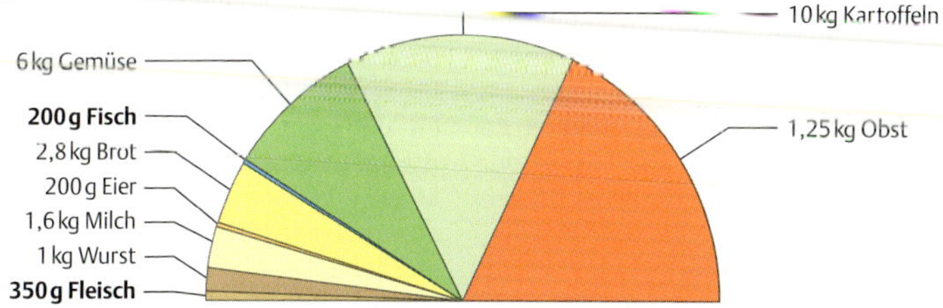

B. Schätzwert für die angemessene Zufuhr (DACH, 2000)

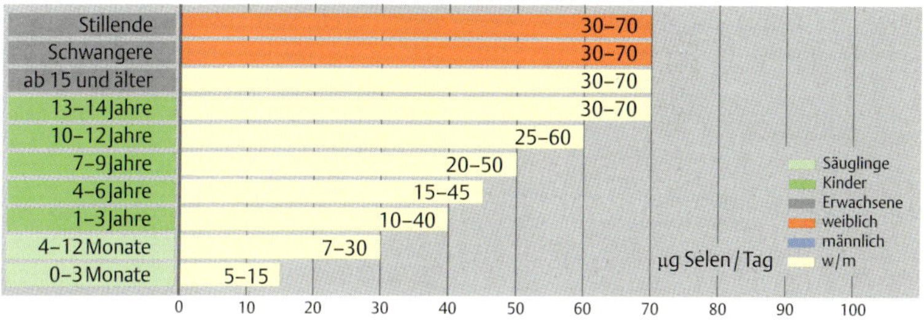

C. Mangel und Überschuss

µg pro Tag	
200000	als Einzeldosis letal
70000	LD_{50} für die meisten Selenverbindungen
3500	oberer Bereich bei Einmalgabe
3000	Intoxikation (Selenosis) in China
800	Beginn chronischer Selenvergiftung
400	oberer sicherer Bereich
350	oberer Bereich bei längerer Einnahme
250–300	optimale Zufuhr zur Prävention von Tumor- oder Herz-Kreislauf-Erkrankungen
150	Supplementation bei suboptimalem Selenstatus
40–100	Schätzwerte für eine angemessene Zufuhr
60–75	USA: National Research Council
40	durchschnittliche Aufnahme in Deutschland
20	untere Grenze: Kardiomyopathie in China bei 11 mg

Zink: Metabolismus und Funktion

Vom Gesamtkörperbestand an Zink (Zn, 1 µmol = ca. 65 µg) von 1,5–2,5 g befinden sich nur geringste Mengen im Blut. Hauptspeicherorgane sind Knochen, Haut und Haare (ca. 70 %), der Rest liegt vorwiegend in Leber, Niere und Muskel vor **(A)**.

Die Zn-Homöostase wird größtenteils über die **Resorption (B)** geregelt. Bei niedrigen Konzentrationen im Lumen findet ein aktiver Transport statt, der im Zn-Mangel stimuliert wird. In der Mukosazelle bewirkt Zn wahrscheinlich die Transkription von mRNA für mehrere Proteine. Das Metallothionein besitzt aufgrund seines Cysteingehaltes eine hohe Metallbindungskapazität. Das CRIP (Cystein-reiches intestinales Protein) besitzt eine höhere Affinität zu Zn und wird daher bevorzugt bei niedrigem Zn-Angebot abgesättigt. Beide Proteine bewirken einerseits den Zn-Transport durch das Zytosol, andererseits stellen sie einen intestinalen Zn-Speicher dar.
Die **Zn-Resorptionsrate** wird sowohl vom Versorgungszustand als auch von anderen Nahrungsbestandteilen beeinflusst. Bekannt ist der hemmende Effekt von Phytinsäure und Ballaststoffen, der die Bioverfügbarkeit aus Getreide begrenzt. Hohe Dosen Kupfer (Cu), Eisen, Calcium, Phosphat und Schwermetalle behindern die Zn-Aufnahme ebenfalls. Niedermolekulare Komplexbildner wie Aminosäuren oder Citrat begünstigen die Resorption, wodurch vermutlich auch die fördernde Wirkung tierischen Proteins zustande kommt. Im Plasma wird Zn zu 2/3 locker an Albumin, zu ca. 1/3 fester an α_2-Makroglobulin gebunden. Die **Ausscheidung** erfolgt zum größten Teil über die Faeces durch intestinale Sekrete und abgeschilferte Darmzellen. Unkalkulierbare Verluste ergeben sich über Haut, Haare und Schweiß.

Bereits 1940 wurde erstmals eine spezifische **Funktion** von Zink für die Aktivität der Carboanhydrase in Erythrozyten nachgewiesen. Mittlerweile sind beim Mensch mindestens 50 Zn-abhängige enzymatische Reaktionen bekannt. Hierzu gehören Enzyme wie die Alkoholdehydrogenase oder die alkalische Phosphatase, die auch als funktioneller Parameter des Zn-Status dient. Zn ist zudem Bestandteil von Transkriptionsfaktoren und wirkt als strukturelle Komponente der Histone zusätzlich auf die Transkriptionsfähigkeit der DNA ein. Diskutiert wird eine Beteiligung von Zn an Hormonrezeptoren, z. B. für Wachstums- und Schilddrüsenhormone. Insulin wird intrazellulär in Form eines Zn-Komplexes gespeichert, ein Effekt, den man sich auch bei der Herstellung von Langzeitinsulinen (verzögerte Freisetzung aus dem Komplex) zunutze macht.

Die Funktionen von Zink im **Immunsystem** beruhen z. T. bereits auf der Beteiligung an dem Thymushormon „Thymulin". Es reguliert die Transformation von Thymozyten in aktive T-Lymphozyten. Zusätzlich wird die T-Lymphozyten-Proliferationsrate (über die DNA-Synthese und/oder Interleukin-2) beeinflusst – Wege, welche die im Zn-Mangel erniedrigten Aktivitäten von T-Helfer- und T-Killerzellen erklären. In jüngster Zeit wird Zn auch eine antioxidative Funktion zugesprochen. Hierfür wurde der Begriff "site-specific"-Antioxidans geprägt, da Zn an spezifische Stellen eines Moleküls bindet und dieses damit vor Oxidation schützt.

A. Metabolismus von Zink

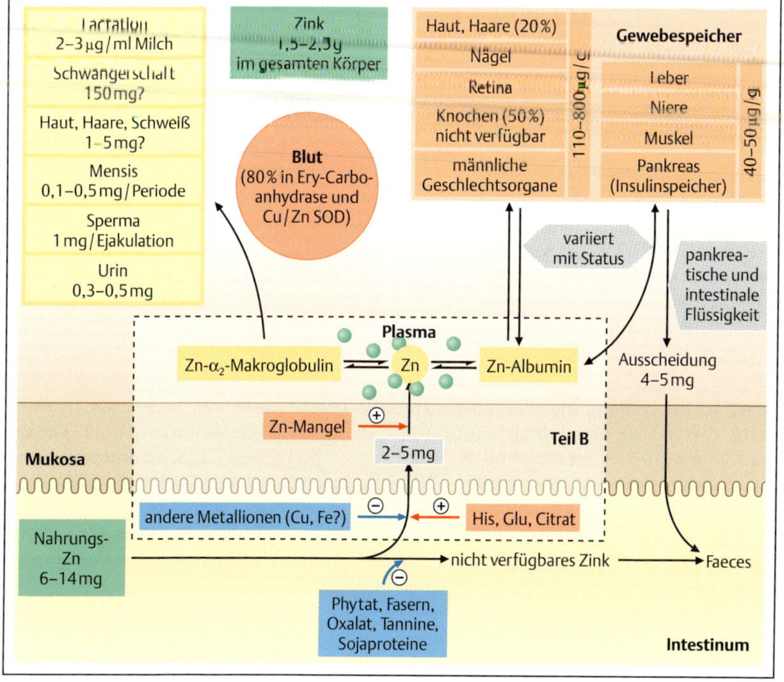

B. Zinkresorption

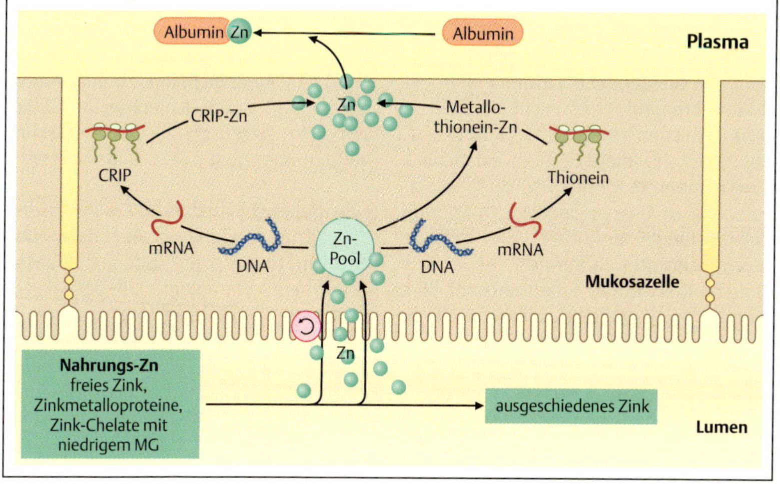

Zink: Vorkommen und Bedarf

Einige, i. A. für die Praxis unbedeutende **Lebensmittel (A)** sind sehr reich an Zink (Zn). So enthalten z. B. Austern bis zu 85 mg/100 g, so dass 20 g davon den Tagesbedarf decken würden. Auch Getreidekeime, Kalbsleber und Nüsse liefern viel Zn. Unter den Grundnahrungsmitteln stellt Fleisch – auch aufgrund der besseren Zn-Verfügbarkeit – die wichtigste Zn-Quelle dar. Der Zn-Gehalt in Getreide korreliert erwartungsgemäß mit dem Ausmahlungsgrad: Weizenvollkornmehl enthält 4 mg/100 g, Weißmehl dagegen ca. 1 mg/100 g. Milch ist mit 380 µg/100 g Zn-arm, während in Hartkäse eine Anreicherung auf ca. 4 mg/100 g stattgefunden hat. Gemüse und Obst spielen mit ca. 200 µg/100 g für die Zn-Versorung keine große Rolle.

Der von der DGE angegebene **Zinkbedarf (B)** basiert auf neueren Erkenntnissen über die Absorptionsrate und den obligatorischen Verlusten von Zink. Für Erwachsene wird demnach eine Zufuhr von 7 bzw. 10 mg/Tag empfohlen, Verluste während der Stillzeit sollten durch eine Zulage von 4 mg ausgeglichen werden. Die **tatsächliche Zufuhr** entspricht diesen Empfehlungen nicht – Erwachsene erreichen ca. 75–80 %, Kinder z. T. nur 65 %. Ob diese Zahlen tatsächlich eine alimentäre Unterversorgung widerspiegeln, ist derzeit umstritten. So wird auf EU-Ebene diskutiert, die mittlere Resorptionsrate aufgrund des hohen Fleischanteils in der Ernährung auf 30 % zu erhöhen, was die erforderliche Zufuhr vermindern würde. Dann würde die tatsächliche Zufuhr in etwa den Empfehlungen entsprechen. Eine solch rechnerische Korrektur berücksichtigt jedoch nicht, dass immer wieder Studien erscheinen, die für bestimmte Risikogruppen (z. B. Patienten in Kliniken, Altersheimen) eine weitaus schlechtere Zn-Versorgung belegen.

Die **Toxizität** von Zn ist gering. Durch nutritiv hohe Zufuhr, wie sie z. B. in Gegenden mit hohem Verzehr an Schalen- und Krustentieren vorkommt, sind keine Nebenwirkungen zu erwarten. Bei hohen Dosen treten Interaktionen mit Kupfer auf, die bei der Kupferspeicherkrankheit (Morbus Wilson) therapeutisch genutzt werden.

Die pathologischen Zeichen eines **Zinkmangels (C)** sind von Alter und Geschlecht sowie der Dauer und Ausprägung des Mangels abhängig. Im Kindesalter dominieren Wachstumsstörungen, später Störungen des Geschmacks- und Geruchssinns, Haarausfall, Hautveränderungen, psychische Störungen, erhöhte Infektanfälligkeit sowie eine gestörte Wundheilung. Aus letzterem Grund wird Zn seit langem in Externa zur Wundbehandlung eingesetzt. Ein Zn-Mangel ist z. B. bei parenteraler Ernährung und Darmerkrankungen beschrieben. Eine marginale Versorgung ist bei strengen Vegetariern wahrscheinlich. In Entwicklungsländern mit hohem Anteil an kleiereichen Getreideprodukten kann es durch schlechte Verfügbarkeit rein diätetisch zu Mangelerscheinungen kommen.

Eine genetisch bedingte Zn-Malabsorption gilt als Ursache der **Akrodermatitis enteropathica**, einer seltenen, rezessiv vererbbaren Erkrankung. Sie äußert sich in Form erythematöser Hautveränderungen v. a. in der Umgebung aller Körperöffnungen. Da auch Schleimhäute betroffen sind, kommt es zur Besiedlung mit z. B. Candida albicans und massiven Diarrhoen.

A. Vorkommen und Tagesbedarf

7 mg Zink sind enthalten in:

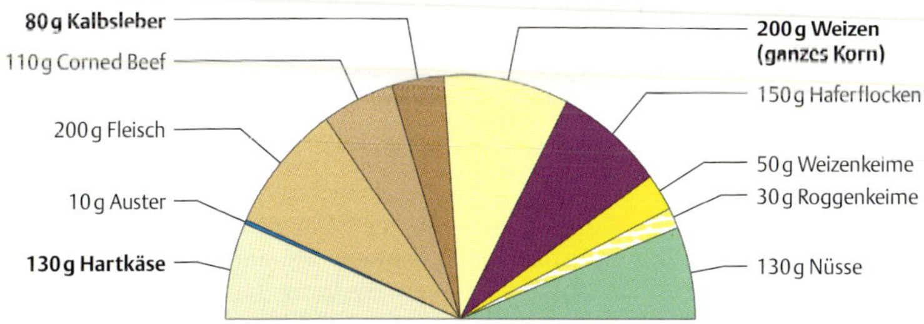

B. Zufuhrempfehlungen (DACH, 2000)

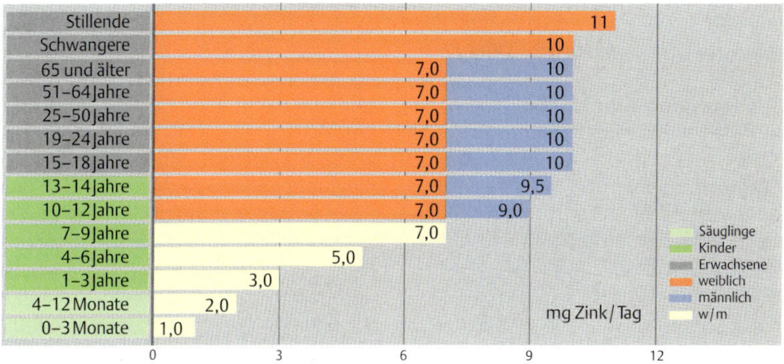

C. Hautveränderungen im Zinkmangel

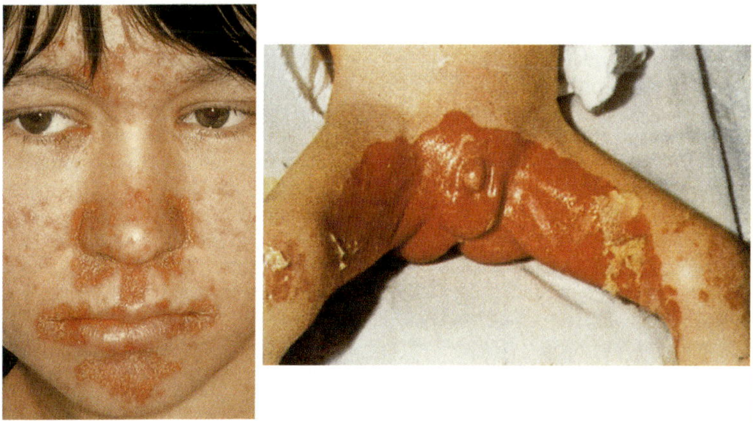

Kupfer: Metabolismus und Funktion I

Der Gesamtkörperbestand an Kupfer (Cu, 1 µmol = ca. 64 µg) beträgt ca. 100 mg, wovon ca. 40 % im Skelett, ca. 24 % in der Muskulatur, ca. 9 % in der Leber und ca. 6 % im Gehirn lokalisiert sind.

Zum alimentär zugeführten Cu kommen beträchtliche Mengen aus Intestinalsekreten **(A)**. Hiervon werden täglich ca. 1–1,5 mg Cu resorbiert, wobei durch pH-bedingte Freisetzung von Cu aus seinen Verbindungen bereits eine passive Diffusion im Magen möglich ist. Das meiste gelangt jedoch im Dünndarm, ebenfalls passiv, in die Mukosazelle. Die **Resorptionsrate** ist stark von anderen Nahrungsbestandteilen abhängig (Phytat hemmend, Aminosäuren fördernd). Zink hemmt die Resorption über einen Antagonismus auf der Mukosaseite und durch Induktion von Metallothionein, an das Cu in der Mukosazelle gebunden wird. Hierdurch wird einerseits die Cu-Überladung der Zelle verhindert, andererseits der Transport zur Serosaseite erschwert. Der Cu-Plasma-Spiegel liegt bei ca. 0,5–1,5 µg/ml. Er ist weitgehend unbeeinflusst von Nahrungsaufnahme und Fasten, aus ungeklärten Gründen jedoch am Ende einer Schwangerschaft nahezu verdoppelt. Kupfer ist im **Blut** vorwiegend an Transcuprein und locker an Albumin gebunden; ca. 10 % finden sich als niedermolekulare Cu-Komplexe, v. a. Cu-Aminosäuren.

Nach Aufnahme in die **Leber** wird Cu entweder in Zielproteine eingebaut oder als Cu-Ceruloplasmin (Cp) wieder ins Blut abgegeben. Cu-Cp ist die **Transportform** für Cu zu den Zielgeweben. Die zelluläre Aufnahme aus den Transportproteinen erfolgt wahrscheinlich durch einen membranständigen Cu-Rezeptor.

Die **Ausscheidung** via Galle stellt die wichtigste Regulationsgröße für die Cu-Homöostase dar. Der Prozess läuft vermutlich über einen lysosomalen Abbau von Cu-Metallothionein und Cu-Ceruloplasmin in Hepatozyten.

Kupfer ist in den letzten Jahren als Bestandteil des **endogenen, antioxidativen Systems** bekannt geworden **(B)**. Hierzu gehören die CuZn-Superoxiddismutase (Cu-SOD) und die Cytochrom C-Oxidase (CCO), die am Elektronentransfer in den Mitochondrien beteiligt ist. Eine reduzierte Aktivität der CCO könnte eine unvollständige O_2-Reduktion und damit vermehrten Anfall an Superoxid zur Folge haben. Die Cu-SOD wird im Mangel offensichtlich durch eine mitochondriale Mangan-SOD (Mn-SOD) teilweise kompensiert. Der Cu-Status kann auch ohne direkte Cu-Beteiligung die Aktivität anderer Enzyme beeinflussen. So resultiert ein Cu-Mangel in niedrigeren mRNA-Konzentrationen für Glutathionperoxidase ($GSHP_x$) und dem Ferroenzym Katalase. Glutathion-S-Transferase (GST) und Glucose-6-Phosphatdehydrogenase (G6PDH) scheinen ebenfalls beeinflusst. Letztere könnte im Sinne einer Adaptationsreaktion an den erhöhten oxidativen Stress im Cu-Mangel gedeutet werden. Die G6PDH ist für die Regeneration von NADPH zuständig, welches die Glutathionreduktase (GR) für die Regenerierung von reduziertem Glutathion (GSH) aus der oxidierten Form (GSSG) benötigt. Diese bis heute nur in Tiermodellen gezeigten Vorgänge könnten dem Cu-Status künftig große Bedeutung in der Pathogenese verschiedenster Erkrankungen zukommen lassen.

A. Metabolismus

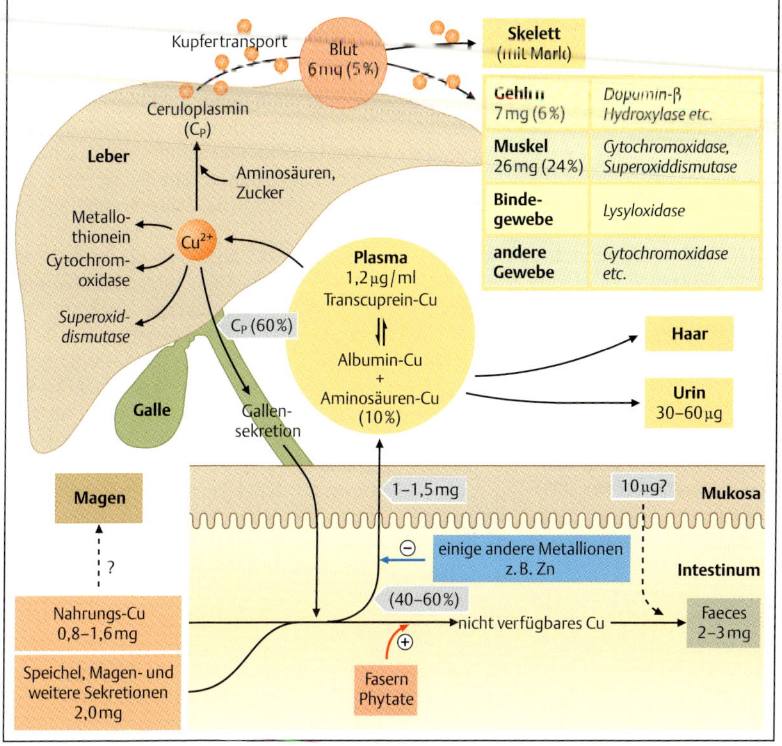

B. Oxidativer Stress im Kupfermangel

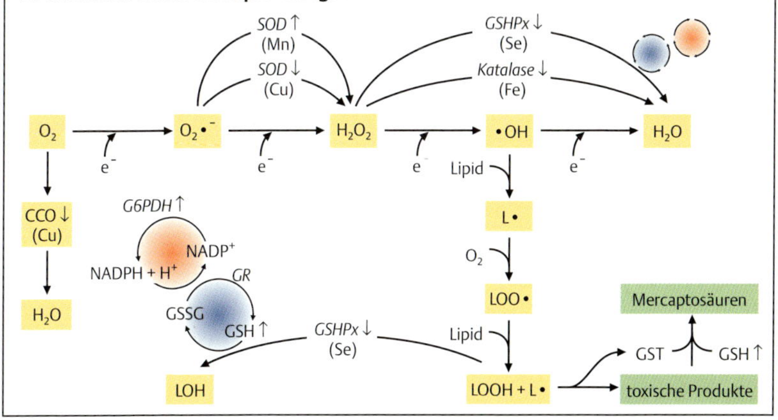

Kupfer: Funktion II, Vorkommen und Bedarf

Die **Funktionen (A)** von Kupfer (Cu) beschränken sich jedoch nicht auf das antioxidative System oder den Elektronentransport (s. S. 252). Ceruloplasmin (Cp), das wichtigste Transportprotein für Cu im Blut, ist auch als Cu-Cp an der Oxidation von Fe^{2+} zu Fe^{3+} beteiligt. Erst hierdurch kann gespeichertes Fe an Transferrin gebunden werden (s. S. 232), wodurch sich die engen Verknüpfungen zwischen Cu- und Fe-Status erklären. Die Lysosyloxidase spielt eine zentrale Rolle bei der Vernetzung von Collagen und Elastin. Die Dopamin-βHydroxylasedroxylase benutzt Ascorbat als Elektronendonator und katalysiert die Reaktion von Dopamin zu Noradrenalin. Über Interleukin-2 ergeben sich noch nicht exakt verifizierte Einflüsse auf das Immunsystem.

Aus diesen Funktionen lassen sich viele der **Cu-Mangelsymptome** erklären. Zu Beginn kommt es zu einer Verminderung der neutrophilen Granulozyten, Leukozyten und Erythrozyten. Es folgen Hautveränderungen und ZNS-Störungen, bei Kindern auch begleitet von Wachstumsstörungen und Skelettveränderungen. Ungeklärt ist eine bei allen Spezies auftretende Hypercholesterinämie. In der Tierzucht sind Auswirkungen eines Cu-Mangels auf das Blutgefäßsystem seit langem bekannt: Der plötzliche Tod durch Ruptur der Aorta – bedingt durch gestörte Collagen- und Elastinsynthese – tritt bei augenscheinlich gesunden Tieren auf. Eine Parallele beim Mensch, d. h. latente Cu-Unterversorgung als Ursache von Herz-Kreislauf--Erkrankungen, wurde zwar vermutet, konnte aber nicht bestätigt werden.

In **Lebensmitteln (B)** ist Kupfer weit verbreitet. Sehr gute Quellen sind Innereien und Krustentiere. In der Praxis dürfte jedoch das meiste Cu aus Getreide, Obst, Gemüse und Fleisch stammen. Milch, auch Muttermilch, ist arm an Cu. Neugeborene haben daher stark erhöhte Cu-Gehalte in der Leber, so dass ein Cu-Speicher für die Stillzeit angelegt ist.

Ein **Bedarf (C)** lässt sich für Cu nicht ermitteln – die DGE gibt „Schätzungen für eine angemessene Zufuhr" an. Diese betragen für Erwachsene 1,0–1,5 mg Cu/Tag, wobei aus Bilanzstudien hervorgeht, dass bei ca. 1,25 mg/Tag ein Gleichgewicht erreichbar ist. Die **tatsächliche Zufuhr** beträgt beim Erwachsenen ca. 2 mg/Tag – Cu zählt derzeit nicht zu den kritischen Spurenelementen. Mangelerscheinungen treten bei uns nur unter Extrembedingungen auf (z. B. gastrointestinale Erkrankungen, nephrotisches Syndrom).

Die **Toxizität** von Cu ist gering, so dass via Ernährung nicht mit Vergiftungen zu rechnen ist. Durch berufliche Exposition kam es neben unspezifischen Akutsymptomen zu Leberschädigung und Blutbildveränderungen. In Deutschland ist mindestens ein Fall bekannt, in dem es durch Cu im Trinkwasser zu ähnlicher, weitgehend reversibler Symptomatik kam. Quelle des Trinkwassers war ein eigener Brunnen – geleitet wurde es durch Cu-Leitungen. Durch den niedrigen pH des Wassers kam es zu hohen Cu-Konzentrationen – und dadurch bei einem Kleinkind zu Leberversagen mit Todesfolge. Bei öffentlicher Wasserversorgung sind solch niedrige pH-Werte ausgeschlossen, so dass – auch bei Verwendung von Cu-Leitungen – eine Intoxikation nicht vorkommt.

A. Durch Kupferenzyme katalysierte Reaktionen

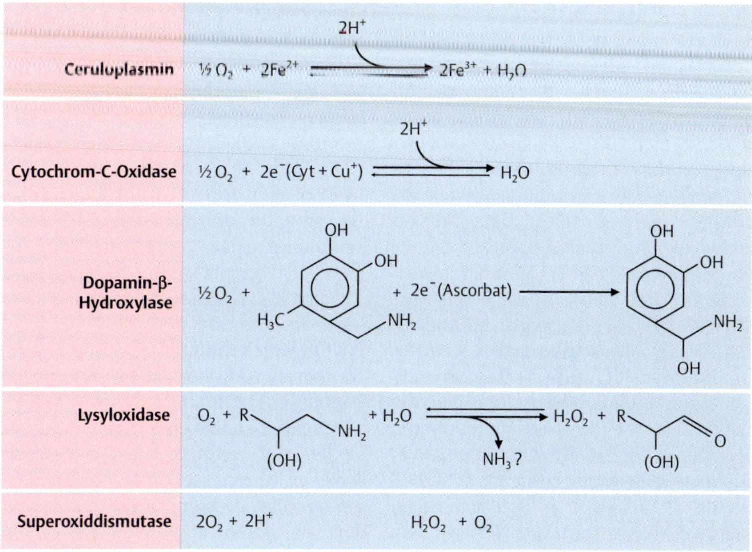

B. Vorkommen

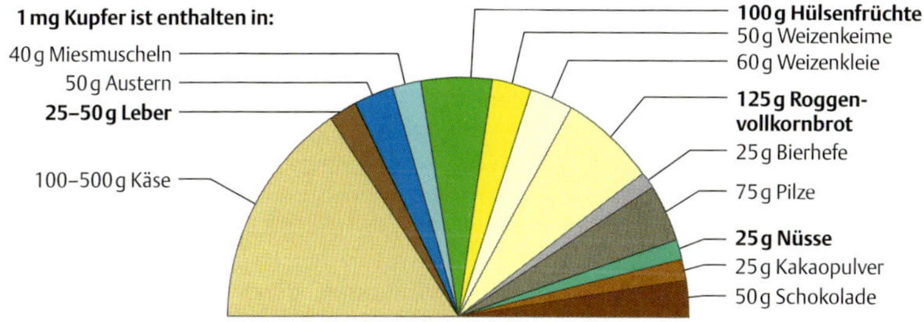

C. Schätzwert für die angemessene Zufuhr (DACH, 2000)

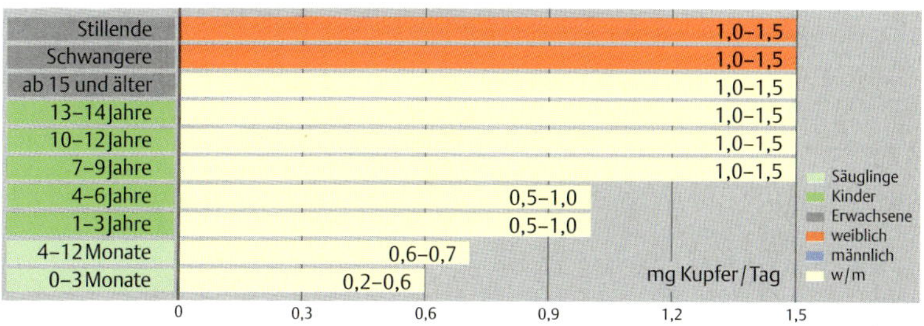

Mangan

Der **Metabolismus (A)** von Mangan (Mn, 1 µmol = ca. 55 µg) ist bis heute nur wenig erforscht. Von den alimentär zugeführten 3–4 mg Mn werden nur wenige % resorbiert; die bekannten Komplexbildner wirken fördernd, mit Fe^{2+} wurde ein ausgeprägter Antagonismus beobachtet. Es wird vermutet, dass Mn und Fe das gleiche Transportsystem benutzen. Im Blut wird Mn an Albumin gebunden zur Leber transportiert – die Ausscheidung via Galle scheint die Regulation für die Mn-Homöostase darzustellen. Durch Bindung an Transferrin und α_2-Makroglobulin erfolgt die Abgabe ins Blut und der Transport zu peripheren Geweben. Über die Aufnahme von Mn in die Zielzelle ist wenig bekannt: Eventuell verläuft sie analog dem Fe durch einen Transferrin-Rezeptor. Zur Bindung von Mn an Transferrin muss jedoch Mn^{2+} (analog Fe^{2+}) zu Mn^{3+} oxidiert werden, was evtl. durch Ceruloplasmin erfolgen könnte.

Von den 10–20 mg Gesamtkörperbestand ist das meiste Mn passiv in den Knochen gelagert.

Die essenziellen **Funktionen** von Mn beruhen auf der Beteiligung an und evtl. der Aktivierung von wenigen Enzymen. Es sind drei Metalloenzyme mit Mn als Cofaktor bekannt: Die Mn-Superoxiddismutase, die Pyruvatcarboxylase (Gluconeogenese) und die Arginase (Harnstoffzyklus). Daneben existiert eine Vielzahl von Enzymen, bei denen Mn mehr oder weniger durch andere Metallionen ersetzt werden kann.

Mangan ist v. a. in pflanzlichen **Lebensmitteln (B)** weit verbreitet. Sehr gute Quellen stellen Getreide, v. a. Keime und äußere Schichten, sowie Soja, Hülsenfrüchte und Reis dar. Fleisch, Fisch und Milchprodukte sind eher Mn-arm.

Die **„Schätzwerte für eine angemessene Zufuhr" (C)** betragen für den Erwachsenen 2–5 mg pro Tag, während Schwangerschaft und Stillzeit wird derzeit kein Mehrbedarf gesehen. Diese Werte beruhen auf Untersuchungen aus den USA über die tägliche Zufuhr (2–3 mg/Tag), so dass sie mit einem großen Unsicherheitsfaktor behaftet sind. In europäischen Ernährungserhebungen und Nährwerttabellen ist Mn – nicht zuletzt aufgrund analytischer Probleme – selten zu finden.

Mangelerscheinungen wurden beim Mensch nur in wenigen Fällen – bei parenteraler Ernährung oder experimentell – beschrieben. Da eine Kombination mit anderen Nährstoffdefiziten wahrscheinlich war, ist eine Definition von Mn-Mangelsymptomen beim Mensch nicht möglich. Bei heranwachsenden Tieren führt ein Mn-Defizit zu Skelettveränderungen, ZNS-Störungen und verändertem Kohlenhydrat- und Fettmetabolismus. Analog wurde Mn auch mit Epilepsie und Insulinresistenz beim Mensch in Verbindung gebracht, was zur Zeit aber keine praktische Bedeutung hat.

Auch wenn bei hohem Getreideverzehr die tatsächliche Zufuhr 10 mg Mn/Tag überschreiten kann, sind **toxische Auswirkungen** durch Nahrungs-Mn nicht zu befürchten. Werden im Tierversuch größere Mn-Mengen zugeführt, so zeigen sich Blutbildveränderungen, in höheren Dosen wird das ZNS geschädigt. Diese Symptome sind auch von Mn-Minenarbeitern in Chile und Indien bekannt. Durch täglichen Hautkontakt oder Staubinhalation kommt es zu Parkinsonähnlichen Zuckungen und/oder Halluzinationen.

A. Metabolismus

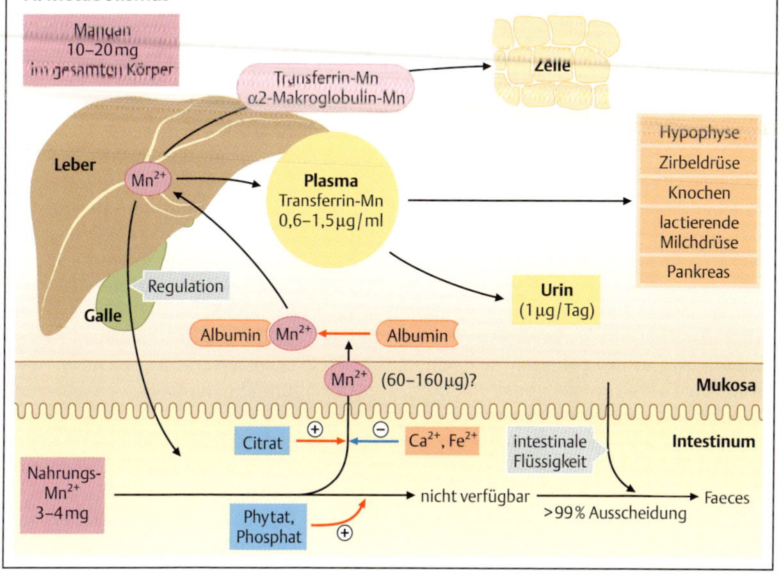

B. Vorkommen

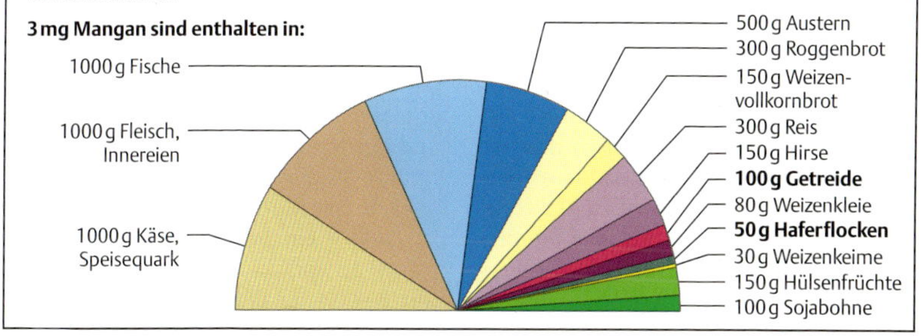

C. Schätzwert für die angemessene Zufuhr (DACH, 2000)

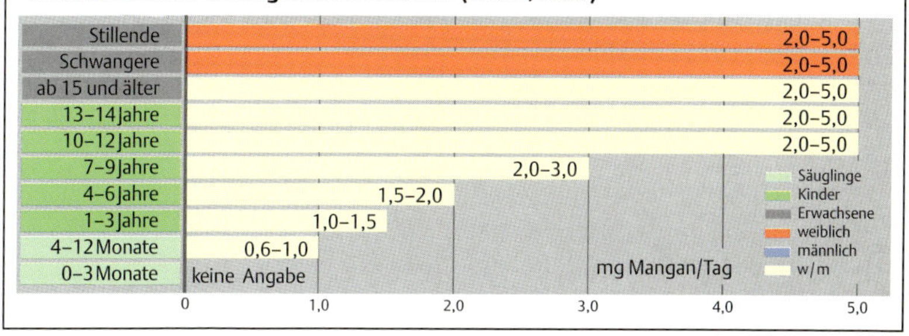

Molybdän

Der Gesamtkörperbestand an Molybdän (Mo, 1 µmol = ca. 96 µg) beträgt etwa 8–10 mg. Höchste Gehalte finden sich in Leber, Niere und Knochen.
Über den **Mo-Metabolismus** ist wenig bekannt. Die Resorption erfolgt passiv im Dünndarm mit guten, nicht näher quantifizierten Resorptionsraten. Im Blut wird Mo, vorwiegend an Proteine in Erythrozyten gebunden, transportiert. Die Gehalte im Vollblut variieren je nach nutritiver Zufuhr zwischen 30 und 700 nmol/l; im Serum befinden sich ca. 5 nmol/l in Form von Molybdat (MoO_4^{2-}). Mo wird mit dem Urin ausgeschieden – die Niere könnte das Regulationsorgan für die Mo-Homöostase sein.

Molybdän ist beim Mensch an drei **Enzymen (A)** beteiligt. Die Xanthinoxidase katalysiert die letzten zwei Schritte des Abbaus der Purinnucleotide (GMP und AMP). Die Aldehydoxidase wirkt z. B. beim Abbau der Catecholamine mit. Der letzte Schritt im Abbau Schwefelhaltiger Aminosäuren wird durch die Sulfitoxidase katalysiert. Bei allen drei Enzymen werden Elektronen über das Mo-Zentrum auf andere Cofaktoren und schließlich auf Elektronenakzeptoren wie Cytochrom C, molekularen Sauerstoff oder NAD^+ übertragen. Mo ist dabei nicht direkt an das Enzym gebunden, sondern in ein Schwefelhaltiges Molekül (Molybdopterin) eingebaut. Die Synthese dieses Mo-Cofaktors (Mo-Molybdopterin) ist bis dato nur an Bakterien untersucht. Es wird vermutet, dass Mo ein die Synthese regulierendes Protein induziert.

In **Lebensmitteln (B)** ist Mo ubiquitär vorhanden. Getreidekeime, Hülsenfrüchte und Innereien sind gute Mo-Lieferanten.

Die DGE gibt **„Schätzwerte für eine angemessene Zufuhr“ (C)** an (Erwachsene: 50–100 µg/Tag). Neuere, gut kontrollierte Bilanzuntersuchungen finden bei nur 22 µg Mo/Tag keine klinischen Mangelsymptome; ein Einfluss auf Mo-abhängige Enzyme wird jedoch nicht ausgeschlossen. Aufgrund analytischer Probleme sind Zahlen in Tabellenwerken kritisch zu betrachten. So wurde in den USA die **tatsächliche Zufuhr** 1970 auf 360, 1980 auf 180 und 1987 auf ca. 80 µg/Tag geschätzt. Derzeit gilt Mo – obwohl schlecht erforscht – nicht als kritisches Spurenelement.

Mo-Mangelerscheinungen beim Mensch wurden nur in einem Fall beschrieben. Es handelte sich um einen Patienten mit Morbus Crohn, der über 18 Monate ausschließlich parenteral ernährt wurde. Er entwickelte eine Tachykardie, Kopfschmerzen, Nachtblindheit, Erbrechen und schließlich Koma. Nach Absetzen der Aminosäurezufuhr besserten sich die Beschwerden. Metabolische Studien ergaben eine Störung der Sulfitoxidase und der Xanthinoxidase.
Andere Studien brachten einen Mo-Mangel z. B. mit Krebs in Verbindung, jedoch lag immer ein Defizit mehrerer Spurenelemente vor.
Der Beweis für die Essenzialität von Mo wurde durch genetisch bedingte Mo-Enzymdefekte geliefert. Bereits 1967 wurde bei einem Kind postmortal ein Sulfitoxidase-Mangel festgestellt, der mit hohen Spiegeln an Sulfit, Thiosulfat und abnormen S-haltigen Aminosäuren einherging. Inzwischen sind ca. 20 weitere Fälle bekannt. Häufiger (ca. 80 Fälle) tritt ein Mangel an Mo-Cofaktor auf, der alle drei beschriebenen Enzyme beeinträchtigt.

A. Molybdänhaltige Enzyme

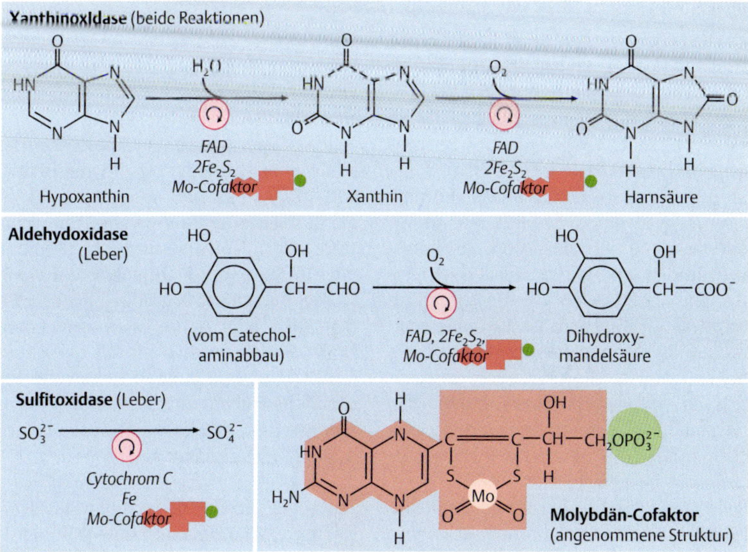

B. Vorkommen

75 µg Molybdän sind enthalten in:

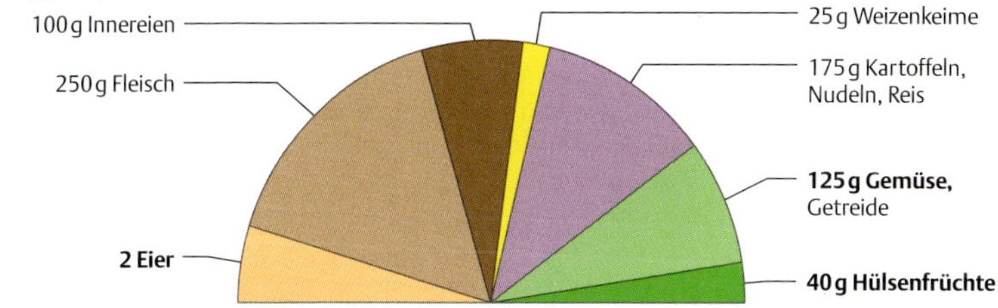

C. Schätzwert für die angemessene Zufuhr (DACH, 2000)

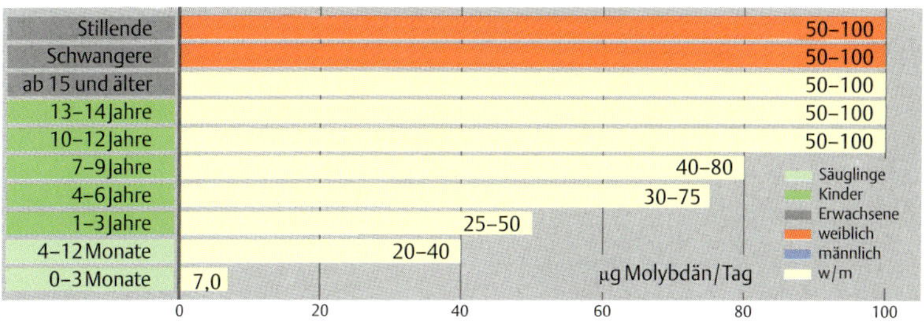

Chrom

In biologischen Organismen liegt Chrom (Cr, 1 nmol = 52 ng) als Cr^{3+}, primär an organische Moleküle gebunden, vor.
Über den **Metabolismus (A)** von Cr ist wenig bekannt. Die Resorption erfolgt passiv und evtl. aktiv im Dünndarm. Da nur 0,5–3 % resorbiert werden, kommt anderen Nahrungsbestandteilen große Bedeutung zu: Aminosäuren, Ascorbinsäure und Oxalat wirken fördernd, Phytate und Zink sollen die Cr-Aufnahme hemmen. Im Blut wird Cr an Transferrin gebunden; wenn dieses bereits mit Fe abgesättigt ist, kann Cr auch unspezifisch an andere Proteine binden. Die Ausscheidung erfolgt vorwiegend via Urin, wobei eine geregelte Rückresorption nicht gesichert ist.
Die bislang einzig bekannte **Funktion** von Cr ist sein Vorkommen in einem (postulierten) Glucosetoleranzfaktor (GTF). Dieser soll in einem oktaedrischen Komplex aus zwei Nikotinsäuremolekülen sowie Glutaminsäure, Glycin und Cystein bestehen. Die ursprünglich aus Bierhefe isolierte Verbindung wurde auch in Leber und Plasma gefunden, konnte jedoch nie rein dargestellt werden. Auch führten Versuche mit synthetisch hergestellten Komplexen dieser Art nicht zu den erwarteten Ergebnissen. GTF soll an der Zielzelle die Insulinwirkungen und damit u. a. die Glucoseaufnahme fördern. Auch wurde vermutet, dass Cr direkten Einfluss auf die Bauchspeicheldrüse hat. Bis heute jedoch fehlen sichere Beweise für die Existenz eines GTF und für die Bedeutung von Cr für dessen Aktivität, obgleich Chrom offensichtlich die Glucosetoleranz zu verbessern scheint.

Chrom kommt in **Lebensmitteln (B)** sowohl in anorganischer als auch in organischer Form vor. Gute Quellen sind Leber und Niere, aber auch Muskelfleisch, Getreide und Gemüse.

Die **„angemessene Zufuhr“ (C)** wird auf 30–100 µg/Tag geschätzt. Grundlage ist eine WHO-Angabe von 20 µg/Tag, zu welcher ein gewisser Speicherbedarf addiert wurde. Cr, oft im ng-Bereich vorhanden, ist ein Musterbeispiel für die fortschreitende Analytik: So wurde 1962 der Norm-Serum-Chrom-Spiegel mit 10000 nmol/l angegeben, 6 Jahre später mit ca. 450 nmol/l und seit Beginn der 80er Jahre wird mit einem Normbereich unter 3 nmol/l gerechnet. Neuere Untersuchungen geben die **tatsächliche Zufuhr** mit 15–50 µg Chrom/Tag an, was auf eine marginale Versorgung schließen lässt.

Trotzdem wurde bis jetzt ein alimentär bedingter **Mangel** nicht belegt. In der Literatur sind drei Fälle beschrieben, die über mehrere Monate ausschließlich parenteral ernährt wurden. Hyperglykämie, Gewichtsverlust und periphere Neuropathie waren die Leitsymptome, die nach Cr-Supplementation reversibel waren. Cr-Mangel wurde daraufhin als ein ursächlicher Faktor für die Entstehung von Typ-1-Diabetes diskutiert. Supplementationsstudien an Diabetikern brachten jedoch keine einheitlichen Ergebnisse, so dass dieser Zusammenhang immer noch fraglich ist.

Toxische Wirkungen von Cr sind nur aus der Arbeitsmedizin bekannt. Bei der Edelstahlherstellung oder der Lederverarbeitung fällt das extrem reaktive Cr^{6+} an, das über Lunge und/oder Gastrointestinaltrakt aufgenommen wird. Neben Akutsymptomen wie z. B. Dermatitis wird ein erhöhtes Risiko für Lungenkrebs nicht ausgeschlossen.

A. Metabolismus

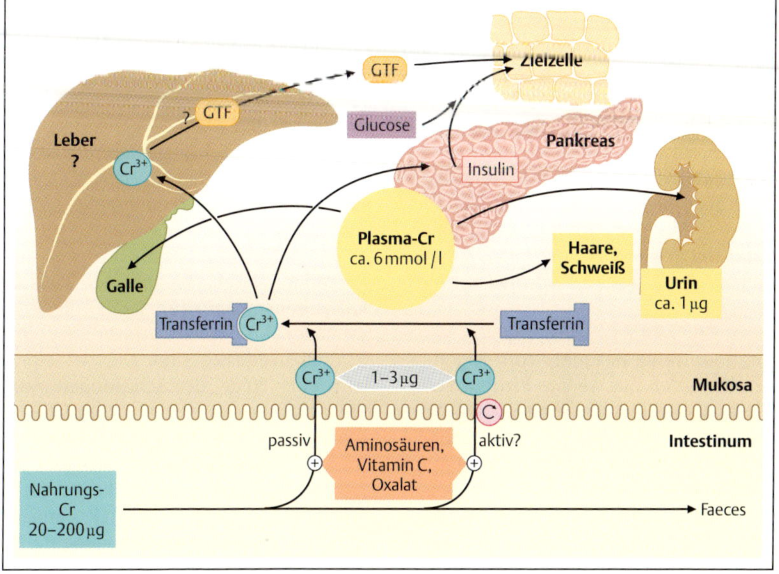

B. Vorkommen

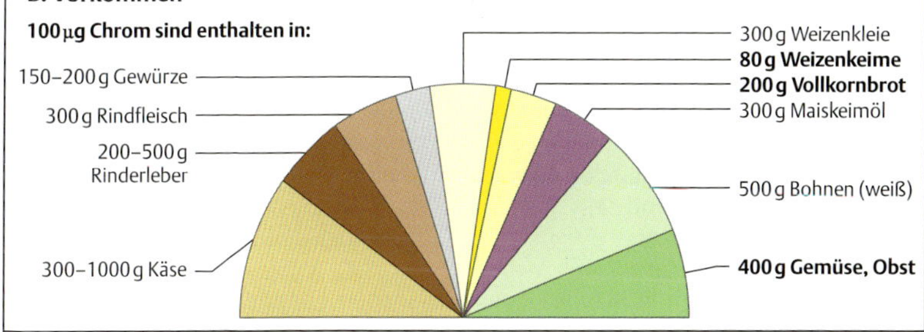

C. Schätzwert für die angemessene Zufuhr (DACH, 2000)

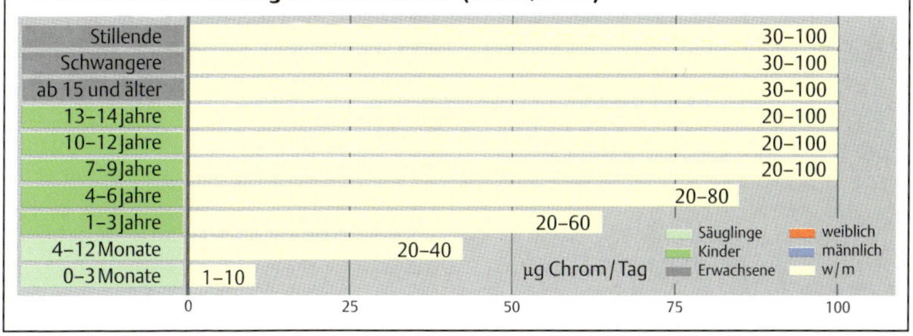

Vanadium

Vanadium (V, 1 nmol = ca. 51 ng) kommt vorwiegend als VO^{2+} (Vanadyl) und VO_4^{3-} (Vanadat) vor. Vanadyl ist Ionen wie Ca^{2+}, Mg^{2+} oder Fe^{2+} sehr ähnlich, so dass es mit diesen um Bindungsstellen konkurriert. Neuerdings wird auch die Peroxoform als eigentlich aktives Molekül diskutiert: Vanadat kann mit freien Radikalen zum Peroxovanadyl oder Vanadylhydroperoxid reagieren.
Über den **Metabolismus (A)** von Vanadium ist wenig bekannt. Vom zugeführten V werden nur wenige Prozent resorbiert, die im Blut an Transferrin gebunden werden. Bedingt durch die Ähnlichkeit zu Fe findet wahrscheinlich auch eine Bindung an Ferritin sowie an Lactoferrin statt, über das V in die Muttermilch gelangt. Der Serum-V-Spiegel scheint homöostatisch geregelt zu sein, wobei der Austausch im Knochen als Hauptspeicher sowie die Niere als Ausscheidungsorgan eine Rolle spielen könnten. Der Gesamtkörperbestand wird heute mit ca. 100 µg angegeben. Höchste Konzentrationen finden sich in Lunge und Haaren, wobei der Eintrag über die Luft entscheidend sein dürfte.

Die **Wirkungen**, die bisher für V beschrieben sind, wurden in Mangel- oder Überdosierungsstudien an Tieren ermittelt. Beim Mensch ist bis jetzt kein Enzym bekannt, welches V als Cofaktor benötigt. Somit kann nicht ausgeschlossen werden, dass alle Beobachtungen eher eine pharmakologische Wirkung als eine essenzielle Funktion darstellen. Bereits 1979 wurde auf die Bedeutung für das Knochenwachstum bei Küken hingewiesen. Eine Erklärung könnte in der unspezifischen Hemmung der Phosphotyrosyl-Proteinphosphatase zu finden sein **(B)**: Die Osteoblastenaktivität wird durch Wachstumsfaktoren stimuliert, die über eine membranständige Tyrosylkinase die Phosphorylierung von Tyrosinresten in spezifischen Proteinen bewirkt. Die Gegenreaktion wird durch eben jene Phosphatase katalysiert, die durch V und Fluorid gehemmt wird. V soll auch Insulineffekte an Adipozyten nachahmen sowie die endogene Cholesterolsynthese hemmen.

Vanadium findet sich in einer Vielzahl von **Lebensmitteln (C)**, wobei die Analysenangaben stark schwanken und sehr unzuverlässig sind. Dies ist einerseits eine Folge der schwierigen Analytik, andererseits ist der V-Gehalt stark abhängig vom Eintrag durch die Luft und vom Kontakt mit z. B. Edelstahl bei der Verarbeitung. Da bis heute nicht sicher ist, ob V essenziell ist, kann es auch keine Bedarfsangabe geben. Die **tatsächliche Zufuhr** wird auf 15–30 µg/Tag geschätzt.

Ein **V-Mangel** führt bei Tieren zu einer erhöhten Abortrate, reduzierter Milchproduktion, Wachstumsstörungen, Ödemen und Störungen der Schilddrüsenfunktion und des Lipidstoffwechsels. Beim Mensch sind keine Mangelerscheinungen bekannt.

Hingegen kommen die **toxischen Wirkungen** in der Arbeitsmedizin zum Tragen. Die Resorptionsquote von V über die Lunge ist weitaus höher als die enterale, so dass sich wesentlich höhere Blutspiegel ergeben. Neben akuten Symptomen wie Schleimhautreizungen und Hautveränderungen wurden in Langzeitversuchen am Mensch bei oraler Einnahme im mg-Bereich auch Krämpfe und gastrointestinale Störungen beobachtet. In-vitro-Versuche zeigten, dass V in hohen Dosen verschiedenste ATPasen und andere Enzyme hemmt.

A. Metabolismus

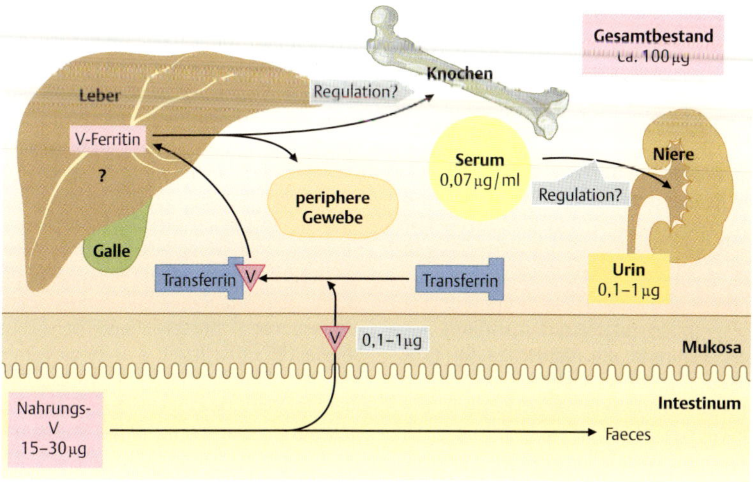

B. Knochenmetabolismus

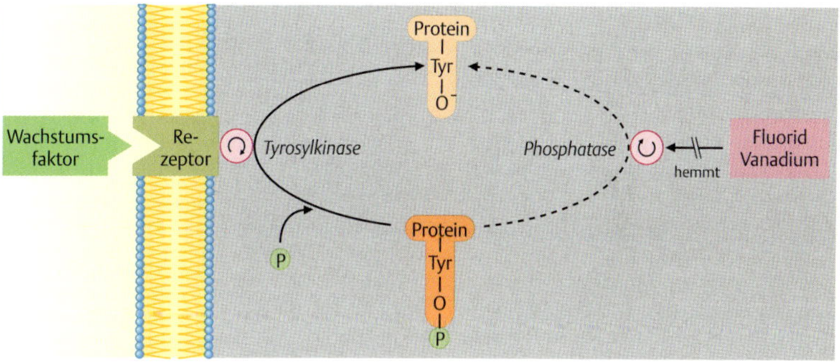

C. Vorkommen

30 µg Vanadium sind enthalten in:

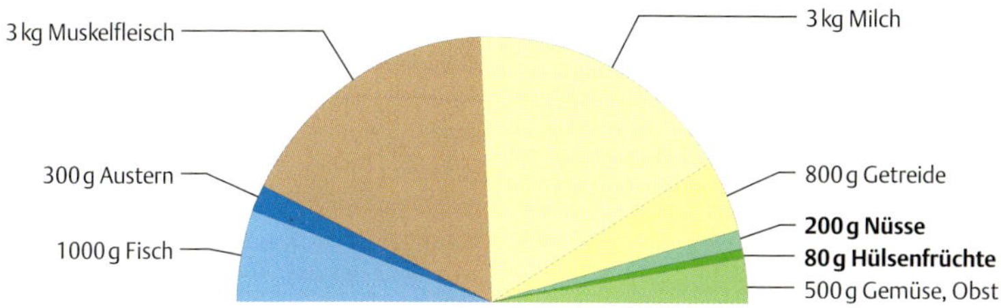

Zinn und Nickel

Da **Zinn** (Sn, 1 µmol = ca. 119 µg) in den Oxidationsstufen Sn^{2+} und Sn^{4+} vorkommt, ist theoretisch eine Beteiligung an körpereigenen Redoxsystemen sowie eine Bedeutung für die Tertiärstruktur von Proteinen denkbar.
Die **Resorption (A)** von Sn hängt sowohl von der Dosis als auch von der Verbindung ab. Über Nahrungsmittel werden ca. 3–4 mg Sn/Tag, vorwiegend als organische Komplexe, aufgenommen. Diese sollen relativ gut resorbiert werden, während anorganisches Sn größtenteils nicht verwertbar ist.
Obwohl Sn in **Lebensmitteln** weit verbreitet ist, kommt es durch das Herauslösen von Sn aus nicht lackierten Doseninnenwänden oder Zinngeschirr zu vielfach höherer Aufnahme. Von besonderer Bedeutung ist dies bei sauren Flüssigkeiten wie Fruchtsäften oder Sauerkonserven.
Zinn wurde zu den essenziellen Spurenelementen gezählt, als sein wachstumssteigernder Effekt bei Ratten entdeckt wurde. Eine Beteiligung an Gastrin, das die HCl-Produktion im Magen reguliert, wird diskutiert. Bis dato fehlt jedoch der Beweis für eine essenzielle Wirkung beim Mensch. So sind auch bei keiner Spezies Sn-Mangelsymptome bekannt.

Hingegen wurden vielfach **toxische Wirkungen** beschrieben. So ist ein Fall dokumentiert, in dem das 24stündige Aufbewahren von Orangensaft in einer Zinnkanne zu reversiblen, intestinalen Symptomen führte. Weitaus bedeutender sind organische Zinnverbindungen, wie sie bei der Metallverarbeitung, in der Kunststoffindustrie oder der Schädlingsbekämpfung eingesetzt werden.

Nickel (Ni, 1 µmol = ca. 59 µg) kommt vorwiegend als Ni^{2+} vor und besitzt damit eine Ähnlichkeit mit Fe. Über den Metabolismus ist wenig bekannt. Die Resorptionsrate im Dünndarm liegt bei 1–10 %, wobei ein Synergismus mit Fe vermutet wird. Ein Ni Mangel bewirkt im Tierexperiment eine Störung der Fe-Verwertung sowie der Blutbildung. Bislang ist Ni jedoch nicht als Bestandteil eines humanen Enzymsystems nachgewiesen worden. Auch liegen keine Berichte über Mangelerscheinungen beim Mensch vor – entsprechend ist die Essenzialität umstritten. Der Bedarf kann nur aus Tierexperimenten extrapoliert werden und wird auf ca. 50 µg/Tag geschätzt. Die tatsächliche Aufnahme übersteigt mit 150–700 µg/Tag den hypothetischen Bedarf bei weitem.
Nickel ist v. a. aufgrund seiner **Toxizität** bekannt geworden. Akut äußert sich diese in asthmaähnlichen Symptomen, die jedoch nur bei der Herstellung und Verarbeitung von Trockenbatterien, Metallegierungen etc. durch Inhalation flüchtiger Ni-Verbindungen auftreten.

Geläufig ist allerdings eine **Nickelallergie**, die sich meist in Form eines Kontaktekzems äußert **(B)**. Frauen sind wegen des oft frühzeitigen Ohrlochstichs häufiger (ca. jede 8. Frau) als Männer (ca. jeder 20. Mann) betroffen. Bei ca. der Hälfte aller sensibilisierten Personen führt die orale Provokation zu generalisierten oder auf die Hände begrenzten Ekzemen. In diesem Fall wird geraten, Ni-reiche **Lebensmittel (C)** zu meiden. Hierzu zählen Kakao, Schokolade, Hülsenfrüchte (auch Soja), Tee, Hafer und Nüsse. Auch Ni kann bei saurem pH aus Edelstahltöpfen freigesetzt werden, weshalb auf Email- oder Glasgeräte umgestiegen werden sollte.

A. Zinn in der Nahrung

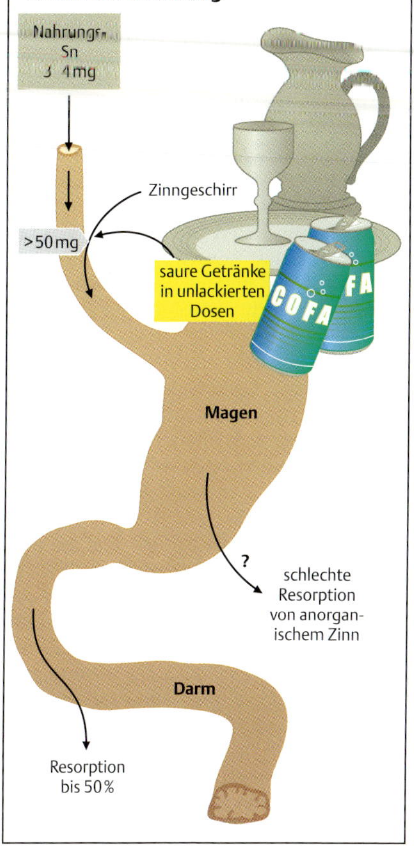

B. Nickelallergie

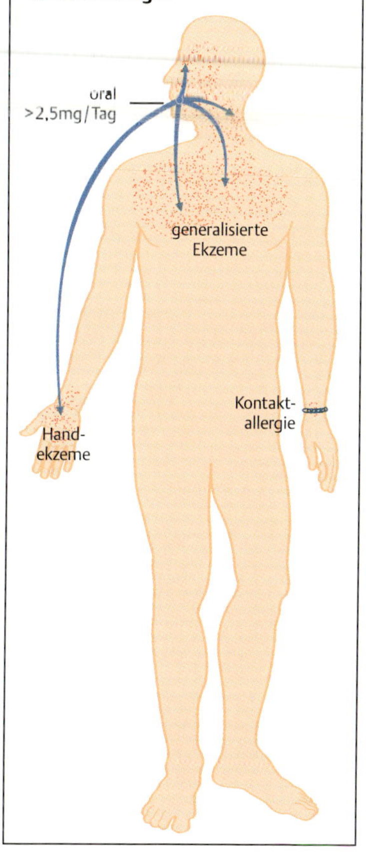

C. Nickel in Lebensmittel

50 µg Nickel sind enthalten in:

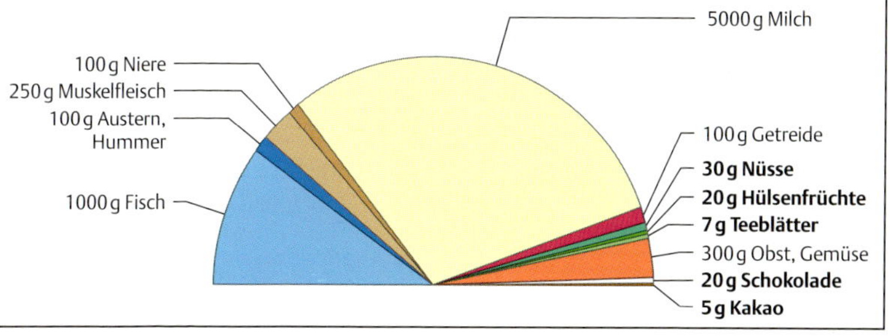

Cobalt, Bor und Lithium

Cobalt (Co, 1 µmol = ca. 59 µg) dient ausschließlich als zentraler Bestandteil des Cobalamins (Vitamin B_{12}). Da Tiere und der Mensch nicht in der Lage sind, Vitamin B_{12} zu synthetisieren, ist der Metabolismus von Co beim Mensch bedeutungslos. Einzig bestimmte Algen, Hefen und Bakterien **(A)** sind zu dieser Synthese befähigt. So wird Co z.B. von Intestinalbakterien zu Vitamin B_{12} aufgebaut und steht dem Tier, im Gegensatz zum Mensch, zur Verfügung. Deshalb ist der Co-Gehalt in Tiernahrung interessanter. Berichte über Co-Mangel in der Tierzucht sind seit langem bekannt (v.a. bei Schafen). Es ist zu berücksichtigen, dass von Co-Mangel viele Bakterien betroffen sind und so auch der Aufschluss anderer Nährstoffe eingeschränkt wird – eine Differenzierung zwischen Vitamin B_{12}-Mangel und anderen Nährstoffimbalancen wird daher schwierig.

Bor (B, 1 µmol = ca. 11 µg) kommt im Organismus als Borsäure ($B(OH)_3$) vor. Die Resorption erfolgt schnell und nahezu quantitativ, Hauptausscheidungsorgan ist die Niere. Knochen, Nägel, Haare und Zähne weisen höchste Konzentrationen auf. Die Blutkonzentration scheint einer homöostatischen Kontrolle zu unterliegen. Bis heute wurde keine biochemische Funktion von Bor belegt. Eine neuere Hypothese geht davon aus, dass Bor an Membran-Transport-Prozessen beteiligt ist. Mangelerscheinungen sind nur aus zwei experimentellen Studien bekannt: Eine erhöhte Aktivität der erythrozytären Superoxiddismutase unterstützt das Konzept der Bor-Beteiligung an membranständigen Redoxprozessen.
Die tatsächliche Borzufuhr beträgt ca. 1–3 mg/Tag. Vor allem pflanzliche Lebensmittel **(B)** wie Tomaten, Birnen, Äpfel oder Soja sind reich an Bor (bis zu 12 mg/100 g).

Lithium (Li, 1 µmol = ca. 7 µg) wird seit einigen Jahrzehnten in der Behandlung psychischer Erkrankungen eingesetzt und ist daher besser erforscht als andere Spurenelemente. Die Resorption verläuft passiv im oberen Dünndarm, die Elimination beim Erwachsenen primär via Niere. Über physiologische Funktionen von Li ist nichts bekannt.

Im Tierversuch erzeugt ein Li-Mangel niedrigere Geburtsgewichte, erhöhte Abortraten, veränderte Enzymaktivitäten sowie Verhaltensstörungen. Beim Mensch sind Mangelerscheinungen nicht beschrieben, weshalb die Essenzialität umstritten ist.
Tierische Lebensmittel **(C)** sind generell Li-reicher, so dass Eier, Milch und Fleisch die wichtigsten Quellen sein dürften. In Deutschland beträgt die tatsächliche Zufuhr ca. 800 µg/Tag, allerdings mit großer Schwankungsbreite: Werte von nahezu 0 und über 3000 µg/Tag sind geläufig.

Epidemiologische Untersuchungen ließen vermuten, dass in Gegenden mit höherer Li-Aufnahme (v.a. über Trinkwasser) die Inzidenz von z.B. Suiziden niedriger ist.
Pharmakologische Li-Dosen liegen mit ca. 200 mg Li/Tag jedoch weitaus höher, als über eine alimentäre Zufuhr zu erreichen wäre. Bei dieser hohen Zufuhr muss der Blut-Li-Spiegel kontrolliert werden, da es leicht zu toxischen Folgen wie Erbrechen, Diarrhoen, Zittern bis hin zu Krampfanfällen kommen kann.

A. Cobalt

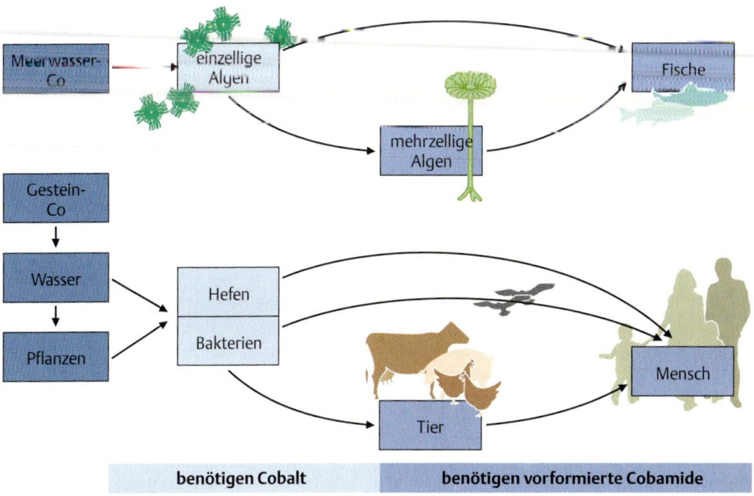

B. Bor in Lebensmittel

2 mg Bor sind enthalten in:

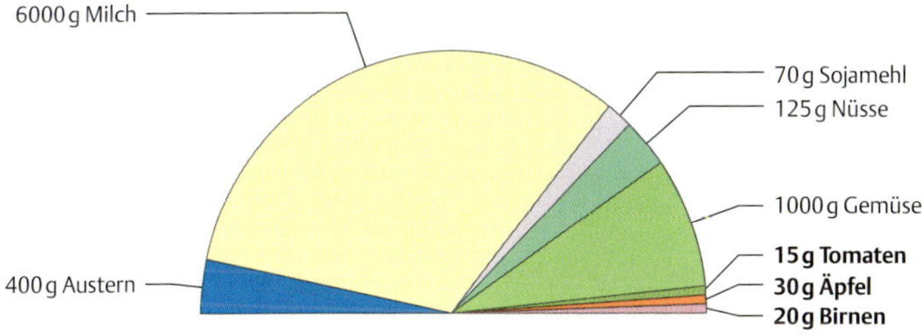

C. Lithium in Lebensmittel

500 µg Lithium sind enthalten in:

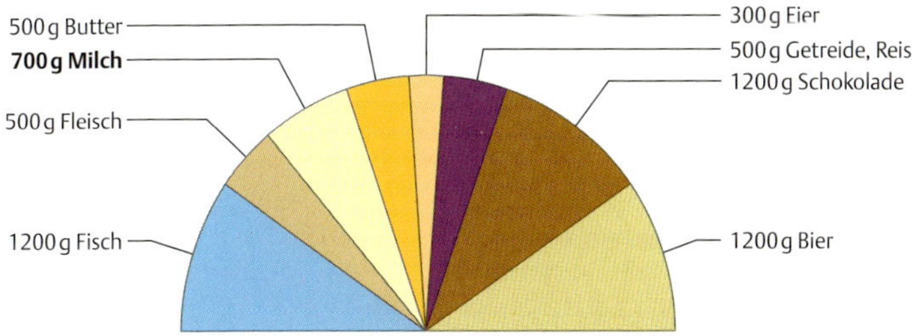

Silicium, Arsen und Blei

Silicium (Si, 1 µmol = ca. 28 µg) kommt in der Natur als SiO_2 (Si-Oxid) oder der korrespondierenden Kieselsäure (SiO_4^{4-}) vor. In dieser Struktur zeigt es große Tendenz zur Bildung dreidimensionaler Netze, was bereits auf seine Bedeutung für Bindegewebe und Skelett hindeutet. In Nahrungsmitteln liegt Si vorwiegend in organischer Bindung (z. B. an Pectin) vor und ist so schlecht resorbierbar, monomere Kieselsäure ist dagegen besser verfügbar. Die tatsächlich resorbierte Menge (ohne Supplemente) wird auf ca. 9 mg/Tag geschätzt. Da SiO_4^{4-} im Blut nicht gebunden vorliegt, wird es in der Niere frei filtriert.

Aus Tierversuchen ist bekannt, dass Si eine Funktion bei der Knochenentwicklung und im Stoffwechsel des Bindegewebes besitzt. In einer älteren Studie wurde berichtet, dass beim Mensch der Si-Gehalt in Haut und Aorta mit dem Alter und speziell in arteriosklerotischen Gefäßen abnimmt. Die Essenzialität für den Mensch ist bis jetzt jedoch nicht belegt, Mangelerscheinungen sind nicht beschrieben.

Die tägliche Aufnahme wird auf 20–50 mg geschätzt. Extrapoliert man Ergebnisse aus Tierversuchen, so könnte der Bedarf bei 10–25 mg/Tag liegen. Zuverlässige Daten über Si-Gehalte in Lebensmitteln liegen nicht vor, generell sind jedoch Pflanzen Si-reicher.

Arsen (As, 1 µmol = ca. 75 µg) oxidiert leicht zu Arsentrioxid (As_2O_3), ein geschmackloses Pulver, das als „king of poisons" in die Geschichte einging. Bei nicht exponierten Menschen finden sich die höchsten Arsengehalte in Haut, Nägeln und Haar, weshalb Letzteres auch zur Beurteilung einer Langzeitbelastung herangezogen wird. Bei Arsendepletierten Versuchstieren wurde in den 70er Jahren, allerdings nur von einer Arbeitsgruppe, eine verringerte Fruchtbarkeit und Wachstumsstörungen beobachtet. Über eine physiologische Funktion ist aber nichts bekannt, so dass die Essenzialität für den Mensch bezweifelt werden muss. Die Arsengehalte in Lebensmitteln schwanken um Zehnerpotenzen, da das Angebot aus Luft, Böden und nicht zuletzt aus weltweit angewandten As-haltigen Biociden schwankt. As-reich sind Fische und Meeresfrüchte, weshalb z. B. in Japan die mittlere Aufnahme ca. 300 µg/Tag, bei uns hingegen nur ca. 80 µg/Tag beträgt. Aus Tierversuchen hochgerechnet **(A)** würde sich ein „Bedarf" von 12–25 µg/Tag ergeben. Die Schwelle zur As-Toxizität lässt sich nicht genau festlegen: Vorsichtige Schätzungen gehen von einer sicheren Langzeitaufnahme bis zu 1 µg/kg KG/Tag aus; die WHO gibt die höchste noch tolerierbare Dosis mit ca. 3,5 mg/Tag an.

Blei (Pb, 1 µmol = ca. 207 µg) ist ein weiteres Beispiel für ein Element, dessen Essenzialität fragwürdig, dessen Toxizität jedoch in aller Munde ist **(B)**. Durch seine Ähnlichkeit mit Ca wird Pb bevorzugt in Knochen abgelagert, aus denen es u. U. wieder freigesetzt werden kann.

Ein Pb-Mangel führt im Tierversuch zu reduzierter Aktivität von Membran-ATPasen, Wachstumsstörungen und Hautveränderungen. Sollte es diese Wirkungen auch beim Mensch geben, so liegt die „benötigte Dosis" sicher unter 0,3 mg/Tag. Die Spanne zur Toxizität ist gering: Die WHO gibt als Obergrenze für die Daueraufnahme ca. 0,5 mg/Tag an.

A. Arsen

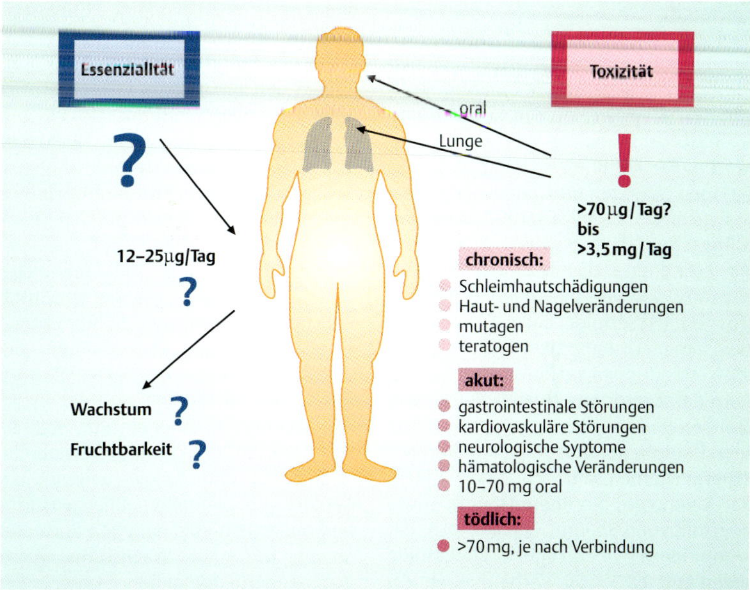

B. Blei

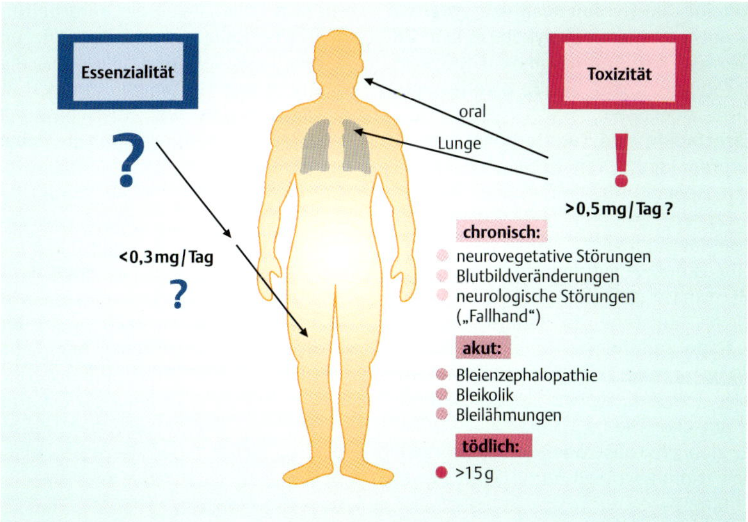

Sekundäre Pflanzenstoffe: Übersicht

Die sekundären Pflanzenstoffe dienen den Pflanzen in deren sekundärem Stoffwechsel als Abwehr-, Farb-, Duft- und Aromastoffe sowie als Wachstumsregulatoren. Sie kommen in Pflanzen in nur geringen Mengen vor, ihre Zahl wird heute auf ca. 60000 bis 100000 Verbindungen geschätzt.

Die Zuordnung der sekundären Pflanzenstoffe zu verschiedenen Substanzgruppen **(A)** erfolgt anhand einer gemeinsamen Grundstruktur. Die Vielzahl der Verbindungen resultiert aus der Varianz der Restgruppen bzw. der Anzahl Grundeinheiten.

Allen **Polyphenolen** ist die Phenolgrundstruktur gemeinsam. Zu ihnen zählen die Flavonoide, die **Phenolsäuren** sowie die Isoflavonoide und Lignane aus der Gruppe der Phytoöstrogene. **Flavonoide** bilden mit ca. 6500 Verbindungen die größte Gruppe der Polyphenole. **Anthocyane** sind eine Untergruppe der Flavonoide. Sie werden nochmals unterteilt in Anthocyanidine (Aglykone = kein Zuckerrest) und Anthocyanine (Glykoside). Anthocyane sind als Farbstoffe unter E163 zugelassen.

Carotinoide sind Tetraterpene aus acht Isoprenoideinheiten. Unterschieden werden sauerstofffreie Carotine (α- und β-Carotin, Lycopin) und sauerstoffhaltige Xanthophylle.

Glucosinolate werden durch das Enzym Myrosinase gespalten. Als weitere Wirkformen entstehen Isothiocyanate, Thiocyanate und Indole.

Monoterpene bestehen aus zwei Isopreneinheiten. Sie sind Hauptbestandteil ätherischer Öle.

Zu den **Phytoöstrogenen** zählen neben den Isoflavonoiden und Lignanen die Coumestane.

Phytosterine weisen dem im tierischen Organismus vorkommenden Cholesterin ähnliche Strukturen auf.

Unter den **Sulfiden** gehören die Allylsulfide zu den sekundären Pflanzenstoffen. Alliin ist dabei wasserlöslich, während die Hauptwirkstoffe Allicin, Diallylsulfid und Ajoen fettlöslich sind.

Auch Saponine, Protease-Inhibitoren und Phytinsäure zählen zu den sekundären Pflanzenstoffen.

Charakteristisch für die sekundären Pflanzenstoffe ist, dass sie spezifische **Vorkommen** aufweisen. So kommt z. B. Ellagsäure, eine Phenolsäure, ausschließlich in Wal- und Pekanüssen vor. Quercetin, ein Flavonol, kommt in großen Mengen in Zwiebeln vor, während sich Catechin, ein Flavanol, vornehmlich in Rotwein und Äpfeln befindet. Die **Gehalte** an sekundären Pflanzenstoffen sind außerdem abhängig von Sorte, Jahreszeit, Reifegrad, Wachstums-, Ernte- und Lagerbedingungen sowie dem Pflanzenteil. So ist z. B. der Glucosinolatgehalt in Broccoli in der Wildform tausendfach höher. Auch die **Verarbeitung** spielt eine Rolle. Nur die Carotine und Saponine aus Soja sind hitzestabil. Phenolsäuren und Flavonoide kommen nur in Randschichten vor, d. h. dass z. B. Säfte deutlich niedrigere Gehalte haben. Terpene und Phenolsäuren sind oxidationsanfällig, Glucosinolate werden bei der Fermentation innerhalb von zwei Wochen abgebaut. Raffiniertes Sojaöl hat nur ein Drittel des Phytosteringehalts von nativem Öl.

Unterschiede gibt es auch in der **Bioverfügbarkeit**. Bei Anthocyanen, Lignanen, Phenolsäureestern, Phytosterinen und Saponinen ist sie niedrig, bei Carotinoiden (v. a. erhitzte Carotine), Glucosinolaten, Sulfiden und Terpenen ist sie hoch.

A. Sekundäre Pflanzenstoffe

Substanzgruppe: typische Vertreter	Grundstruktur	Vorkommen in Lebensmitteln
Anthocyane Cyanidin Delphinidin	**Anthocyanidine** 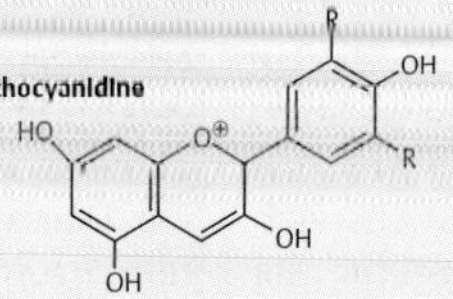	rot, blau, und violett gefärbte Obst- und Gemüsesorten sowie deren Säfte und Weine, rote und schwarze Hülsenfrüchte
Carotinoide α- und β-Carotin Lycopin Lutein Zeaxanthin	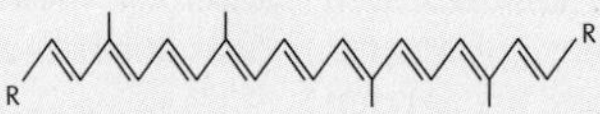	Carotine in orange-rot-gelbem Obst und Gemüse Xanthophylle in grün-blättrigem Gemüse
Flavonoide Flavonole: Quercetin Flavanole: Catechin Flavanone: Hesperidin Flavone: Luteolin	**Flavonole** 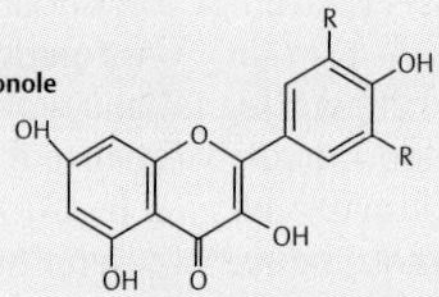	in vielen Obst- und Gemüsesorten, v. a. in Randschichten z. B. Zwiebeln, Kohl, Äpfel, Rotwein
Glucosinolate	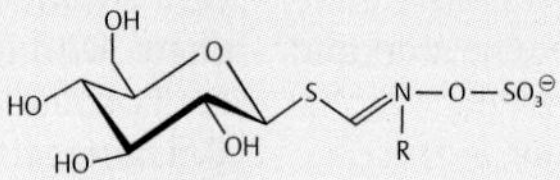	Kohlgemüse, Senf, Kresse, Meerrettich
Monoterpene	**D-Limonen** 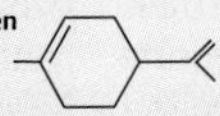	Orangen- und Grapefruitsaft Schalen der Zitrusfrüchte, Ingwer
Phenolsäuren Hydroxyzimtsäuren: Kaffeesäure, Ferulasäuren Hydroxybenzoesäuren: Gallussäure	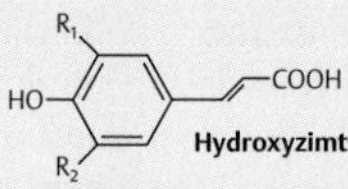 **Hydroxyzimtsäuren**	in vielen Obst- und Gemüsesorten, v. a. in Randschichten Kaffee, Vollkorn, Kleie, Kartoffeln mit Schale
Phytoöstrogene Isoflavone: Genistein Lignane: Secoisolariciresinol Coumestane	**Isoflavone** 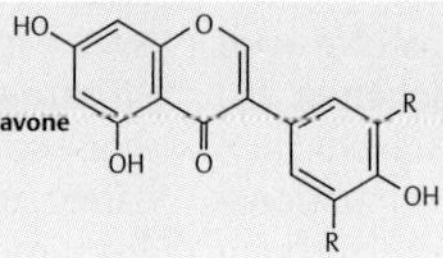	Isoflavone in Soja, Klee Lignane in Vollkorn, Ölsaaten, Leinsamen
Phytosterine β-Sitosterin Stigmasterin Sitostanol	**Isoflavone** 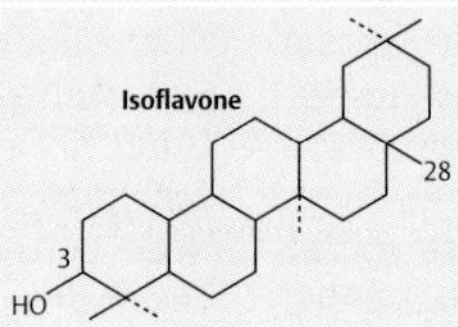	in fettreichen Pflanzenteilen Getreide, Nüsse, Saaten, native Pflanzenöle
Saponine Glycyrrhizin	**Triterpen-Grundgerüst** 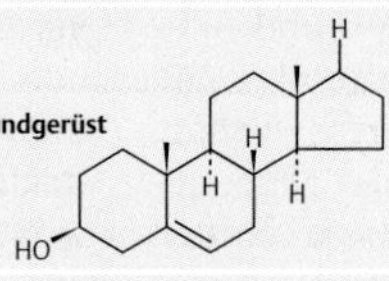	Lakritze, Hülsenfrüchte, Spinat, Spargel, Hafer
Sulfide Alliin, Allicin, Diallylsulfid Diallyldisulfid: Ajoen	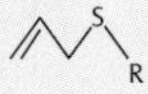	Knoblauch, Zwiebel, Lauch

Sekundäre Pflanzenstoffe: Wirkungen und Wirkmechanismen

Seit der Antike werden die Wirkungen von Pflanzen in der Heilkunde genutzt. In jüngerer Vergangenheit waren bei uns eher die ungünstigen Wirkungen verschiedener Pflanzeninhaltsstoffe wie z. B. von Blausäure, Protease-Inhibitoren oder Phytinsäure bekannt. Aufgrund der intensiven Forschungen der letzten Jahre machen sich die sek. Pflanzenstoffe jedoch zunehmend einen Namen als gesundheitsfördernde Inhaltsstoffe. Z. B. war von Phytinsäure lange nur die ungünstige Eigenschaft als Komplexbildner mit Mineralstoffen bekannt; heute wird ihre Blutglucose-stabilisierende und mögliche antikanzerogene Wirkung beschrieben.

Die **Wirkungen (A)** sekundärer Pflanzenstoffe sind äußerst vielfältig. Jedoch ist zu bedenken, dass die Erkenntnisse vor allem aus In-vitro- und Tierexperimenten resultieren. Humanstudien wurden bisher kaum durchgeführt.

Für alle sekundären Pflanzenstoffe wird eine **Wirkung im Krebsgeschehen (B)** diskutiert, jedoch mit unterschiedlichen Wirkmechanismen. In der Initiationsphase kann zunächst die Entstehung von Prokarzinogenen verhindert werden (B1). Einige Karzinogene liegen im Körper vor, müssen jedoch mittels Phase-I-Enzymen aktiviert werden. Aktivierte Kanzerogene können aber auch mittels Phase-II-Enzymen deaktiviert werden. Durch Hemmung der Phase-I- und Aktivierung der Phase-II-Enzyme können hier sekundäre Pflanzenstoffe wirken (B2). Sie sind aber auch in der Lage, aktivierte Karzinogene direkt zu binden (B3). Durch Radikalfänger kann die Schädigung der DNA verhindert werden (B4). In der Tumorpromotionsphase (B5) sind für alle sekundären Pflanzenstoffe Wirkmechanismen beschrieben. Dazu zählen: Bindung von Tumorpromotoren, Erhöhung der Apoptoserate, Hemmung verschiedener Zellzyklusphasen und dadurch der Zellproliferation, Hemmung von Wachstumsfaktoren, Aktivitätserhöhung tumorzerstörender Immunzellen oder die regulierende Wirkung auf die Signalübertragung an den gap junctions.

Sekundäre Pflanzenstoffe können ihre **antioxidative Wirkung** nicht nur in Bezug auf die DNA entfalten, sondern auch auf die Oxidation von Lipiden wie z. B. LDL-Partikeln oder Zellmembranlipiden. Ansatzpunkt der möglichen **antithrombotischen** und **antientzündlichen Wirkung** ist der Prostaglandinstoffwechsel. Die **Cholesterin-senkende Wirkung** der Phytosterine kann evtl. auf Konkurrenz mit Cholesterin im Stoffwechsel zurückgeführt werden. Saponine könnten mit Cholesterin einen unlöslichen Komplex bilden und hemmend auf die Resorption primärer Gallensäuren wirken.
Viele Ergebnisse aus In-vitro-Studien waren in Interventionsstudien nicht reproduzierbar. Jedoch belegen epidemiologische Studien eindeutige Zusammenhänge zwischen hohem Gemüse-/Obstkonsum und niedrigem Risiko für z. B. Krebs- und Herz-Kreislauf-Erkrankungen. Evtl. stehen Einzelsubstanzen als Indikatoren für eine gemüse- und obstreiche Ernährung. Deshalb gilt für eine optimale Versorgung mit sekundären Pflanzenstoffen nach wie vor die Empfehlung: 5 am Tag.

Die **Aufnahme** an sekundären Pflanzenstoffen wird auf ca. 1–1,5 g/Tag geschätzt. Bei Vegetariern und z. B. bei traditioneller asiatischer Ernährung liegt sie deutlich höher.

A. Mögliche Wirkungen sekundärer Pflanzenstoffe

	1	2	3	4	5	6	7	8	9
Anthocyane	●		●	●		●			
Carotinoide	●		●		●				
Flavonoide	●	●	●	●	●				
Glucosinolate	●	●	●		●			●	
Monoterpene	●								
Phenolsäuren	●	●	●						
Phytinsäure	●		●		●			●	●
Phytoöstrogene	●		●						
Phytosterine	●							●	
Proteaseinhibitoren	●		●			●			
Saponine	●	●			●	●		●	
Sulfide	●	●	●	●	●	●	●	●	

1 antikanzerogen
2 antimikrobiell
3 antioxidativ
4 antithrombotisch
5 immunmodulierend
6 entzündungshemmend
7 Blutdruck regulierend
8 Cholesterin senkend
9 Blutglucose stabilisierend

B. Mögliche Ansatzpunkte im Krebsgeschehen

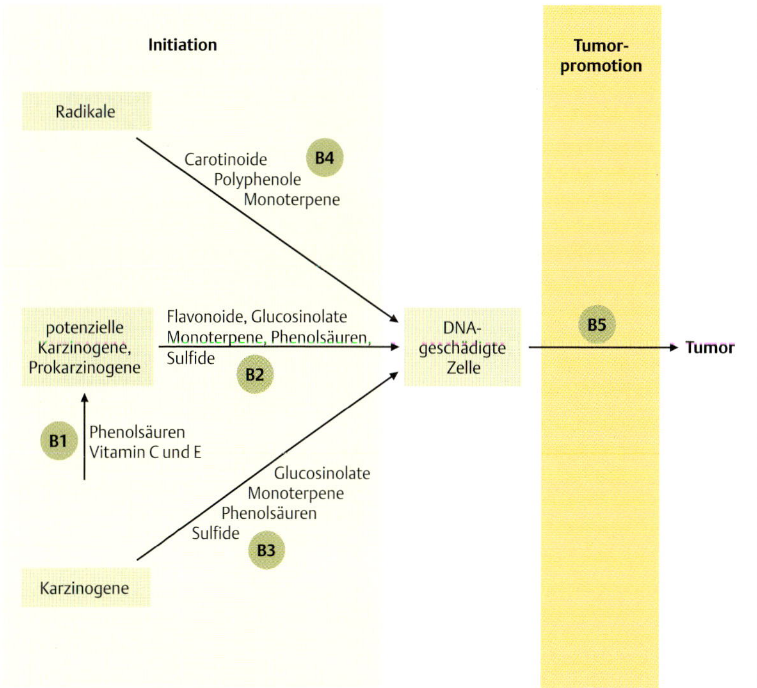

Alkohol: Metabolismus

Ist von „Alkohol“ die Rede, so ist damit Ethanol (C_2H_5OH) gemeint. Er wird in Spuren von Darmbakterien gebildet und kommt in geringen Konzentrationen in einigen Nahrungsmitteln vor. Der menschliche Organismus ist daher auf einen minimalen Blut-Alkohol-Spiegel eingestellt und besitzt hierfür ausreichende Abbaumechanismen. Ganz andere Größenordnungen werden jedoch bei der Ethanolzufuhr durch **alkoholische Getränke** erreicht. Deren Ethanolgehalt wird üblicherweise als Volumenanteil in % angegeben, wobei die Umrechnung in g Ethanol (Dichte = 0,79 kg/l) sinnvoll ist. So enthält z. B. je 1 l Bier (4 Vol %) ca. 32 g, französischer Rotwein (12 Vol %) ca. 95 g, deutscher Weißwein (8 Vol %) ca. 63 g und Spirituosen (40 Vol %) ca. 316 g Ethanol.

Die **Resorption (A)** von Ethanol erfolgt praktisch vollständig in Magen und proximalem Dünndarm. Die Resorptionsgeschwindigkeit erhöht sich bei z. B. leerem Magen oder heißem Getränk (Grog, Glühwein etc.) und vermindert sich bei vorheriger oder gleichzeitiger Nahrungsaufnahme. Ethanol verteilt sich rasch über alle wasserhaltigen Kompartimente, so dass mit einem Verteilungsvolumen von ca. 70 % des Körpergewichts gerechnet wird.

Der **Hauptabbauort** für Ethanol ist die Leber. Die im Zytosol befindliche **Alkoholdehydrogenase** (ADH) oxidiert Ethanol zum eigentlich toxischen Acetaldehyd, welches in den Mitochondrien durch die **Aldehyddehydrogenase** (ALDH) zum Acetat weiteroxidiert wird und so Anschluss an den Intermediärstoffwechsel findet. ADH ist ein Überbegriff für mehrere Enzymklassen, die in unterschiedlicher Konstellation in Hepatozyten, Darmmukosa und in Bakterien (Mundhöhle, Darm) vorkommen. Der limitierende Faktor der ADH-Reaktion ist die Bereitstellung von NAD^+, weshalb oberhalb von ca. 0,2 eine Reaktion 0. Ordnung – linearer, gleichmäßiger Abbau von Ethanol, unabhängig von der Konzentration (ca. 90–140 mg/kg KG/Std) – stattfindet.

Bei höheren Alkoholkonzentrationen (> 0,5) wird Ethanol auch durch ein prinzipiell in allen Zellen vorhandenes Cytochrom P_{450}-Enzym abgebaut. Dieses als **MEOS** (Microsomal Ethanol oxidation System) bezeichnete System ist im Gegensatz zu ADH induzierbar: Bei chronischem Alkoholmissbrauch beschleunigt sich dadurch der Alkoholabbau, aber auch die damit verbundene Bildung freier Radikale. MEOS ist kein Ethanol-spezifisches System, sondern oxidiert auch eine Vielzahl anderer Substanzen. Eine verstärkte Entstehung von Karzinogenen aus Prokarzinogenen durch höhere Aktivität dieses Cytochrom P_{450}-Systems ist wahrscheinlich.

Die Entdeckung des **Polymorphismus der ADH** (und der ALDH) und deren Vorkommen in extrahepatischen Kompartimenten könnte eine Erklärung für unterschiedliche klinische Auswirkungen bei gleicher Ethanolbelastung liefern. So wurden z. B. bei Alkoholikern mit Karzinomen andere ADH-Konstellationen gefunden, was auf ein genetisch bedingtes Risikoprofil hindeutet. Bestimmte Magen-ADH mit hoher Umsatzrate könnte lokal zu hohen Acetaldehydkonzentrationen und damit Folgeschäden führen. Gleiches gilt für die Darmbesiedlung: Eine Vielzahl von Bakterien setzt Ethanol unterschiedlich schnell um, so dass die Darmflora entscheidenden Einfluss auf die Acetaldehydproduktion hat.

A. Metabolismus

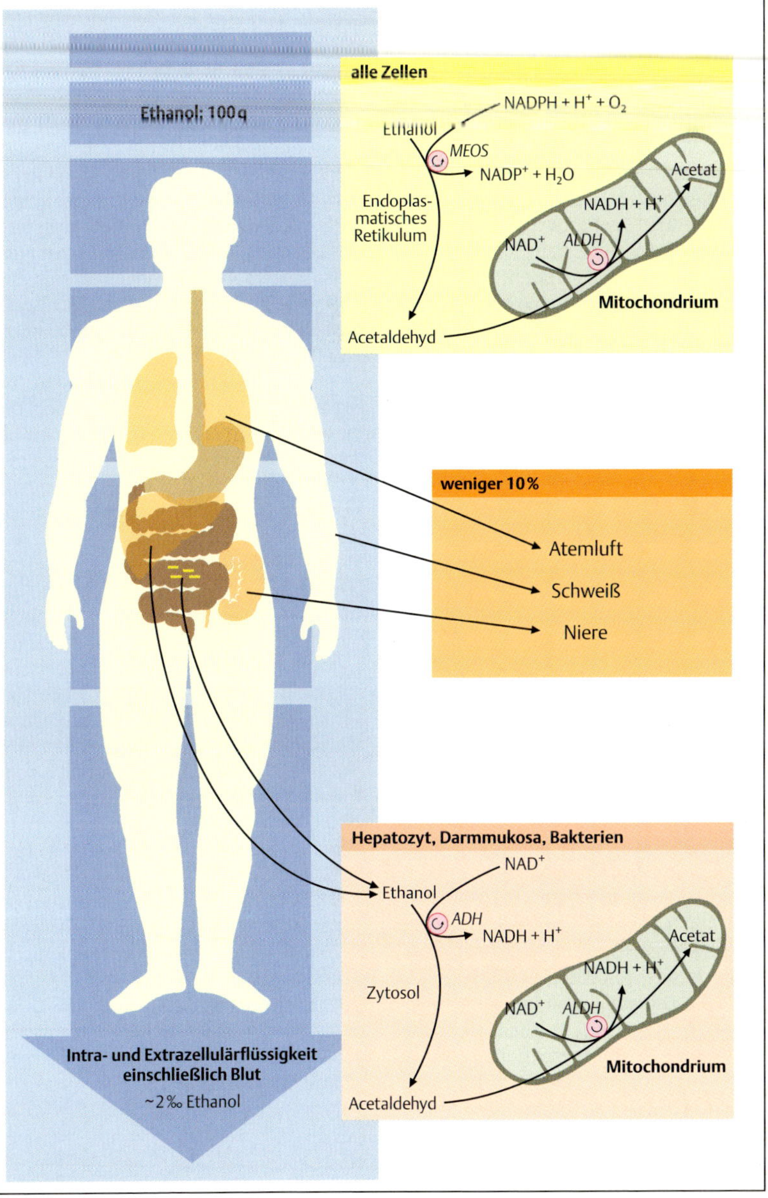

Alkohol: Gesundheit

Es gibt kein Organ, das bei entsprechender – zeit- und dosisabhängiger – Ethanolexposition nicht geschädigt wird. Entsprechend ist für die **chronische Toxizität** der langjährige Konsum von Alkohol, in g Ethanol/Tag ausgedrückt, entscheidend. Über die Toxizitätsschwelle wird heftig gestritten: Alkoholgegner sehen diese nahe bei 0 g Ethanol/Tag, während andere unter 50 g/Tag kein erhöhtes Risiko sehen. Unbestritten ist, dass für Frauen generell niedrigere Dosen anzusetzen sind als für Männer.

Die wohl bekanntesten Auswirkungen überhöhten Alkoholkonsums betreffen die **Leber**. In einem ersten Stadium kommt es zu Fetteinlagerungen in Hepatozyten **(A)**. Dieses als **Fettleber** bekannte Bild verläuft oft ohne spezifische Beschwerden und ist bei Alkoholkarenz reversibel. Tritt eine Alkoholhepatitis (Leberentzündung) hinzu, so kann es nach wenigen Jahren zum Umbau der Leberstruktur kommen. Bei dieser **Leberzirrhose (B)** nimmt die Funktion kontinuierlich ab, was z. B. zu Störungen der Gallensekretion (Icterus: Gelbsucht), der Proteinsynthese (Blutungsneigung, Ödeme usw.) und des Blutflusses führt. Durch Letzteres erhöht sich der Druck in der Pfortader, was einen Rückstau und damit Symptome wie Bauchwassersucht (Ascites) **(C)** und Ösophagusvarizen (Blutungen in der Speiseröhre) hervorrufen kann. Aus einer Leberzirrhose kann sich auch ein Leberzellkarzinom entwickeln.

Endokrine Störungen durch Alkohol sind seit langem bekannt. Bei männlichen Alkoholikern kommt es oft zu einer „Verweiblichung" mit Impotenz und Hodenatrophie. Der gesamte **Gastrointestinaltrakt** ist auf Dauer in seiner Funktion gestört. Bekannt ist die hemmende Wirkung auf den unteren Ösophagussphincter, was zu Reflux (Sodbrennen) und Schädigung des Epithels führt. Im Magen kommt es zu Schleimhautläsionen, allerdings wird auch eine geringere Inzidenz an Helicobacter pylori-Infektionen bei mäßigem Alkoholkonsum diskutiert. Auch die Dünndarmmukosa wird derart geschädigt, dass verschiedenste Resorptionsstörungen und eine gesteigerte Permeabilität für Makromoleküle resultieren. Das **Herz-Kreislauf-System** wird durch Alkohol ebenfalls beeinflusst: Eine Hypertonie sowie eine Alkoholkardiomyopathie sind bei exzessivem Konsum nicht selten. Das **Nervensystem** ist auf vielen Ebenen betroffen: Bekannt sind zentralnervöse Erscheinungen wie z. B. Delirium tremens oder auch das Wernicke-Korsakow-Syndrom (Augenmuskellähmungen, Ataxie, Wesensveränderungen etc.). Geläufig ist auch eine Polyneuropathie, die durch Missempfindungen, Kribbeln, Taubheitsgefühl etc. meist an den Extremitäten gekennzeichnet ist. Chronischer Alkoholmissbrauch steigert auch das Risiko für die Entstehung verschiedener **Karzinome**. Davon sind in erster Linie die direkt mit Ethanol in Kontakt kommenden Gewebe wie Pharynx, Larynx und Ösophagus **(D)** betroffen. Allerdings zeigen epidemiologische Untersuchungen auch ein erhöhtes Risiko für z. B. Rektumkarzinome sowie für Brustkrebs. Umstritten ist die Wirkung bei mäßigem Alkoholkonsum. Viele epidemiologische Studien haben eine geringere Inzidenz an ischämischen Erkrankungen (KHK, Herzinfarkt, ischämischer Schlaganfall) bei täglichem Konsum von 30–50 g Alkohol/Tag gezeigt.

A. Fettleber

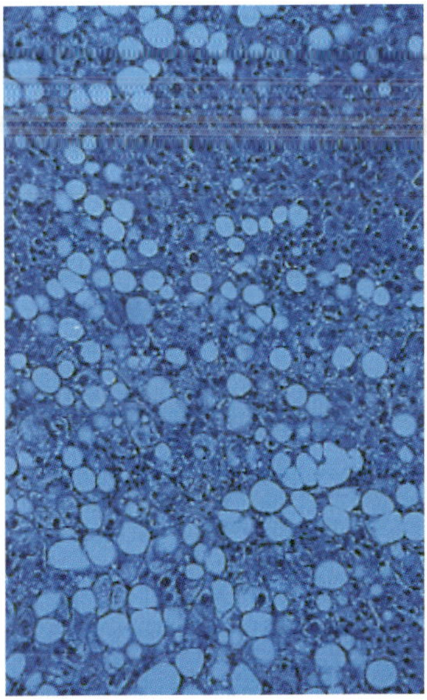

B. Leberzirrhose

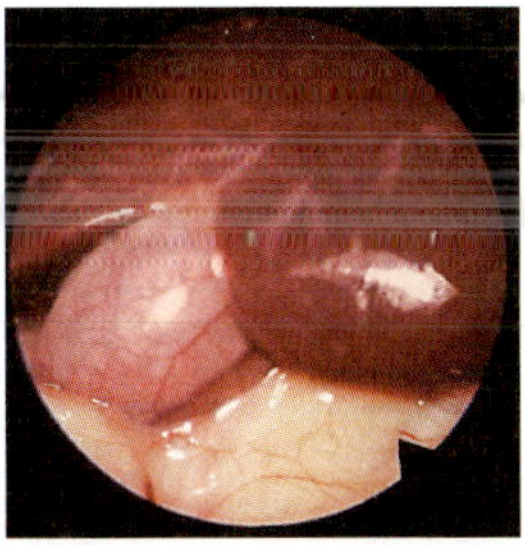

normale Leber

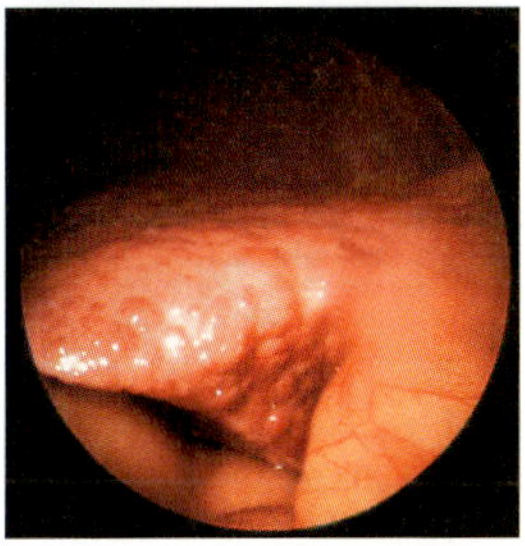

Leberzirrhose

C. Aszites

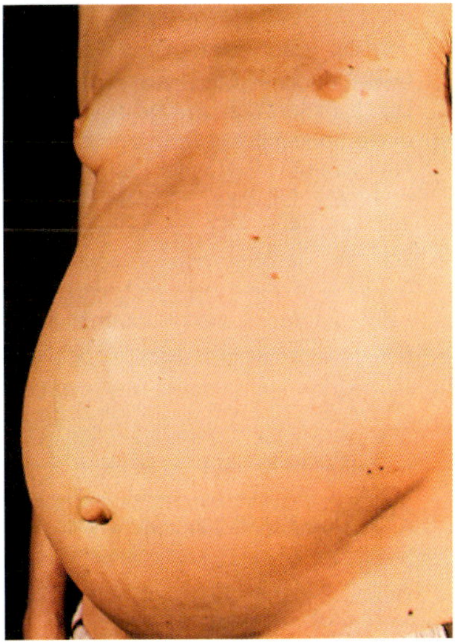

D. Ösophaguskarzinom

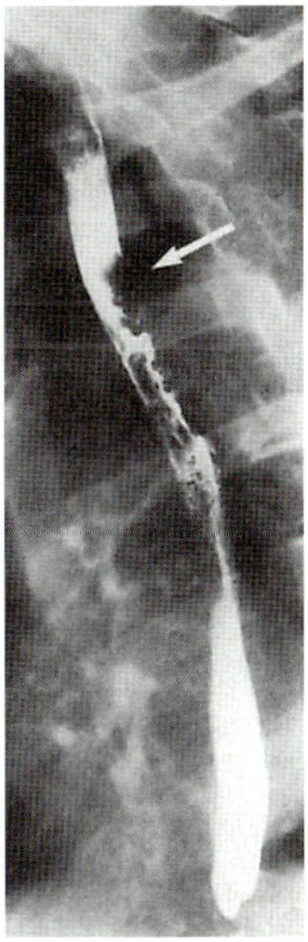

Alkohol: Ernährung

Der Alkoholverbrauch in Deutschland ist gut dokumentiert, da er dem Staat jährlich ca. 8 Milliarden Steuereinnahmen einbringt. Demgegenüber stehen geschätzte Folgekosten (Krankenhausaufenthalte, Arbeitsausfall, verlorene Lebensjahre etc.) von 6–35 Milliarden DM/Jahr, je nachdem, welche Erkrankungen dem Alkohol zugerechnet werden. Deutschland war 1999 im europäischen Vergleich im **Alkoholverbrauch (A)** ganz vorne, da die hohe Zahl in Luxemburg vorwiegend durch den Grenzverkehr bedingt ist. In der Nachkriegszeit verdreifachte sich der Verbrauch bis zum Höchststand (> 13 l/Jahr/Kopf) Ende der 70er Jahre; seither ist ein Rückgang auf zeitweise unter 10 l reinen Alkohol/Jahr/Kopf zu verzeichnen. Umgerechnet bedeutet diese Zahl: 23 g Alkohol pro Tag – für alle, vom Säugling bis zum Greis. Hieraus zeigt sich, dass es eine Untergruppe geben muss, die erheblich mehr konsumiert – die „Alkoholiker", deren Zahl auf ca. 3 Millionen geschätzt wird. Aus Ernährungserhebungen (NVS) ergibt sich für männliche Personen mittleren Alters ein Konsum von ca. 23 g Alkohol/Tag. Bei einem mittleren Verbrauch von 23 g – abzüglich Kinder, Frauen und Ältere – müsste der Konsum bei Männern diesen Alters wesentlich höher liegen. Die Diskrepanz zeigt, dass bei Befragungen regelmäßig „underreported" wird.

Unter den alkoholischen Getränken **(B)** ist Bier in Deutschland führend, während es in typischen Weinländern wie Frankreich oder Italien keine große Rolle spielt. Ca. 1/5 des Gesamtalkohols wird bei uns durch Spirituosen aufgenommen (ca. 2,0 l/Jahr/Kopf), was nur von östlichen Ländern wie z. B. Ungarn übertroffen wird.

Der **typische Alkoholiker** ist bei uns normal- bis übergewichtig und leidet vermutlich an einem vielschichtigen Nährstoffmangel. Dies ergibt sich schon aus einem simplen Rechenexempel: Bei einem Energiegehalt von 7 kcal/g können einige Flaschen Bier leicht 50 % und mehr der täglichen Energiemenge ausmachen – die entsprechende Menge an Lebensmitteln mit hoher Nährstoffdichte fehlt aber. Daneben kommt es bei exzessivem Alkoholkonsum zu Resorptionsstörungen und verändertem Metabolismus. Entsprechend finden sich regelmäßig **Nährstoffdefizite** (z. B. Magnesium, Zink und Kalium) und Vitaminmangelzustände **(C)**. Häufig betroffen sind die B-Vitamine. Störungen des ZNS und des peripheren Nervensystems werden mit einem B_1- und B_6-Mangel in Verbindung gebracht. Die bei Alkoholikern oft zu findende Makrozytose (Blutbildveränderung mit großen Erythrozyten) ist v. a. mit einem Folsäuredefizit assoziiert. Bei bis zu 50 % der Alkoholiker mit Zirrhose liegt ein Vitamin A-Mangel vor, der u. a. auch durch die vermehrte Oxidation von Retinol zustande kommt. Durch Malabsorption und u. U. verminderte Sonnenlichtexposition tritt häufig ein Vitamin D-Mangel auf. Der vermehrte Anfall freier Radikale u. a. durch das induzierte MEOS führt wahrscheinlich zu gesteigertem Vitamin E-Verbrauch und damit bei gleichzeitig marginaler Zufuhr zu einem Vitamin E-Mangel.

Bei all diesen Ergebnissen ist zu beachten, dass die entsprechenden Untersuchungen oft an Menschen durchgeführt sind, die bereits klinisch wegen Alkoholschäden auffällig wurden. Ob bei mäßigem Konsum – ohne klinische Folgen – derartige Veränderungen auftreten, ist nicht bekannt.

A. Alkoholverbrauch

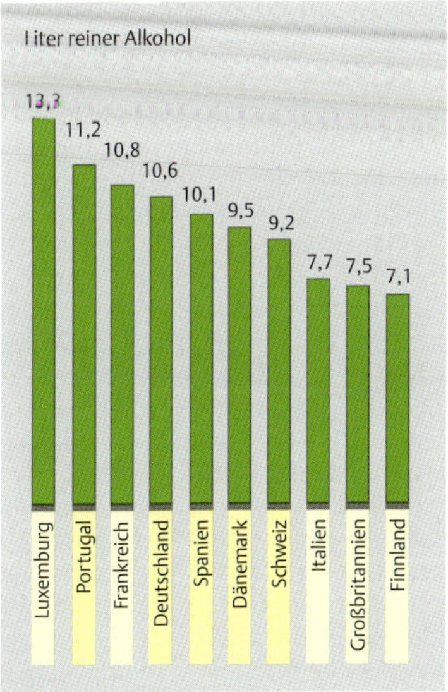

B. Alkoholische Getränke

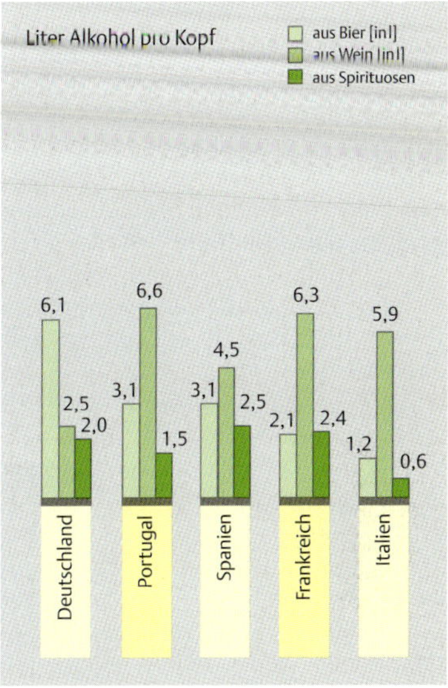

C. Vitaminmangelzustände bei chronischem Alkoholabusus

Vitamin	Inzidenz	Ursachen	klinische Folgen
A, Carotinoide	10–50%	verminderte Zufuhr, gestörte Metabolisierung	Nachtblindheit, Azoospermie
D	10–50%	verminderte Zufuhr, erhöhter Katabolismus, Malabsorption	Osteomalazie, erhöhtes Darmkrebsrisiko
E	?	Malabsorption, erhöhter Katabolismus	KHK
K	10%	gestörter Metabolismus	Gerinnungsstörungen, Osteoporose
C	50%	verminderte Zufuhr	Präskorbut, Katarakt-Risiko
B_1	20–70%	Hemmung des aktiven Transports	Wernicke-Korsakow-Syndrom
B_2	20–40%	verminderte Zufuhr	Glossitis, Stomatitis
B_6	>50%	unklar (Störung der hepatischen Metabolisierung)	ZNS-Schäden
B_{12}	<10%	Malabsorption	ZNS-Schäden
Folsäure	20–70%	verminderte Zufuhr, gestörte Resorption, gestörte Hydrolyse, Störung von Verteilung und Stoffwechsel	Makrozytose, KHK-Risiko, Teratogenität

Gewürze

Per Definition sind Gewürze Pflanzenbestandteile, die wegen ihres natürlichen Gehaltes an geschmacks- und geruchsgebenden Substanzen zur menschlichen Nahrung geeignet und bestimmt sind. Die Verwendung erfolgt vorwiegend in getrocknetem, verarbeitetem (z. B. gemahlenem) Zustand, aber auch frisch oder tiefgefroren und zunehmend in Form von Extrakten als Gewürzaromazubereitungen.
Gewürze werden seit Jahrtausenden zur Geschmacksförderung und früher auch wegen ihrer antimikrobiellen Wirkung zur Konservierung eingesetzt – erste Berichte stammen aus dem 2. Jahrtausend vor Christus von den Babyloniern. Heute importiert Deutschland weit über 50000 t Gewürze pro Jahr. An erster Stelle steht Pfeffer, gefolgt von Paprika und Kümmel.
Gewürze tragen – abgesehen von größeren Mengen frischer Kräuter – nicht zur Nährstoffversorgung des Menschen bei. Unbestritten ist, dass unser Ernährungsverhalten von Gewürzen mitbestimmt wird. Eine gute Speise, wozu zweifellos die Würzung beiträgt, lässt „einem das Wasser im Munde zusammenlaufen" – eine im Gehirn programmierte Reaktion oder Wirkung von Gewürzinhaltsstoffen?

Am Beispiel der **Gewürzwacholderbeeren (A)** lässt sich die Schwierigkeit einer solchen Aussage darstellen. Schlägt man verschiedene Gewürz- und Kochbücher auf, so wird bereits der Geschmack sowie die Verwendung unterschiedlich beurteilt – offensichtlich handelt es sich hier um subjektive, vielleicht aber auch nur regional seit Jahrhunderten vererbte Eindrücke. Die Analyse von Wacholderbeeren ergibt u. U. hunderte von Substanzen. Gewöhnlich wird der Geschmack v. a. den ätherischen Ölen zugeschrieben, die wiederum aus vielen Einzelsubstanzen bestehen.

Seit den 50er Jahren existieren Publikationen über **Wirkungen** dieser komplexen Gewürze auf Verdauungs-, Ausscheidungs- und Kreislauforgane. So soll z. B. Chili die Speichelsekretion, Senf und Paprika die Galleausschüttung und Curcuma sowie Pfefferminze die Gallebildung fördern. In der Laienliteratur liest man zu Wacholderbeeren: „appetitanregend" und „schweiß- und harntreibend". Derartige Aussagen sind meist wissenschaftlich nicht gesichert, sondern beruhen vielmehr auf traditionellen Überlieferungen. Dieses fest verwurzelte Gedankengut macht Untersuchungen sehr schwierig. Ein Gewürz, das zur Entfaltung seiner Wirkung mit Geschmacksknospen in Berührung kommen muss, weckt automatisch Assoziationen, die mit diesem bestimmten Geschmack verbunden sind – eine Unterscheidung zwischen pharmakologischer Wirkung und Impulsen aus der Großhirnrinde wird damit unmöglich. Es gibt nur wenige Substanzen, die genauer untersucht sind. Capsaicin aus Paprika und Chili wirkt vasodilatatorisch, was bei sensiblen Menschen zu Schweißausbrüchen führen kann. Die Bestandteile von Knoblauch (Allicin u. a.) sowie der Zwiebel werden wegen verschiedenen protektiven Wirkungen intensiver erforscht. Carnosol und Carnosolsäure, die wichtigsten aktiven Inhaltsstoffe von Rosmarin, sind potente Antioxidanzien und zeigten in In-vitro-Modellen eine antikanzerogene und antivirale Wirkung.

A. Gewürzwacholderbeeren

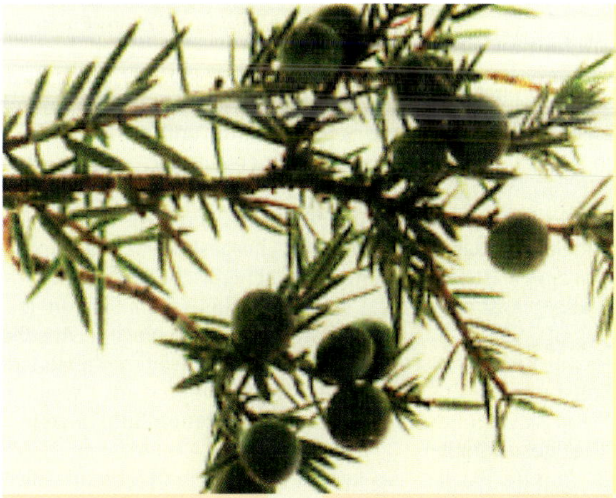

Geschmack:
leicht würzig
aromatisch
süß

Verwendung:
Braten, Saucen, Wild,
Kohlgerichte, Fische

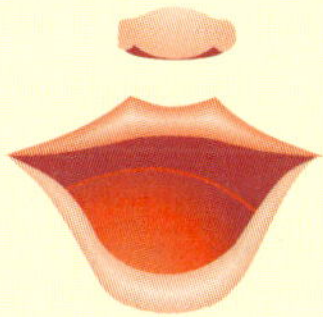

subjektiv

20–30 % Kohlenhydrate
Zucker
Gerbstoffe
Harze, Wachse

0,2–2 % Ätherisches Öl
Myrcen, α-β-Pinen,
Camphen, Δ^3-Caren,
α-β-Caryophyllen

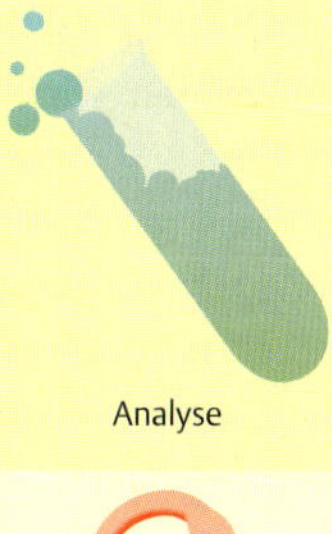

Analyse

„appetitanregend“

„schweiß- und harntreibend“

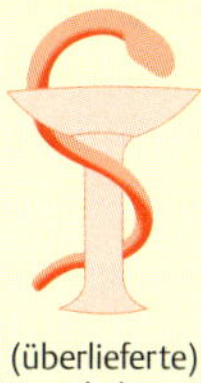

(überlieferte)
pharmakologische
Wirkung?

Zusatzstoffe: Überblick

Zusatzstoffe sind per **Definition** dazu bestimmt, Lebensmittel in ihrer Beschaffenheit, ihren Eigenschaften oder ihren Wirkungen zu beeinflussen. Die Verwendung von Zusatzstoffen **(A)** ist im Lebensmittel- und Bedarfsgegenstände-Gesetz (LMBG) sowie in Rechtsverordnungen geregelt. Es handelt sich dabei um Positivlisten, d. h. prinzipiell ist die Verwendung verboten, außer sie ist ausdrücklich erlaubt.

Die **Zulassung** einer Substanz als Zusatzstoff war in Deutschland an zwei Bedingungen geknüpft: Die **gesundheitliche Unbedenklichkeit** musste nachgewiesen sein und es musste eine **technologische Notwendigkeit** bestehen. Letzteres bedeutete z. B., dass es unmöglich war, einen gelben Farbstoff für eine Produktgruppe genehmigt zu bekommen, wenn für diesen Einsatzbereich bereits ein gelber Farbstoff zugelassen war. Durch diese Regelung wurde die Anzahl zugelassener Stoffe auf das technisch notwendige Mindestmaß begrenzt. Im Zuge der EU soll jedoch langsam eine Angleichung erfolgen, die in der Praxis eine Erweiterung der Zusatzstoffliste bedeutet.

Die Zusatzstoffe werden europaeinheitlich mit **E-Nummern** bezeichnet. Grob vereinfacht sind in den Gruppen E 100 ff. die Farbstoffe, in E 200 ff. die Konservierungsstoffe, in E 300 ff. Antioxidanzien und Säuerungsmittel, in E 400 ff. Emulgatoren und Verdickungsmittel und in E 900 ff. die Süßungsmittel. Derzeit existieren noch die Gruppen E 500 ff. (u. a. Salze der Mineralstoffe), E 600 ff. (Geschmacksverstärker) und E 1100, 1200 und 1400 ff. (u. a. Lysozym, modifizierte Stärke). Diese Grobeinteilung hinkt jedoch, da die eindeutige Zuordnung einer Substanz zu einem bestimmten Verwendungszweck oft nicht möglich ist. So ist z. B. eine einfache Verbindung wie Calciumcarbonat (E 170) als Farbstoff, Füllstoff, Trennmittel, Säureregulator und nicht zuletzt als Mineralstoff verwendbar.
Die Zusatzstoffliste umfasst von „natürlichen" (z. B. Essigsäure E 260) über synthetisch hergestellte, aber „naturidentische", chemisch modifizierte bis hin zu voll synthetischen Stoffen (z. B. Azofarbstoffe). Das schlechte Ansehen der Zusatzstoffe in weiten Kreisen der Bevölkerung resultiert aus wenigen, **zeitweise umstrittenen Substanzen**.

So kam z. B. der gelbe Farbstoff Tartrazin (E 102) immer wieder in die Schlagzeilen, seit erstmals 1959 von pseudo-allergischen Reaktionen v. a. bei Acetylsalicylsäure-sensiblen Personen berichtet wurde. Ähnliche Reaktionen sind auch gegenüber Benzoesäure (E 210) bekannt. Erythrosin (E 127) könnte theoretisch beträchtliche Mengen Jod in den Organismus einbringen – es ist jedoch der einzige Farbstoff, der zum Färben von Kirschen (rot) in Fruchtmischungen geeignet ist. Der Süßstoff Cyclamat (E 952) wurde in den USA 1970 verboten, da er wie auch Saccharin (E 954) mit Blasentumoren assoziiert wurde – bei uns waren und sind beide Süßstoffe erlaubt. Glutaminsäuren (E 620 – E 625) werden für das sog. „China-Restaurant-Syndrom" verantwortlich gemacht – bei entsprechend sensibilisierten Personen sollen sie zu Herzklopfen und Kopfschmerzen führen.

All diese Beispiele zeigen jedoch nicht, dass Zusatzstoffe generell eine Gefahr darstellen – vielmehr drückt sich darin die **gute Überwachung** auch durch nach der Zulassung durchgeführte Studien aus.

A. Einsatzgebiete

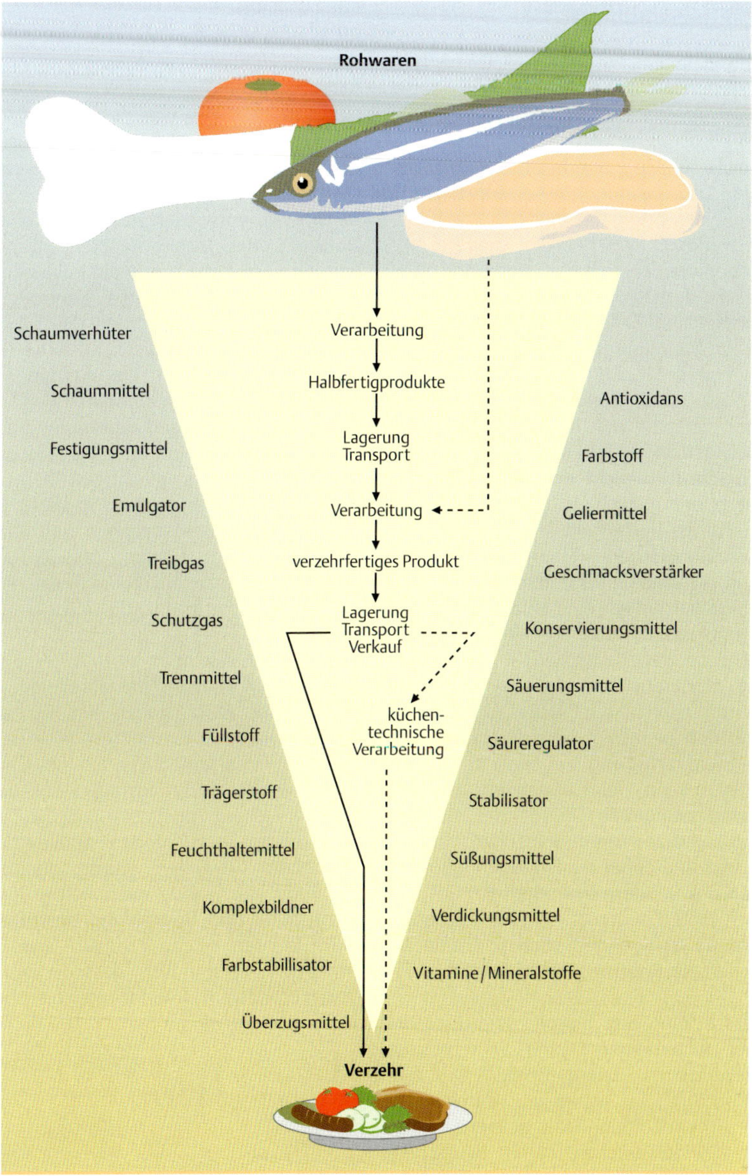

Zusatzstoffe: Deutschland in der EU

Innerhalb der Europäischen Union (EU) müssen die einzelnen Mitgliedsstaaten zwar ihre nationalen Rechtsvorschriften an europäische Vorgaben anpassen, behalten jedoch weiterhin eine eigenständige Gesetzgebung. Dieser Konstellation steht der Grundgedanke des freien Warenverkehrs zwischen den Ländern entgegen. Im Bereich der Nahrungsmittel wurde deshalb der **§ 47a** in das Lebensmittel- und Bedarfsgegenstände-Gesetz (LMBG) eingefügt **(A)**: Erzeugnisse, die in einem Mitgliedstaat rechtmäßig im Verkehr sind, dürfen auch in Deutschland verkauft werden – **auch wenn sie den geltenden lebensmittelrechtlichen Vorschriften nicht entsprechen**. Dabei ist es unerheblich, ob diese Erzeugnisse in Europa hergestellt sind oder aus außereuropäischen Staaten importiert und rechtmäßig vertrieben werden. Der § 47a hat jedoch eine Hürde eingebaut. Wenn das Produkt aus einem anderen EU-Land den deutschen – zum Schutz der Gesundheit erlassenen – Rechtsvorschriften nicht entspricht, so muss der Vertrieb beantragt und durch eine **Allgemeinverfügung** zugelassen werden. Diese kann nur abgelehnt werden, wenn zwingende Gründe des Gesundheitsschutzes entgegenstehen. In der Praxis sind daher die Einflussmöglichkeiten des Bundesministerium für Gesundheit (BMG) begrenzt, so dass solche Allgemeinverfügungen nach § 47a inzwischen zur Routine geworden sind.

Das bekannteste Beispiel sind die 1994 per Allgemeinverfügung verkehrsfähig gewordenen „Energy-Drinks" wie z. B. „Red Bull". Sie waren u. a. durch einen erhöhten Koffeingehalt gekennzeichnet und widersprachen damit deutschem Recht. Dies führte zu der Situation, dass in Deutschland hergestellte Nachfolgeprodukte den deutschen Grenzwert für Koffein einhalten mussten, während die importierten Marktführer eine Ausnahmegenehmigung hatten.

Viele der beantragten Allgemeinverfügungen betrafen **Vitamin- und Mineralstoffpräparate** sowie diätetische Lebensmittel, vorwiegend aus Österreich, Holland oder Großbritannien. Dabei wurden vom BMG meist die zulässigen Höchstmengen sowie die Kennzeichnung auf dem Produkt den deutschen Gegebenheiten angepasst. Kritische Inhaltsstoffe waren oft die Vitamine A und D, die in anderen europäischen Ländern z. T. großzügiger zugelassen sind. Bei Vitaminen bereitet auch die Abgrenzung zum zulassungspflichtigen Pharmakon große Schwierigkeiten: So sind z. B. heute Nahrungsergänzungen mit Natriumselenat im Handel, obwohl die anorganischen Selenverbindungen bei uns verschreibungspflichtig sind.

Im März 1997 wurden zwei Allgemeinverfügungen erlassen, die jahrelange innerdeutsche Diskussionen hinfällig erscheinen lassen. Aus gentechnisch veränderten Organismen gewonnenes Chymosin wurde als Labaustauschstoff zur Käseherstellung zugelassen und die Einfuhr von mit ionisierenden Strahlen behandelten Gewürzen wurde erlaubt. Während hierzulande noch heftig über Gentechnik und Bestrahlung gestritten wird, werden solche Produkte bereits importiert; verständlich, dass die deutschen Lebensmittelproduzenten hierüber nicht glücklich sind.

A. Der Paragraph 47a LMBG

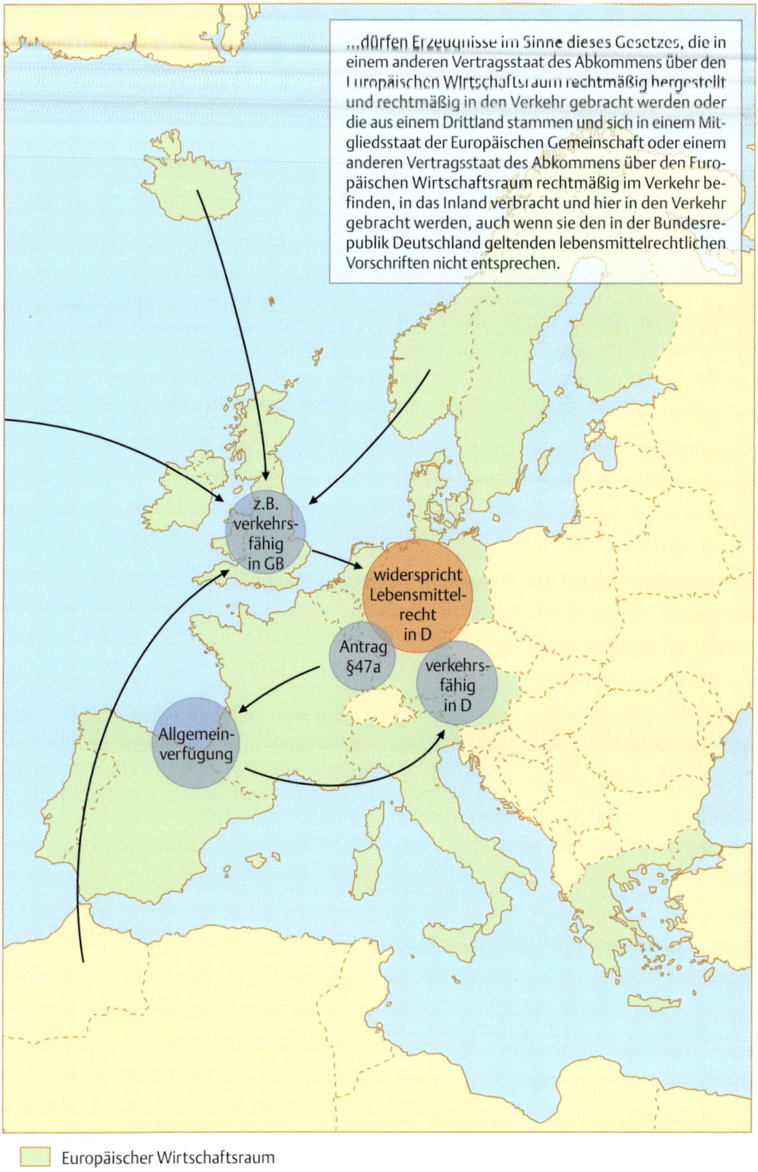

Süßstoffe

Süßstoffe sind Substanzen mit intensivem Süßgeschmack, der bis zur 3000fachen **Süßkraft** von Saccharose betragen kann **(A)**. Die Angaben zur Süßkraft schwanken stark, da Temperatur und umgebende Matrix die Süßkraft beeinflussen. Kein Süßstoff erfüllt allein alle Anforderungen zum Einsatz in der Lebensmittelindustrie. Je nach Lebensmittel und Konzentration treten sehr schnell Nebengeschmackskomponenten auf. Durch Mischung verschiedener Süßstoffe und Kombination von Süßstoffen mit bestimmten Aromen lässt sich das Ergebnis häufig verbessern.

Derzeit sind in der EU 6 Süßstoffe zugelassen **(B)**. **Saccharin** wurde bereits 1878 entdeckt und dient seit über 100 Jahren als Süßstoff. Es wird schnell resorbiert, aber nicht metabolisiert, sondern unverändert via Urin ausgeschieden. Es ist hitzebeständig und gut löslich. Der Geschmack lässt sich in Kombination – meist mit Cyclamat – wesentlich verbessern.

Cyclymat wird seit 1963 eingesetzt und hat ähnliche Eigenschaften wie Saccharin. Es kann von der Darmflora in Cyclohexamin umgewandelt werden, das bei Ratten- und Mäuseböcken eine testikuläre Hypotrophie auslösen kann. In Nordamerika ist Cyclamat deshalb nicht zugelassen, auch wenn die Studienergebnisse wegen zu hoher Dosierung bezweifelt werden.

Alle weiteren Süßstoffe wurden in Deutschland erst nach 1990 zugelassen. **Aspartam** ist ein Dipeptid aus Asparaginsäure und Phenylalanin. Da es eine gut verfügbare Quelle für Phenylalanin ist, muss Aspartam von Patienten mit Phenylketonurie gemieden werden. Aspartam ist mit entsprechenden Hinweisen gekennzeichnet. Aspartam schmeckt gut, ist aber relativ instabil. Haupteinsatzgebiet sind kalorienreduzierte Getränke.

Acesulfam K verhält sich wie Saccharin und entwickelt seinen Geschmack erst in Kombination mit anderen Süßstoffen.

Neohesperidin DC wird durch Hydrierung eines Flavonoids aus den Schalen der Bitterorange gewonnen. Es wird wie Flavonoide metabolisiert. Da sein unangenehmer Nachgeschmack maskiert werden muss, kommt auch Neohesperidin nur in Kombination zum Einsatz.

Thaumatin ist ein Naturprodukt, das aus der westafrikanischen Katemfe-Pflanze isoliert wird. Charakteristisch sind eine hohe und andauerende Süßkraft, Stabilität und Geschmacksverstärkung anderer Komponenten.

Für den Einsatz der Süßstoffe gelten je nach Produktgruppe unterschiedliche Mengenbeschränkungen. Diese sind so berechnet, dass mit den üblichen Konsummengen die **ADI-Werte** der Süßstoffe nicht überschritten werden **(C)**. Thaumatin wurde als natürlich vorkommendes Protein als „generell unbedenklich" (generally recognized as safe, GRAS) eingestuft.

A. Relative Süßstoffe

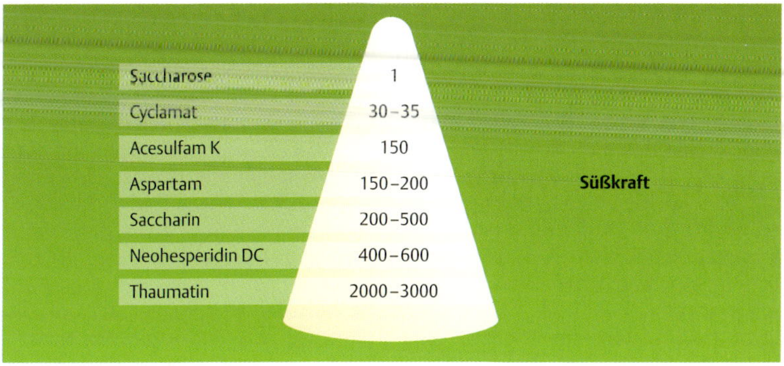

B. In der EU zugelassene Süßstoffe

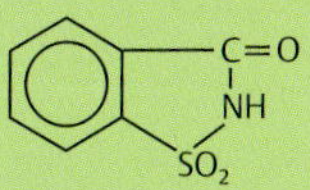

Saccharin E954

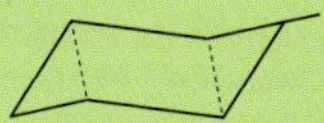

Cyclamat E952

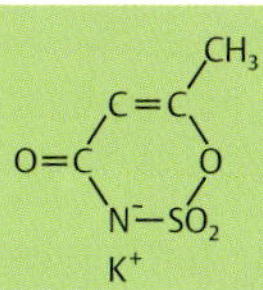

Acesulfam-K E950

Gemisch von Polypeptiden aus dem Arillus von Thaumatococcus daniellii

Thaumatin E957

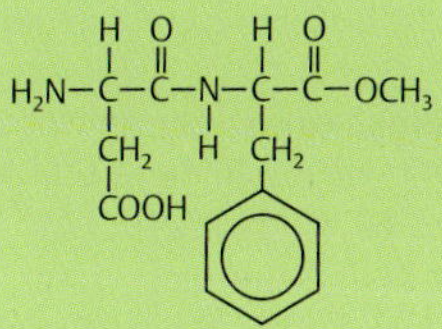

Aspartam E951

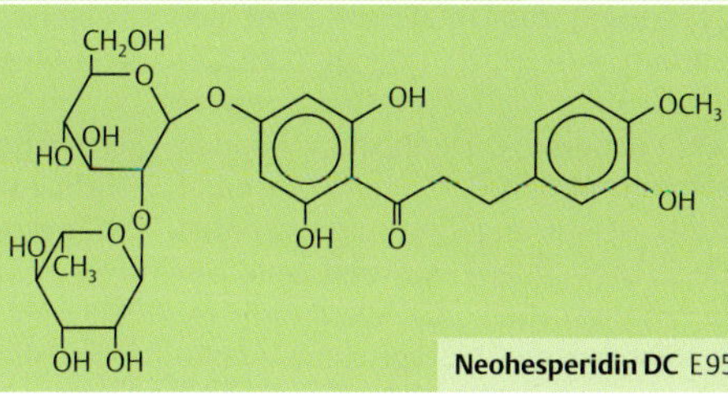

Neohesperidin DC E959

C. Toxizität

Täglicher ADI-Wert	Süßstoffe					
mg/kg Körpergewicht	9	40	7	5	5	unbegrenzt
Zuckeräquivalent [mg/kg Körpergewicht]	1800	8000	250	2700	3000	
	Acesulfam	Aspartam	Cyclamat	Saccharin	Neohesperidin DC	Thaumatin

Kontaminationen: Nitrat/Nitrit

Unter dem Begriff „Kontaminationen" werden hier Rückstände und Verunreinigungen zusammengefasst, die sowohl aus der Produktion der Lebensmittel (vom Anbau bis zur Verpackung) als auch aus der Umwelt (Wasser, Luft) stammen können. Eine Ausnahme bilden Nitrat/Nitrit, da diese zudem als Zusatzstoffe zugelassen sind und damit auch beabsichtigt dem Produkt zugefügt werden.

Nitrat (NO_3^-) stellt für Pflanzen eine Stickstoffquelle dar und wird deshalb in Form von Dünger in den Boden eingebracht. Bestimmte Pflanzen wie z. B. Kopfsalat, Spinat oder Rettich speichern v. a. unter ungünstigen Bedingungen (wenig Sonne, Treibhaus) große Mengen Nitrat (bis 7 g/kg). Wird zuviel Dünger zur falschen Zeit ausgebracht, so wird das Nitrat ins Grundwasser ausgewaschen und erscheint im Trinkwasser. Eine weitere Quelle bilden Fleischprodukte und Käse, denen Nitrat v. a. zur Konservierung zugesetzt wird. Seit der Einführung von Höchstmengen in Gemüse ist die Nitratbelastung etwas zurückgegangen. Dennoch können unter ungünstigen Bedingungen immer noch bis zu 400 mg/Tag aufgenommen werden. Dies übersteigt den von der WHO empfohlenen ADI-Wert um ca. 50 %. Pflanzen aus biologischem Anbau weisen zwar tendenziell geringere Nitratgehalte auf – da jedoch in erster Linie Faktoren wie Erntezeitpunkt und Standort entscheidend sind, gehen die niedrigeren Gehalte in der natürlichen Schwankungsbreite unter.

Der **Nitrit-Gehalt** (NO_2^-) in pflanzlichen Lebensmitteln ist vernachlässigbar. Zum Pökeln von Fleischerzeugnissen darf Nitrit in Form von Nitritpökelsalz (0,5 % $NaNO_2$) zugesetzt werden. Durch Bildung von NO, welches sich an Myoglobin bindet, erhält die Ware eine dauerhaft rote Farbe.

Bereits im Lebensmittel kann Nitrit mit sekundären Aminen und Amiden zu **kanzerogenen Nitrosaminen/-amiden** reagieren. Die daraus abgeleitete Regel „überbacke keinen Schinken mit Käse" ist jedoch überholt; lediglich bei extrem Amin-reichen Fischen (z. B. Thunfisch), nicht aber bei Schinken, kommt es zu messbarer Nitrosaminbildung.

Da von der Mundhöhle bis zum Dickdarm **(A)** eine Reduktion von Nitrat zu Nitrit stattfindet, könnten unter ungünstigen Bedingungen beide Substanzen zur Krebsentstehung beitragen. Wünschenswert wäre daher eine Minimierung der Aufnahme. Dies wird in Form von niedrigeren Höchstgrenzen für Nitrat in Gemüse versucht – Nitrat-freie Pflanzen wird es jedoch nie geben. Die Zulassung von Nitrit in Fleischwaren stellt einen Kompromiss dar: Dem potenziellen Kanzerogen steht die wirkungsvolle Wachstumshemmung von Lebensmittelvergiftern, insbesondere von Clostridium botulinum, entgegen.

Ein weiterer Effekt einer höheren Nitrat-/Nitrit-Aufnahme ist die Bildung von **Methämoglobin**. Nitrit oxidiert Fe^{2+} zu Fe^{3+}, so dass kein Sauerstoff mehr gebunden werden kann. Beim Säugling zeigt die Reduktase, die Fe^{3+} wieder reduziert, nur geringe Aktivität, so dass der Säugling besonders empfindlich auf Nitrat/Nitrit reagiert.

Der Verbraucher hat es weitgehend in der Hand, präventiv die Nitrat-/Nitrit-Aufnahme zu reduzieren: Gepökelte Fleischwaren sollten nur gelegentlich verzehrt und Treibhausgemüse durch saisongerechte (u. U. auch TK) Ware ersetzt werden.

A. Nitrat-/Nitritmetabolismus

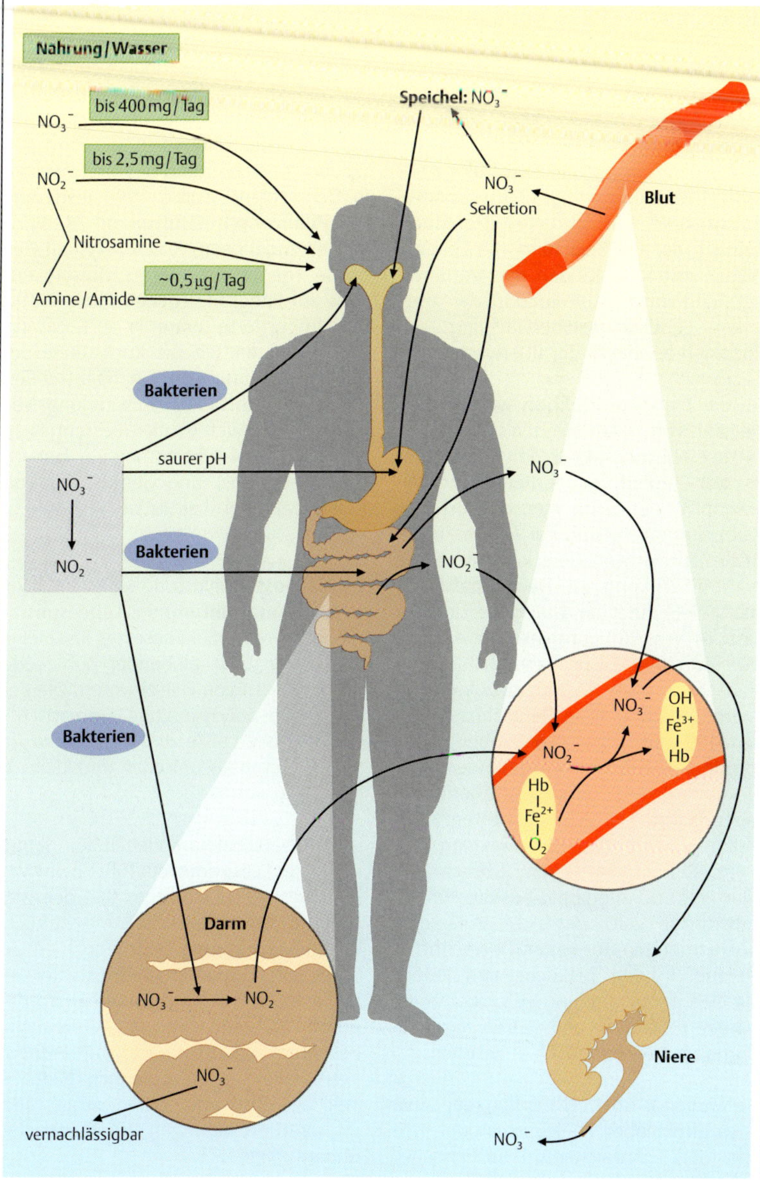

Kontaminationen: Rückstände und Verunreinigungen

Unerwünschte Stoffe („Schadstoffe") sind in Lebensmitteln bei heute üblichen Produktionsmethoden, aber auch in Folge des Eintrags durch Luft und Wasser nicht mehr vermeidbar. Seit 1995 existiert EU-weit ein ständiges Mess- und Beobachtungssystem („Lebensmittel-Monitoring"), das die Belastung von Lebensmitteln mit Rückständen und Verunreinigungen durch Koordination der amtlichen Lebensmittelüberwachung der einzelnen Bundesländer überwacht.

Bei der **Fleischproduktion** werden eine Vielzahl von Substanzen als Masthilfsmittel eingesetzt **(A)**. In den letzten Jahren war Clenbuterol von Bedeutung, ein β-Agonist, der beim Mensch auch zur Wehenhemmung und bei Asthma bronchiale zur Anwendung kommt. Seine anabole Wirkung im Tier entfaltet es erst bei 5–20facher Überdosierung, so dass es v. a. im europäischen Ausland (ca. 100–200 Fälle pro Jahr allein in Spanien) bereits zu akuten Intoxikationen beim Mensch kam. In Deutschland wurden 1994 in 1,3 % aller Proben Rückstände von β-Agonisten gefunden (v. a. in Kälbern). Antibiotika und Chemotherapeutika sind wegen der potenziellen Gefahr einer Resistenzentwicklung problematisch; 1994 waren z. B. ca. 2 % aller Proben Sulfonamid-positiv. Für alle Substanzen gilt, dass die zulässigen Höchstmengen nur selten überschritten werden. In der Tierzucht wird jedoch die illegale Anwendung von nicht zugelassenen Stoffen und deren Überwachung als problematisch angesehen.

Vorwiegend über **Nutzpflanzen**, aber auch direkt über Trinkwasser oder indirekt durch Anreicherung in tierischen Produkten gelangen Schwermetalle und Verunreinigungen aus der Pflanzenproduktion in die Nahrung. In den letzten 20 Jahren ging die Belastung mit **Schwermetallen** kontinuierlich zurück; Hg und Pb sind heute nahezu bedeutungslos, bei Cd kommt es noch bei 0,3–2,5 % der untersuchten Lebensmittel zur Überschreitung des Grenzwertes. In Deutschland waren 1995 insgesamt 915 **Pflanzenschutzmittel** mit 242 Wirkstoffen zugelassen, wovon 44 % auf Herbizide (gegen Unkräuter, Gräser) und 27 % auf Fungizide (gegen Pilze) entfielen. Importierte Ware (v. a. Kopfsalat, Erdbeeren) enthält oft Rückstände von Substanzen, für die in Deutschland keine entsprechende Anwendung vorgesehen ist. Auch ist die Überschreitung der zulässigen Höchstmengen bei importiertem Obst und Gemüse häufiger (3,4 %) als bei heimischer Produktion (1,2 %).

Die Schadstoffbelastung kann durch die weitere **Verarbeitung** des Lebensmittels erhöht werden. Bekanntestes Beispiel ist das Grillen über glühender Kohle oder das Räuchern von Fleischwaren. Die entstehenden polyzyklischen aromatischen Kohlenwasserstoffe (PAK, z. B. Benzo[a]pyren) gelten als mutagen und kanzerogen.

Die unüberschaubare Vielfalt der „Schadstoffe" in Lebensmitteln führt beim Verbraucher sehr leicht zum Bild der „vergifteten" Nahrung. Die wissenschaftliche **Risikoeinschätzung** zeigt jedoch ein anderes Bild: Eigene Ernährungsfehler und hygienische Probleme stehen im Vordergrund, während die vom Verbraucher betonten Schadstoffe eine untergeordnete Rolle spielen. Dennoch bleibt es Teil der Risikominderung, Rückstände und Verunreinigungen zu überwachen und zu minimieren.

A. Eintrag ins Lebensmittel

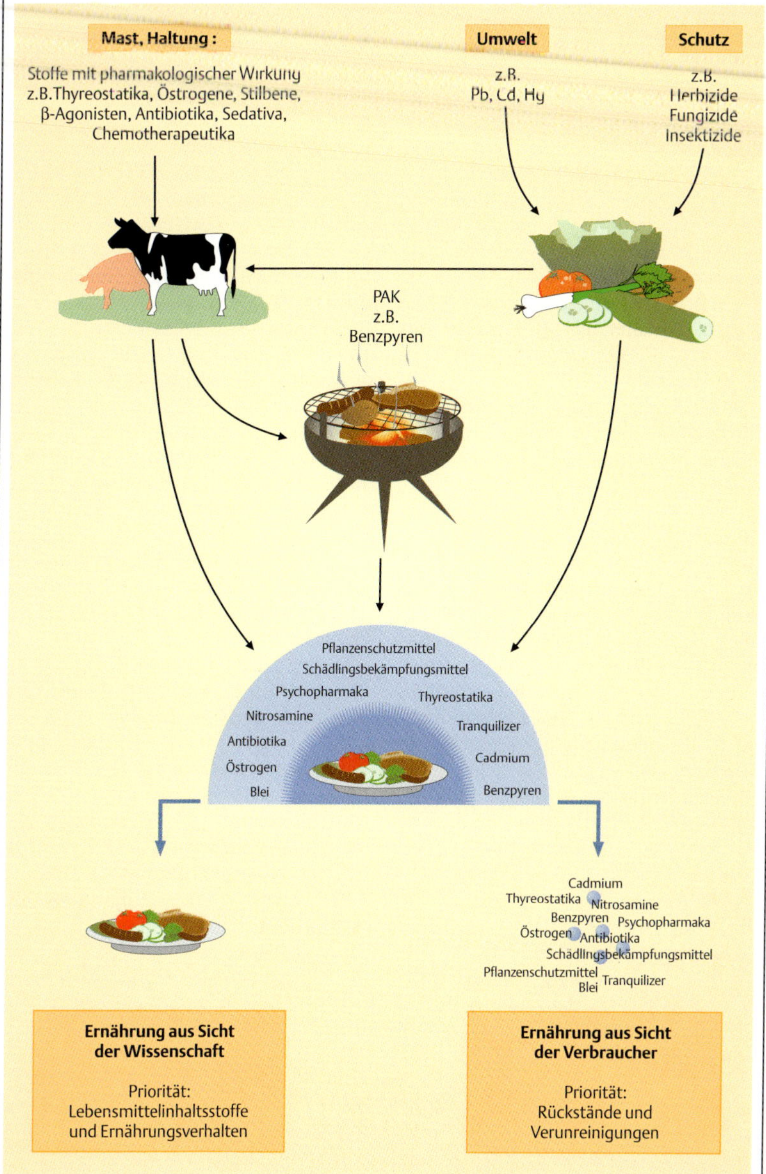

Prä- und Probiotika

Prä- und Probiotika verfolgen das gleiche Ziel: Veränderung der Intestinalflora, v. a. im Dickdarm, in Richtung von Keimen mit positiven Wirkungen **(A)**. Diese Gleichgewichtsänderung resultiert einerseits aus direkten Wirkungen auf die bevorzugten Keime, andererseits aus der Verdrängung negativer Vertreter. Neben diesem quantitativen Aspekt wird eine verbesserte Adhäsion von positiven Keimen an die Oberfläche von Epithelzellen und gleichzeitig eine verminderte Adhäsion potenziell pathogener Keime diskutiert.

Präbiotika basieren auf dem Prinzip, bestimmten Keimen vermehrt Substrat anzubieten und damit deren Vermehrung zu fördern. Die Stoffe dürfen hierzu im oberen Dünndarm weder hydrolisiert noch resorbiert werden. Sie müssen intakt im Dickdarm ankommen und dort ein fermentierbares Substrat für Lactobazillen, Eubakterien und/oder Bifidobakterien darstellen. Diese Eigenschaften erfüllen verschiedene Oligosaccharide, v. a. Inulin und andere Fructooligosaccharide. Die Spezifität beruht darauf, dass diese Bakterien eine β-Fructosidase aufweisen und so die β(1-2)-Bindungen spalten können. Andere lösliche Ballaststoffe (z. B. Pectin) werden zwar ebenfalls im Dickdarm fermentiert, fördern jedoch unspezifisch die Vermehrung aller Keime.

Versuche mit Fructooligosacchariden haben gezeigt, dass die Bifidobakterienzahl stark ansteigt, während z. B. Clostridien verringert werden – die Erwartungen an das Produkt scheinen erfüllt. Allerdings gibt es keine Untersuchungen, die positive gesundheitliche Auswirkungen einer langfristigen Einnahme von Präbiotika belegen könnten; die in Lebensmitteln angebotene Dosis ist meist auch zu gering.

Probiotika versuchen das Gleichgewicht der Darmflora durch Zufuhr von lebenden Keimen zu verändern. Dieses Prinzip ist nicht neu: Bereits um die Jahrhundertwende wurde Joghurt zur Behandlung und Prophylaxe gastrointestinaler Infektionskrankheiten eingesetzt. Neu jedoch ist die Selektion von Stämmen zum gezielten Einsatz als Probiotika. Diese kann verschiedene Ziele verfolgen: Optimierung der Resistenz gegen Säure und Verdauungsenzyme im oberen Magen-Darm-Trakt, Verbesserung der Verweildauer im Darm (Adhäsivfaktoren) oder Selektion auf bestimmte physiologische Wirkungen. Letzteres führte z. B. zu *Lactobacillus reuteri*, ein Keim, der ein Substanzgemisch synthetisiert, welches das Wachstum von Bakterien, Pilzen und Protozoen hemmt.

Derzeit vorliegende Studien deuten darauf hin, dass Probiotika immunologische Abwehrmechanismen verbessern, intestinalen Infektionskrankheiten vorbeugen und die Karzinogenese im Kolon hemmen. Ein sicherer Beleg steht allerdings noch aus.

Die Untersuchungen, auf denen diese Aussagen beruhen, wurden meist mit „normalen“, fermentierten Milchprodukten durchgeführt. Als Fazit, das bis dato gezogen werden kann, ist der Verzehr von fermentierten – nicht hitzebehandelten – Produkten zu empfehlen. Ob speziell hergestellte Probiotika, die bisher v. a. in Form von Joghurts auf dem Markt sind, bessere Wirkungen erzielen, muss sich erst noch erweisen. Es ist auch nicht abschließend geklärt, ob diese gezielte Veränderung der intestinalen Flora auf Dauer gesundheitlich unbedenklich ist.

A. Wirkung

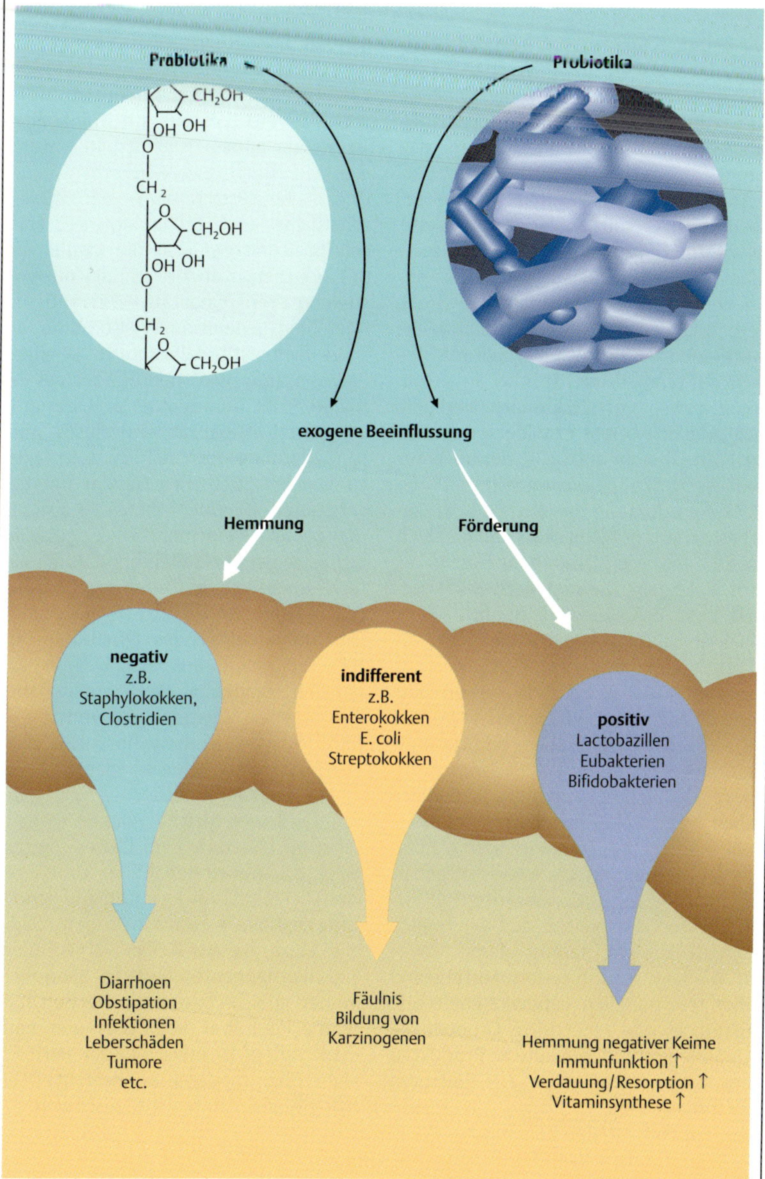
Präbiotika
Probiotika
CH2OH
OH OH
O
CH2
O
CH2OH
OH OH
O
CH2
O
CH2OH
exogene Beeinflussung
Hemmung
Förderung
negativ
z.B.
Staphylokokken,
Clostridien
indifferent
z.B.
Enterokokken
E. coli
Streptokokken
positiv
Lactobazillen
Eubakterien
Bifidobakterien
Diarrhoen
Obstipation
Infektionen
Leberschäden
Tumore
etc.
Fäulnis
Bildung von
Karzinogenen
Hemmung negativer Keime
Immunfunktion ↑
Verdauung/Resorption ↑
Vitaminsynthese ↑

Der Qualitätsbegriff

Der Begriff „Qualität" hat beim Verbraucher einen hohen **Stellenwert (A)**. Fast alle Bundesbürger halten die Qualität von Lebensmitteln für sehr wichtig oder wichtig. Wird die gleiche Frage differenziert nach Lebensmittelgruppen gestellt, genießen Grundnahrungsmittel wie Fleisch, Gemüse oder Obst höchste Priorität. Mit zunehmendem Verarbeitungsgrad wird die Qualität unwichtiger, bei Konserven hält nur noch ca. 1/3 der Verbraucher die Qualität für sehr wichtig. Fragt man nach den Qualitätskriterien, so rangiert die Frische an erster Stelle, gefolgt von Geschmack, Herkunft und „Marke". Letzteres widerspricht der Realität: Obwohl nur ca. ¼ der Verbraucher die Marke für wichtig hält, nehmen Markenprodukte in den Regalen der Geschäfte den größten Raum ein. Noch größer wird die Diskrepanz, wenn es ums Geld geht: Gefragt nach Kaufkriterien, steht der Preis ganz oben.

Qualität ist folglich ein subjektiver, zumindest für den Verbraucher nicht exakt definierbarer Begriff. Er umfasst sowohl sensorische (Genuss-) Werte, als auch ideelle, eignungs- und gesundheitliche Argumente **(B)**.

Diese sind jedoch nicht für alle Menschen identisch. So kaufen manche Lebensmittel aus biologischem Anbau wegen verminderten Schadstoffgehalten, was leider oft nicht der Fall ist. Andere tun das gleiche aus der (realistischen) Einsicht heraus, damit etwas für die Umwelt, für den Fortbestand einer traditionellen Landwirtschaft o.ä. zu tun. Es gibt eine dritte Gruppe, die in biologisch angebauten Produkten sensorische Vorteile wie z. B. besseren Geschmack sieht.

Auch zeitlich ist der persönliche Qualitätsbegriff einem **Wandel** unterworfen. Während in der Jugend der Genusswert hohe Priorität genießt, gewinnen mit zunehmendem Alter rationale Überlegungen an Bedeutung. Das „Wissen" um Nährstoffe, die Angst vor ernährungsabhängigen Erkrankungen oder der Zwang durch bereits bestehende Krankheiten lassen ein neues Qualitätsbild erwachsen.

Und nicht zuletzt: Auch der wissenschaftliche und technologische **Fortschritt** – und das, was die Medien daraus machen – ändert ständig die Vorstellung von Qualität. Während die Nachkriegsgeneration Weißbrot für gesund hielt und Ballaststoffe unnützer Ballast waren, wird heute jeder auf Befragen Vollkornprodukte präferieren – umgesetzt in die Tat wird dieses „Wissen" allerdings noch spärlich. Ganz aktuell vollzieht sich ein Wandel bei den Fettsäuren: Die über Jahrzehnte als optimal propagierten mehrfach ungesättigten Fette werden zunehmend durch einfach ungesättigte Fettsäuren ergänzt (s. S. 118).

Die **Individualität des Qualitätsprofils** führt zu einem unüberschaubaren Lebensmittelangebot. Die Hersteller haben ihre eigenen Vorstellungen von „Qualität". Was der Verbraucher nicht realisiert, ist die Tatsache, dass er von einem Produkt konstante – über Jahrzehnte hinweg gleichbleibende – Eigenschaften erwartet. Eine Butter, die aus Milch traditionell gehaltener Kühe (Freiland) erzeugt wird, unterliegt jedoch jahreszeitlichen Schwankungen. Oder eine Pizza, die aus vielen „variierenden" Einzelkomponenten besteht, kann nicht immer gleich aussehen, riechen und schmecken. Wer aber dies von einer Markenpizza xy erwartet, der darf sich nicht über moderne Lebensmitteltechnologie und Zutatenliste beschweren.

A. Stellenwert der „Qualität"

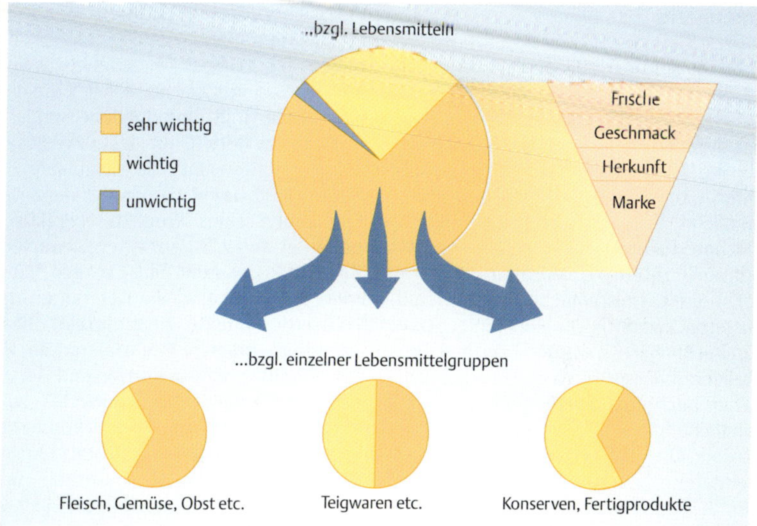

B. Was ist Qualität?

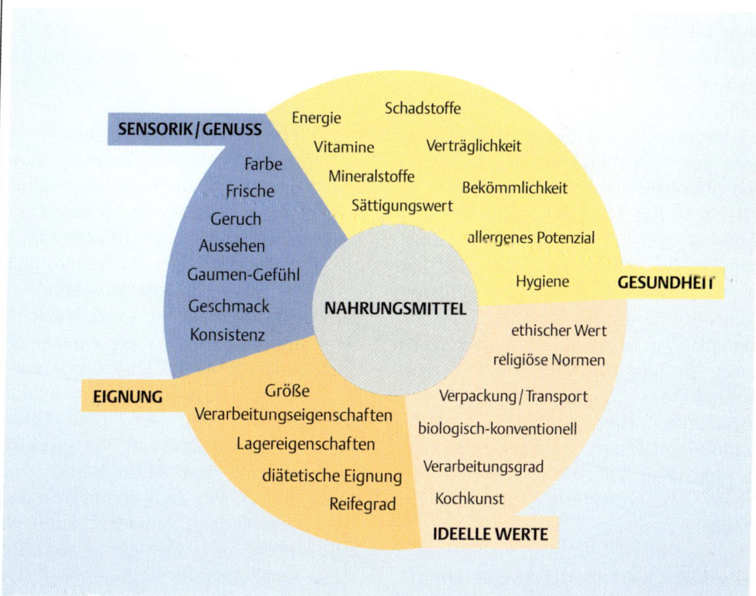

Qualitätssicherung in der Erzeugung

In der gesamten Kette der Lebensmittelproduktion ist heute ein gleichbleibend hoher Qualitätsstandard unerlässlich. Die **staatlichen Regelungen** stellen dabei die Mindestanforderungen dar. Das **LMBG** gibt für viele Produktgruppen verbindliche Vorgaben (z.B. Hackfleisch, Milchprodukte). Fehlen solche Rechtsnormen, treten die Leitsätze des deutschen Lebensmittelbuches in Kraft (z.B. Dauerbackwaren). Die Richtlinien (z.B. für Zuckerwaren) werden von den Herstellerverbänden erstellt. Weder Leitsätze noch Richtlinien sind rechtsverbindlich, haben jedoch in Gerichtsprozessen für die Rechtsfindung große Bedeutung.

Für äußere Merkmale (z.B. Größe bei Äpfeln) gibt es auf **EU-Ebene** die Güteklassen, denen die nationalen Handelsklassen angeglichen werden. Aufgrund einer EU-Richtlinie trat 1997 die **LMHV** (Lebensmittel-Hygiene-Verordnung) in Kraft, die allen Beteiligten – vom Hersteller bis zum Handel – die Pflicht zur Eigenkontrolle auferlegt. Das Gesetz sieht vor, mikrobiologische, chemische und physikalische Schwachstellen zu ermitteln – das **HACCP**-Konzept (Hazard Analysis and Critical Control Point). Damit wird der gesetzgeberische Einfluss vorverlegt, mit anderen Worten: Nicht erst kontrollieren, wenn die Salmonellen im Endprodukt sind, sondern durch die Verpflichtung zur Selbstkontrolle bereits im Vorfeld diese Gefahr minimieren. Hierzu müssen Betriebsabläufe analysiert und dokumentiert werden, was auch den gesamten Weg eines Lebensmittels transparenter macht.

Dieses Ziel verfolgen auch die Normen zum Qualitätsmanagement DIN ISO 9000 ff., die zu den **freiwilligen Qualitätssicherungsmaßnahmen** gehören. Sie wurden 1988 veröffentlicht und haben sehr schnell – ausgehend von den großen Herstellern – alle Bereiche der Lebensmittelproduktion erfasst. Das Prinzip beruht auf der lückenlosen Dokumentation aller Arbeitsabläufe im Betrieb und damit der Transparenz der Entstehung eines Produktes. Praktisch bedeutet dies z.B.: Auf einer Konservendose im Regal steht eine Chargen-Nummer, die es erlaubt, die Lieferanten der Halbfertigprodukte zu ermitteln. Diese wiederum müssen ihre Lieferanten für die Produkte dieser Konservendose ermitteln können usw. zurück bis zum Landwirt. Große Hersteller haben heute sog. TQM-Abteilungen (Total Quality Management), die über Gesetze und DIN-Normen hinaus auch ihre Zulieferer überwachen. Die Gewinnspannen in der Lebensmittelproduktion sind nicht groß, so dass eine Umsatzeinbuße durch mangelhafte Qualität einzelner Chargen für den Betrieb gravierend ausfallen kann.

Verschiedene **Qualitätszeichen** versuchen, durch erhöhte Anforderungen an die Herstellung und/oder das Endprodukt eine Sonderstellung im Markt einzunehmen. Das neue QS-Zeichen basiert auf den gesetzlichen Anforderungen, verbessert aber die Dokumentation und damit die Rückverfolgbarkeit. Verschiedene Bundesländer haben eigene Zeichen mit höheren Qualitätsanforderungen erstellt, allen voran Baden-Württemberg mit den drei Löwen (HQZ). Das Mindestmaß für Produkte aus kontrolliertem Öko-Anbau wird durch die EG-Bio-Verordnung vorgegeben. Verschiedene Anbauverbände wie z.B. Bioland oder Demeter übertreffen diese Qualitätsanforderungen seit langem.

A. Qualitätssicherung in der Erzeugung

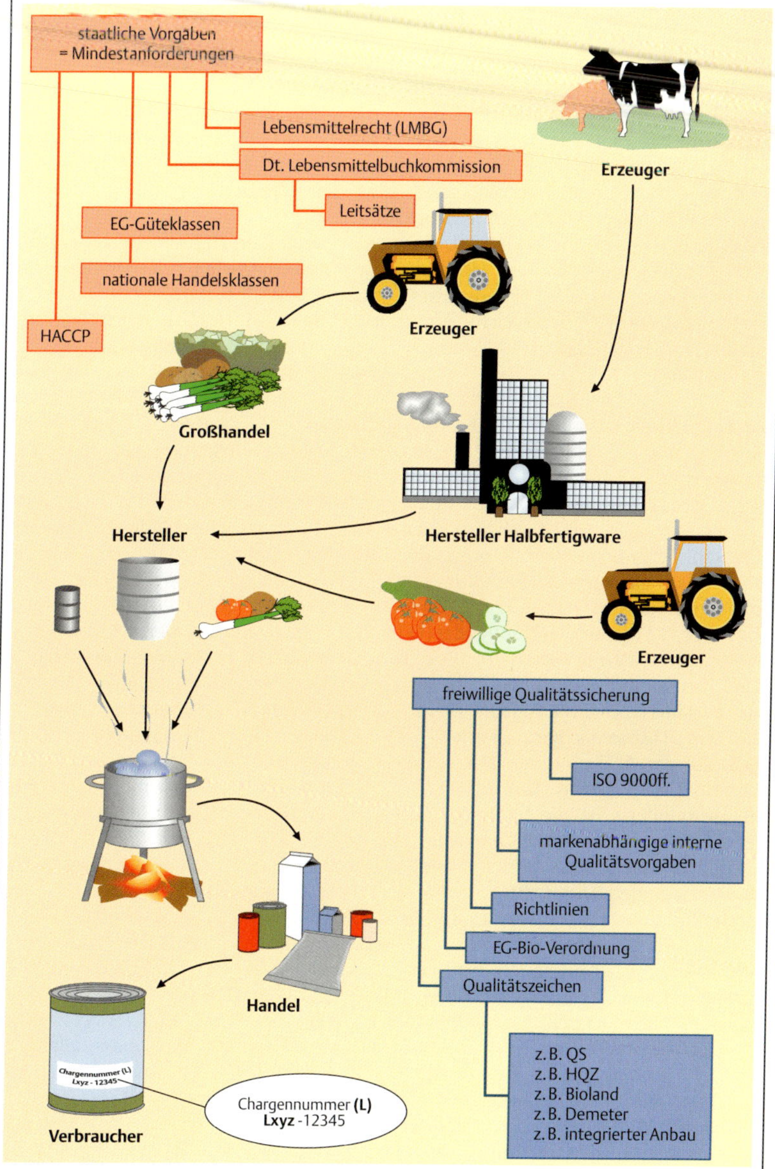

Qualitätsoptimierung: Haltbarmachung

Die vom Verbraucher geforderte ganzjährige Verfügbarkeit von Lebensmitteln mit gleichbleibender Qualität setzt produktspezifische Verfahren zur Haltbarmachung **(A)** voraus. Diese bestimmen auch sensorische Eigenschaften, sollen aber gleichzeitig die Inhaltsstoffe schonen. Das Ziel aller Methoden ist der weitgehende Ausschluss von Verderbsmechanismen, wie z. B. Lebensmitteleigener Enzyme, Sauerstoff, Licht, Autoxidationsvorgängen und der Mikroorganismentätigkeit.

Die **klassischen Verfahren** zur Haltbarmachung sind z. T. Jahrtausende alt. Mikroorganismen benötigen zur Vermehrung eine gewisse Menge an verfügbarem Wasser, das z. B. durch Trocknen (Trockenfrüchte), Gefrieren oder Zuckern (Marmelade) entzogen wird. Das Einlegen in konservierende (Essig, Alkohol) oder O_2/Wasser-verdrängende (Öl) Flüssigkeiten sowie Räuchern, Pökeln oder Fermentieren sind ebenfalls sehr alte Verfahren. Die wichtigsten Methoden zur Haltbarmachung beruhen jedoch auf der Abtötung von Mikroorganismen durch Erhitzen. Seit Beginn des 19. Jahrhunderts ist die Methode nach Appert bekannt, nach der Lebensmittel – in geschlossenen Behältnissen erhitzt – nahezu unbegrenzt haltbar gemacht werden können. Damit war die Konservenindustrie geboren, die jedoch anfangs mit erheblichen sensorischen Problemen (weich, Kochgeschmack) zu kämpfen hatte. Durch die Einführung von Rotationsautoklaven – Erhitzung mit Überdruck und dauernde Bewegung der Konserven – konnte die Qualität entscheidend verbessert werden. Auf dieser Basis wurde in den letzten Jahren in Stuttgart-Hohenheim ein neues Verfahren entwickelt, das alte Methoden unter Einbeziehung neuer Grundlagenkenntnisse über Zellwandstrukturen nutzt. Das Ergebnis sind Konserven, die sich sensorisch kaum mehr von der Rohware unterscheiden – ein Qualitätsmerkmal, das vom Verbraucher allerdings durch einen höheren Preis respektiert werden müsste.

Alle **neuen Verfahren** müssen einen qualitativen Vorteil bringen oder eine Haltbarmachung dort ermöglichen, wo dies bis dato nicht möglich war. Die erste große Neuerung erbrachte die Lebensmittelbestrahlung, die in mehr als 30 Ländern für ca. 50 Produkte zugelassen ist. Allerdings fehlte in der deutschen Bevölkerung für dieses Verfahren immer die notwendige Akzeptanz; zudem kann sie heute in vielen Bereichen durch verschiedene neue Methoden ersetzt werden (z. B. bei Gewürzen). Bei verschiedenen elektromagnetischen Verfahren wie der Ohmschen, der induktiven oder der Mikrowellenbehandlung wird der Energieeintrag in Wärme umgesetzt. Durch Elektro-, Licht- oder Magnetpulse wird im Produkt kurzzeitig eine hohe Energiedichte erreicht, was zur irreversiblen Schädigung von Mikroorganismen führt. Wird ein Produkt einem Druck von bis zu 1000 MPa ausgesetzt, so brechen große Moleküle wie z. B. Enzyme, DNA und Zellwand von Mikroorganismen. Das Verfahren ist allerdings relativ teuer und hat sich bis jetzt nur in Japan durchgesetzt. Das Einbringen von CO_2 unter hohen Drücken bewirkt eine Absenkung des intrazellulären pH-Wertes sowie ein Platzen der Zellen; allerdings ist damit keine Abtötung von Sporen möglich.

A. Methoden

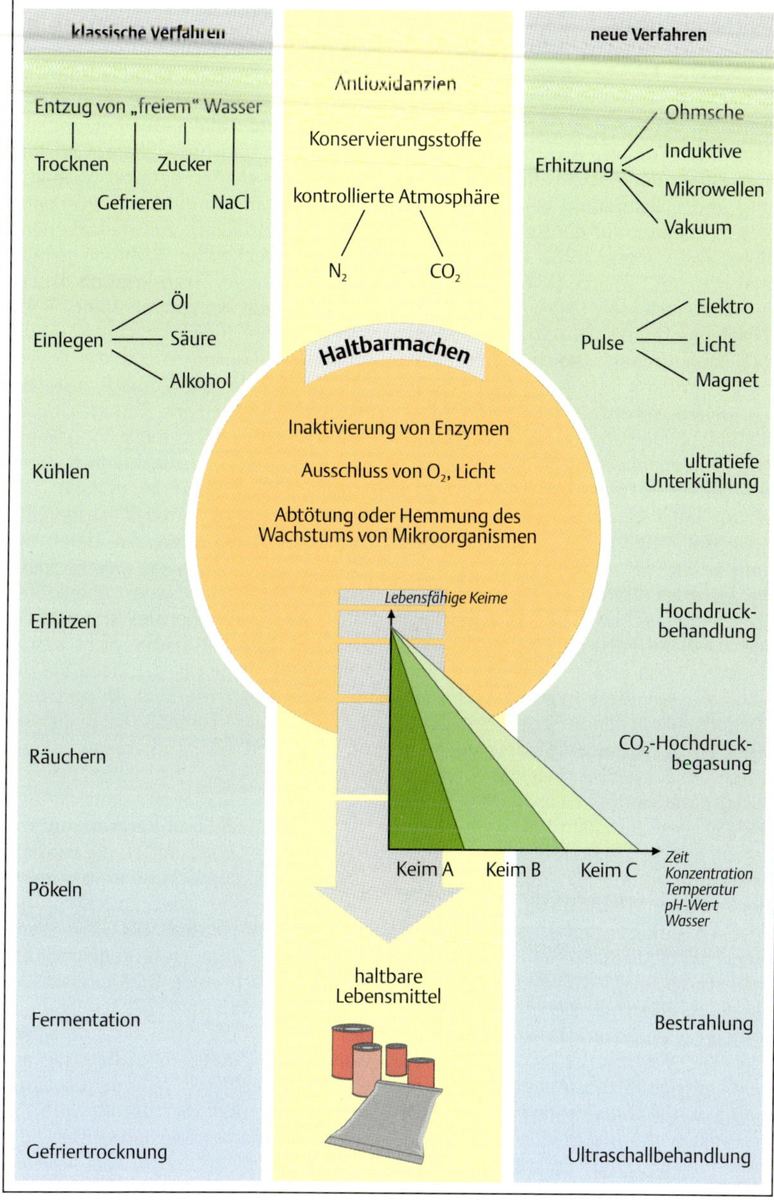

klassische Verfahren
Antioxidanzien
neue Verfahren
Entzug von „freiem" Wasser
Trocknen
Zucker
Gefrieren
NaCl
Konservierungsstoffe
kontrollierte Atmosphäre
N_2
CO_2
Ohmsche
Induktive
Mikrowellen
Vakuum
Erhitzung
Öl
Einlegen
Säure
Alkohol
Elektro
Pulse
Licht
Magnet
Haltbarmachen
Inaktivierung von Enzymen
Ausschluss von O_2, Licht
Abtötung oder Hemmung des Wachstums von Mikroorganismen
Kühlen
ultratiefe Unterkühlung
Lebensfähige Keime
Erhitzen
Hochdruckbehandlung
Räuchern
CO_2-Hochdruckbegasung
Keim A
Keim B
Keim C
Zeit
Konzentration
Temperatur
pH-Wert
Wasser
Pökeln
haltbare Lebensmittel
Fermentation
Bestrahlung
Gefriertrocknung
Ultraschallbehandlung

Qualitätsoptimierung: Gentechnologie

Ein Beispiel für die Möglichkeiten der Gentechnik zur Qualitätsoptimierung stellt die 1994 in den USA eingeführte **Flavr-Savr®-Tomate** dar. Am Anfang ihrer Entwicklung stand die Identifizierung und Lokalisierung des Gens, welches in Tomaten für das Reifungsenzym „Polygalacturonase" (PG) codiert. Versetzt man die Tomaten-DNA mit Restriktionsendonucleasen **(A)**, so werden die komplementären DNA-Stränge spezifisch durchtrennt. Gleiches geschieht mit einem Plasmid, das als Markergene z. B. DNA-Abschnitte trägt, die für Antibiotika-abbauende Enzyme codieren. Vermischt man das nun lineare Plasmid mit den DNA-Fragmenten, so werden letztere unter Ringschluss in das Plasmid eingebaut – ein Vorgang, der als **Klonierung** bezeichnet wird.
Die so erzeugten Plasmide werden in Bakterien eingebracht (**Transformation**) und auf Nährböden gezüchtet, die eine Selektion nach erfolgreicher Klonierung erlauben. Auf diese Weise erhält man Plasmide, bei denen irgendein DNA-Stück an der richtigen Stelle eingebaut wurde. Die weitere Selektion erfolgt mittels markierter Gensonden, deren DNA-Sequenz in einem bestimmten Abschnitt mit der klonierten Sequenz übereinstimmt.
Der weitere **Gentransfer** in höhere Pflanzen erfolgte früher ausschließlich durch das Bodenbakterium „Agrobacterium tumefaciens". Dieses produziert ein sog. Ti-Plasmid, das in die Chromosomen pflanzlicher Zellen eingebaut wird. Die Methode ist jedoch auf zweikeimblättrige Pflanzen beschränkt, weshalb z. B. für Getreide und Reis auf die Protoplastentransformation zurückgegriffen wird. Durch Aufbringen der zu transformierenden DNA auf Gold- oder Wolframkügelchen lässt sich diese in intakte Gewebe „schießen" und so die DNA mit einer bestimmten Trefferquote in die Chromosomen einschleusen. Unabhängig von der Methode muss die so transformierte Zelle gezüchtet und die regenerierte transgene Pflanze auf ihre neuen Eigenschaften getestet werden.
Bei der Tomate wurde das für PG codierende Gen zusätzlich zum bestehenden Gen in umgekehrter Richtung eingebracht. Nach der **Transkription** lagern sich die zwei komplementären RNA-Stränge aneinander, wodurch keine Translation möglich ist. Da das Enzym PG fehlt, bleibt die Tomate fest. Ursprünglich war geplant, Tomaten durch diesen Eingriff nicht mehr in grünem Zustand ernten und nachträglich durch Ethylen reifen lassen zu müssen. Dadurch wären am Strauch ausgereifte Tomaten erhältlich gewesen, deren Geschmack und Aroma die durchschnittliche Handelsware weit übertroffen hätte. Als Problem erwies sich jedoch, dass diese reifen Tomaten nicht ausreichend stabil gegen Belastungen bei der mechanischen Ernte sind. Derzeit wird die Flavr-Savr®-Tomate hauptsächlich zu Konserven und Tomatenpüree verarbeitet.

Nach der **Novel-Food-Verordnung** von 1997 müssen Lebensmittel, die vermehrungsfähige, gentechnisch veränderte Organismen sind oder enthalten, gekennzeichnet werden. Die Flavr-Savr®-Tomate fällt unter diese Regelung, obwohl keine artfremde DNA eingebracht wurde. Seit 18. April 2004 müssen in der EU alle Lebensmittel gekennzeichnet werden, die Zutaten enthalten, die aus einem gentechnisch veränderten Organismus stammen. Dies betrifft auch Zutaten wie Pflanzenöle, Sojalecithin oder Glucosesirup.

A. Neue Methoden zur Qualitätsoptimierung II: Gentechnologie

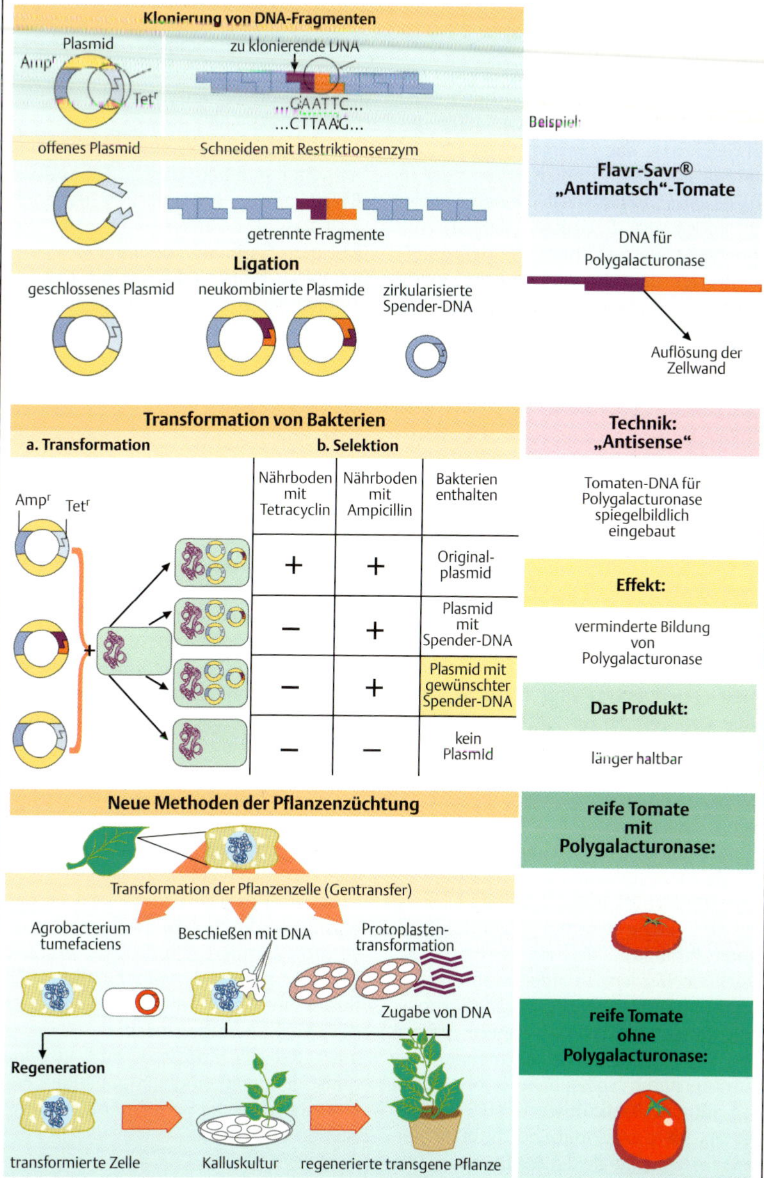

Nährstoffe bei Verarbeitung und Lagerung

Die Nährstoffveränderungen eines Lebensmittels ergeben sich durch verschiedene Lagerungs- bzw. Zubereitungsschritte. Die Makronährstoffe sind hiervon nur unwesentlich oder sogar in erwünschter Weise (z. B. Denaturierung von Proteinen) betroffen. Verluste bei Mineralstoffen und Spurenelementen ergeben sich dagegen immer dann, wenn Teile des Lebensmittels (z. B. durch Schälen) entfernt werden oder eine Auslaugung durch Kochen, Waschen oder Wässern erfolgt. Gleiches gilt für die Vitamine, wobei diese zusätzlich von einem Abbau betroffen sind. Da Ascorbinsäure (Vitamin C) sehr empfindlich auf Lagerungs- und Zubereitungseinflüsse reagiert, wird die Veränderung des **Vitamin-C**-Gehaltes oft als **Marker** für die Nährstoffveränderungen herangezogen.

Jede **Lagerung** eines Lebensmittels führt zu Vitamin-C-Verlusten **(A)**. Bei der üblichen Lagerhaltung sind diese in erster Linie von Temperatur, Atmosphäre und der relativen Luftfeuchtigkeit abhängig. So ist z. B. bei Äpfeln, die bei normalen Raumbedingungen gelagert werden, Vitamin C nach wenigen Wochen vollständig abgebaut. Die gleichen Äpfel weisen im gleichen Zeitraum im CA-Lager (kontrollierte Atmosphäre, 5 % CO_2, 2 % O_2) bei 0 °C keine Vitamin C-Verluste auf. Auch Produkte, die als „haltbar" bezeichnet werden, erleiden während der Lagerung Vitamin-C-Veränderungen. Bei **Konserven** ist mit einem Verlust von ca. 1 % pro Monat zu rechnen, bei vorgefertigten Speisen auch bis zu 5 % pro Monat. **Tiefkühlware** (TK) verliert bis zu 3 % pro Monat, bei unblanchiertem Gemüse bis zu 17 %. Alle diese Zahlen stellen Mittelwerte dar, da eine Vielzahl von Faktoren entscheidenden Einfluss auf die Höhe der Verluste nimmt: pH-Wert, Verletzungen oder intakte Struktur des Lebensmittels, Aktivität pflanzeneigener Enzyme (durch Blanchieren inaktiviert) etc.

Der Vitaminabbau durch **Zubereitung (B)** ist primär von der Zeit abhängig. Wird das Lebensmittel immer bis zum richtigen Garpunkt gebracht, so sind die Abbauverluste (ca. 10 % bei Thiamin) unabhängig von der angewandten Garmethode. Differenzen ergeben sich nur durch potenzielle Auslaugverluste beim Dämpfen oder Kochen, wenn das Wasser nicht mitverwendet wird. Auch diese Zahlen sind Mittelwerte, die wie bei den Lagerungsverlusten einer Vielzahl äußerer Einflüsse (pH-Wert, Geschirr als Katalysator, Abkühlungszeit etc.) unterliegen und damit um viele 100 % schwanken können.

Immer wieder in den Schlagzeilen ist der Vergleich „frische Lebensmittel" versus „Konserve". Alle Lagerungs- und Verarbeitungsschritte werden sowohl bei industrieller als auch bei haushaltstechnischer Zubereitung durchgeführt. Viele dieser Schritte kann die Industrie weitaus besser als die/der perfekte Köchin/Koch (z. B. Garen bis zum Garpunkt). Andererseits springt auch in der Industrie die Tomate nicht vom Acker in die Dose. Der Erntezeitpunkt ist vorgegeben – Verluste durch Zwischenlagerung sind vorprogrammiert. Ein direkter Vergleich **(C)** ist aufgrund vielschichtiger Einflussgrößen nicht möglich. Sowohl bei der Verwendung „frischer" Ware als auch bei der Konserve gibt es einen günstigen und einen ungünstigen Verlauf, der über die verbleibende Vitaminmenge entscheidet.

A. Vitamin-C-Verluste durch Lagerung

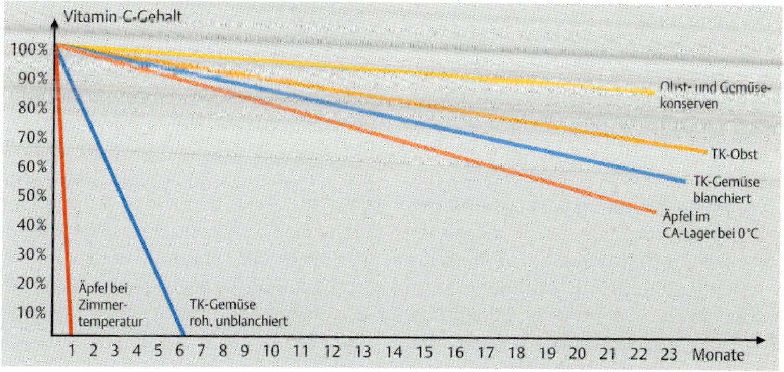

B. Zubereitungsverluste bei Gemüse

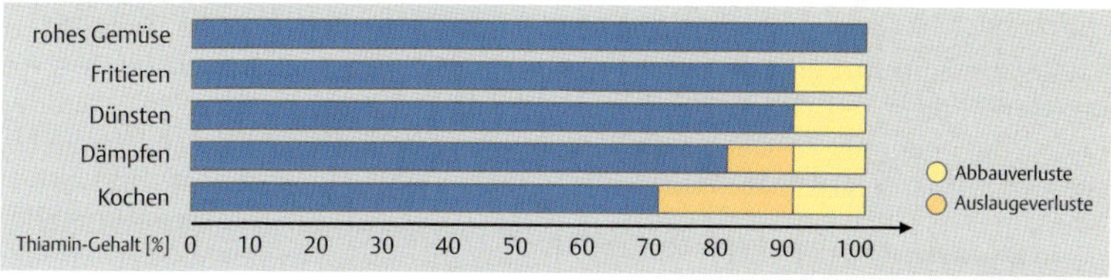

C. „Konserve" versus „Frische"

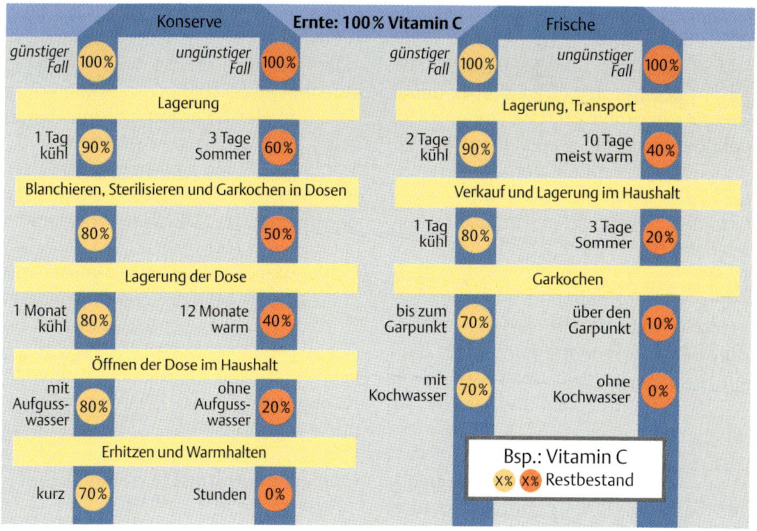

Hygiene

Mikroorganismen waren, sind und werden auch in Zukunft das Hauptproblem der Lebensmittelsicherheit sein. Nach einem kontinuierlichen Anstieg bis 1992 (195000 Fälle) werden in den letzten Jahren (1995: 114000 Fälle) wieder weniger **Salmonellose-Infektionen** registriert. Von den 2375 bekannten Salmonella-Untergruppen verursachte S. Enteridis die größte Zahl der Erkrankungen (96 %). Salmonellen-Infektionen sind zwar meldepflichtig, jedoch wird mit einer Dunkelziffer von 1:10 gerechnet. Von den bekannten Fällen werden wiederum nur wenige bis zur Infektionsursache zurückverfolgt. Über 2/3 der Infektionen sind dabei auf rohe Eier (Backwaren, Eizubereitungen) zurückzuführen. Das viel zitierte Geflügelfleisch spielt mit 5 % eher eine untergeordnete Rolle.

Nicht-Salmonellose-Fälle werden nach dem Bundesseuchengesetz unter „Enteritis infectiosa" geführt und nicht näher nach Erregerart differenziert (1995: ca. 75000 Fälle). Wichtigster Keim ist Camphylobacter jejuni, der v. a. durch Geflügel und Rohmilch übertragen wird. Infektionen durch Clostridium botulinum sind zahlenmäßig vernachlässigbar (1995: 12 Fälle).
Trotz bester Behandlungsmöglichkeiten treten immer noch einige hundert **Todesfälle** pro Jahr **durch lebensmittelbedingte Infektionen** auf. Als besonders gefährdet gilt die Gruppe der YOPI's: Young, Old, Pregnant and Immune deficient. Die bekannten, immunsuppressiven Faktoren (Alter, Ernährungszustand, Medikamente usw.) führen dazu, dass selbst per se harmlose Keime zum Problem werden können. Es wird ebenfalls spekuliert, dass die Gesamtbevölkerung im Mittel durch verstärkte Hygiene zunehmend sensibler für lebensmittelbedingte Infektionen wird – derzeit werden 20 % der europäischen Bevölkerung als besonders anfällig eingestuft. Die zunehmende Zahl älterer Menschen sowie neue Erregerformen werden das Problem verstärken. In den letzten Jahren trat eine neue Gruppe von E.coli-Bakterien auf, die u. a. für das Hämolytisch-Urämische Syndrom (HUS) verantwortlich sind: Die entero-hämorrhagischen E.coli (EHEC). Sie bilden Toxine, die letztendlich zu totalem Nierenversagen führen.

Ein **hygienisches Risikopotenzial (A)** besteht an fast allen Stationen des Weges eines Lebensmittels. Eine Garantie für eine nicht kontaminierte Rohware gibt es nicht, so dass nachfolgende Verarbeitungs- und Zubereitungsschritte die notwendige Sicherheit bieten müssen. Da industriell verarbeitete Lebensmittel in großem Maßstab eingesetzt werden, ist hier theoretisch das größte Risiko zu sehen. So wurde z. B. ein Aufsehen erregender EHEC-Ausbruch in Bayern durch Teewurst und Mortadella verursacht, wobei Letztere erhitzt wird – d. h., es muss nachträglich eine Kreuzkontamination (im Herstellerbetrieb, im Handel, beim Verbraucher?) stattgefunden haben. Solche Fälle sind naturgemäß sehr spektakulär – in Wirklichkeit machen sie weniger als 5 % aller lebensmittelbedingten Infektionen aus. Das größte Risikopotenzial ist beim Verbraucher und in der Gemeinschaftsverpflegung zu finden: Unzureichendes Erhitzen von Eiern, Geflügel, Rohmilch, Fleisch etc. verhindert die notwendige Keimabtötung. Wird anschließend gelagert oder warmgehalten, so reichen selbst wenige Keime aus, um nach Vermehrung klinische Symptome hervorzurufen.

A. Risikopotenzial

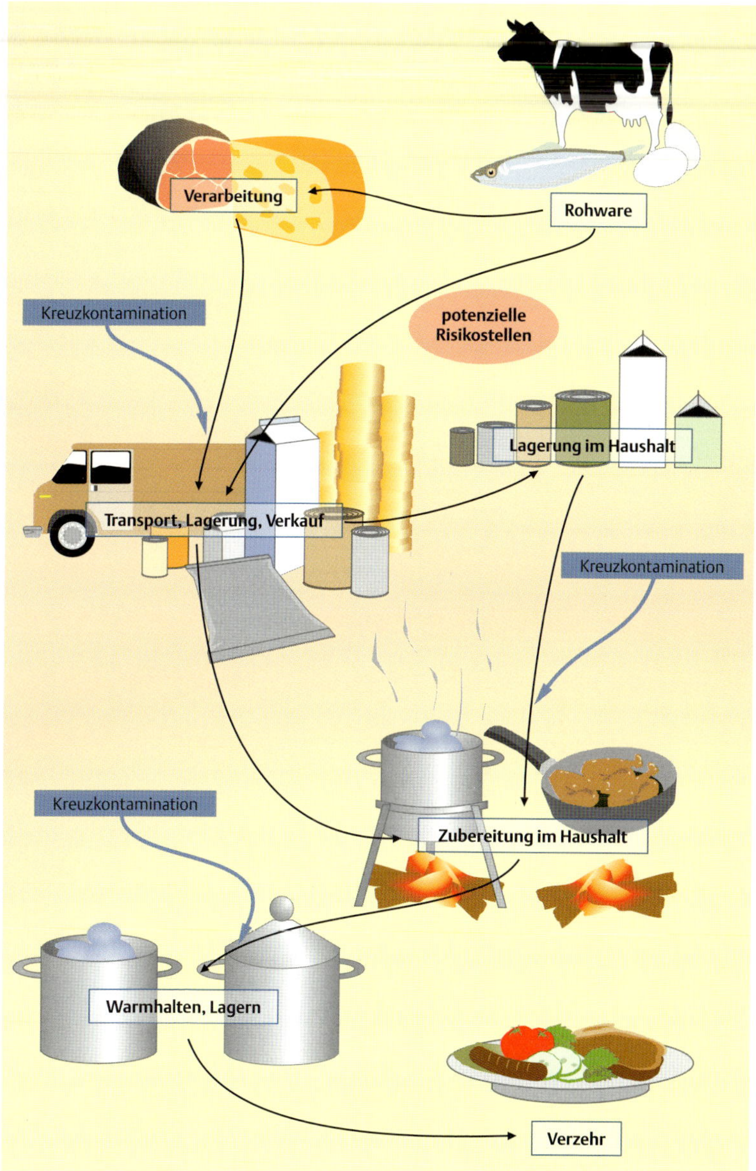

Praktische Aspekte/ Ernährungsmedizin

Arzneimittel und Nahrung I

Interaktionen zwischen Arzneimitteln und Nahrung können auf verschiedenen Ebenen auftreten.

Magenentleerungsraten, Magen-pH, Komplexbildung und Darmmotilität werden durch die Nahrung beeinflusst und verändern die **Resorptionsgeschwindigkeit von Arzneimitteln**. Auch andere Faktoren spielen eine wichtige Rolle. All diese Faktoren werden durch die Nahrung beeinflusst. So bewirken z. B. große, fettreiche Nahrungsteile eine verzögerte Magenentleerung. Damit ist meist auch eine verzögerte Resorption verbunden. Möglich ist aber auch, dass das Medikament hierdurch besser in Lösung geht und dadurch im Darm schneller resorbiert wird. Die Frage „Vor, während oder nach dem Essen?“ ist also abhängig vom Medikament und von der gewünschten Wirkung.

Das Beispiel „Paracetamol“ **(A)** zeigt, dass die Wirkung bei Einnahme nach dem Essen stark verzögert eintreten kann. Wer Schmerzen hat, möchte diese jedoch sofort bekämpfen. Analgetika sollten daher stets nüchtern eingenommen werden. Dies gilt auch für alle Magensaft-resistenten, formstabilen Tabletten **(B)**. Als relativ große, nicht zerkleinerbare Partikel verlassen sie den Magen erst nach der Nahrung, was bei mehrmaliger täglicher Einnahme zur Kumulation der Tabletten im Magen führen kann.

Kommt Nahrung in den Magen, ändert sich der pH-Wert. Die Löslichkeit von Stoffen ist davon abhängig, manche Stoffe können sich zersetzen. Dadurch kann sich die **Bioverfügbarkeit von Arzneimitteln** ändern. Penicillamin **(C)** wird bei Einnahme nach dem Essen teilweise zersetzt, wodurch sich die zur Verfügung stehende Menge, ausgedrückt als Fläche unter der Resorptionskurve (AUC = Area under the Curve) halbiert.

Griseofulvin hingegen **(D)**, ein Antimykotikum, wird durch vorherige Nahrungsaufnahme besser gelöst. Die Bioverfügbarkeit steigt je nach Fettgehalt der Nahrung auf das Doppelte an.

Die Verfügbarkeit eines Arzneimittels kann auch durch Komplexbildung beeinflusst werden. So führt die Einnahme von Milch und Milchprodukten häufig zur Bildung schwerlöslicher Ca-Verbindungen, was z. B. die Verfügbarkeit von Tetracyclinen und Eisensalzen deutlich herabsetzt.

Gerbstoffreiche Getränke wie schwarzer Tee führen zur Komplexbildung mit basischen, stickstoffhaltigen Neuroleptika und Antidepressiva.

Ballaststoffe in Form von Haferkleie vermindern die Verfügbarkeit von Antidepressiva und HMG-CoA-Reduktase-Hemmern (Lipidsenkern), während Guar die Penicilline beeinflusst.

Generell müssen die **Einnahmeempfehlungen** beachtet werden, die aber häufig missverständlich sind. „Vor dem Essen“ bedeutet ca. „1 Stunde vor dem Essen“, während „nach dem Essen“ einen deutlichen Zeitabstand (auch ca. ½ –1 Stunde) zur Mahlzeit signalisieren soll.

Von großer Bedeutung sind auch Körperhaltung und Flüssigkeitszufuhr bei der Einnahme. Viele Medikamente greifen die Schleimhäute an. Im Einzelfall kann es zu Oesophagus- oder Magenulcera kommen. Viele Antibiotika und Chemotherapeutika, aber auch Analgetika wie Acetylsalicylsäure gehören dazu. Arzneimittel sollten daher am besten im Stehen eingenommen werden. Um die Verweilzeit an der Schleimhaut zu minimieren, muss unbedingt die angegebene Flüssigkeitsmenge – am besten als Wasser – eingehalten werden.

A. Verzögerte Resorption

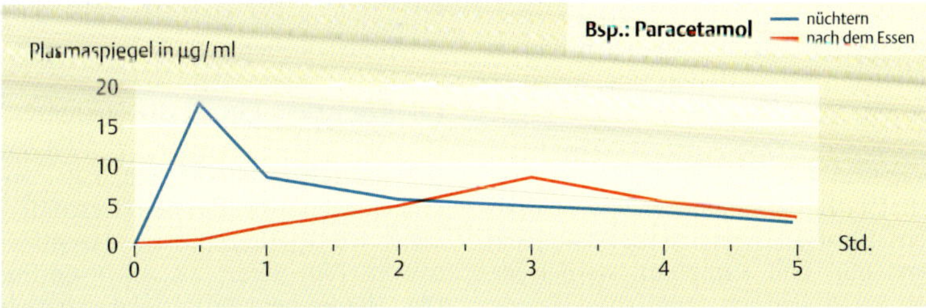

B. Magensaftresistente Tabletten

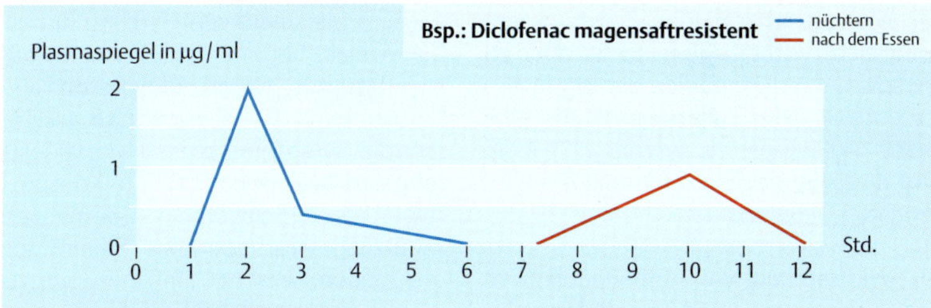

C. Verminderte Bioverfügbarkeit

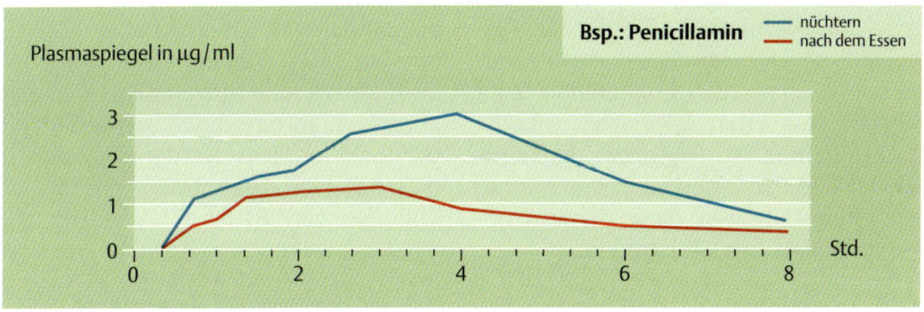

D. Verbesserte Bioverfügbarkeit

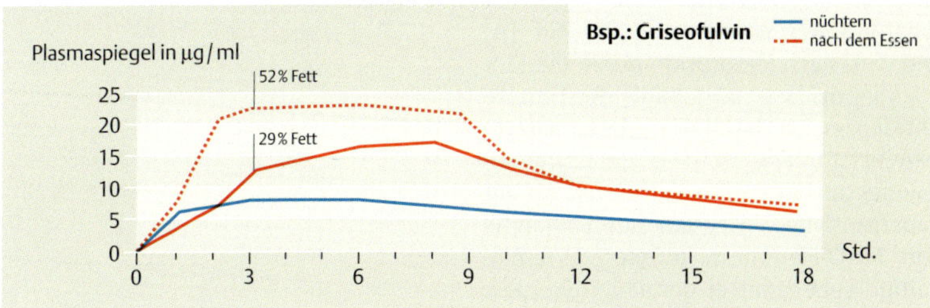

Arzneimittel und Nahrung II

Spezifische Arzneimittel-Nahrungsinhaltsstoff-Interaktionen sind wenig erforscht.

Grapefruitsaft erhöht die Wirkung von z. B. Calcium-Antagonisten und Lipidsenkern. Diverse Flavonoide wie Naringenin, Quercetin und Kämpferol werden dafür verantwortlich gemacht. Da der Flavonoidgehalt von Grapefruits stark schwankt, sind unerwünschte Wirkungen wie z. B. übermäßige Blutdrucksenkung nicht vorhersehbar. Es ist aber zu erwarten, dass Flavonoide künftig in Nutraceuticals oder Functional Foods eine große Rolle spielen werden. Deshalb sind diese potenziellen Interaktionen zu beachten.

Die Wirksamkeit von Antikoagulanzien vom Cumarintyp kann durch **Vitamin-K-reiche Lebensmittel** beeinträchtigt werden. Die tägliche Vitamin-K-Zufuhr sollte um maximal +/– 250 µg schwanken. Bei üblicher Mischkost ist dies gegeben, weshalb die Empfehlung zum Verzicht auf Vitamin-K-reiche Lebensmittel überholt ist. Personen, die saisonal viel Gemüse essen (z. B. durch eigenen Anbau), sollten diese Schwankungen allerdings berücksichtigen.

Tyramin ist ein vasokonstriktorisch wirksames biogenes Amin. Es entsteht bakteriell im Lebensmittel durch Decarboxylierung der Aminosäure Tyrosin **(A)** und wird nach Resorption durch die Monoaminooxidase abgebaut. Bestimmte Antidepressiva hemmen dieses Enzym (MAO-Hemmer), so dass der Tyramin-Spiegel ansteigt – im Extremfall bis zur hypertensiven Krise. Bei der Einnahme von MAO-Hemmern müssen Tyramin-haltige Lebensmittel gemieden werden. Dazu zählen z. B. Fleisch- und Hefeextrakte, alter Hartkäse, allgemein proteinreiche, lange gelagerte oder leicht verdorbene Lebensmittel.

Lakritze ist ein Extrakt der Süßholzwurzel. Sie enthält u. a. Glycyrrhizinsäure **(B)**, die süß schmeckt und daher ausschlaggebend ist für den Geschmack. Mineralcorticoidrezeptoren akzeptieren sowohl Aldosteron als auch Cortisol. Die Unterscheidung erfolgt physiologisch durch ein in der Nähe der Rezeptoren befindliches Enzym **(C)**, das Cortisol zum hier inaktiven Cortison abbaut. Glycyrrhizin hemmt das Enzym, so dass am Rezeptor neben Aldosteron auch Cortisol wirkt Auf diese Weise erklären sich die Symptome eines Hyperaldosteronismus bei hohem Lakritze-Konsum – Hypertonie, Schwindel, Ödeme etc. Zusätzlich wird vermehrt Kalium ausgeschieden, was bei Einnahme von Diuretika zur Hypokaliämie führen kann.

Der Verzehr von **Grillfleisch** führt über die enthaltenen polyzyklischen Aromaten zu einer starken Enzyminduktion. Dadurch werden Arzneimittel schneller abgebaut, so dass erwünschte Blutspiegel nicht erreicht werden. Bekannt ist dies z. B. von Theophyllin, das bei der Therapie von Asthma bronchiale zum Einsatz kommt.

A. MAO-Hemmer

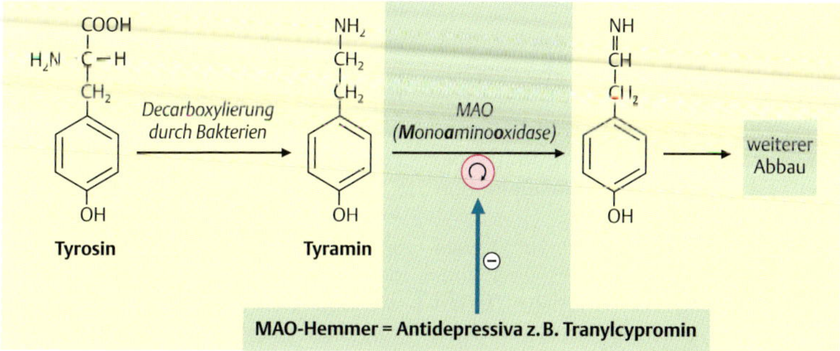

B. Lakritze

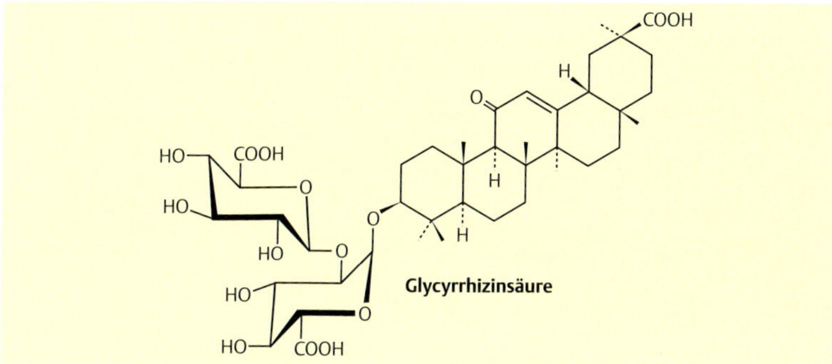

C. Wirkmechanismus Lakritze

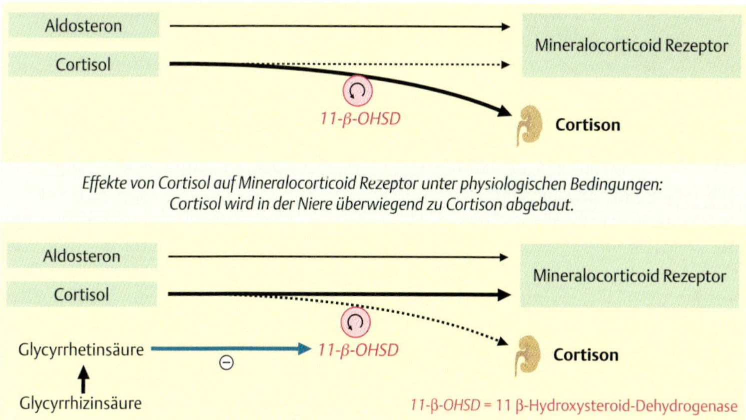

Functional Food

Eine einheitliche **Definition** des Begriffes „funktionelle Lebensmittel“ (= Functional Food) existiert nicht. Für Europa hat die FUFOSE-Gruppe (European Commission Concerted Action on functional Food Science) 1999 folgende Definition veröffentlicht:
„Ein Lebensmittel kann als funktionell angesehen werden, wenn es über adäquate ernährungsphysiologsiche Effekte hinaus einen nachweisbaren positiven Effekt auf eine oder mehrere Zielfunktionen im Körper ausübt, so dass ein verbesserter Gesundheitsstatus oder ein gesteigertes Wohlbefinden und/oder eine Reduktion von Krankheitsrisiken erzielt wird. Funktionelle Lebensmittel werden ausschließlich in Form von Lebensmitteln angeboten und nicht als Pillen oder Kapseln. Sie sollten integraler Bestandteil des normalen Ernährungsverhaltens sein und ihre Wirkung bei bereits üblichen Verzehrsmengen entfalten.“

Einer Vielzahl an Lebensmittelinhaltsstoffen wird derzeit eine gewisse Funktionalität zugeschrieben **(A)**. Hierzu zählen z. B. Prä- und Probiotika, Antioxidanzien und sekundäre Pflanzeninhaltsstoffe. In den meisten Fällen steht ein wissenschaftlicher Nachweis jedoch aus. Das **Marktpotenzial** für funktionelle Lebensmittel (FL) wird in Deutschland derzeit auf 6–12 Mrd. Euro geschätzt. Dies entspricht einem Anteil von 5–10 % am Gesamtnahrungsmittelvolumen – Tendenz steigend.

Spezielle **gesetzliche Regelungen** für FL stehen in Deutschland allerdings aus **(B)**. Anwendbar sind in Deutschland und Europa derzeit lediglich die Paragraphen 17 und 18 des LMBG: Sie beziehen sich allein auf die Werbeaussagen bei FL und sprechen ein Verbot der Irreführung und der krankheitsbezogenen Werbung aus. Ebenfalls verboten ist in Deutschland die schlankheitsbezogene Werbung. Jegliche gesundheitsbezogene Werbung ist in Deutschland den Arzneimitteln vorbehalten.

Anders stellt sich die Situation im Ursprungsland der FL Japan dar. Dort wird den Lebensmitteln traditionsgemäß ein wichtiger Beitrag zur Gesundheit zugesprochen. Entsprechend sind die FL (in Japan per Definition nur natürlichen Ursprungs) etabliert. Sie bilden neben den diätetischen Lebensmitteln eine eigene Produktgruppe: **Foods for specified Health Use (FOSHU)**. Jedes FOSHU-Produkt durchläuft ein Zulassungsverfahren. Die endgültige Zulassungsentscheidung trifft in Japan das Ministerium für Gesundheit und Wohlfahrt.

Neben Japan haben die USA Rechtsgrundlagen für die sog. **„Health Claims“** – d. h. bestimmte Lebensmittel dürfen mit ihnen zugewiesenen gesundheitsbezogenen Angaben beworben werden **(C)**. Die FDA regelt deren Zulassung. Auch einige europäische Länder vergeben bereits Health Claims – die Vergabe soll in einem Kriterienkatalog europaweit festgelegt werden. Diese Vorgehensweise hat aber mehrere Seiten: Die FL werden für die Verbraucher transparenter – wissenschaftliche Absicherung und Kontrolle vorausgesetzt –, sie können auch gezielt eingesetzt werden. Die Lebensmittelproduzenten finden einen neuen Absatzmarkt, auf dem gezielt geworben werden darf. Bleibt die Entscheidung des Verbrauchers: Werde ich in Zukunft zum pektinreichen Apfel greifen oder eher zum „gesunden, durch Pektin cholesterinsenkenden“ Apfelmus?

A. Essen in Zukunft?

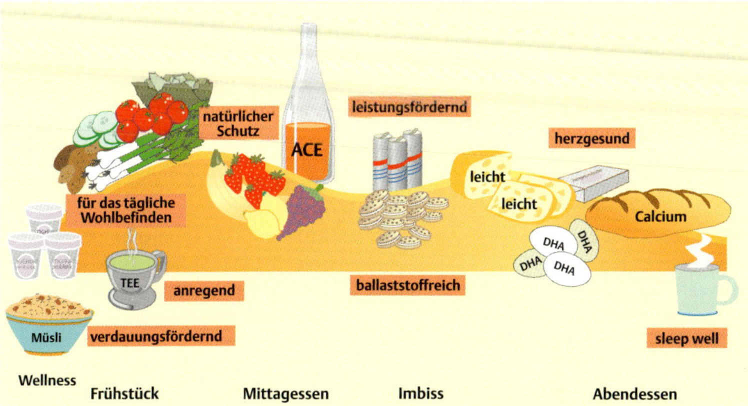

Die markierten Attribute stellen eine Auswahl der derzeit in Japan, USA und anderen Ländern gängigen Zielfunktionen für funktionelle Lebensmittel dar

B. Entwicklung von Health Claims

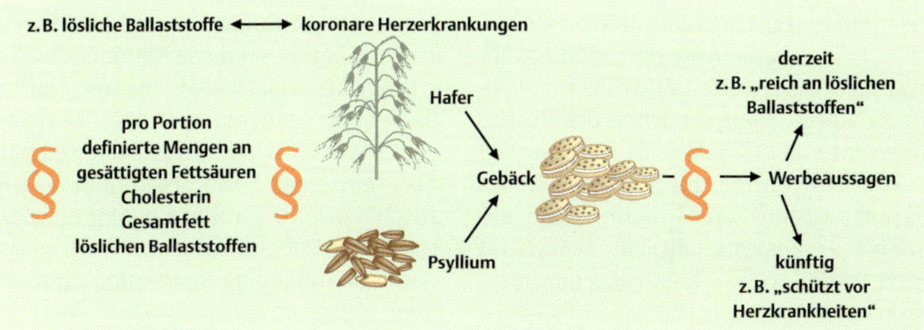

C. Health Claims in USA

Zugelassen	Nicht zugelassen
Calcium / Osteporose	isolierte Ballaststoffe / Krebs
Folsäure / Neuralrohrdefekte	isolierte Ballaststoffe / KHK
Fett / Krebs	isolierte Antioxidanzien / Krebs
Fett / KHK	Zink / Immunfunktion
Natrium / Hypertonie	Omega-3-Fettsäuren / KHK
Ballaststoffe in Lebensmittel / Krebs	
Ballaststoffe in Lebensmittel / KHK	
Antioxidanzien in Lebensmittel / Krebs	

Risiko Lebensmittel

Der Begriff „Lebensmittelsicherheit“ umschreibt die Aspekte Mikrobiologie, Rückstände und Kontaminanten, Zusatzstoffe (inkl. Nährstoffanreicherung), neue Lebensmittel (Novel Food inkl. Gentechnik), neue Produktionsverfahren sowie neue Erreger (BSE).

Da es eine absolute Sicherheit nicht gibt, kommt der Abschätzung des Risikos große Bedeutung zu. Risikoanalyse, Risikobewertung, Risikomanagement und Risikokommunikation sind die Schlagworte, die spätestens seit der BSE-Krise in aller Munde sind. Dies ergibt sich bereits aus der Vielzahl der Einflussmöglichkeiten **(A)**.

Dabei spielt die Komponente „öffentliche Meinung“ eine entscheidende Rolle. Das Beispiel „BSE“ in den Jahren 2000/2001 hat gezeigt, dass der Rindfleischabsatz in erster Linie von der Anzahl negativer Schlagzeilen in den Medien abhing. Die Denkweise „Alles ist mit Risiken behaftet, allein die Höhe des Risikos ist entscheidend“ ist beim Verbraucher bzgl. Lebensmitteln nicht etabliert. Aus diesem Grund lässt sich auch aus jedem – wissenschaftlich betrachtet noch so geringen – Restrisiko ein Skandal basteln.

Große Bedeutung wird das Thema „Lebensmittelsicherheit“ künftig auch bei der Einstufung und Beurteilung von funktionellen Lebensmitteln erhalten.

Da es sich um natürliche Lebensmittelbestandteile handelt, müssen geeignete Biomarker für die Einschätzung von Risiken und Vorteilen gefunden werden **(B)**.

Als Folge der letzten Lebensmittelskandale hat die Europäische Union (EU) im Jahr 1999 damit begonnen, neue Ansätze zu einer effizienteren Handhabung des Themas „Lebensmittelsicherheit“ zu entwickeln – inzwischen auch als **„Weißbuch zur Lebensmittelsicherheit“** bekannt. Daraus soll ein neues, einheitliches Lebensmittelgesetz entstehen, mit klar verständlichen Definitionen (z. B. Lebensmittel versus Arzneimittel). Alle Verfahren sollen „verschlankt“ werden sowie das System der wissenschaftlichen Risikobewertung mit einem effektiven Krisenmanagement verbunden werden.

Zentraler Bestandteil ist eine neu einzurichtende **„Europäische Lebensmittelbehörde (Food Agency)“**. Sie soll unabhängig, auf höchstem wissenschaftlichen Niveau arbeiten und sowohl Beratungsfunktionen als auch die Risikobewertung übernehmen.

Ein praktisches Beispiel wäre die Übernahme des bereits bestehenden Schnellinformationssystems. Derzeit kann hier jeder innerhalb der EU in der Lebensmittelüberwachung Tätige eine Warnmeldung (z. B. vor einem bestimmten Lebensmittel) eingeben – und alle Stellen in der EU erhalten diese Meldung. Dieses – theoretisch perfekte – System führt in der Praxis dazu, dass so viel gemeldet wird, dass es schwierig ist, die Relevanz der einzelnen Warnmeldungen einzuschätzen. Hier könnte die Europäische Lebensmittelbehörde eine Filterfunktion durch unabhängige Bewertung übernehmen.

Offen ist die Frage, wie die derzeit entscheidenden wissenschaftlichen Ausschüsse der Europäischen Kommission und nationale Stellen der Risikobewertung – wie in Deutschland das BfR (Bundesinstitut für Risikobewertung) – in das neue System der Risikobewertung **(C)** integriert werden.

Trotz dieser positiven Ansätze muss betont werden, dass das bestehende System im weltweiten Vergleich schon sehr engmaschig geknüpft ist.

A. Lebensmittelsicherheit im 4-Säulen-Model

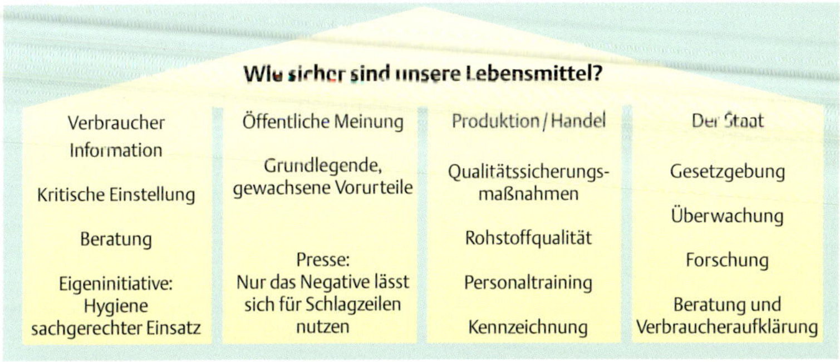

B. Biomarker Konzept

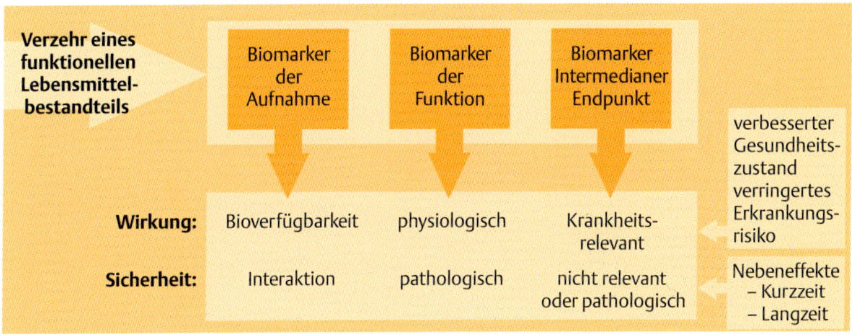

C. Risikobewertung in der EU

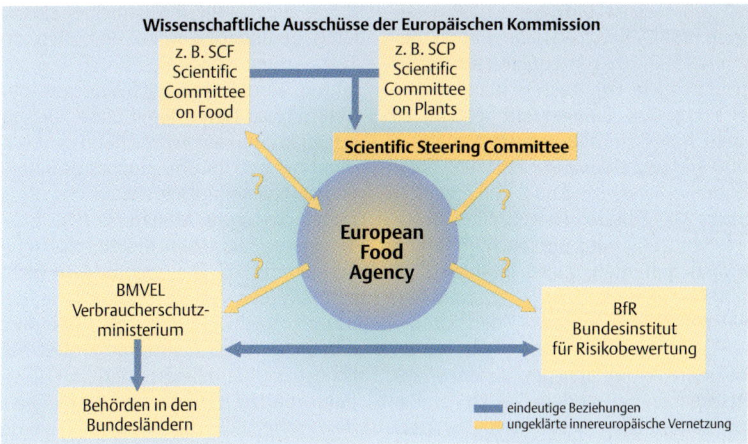

Prionenerkrankungen

Stanley Prusiner erhielt 1997 den Chemie-Nobelpreis für seine Arbeiten über ein Protein, das mit identischer Aminosäuresequenz in gesunden wie in erkrankten Organismen vorkommt. Heute spricht man bei der normalen „gesunden" Form von **Prion-Protein c** (PrP^{c}) und bei der pathologischen Variante von PrP^{sc}. PrP^{c} und PrP^{sc} unterscheiden sich nur in ihrer räumlichen Struktur, d. h. in der Faltung des Proteins.
Die Endung sc entstammt der seit langem bekannten Scrapie-Erkrankung, einer tödlich verlaufenden Seuche bei Schafen und Ziegen. Ähnlich verlaufende Prionenerkrankungen sind auch von anderen Tierrassen bekannt **(A)**. In vielen Fällen wird davon ausgegangen, dass infiziertes Tiermehl die Hauptursache für die Verbreitung der Erkrankung war. Da es Resistenzen gegen Scrapie gibt, wird neuerdings versucht, diese in die verschiedenen Schafrassen einzuzüchten.

Vor allem in England wurde ungenügend sterilisiertes Tiermehl lange Zeit an Wiederkäuer verfüttert, was seit 1994 EU-weit verboten ist. Mit über 36 000 bestätigten **BSE-Fällen** pro Jahr war in den Jahren 1992/1993 in England ein Höhepunkt erreicht **(B)**. Auch in Irland, Portugal, Frankreich, Belgien und der Schweiz traten früh BSE-Fälle auf. Im November 2000 erkrankte das erste in Deutschland geborene Rind, bis Ende 2003 wurden knapp 300 Fälle in Deutschland bestätigt. Seit 2001 wird BSE auch außerhalb Europas gefunden, zuerst in Japan.

Die pathogene Variante der Prionen (PrP^{sc}) breitet sich entlang der Nerven und dem lymphatischen System aus. Entsprechend muss man Fleisch von Rindern differenziert betrachten. Als **spezifiziertes Risikomaterial (SR-Material)** gilt bei älteren Rindern Nervengewebe aus Schädel und Wirbelsäule sowie der Verdauungstrakt **(C)**. Obwohl eine Übertragung in utero möglich ist, werden bei Jungtieren noch keine PrP^{sc} nachgewiesen. Dies liegt einerseits an der beschränkten Empfindlichkeit bestehender Testverfahren. Andererseits ist für eine potenzielle Gefährdung des Verbrauchers auch eine Mindestmenge an infektiösen Einheiten erforderlich.
Spezifiziertes Risikomaterial wird seit Oktober 2000 in der EU aus der Nahrungsmittel- und Futtermittelkette entfernt und verbrannt. Im April 2001 wurde der Katalog der Risikomaterialien um den gesamten Kopf, Blut, Herz und Lunge von mit Bolzenschussapparaten getöteten Rindern erweitert. Die gängige Praxis in den Schlachthöfen – Töten des Tieres durch Bolzenschuss und Halbierung des Schlachtkörpers mittig der Wirbelsäule – führt zwangsläufig zur Vermischung von Hochrisikomaterial (v. a. Nervengewebe) mit verzehrbaren Anteilen.

Zum **Nachweis von BSE** sind zur Zeit drei Testsysteme von der Europäischen Union zugelassen und damit als einsatzfähig befunden worden. Bei allen drei Testsystemen handelt es sich um Verfahren zum Erregernachweis aus dem Gehirn toter Tiere. Damit diese Tests anschlagen, müssen ausreichend große Erregermengen im Untersuchungsmaterial vorhanden sein. Dies ist in der Regel frühestens sechs Monate vor Ausbruch der ersten klinischen Krankheitserscheinungen der Fall. Die Nachteile der bisher zugelassenen Tests bestehen darin, dass nur ein Nachweis am toten Tier durch Entnahme einer Stammhirnprobe möglich ist und dass Infektionen im Frühstadium, bei zu geringer Erregermenge in der Probe nicht nachgewiesen werden können.

A. Prionenerkrankungen bei Tieren

Kankheit	Wirt	Herkunft und Verbreitung	Typische Symptome
Scrapie	Schafe, Ziegen	Infektion von (genetisch) anfälligen Tieren, sporadisch (?)	Ataxie, Kratzen, chronische Auszehrung
Transmissible Nerz Enzephalopathie (TME)	Nerz	Infektion durch kontaminiertes Tiermehl (?)	Ataxie, Kratzen, Jucken, metabolische Auszehrung
Chronische Auszehrungs-krankheit (CWD)	Wapiti-Hirsch	Herkunft unbekannt; Verbreitung USA; bis zu 15 % des natürlichen Wildbestandes infiziert	metabolische Auszehrung, Jucken, Unkoordiniertheit
Bovine spongiforme Enzephalopathie (BSE)	Rind	Infektion durch kontaminiertes (Scrapie oder BSE) Tiermehl, maternale Übertragung (?)	Ataxie, Unkoordiniertheit Reiben
Feline spongiforme Enzephalopathie (FSE)	Hauskatze, Raubkatzen im Zoo	Infektion durch kontaminiertes Rindfleisch	chronische Auszehrung, Reiben, Ataxie
Exotische Huftier-Enzephalopathie	Nyala-, Oryx-, Kuduantilope	Infektion durch kontaminiertes Tiermehl	Unkoordiniertheit, Fallen, Ataxie

B. BSE-Fälle in Großbritannien

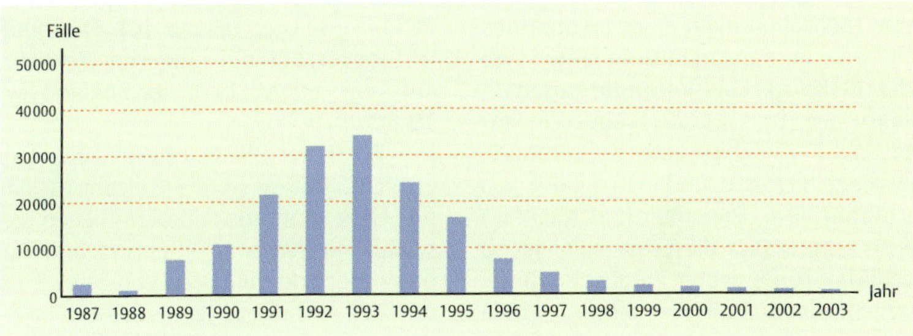

C. SR-Material bei Rindern

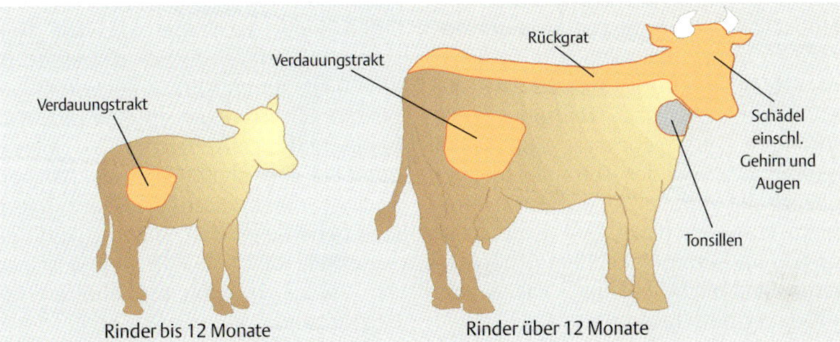

Creutzfeldt-Jacob-Krankheit

Über den Gastrointestinaltrakt aufgenommene PrP^{sc} müssen die Epithelzellen passieren und erreichen so – vermutlich auf dem Blutwege – die Peyer-Plaques **(A)**. Von dort infizieren sie follikuläre Dendritenzellen (FDC), die in den Peyer-Plaques und anderen lymphatischen Organen zu finden sind. Die Reifung dieser FDC wird durch Lymphotoxin-β aus B-Zellen induziert. Lymphotoxin-β ist damit für die weitere Verbreitung der Prionen essenziell. Über das periphere Nervensystem, das Rückenmark und direkt wahrscheinlich auch über den N. vagus gelangen die PrP^{sc} schließlich ins ZNS.

Analog den Prionenerkrankungen bei Tieren wie z. B. der bovinen spongiformen Enzephalopathie (BSE) treten auch beim Menschen nach einer Inkubationszeit von einem bis mehreren Jahren typische **histologische Veränderungen** im Gehirn auf **(B)** – floride Plaques in großer Zahl in Kleinhirn und Großhirnrinde, Nervenzellverluste und Astrogliose v. a. in Stammhirn, Thalamus und Kleinhirn. Diese erinnern an die Creutzfeldt-Jacob-Krankheit (CJD), wo es zu ausgedehnten Nervenzellverlusten in Großhirnrinde, Stammganglien, Thalamus und Kleinhirn kommt.
Auch die **klinischen Symptome** sind identisch. In einem ersten Stadium dominieren diffuse neurologische Symptome, später kommt es rasch zu einer zunehmenden Demenz. Neuromuskuläre Störungen verschiedenster Form und Ausprägung, von der Tetraparese über epileptische Anfälle bis zu Muskelatrophien, kommen hinzu. Am Ende steht der Tod im Koma; Behandlungsmöglichkeiten sind nicht bekannt. Die Krankheitsdauer beträgt 4–8 Monate.

CJD tritt bevorzugt in höherem Lebensalter auf. Zur Unterscheidung von der klassichen CJD, die mit sehr geringer Wahrscheinlichkeit (0,5 bis 1 Fall pro 1 Million Menschen) und ohne äußere Einflüsse spontan entsteht, wird die durch PrP^{sc} induzierte Variante mit vCJD oder nvCJD (new variant CJD) bezeichnet.

In der Vergangenheit wurden in England zwischen 20 und 30 CJD-Fälle pro Jahr registriert. Seit Beginn der 90er Jahre hat sich diese Zahl verdoppelt. Ob dies einen tatsächlichen Anstieg der **CJD-Häufigkei**t oder Ausdruck der gesteigerten Sensibilität von Ärzten und Pathologen ist, kann nicht mit letzter Sicherheit gesagt werden. Inzwischen wird jedoch vermerkt, dass PrP^{SC} auch die klassische CJD auslösen kann.
Bis Ende 2000 kamen in England ca. 70 bestätigte Fälle an nvCJD hinzu – Tendenz seither fallend **(C)**. Die nvCJD tritt bevorzugt bei jüngeren Menschen auf; das erste Opfer in England war 19 Jahre alt.
Der Zenit der BSE-Fälle war 1992/1993 erreicht, seither ist die Fallzahl rückläufig. Geht man von einer zeitlichen Verschiebung zwischen Infektion und Ausbruch der Erkrankungen von 5 bis 8 Jahren aus, so müsste die nvCJD-Häufigkeit demnächst in England abnehmen – eine für die weitere Entwicklung wichtige Frage.
Offen bleibt die Frage, wie viele Menschen infiziert sind, bei denen es bis jetzt nicht zum Ausbruch der Erkrankung gekommen ist – und ob eine genetisch bedingte Resistenz besteht. Die Übertragung auf dem Blutweg gilt als gesichert. Bedingt durch diese unsichere Datenlage gehen die Schätzungen zukünftiger Todesfälle durch nvCJD weit auseinander: von ca. 7000 bis zu mehreren Hunderttausend.

A. Ausbreitung von Prionen im Organismus

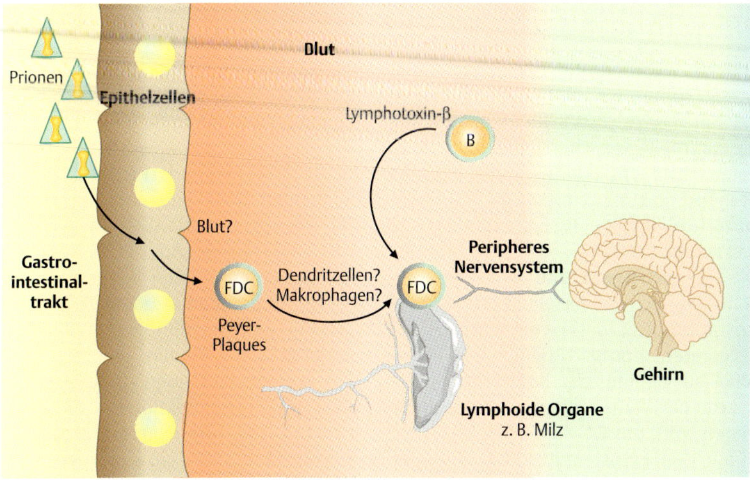

B. Histologie von BSE, CJD, vCJD

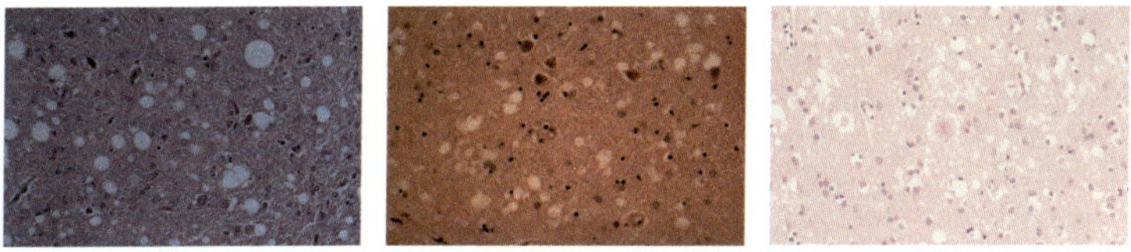

BSE-Schnitt durch Rinderhirn mit ausgeprägte spongioformen Veränderungen

sporadische CJD
zerebraler Cortex mit reduzierter Neuronenzahl und Vakuolen

vCJD
zerebraler Cortex mit großen floriden Plaques umgeben von spongioformen Veränderungen

C. CJD und vCJD in Groflbritannien

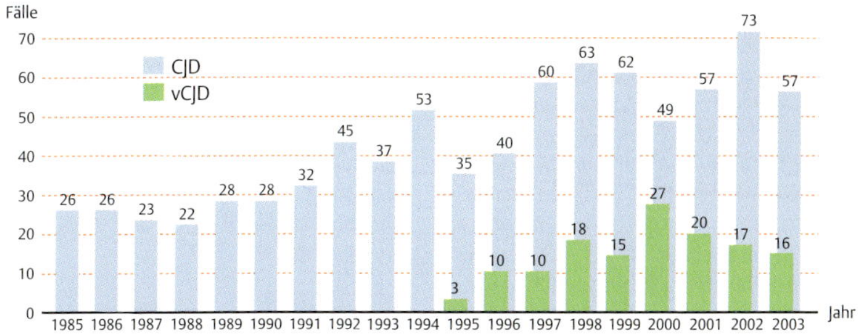

Schwangerschaft

Das Problem des erhöhten Nährstoffbedarfs während der Schwangerschaft wurde früher auf einfache Art gelöst: Mit der Devise „Essen für zwei“ war die Zufuhr meist gesichert. Die DGE empfiehlt heute eine Energiezulage von 255 kcal/Tag und selbst diese geringe Mehrzufuhr muss eher als Sicherheitszulage betrachtet werden.
Die **Gewichtszunahme** während der Schwangerschaft verteilt sich je nach Gestationsalter unterschiedlich auf die beteiligten Kompartimente **(A)**. Während zu Beginn die Blut-Volumen-Zunahme der Mutter und des Uterus dominieren, wird das Gewicht im 3. Trimenon durch den Fetus, mütterliche Fettspeicher und Gewebsflüssigkeit bestimmt. Die Entwicklung führt bei gut ernährten Nordeuropäerinnen zu einer Gewichtszunahme von 9–18 kg. In Entwicklungsländern ohne Möglichkeit einer zusätzlichen Energieaufnahme liegt die Gewichtszunahme durch den Fetus und direkt beteiligter Gewebe in ähnlicher Größenordnung – gespart wird jedoch an mütterlicher Extrazellulärflüssigkeit und Fettdepots.

Eine praktische Empfehlung für Schwangere muss jedoch noch andere Faktoren berücksichtigen. So ist z. B. das **Geburtsgewicht** des Kindes stark abhängig vom Ausgangsgewicht der Mutter **(B)**. Generell gilt: Bei niedrigem Körpergewicht resultiert ein niedriges Geburtsgewicht. Diese Entwicklung kann jedoch zumindest teilweise durch eine adäquate Gewichtszunahme kompensiert werden. In der Praxis ist daher eine blinde Empfehlung für eine Energiezulage nicht ratsam, da sie auch oft falsch interpretiert wird und damit zu Übergewicht – v. a. durch Gewöhnung an die höhere Energiezufuhr – führen kann. Vielmehr sollte sich die Gewichtsentwicklung am Ausgangsgewicht orientieren: Ist es hoch und/oder besteht Übergewicht, sollte sie eher mäßig ausfallen. Bei niedrigem Ausgangs- bzw. Untergewicht sollte sie mindestens 8–10 kg betragen.

Da der **Nährstoffbedarf (C)** während der Schwangerschaft zunimmt (s. bei den einzelnen Nährstoffen), sollte eine ausgewogene Ernährung mit hoher Nährstoffdichte empfohlen werden. Der erhöhte Vitaminbedarf kann z. B. durch Säfte gedeckt werden.
Aufgrund der seltenen, jedoch schwerwiegend verlaufenden Toxoplasmose- bzw. Listerioseinfektionen sollte auf rohes Fleisch, rohe Eier sowie alle Rohmilchprodukte verzichtet werden. Generell ist es ratsam, der Lebensmittelhygiene verstärkt Aufmerksamkeit zu widmen.

Die **hormonellen Veränderungen** können jedoch ein Abweichen von der „gesunden Norm“ erzwingen. So haben viele Schwangere ein verändertes Geschmacksempfinden, unerklärliche Essgelüste oder Heißhungerattacken. Durch Erschlaffung des unteren Ösophagussphincter kommt es häufig zu Sodbrennen, weshalb Schwangere eher viele kleine Mahlzeiten zu sich nehmen sollten. Derselbe Mechanismus hemmt auch die Darmmotorik, was zu Obstipation führen kann. Viel Flüssigkeit und eine ballaststoffreiche Ernährung schaffen Abhilfe. Ödeme, v. a. lokal in den Beinen, gehören zu fast jeder Schwangerschaft. Früher wurde versucht, diese durch Flüssigkeits- und/oder Natriumrestriktion zu behandeln. Beides gilt als überholt und z. T. auch als gefährlich.

A. Gewicht: Kompartimente

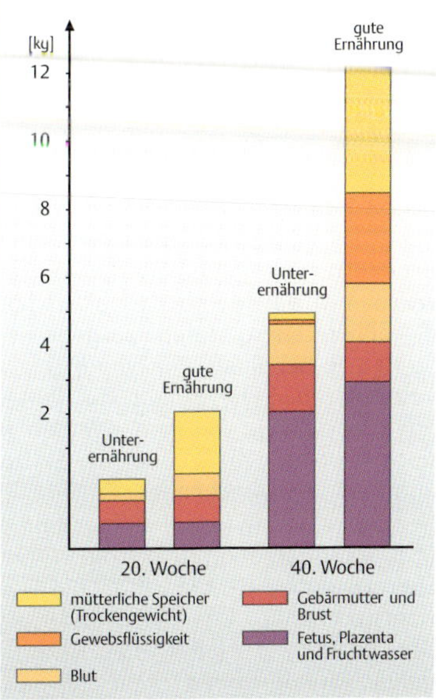

B. Ausgangsgewicht

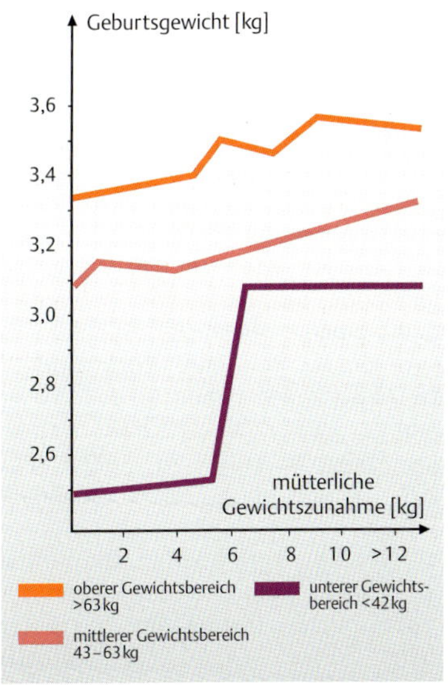

C. Ernährung

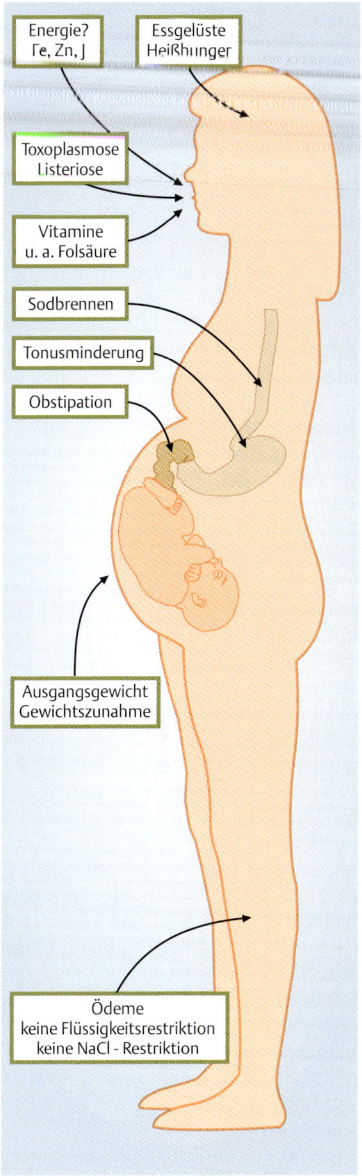

Stillzeit

Nach langen Diskussionen um Vor- und Nachteile des Stillens hat die WHO im Jahr 1992 ihre Mitglieder zur Bildung **nationaler Kommissionen zur Förderung des Stillens** verpflichtet. Es ist heute unumstritten, dass Muttermilch die beste Anfangsnahrung für das Neugeborene darstellt. Die präventiven Wirkungen des Stillens sind vielfältig, z. B. bzgl. Brustkrebs der Mutter oder bzgl. späterer Adipositas des Kindes. Trotzdem werden in der Praxis im zweiten Lebensmonat nur noch ca. 1/3 der Kinder gestillt – Schätzungen gehen davon aus, dass nur bei ca. 5% der Mütter klinisch relevante Gründe gegen das Stillen vorliegen.

Der **Energiebedarf** der Mutter während der Stillzeit **(A)** errechnet sich im Wesentlichen aus dem Energiegehalt der Muttermilch, der relativ konstant bei ca. 70 kcal/100 ml liegt. Die Trinkmenge nimmt in den ersten 4 Lebensmonaten konstant zu (mit großen intra- und interindividuellen Schwankungen), so dass sich die Gesamtenergiezufuhr ebenfalls mit zunehmender Stilldauer erhöht. Rein rechnerisch ergibt sich unter Einbeziehung des Energiebedarfs für die Milchbildung und einer Sicherheitsspanne ein Energiezuschlag von ca. 650 kcal/Tag. Während der Schwangerschaft angelegte Fettdepots bei der Mutter bleiben mit dieser Energiemenge jedoch erhalten. Wird eine leichte Gewichtsabnahme angestrebt und eine Einschränkung körperlicher Aktivität in dieser Zeit einkalkuliert, so verbleibt ein Mehrbedarf von ca. 400 kcal/Tag. Die Stillzeit darf nicht für Schlankheitskuren benutzt werden, da dies negative Auswirkungen auf Quantität und Qualität der Muttermilch hat.

Aufgrund der Verluste über die Muttermilch erhöht sich der **Bedarf der meisten Nährstoffe (B)** während der Stillzeit. Kommt es in Folge zu einem Mangel (betroffen sind v. a. Vitamine), nimmt bei manchen Nährstoffen auch der Gehalt in der Muttermilch (z. B. Vitamin C, B_{12}, Jod) ab. Andere Nährstoffe, wie z. B. Calcium, sind von der aktuellen Ernährung unabhängig, so dass die Versorgung des Kindes zu Lasten der Depots der Mutter aufrechterhalten wird. Teilweise wird ein Mehrbedarf allein über die höhere Energiezufuhr ausgeglichen. So ist z. B. bei einem Plus von 650 kcal/Tag eine adäquate Zufuhr von Protein oder Niacin kein Problem. Werden jedoch Nährstoffe bereits vor der Stillzeit aufgrund entsprechender Ernährungsgewohnheiten marginal aufgenommen (z. B. Jod), garantiert selbst die erhöhte Energiezufuhr nicht die wünschenswerte Nährstoffmenge. Das „Food and Nutrition Board" hat in den USA 1991 folgende **Risikogruppen** unter Stillenden definiert: Einschränkung der Energieaufnahme $<$1800 kcal/Tag (alle Nährstoffe), Ablehnung von Milchprodukten (Ca), Vegetarier (B_{12}) und mangelnde UV- (Tageslicht-)Exposition (Vitamin D bei der Mutter). Da i. A. während Schwangerschaft und Stillzeit von einer hohen Motivation der Mutter ausgegangen werden kann, sollte diese Zeit für eine Ernährungsaufklärung genutzt werden. Oft ist jedoch in der Praxis kein Spielraum für derartige „präventive" Maßnahmen, weshalb Supplemente zum Einsatz kommen. **Rückstände** in der Muttermilch haben in der Vergangenheit immer wieder dazu geführt, das Stillen in Frage zu stellen (PCB, DDT, Dioxine etc.). Derzeit liegen die Gehalte in Muttermilch weit unter den kritischen Konzentrationen. Die Vorteile des Stillens während der ersten 4–6 Lebensmonate überwiegen die potenziellen Risiken einer Schadstoffbelastung.

A. Energiebedarf

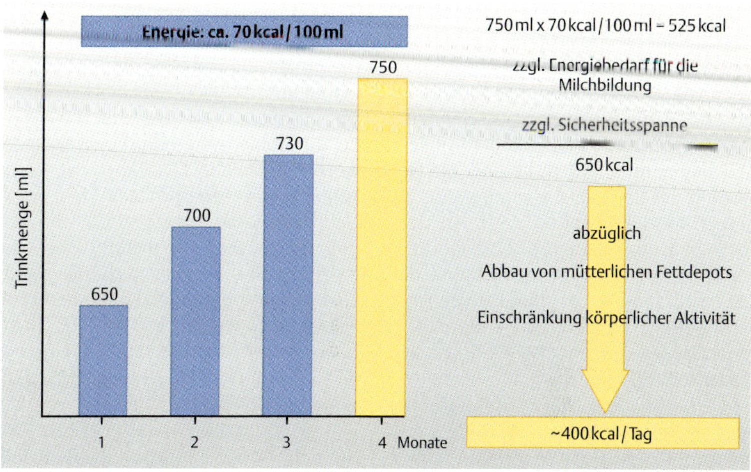

B. Nährstoffbedarf während der Stillzeit

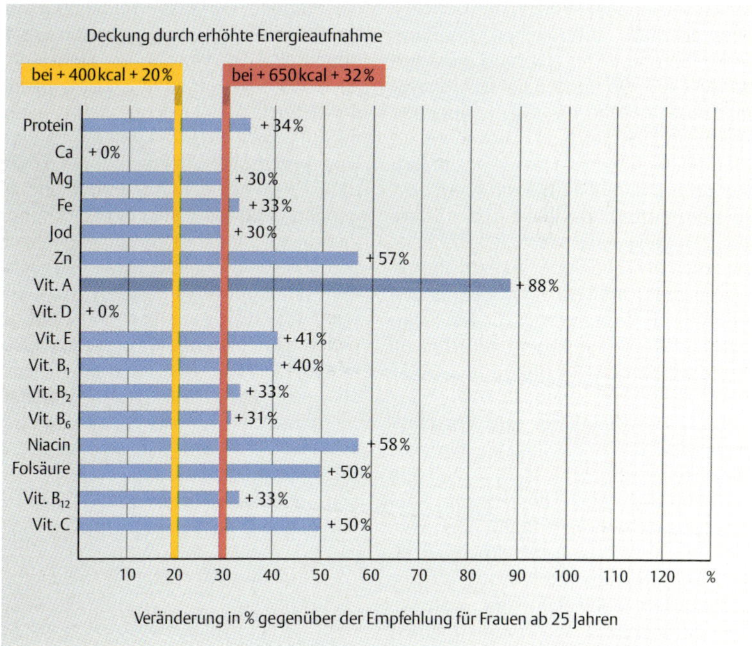

Vom Säugling zum Jugendlichen

In Bezug auf die Ernährung lässt sich das **erste Lebensjahr** in 3 Abschnitte unterteilen **(A)**. In den ersten 4 Lebensmonaten erfolgt die Ernährung ausschließlich über Muttermilch oder Säuglingsmilchnahrungen. Im 5. Monat beginnt die Einführung der Beikost, die schrittweise bis zum 9. Monat erweitert wird. Ab dem 10. Lebensmonat kann die breiige Kost durch festere Nahrung ersetzt und das Kind so langsam an die Familienkost herangeführt werden. Am Ende des 1. Lebensjahres verträgt das Kind fast alle Lebensmittel. Individuell unverträgliche Lebensmittel wie z. B. Hülsenfrüchte oder bestimmte Kohlsorten, sehr harte Lebensmittel wie z. B. Nüsse und schwer verdauliche fettreiche Speisen sind für Kinder diesen Alters ungeeignet. Ein zu starkes Salzen oder Würzen der Gerichte sollte ebenfalls unterbleiben. Im Zuge der Einführung fester Nahrung muss besonders auf die ausreichende Flüssigkeitszufuhr geachtet werden. Säuglinge haben im Vergleich zu Erwachsenen einen relativ höheren Flüssigkeitsbedarf. Dies ist u. a. darauf zurückzuführen, dass die Konzentrierungsfähigkeit der Niere beim Säugling noch nicht ausgereift ist und die Ausscheidung harnpflichtiger Substanzen größere Wassermengen benötigt. Als Richtwert gilt für den Säugling eine Wasserzufuhr von 180–120 ml pro kg Körpergewicht pro Tag.

Im Laufe des **Kleinkind- und Vorschulalters** wird die Anpassung an die Kost Erwachsener abgeschlossen. Dabei sind zunächst evtl. noch bestehende Kauprobleme zu berücksichtigen. Auch können sowohl Nahrungsmittelmengen als auch die Nahrungsmittelauswahl starken individuellen Schwankungen unterliegen, die in gewissen Grenzen toleriert werden sollten. Dadurch kann das Kind bereits sehr früh z. B. ein gutes Gefühl für Hunger und Sättigung entwickeln.

Die Ernährung von **Kindern** und **Jugendlichen** unterscheidet sich in ihren Grundsätzen nicht von der für Erwachsene empfohlenen Ernährungsweise: Abwechslungsreiche Mischkost mit Bevorzugung von Lebensmitteln mit hoher Nährstoffdichte, energetisch an Alter und körperliche Aktivität angepasst, ausreichende Flüssigkeitszufuhr sowie eine ausgewogene Verteilung der Mahlzeiten. Auch im Kindes- und Jugendalter bleibt es wichtig, die Empfehlungen an den individuellen Gegebenheiten zu orientieren. Speziellen Vorlieben wie z. B. Süßigkeiten sollte in vertretbarem Umfang Rechnung getragen werden. Jede einseitige Ernährungsform ist für diese Altersgruppe jedoch abzulehnen. Für die Prägung der Essgewohnheiten und die Erziehung zu einer gesunden Ernährungsweise ist sowohl im Kindes- als auch noch im Jugendalter das Vorbild der Eltern entscheidend, selbst wenn dies oft nicht direkt angenommen wird. Eine praktische Umsetzung der Ernährungsempfehlungen für Kinder und Jugendliche **(B)** stellt die vom Forschungsinstitut für Kinderernährung entwickelte „optimierte Mischkost“ dar. Sie deckt den Nährstoffbedarf für Wachstum, Entwicklung und Gesundheit und dient zugleich der Prävention. Dass das Essen in diesem Alter eher schmecken muss als gesund zu sein, wurde ebenfalls berücksichtigt. So sind neben den empfohlenen Lebensmitteln, die mehr als 80 % der Gesamtenergie ausmachen, sog. geduldete Lebensmittel wie z. B. Süßigkeiten, Kuchen etc. vorgesehen.

A. Ernährungsplan im 1. Lebensjahr

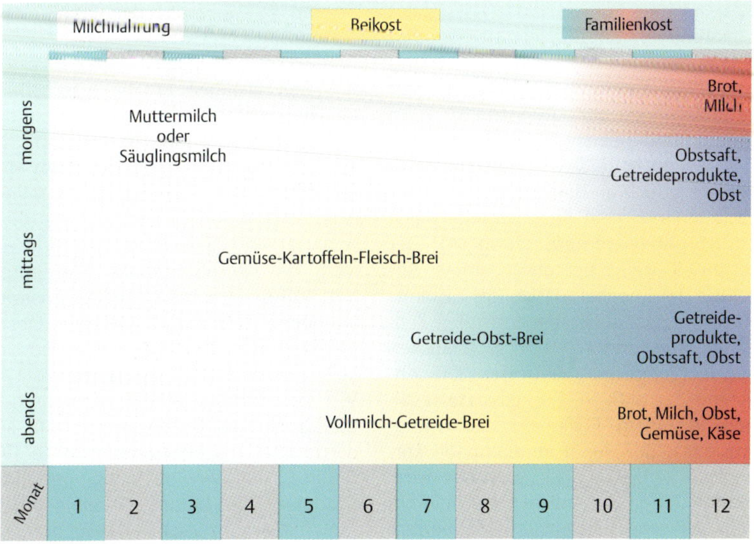

B. Empfehlung

Empfohlene Lebensmittel		Kinder 4–6 Jahre	Jugendliche 13–14 Jahre
reichlich			
Getränke	ml / Tag	800	1200
Brot, Getreide (-flocken)	g / Tag	170	280
Kartoffeln, Nudeln, Reis, Getreide	g / Tag	130	220
Gemüse	g / Tag	200	280
Obst	g / Tag	200	280
mäßig			
Milch, Milchprodukte	ml (g) / Tag	350	430
Fleisch, Wurst (mager)	g / Tag	40	70
Fisch	g / Woche	100	200
Eier	Stück / Woche	2	2–3
sparsam			
Margarine, Öl, Butter	g / Tag	25	35

Geduldete Lebensmittel		Kinder 4–6 Jahre	Jugendliche 13–14 Jahre
zuckerreich	g / Tag	<40	<70
fettreich	g / Tag	<10	<15

Senioren

Senioren waren in den letzten Jahrzehnten in der internationalen Forschung eher eine Randgruppe. Aufgrund der Veränderungen der Altersstruktur – im Jahr 2030 wird über 1/3 der Bevölkerung älter als 60 Jahre sein – gewinnt diese Gruppe jedoch an Bedeutung.
Mit zunehmendem Alter verändert sich die **Körperzusammensetzung (A)**: Der Fettanteil steigt bei gleichzeitiger Abnahme der Knochenmasse, des Gesamtkörperwassers sowie der fettfreien Zellmasse. Von Letzterem sind auch Muskel- und Nervengewebe betroffen. Die Abnahme der aktiven Muskelmasse resultiert in einem Rückgang des Grundumsatzes, der durch abnehmende körperliche Aktivität noch verstärkt wird. Die Reduktion der Anzahl funktionierender Neurone führt zu vermindertem Durstempfinden, Geruchs- und Geschmackssinn sowie zur Beeinträchtigung aller gastrointestinalen Funktionen. Eine verminderte Glucosetoleranz prädestiniert für die Entstehung eines Diabetes mellitus. Neben all diesen **physiologischen Veränderungen** beeinflussen eine Vielzahl weiterer Faktoren die Ernährung älterer Menschen. In vielen Untersuchungen werden u. a. **„Kaubeschwerden"** und **„fehlender Appetit"** für eine mangelhafte Nahrungsaufnahme verantwortlich gemacht. Die kontinuierlich steigende Lebenserwartung resultiert nicht zuletzt aus einer Multi-Dauermedikation der meisten Senioren, deren Interaktionen mit der Ernährung nicht abzuschätzen sind. So wird oft von einer generellen Lustlosigkeit beim Essen aufgrund exzessiven Gebrauchs von Sedativa berichtet. Hinzu kommen vermehrt **Erkrankungen**, die mit reduzierter Nahrungsaufnahme und/oder Verwertungsstörungen einhergehen. Diese Auflistung ist sicher nicht vollständig, zeigt aber, dass in dieser Gruppe verstärkt auf den Ernährungszustand geachtet werden sollte.

Aus den wenigen Ernährungserhebungen bei Senioren ist bekannt, dass die **Nährstoffversorgung (B)** marginal ist. Trotz häufigem Übergewicht ist im Mittel der Bedarf an einigen Vitaminen (v. a. A, D, B und C) und Mineralstoffen (v. a. Ca) nicht gedeckt. Dies ist nicht zuletzt das Resultat eines konstanten Nährstoffbedarfs bei sinkender Energieaufnahme. Geläufig ist auch eine Obstipation aufgrund mangelhafter Flüssigkeits- und Ballaststoffaufnahme.
V. a. bei Heimbewohnern werden regelmäßig Defizite entdeckt, die oft auf dem Fehlen frischer Nahrungsmittel (Vitamin C) und der Ablehnung von Milchprodukten (Ca) beruhen. In einigen Heimen hat sich inzwischen die Supplementation mit Vitamin C durchgesetzt. Sinnvoller erscheint es jedoch, durch Säfte o.ä. eine tägliche ausreichende Vitaminzufuhr zu gewährleisten, was erwiesenermaßen zu einer Verbesserung der Immunfunktionen führt. Von stationär behandelten geriatrischen Patienten sind mehr als die Hälfte untergewichtig, fast ¼ muss als unterernährt eingestuft werden. Mangelernährung stellt für Senioren ein zusätzliches Risiko dar, da Reserven für einen erhöhten Bedarf während Erkrankung und Genesung fehlen. Trotzdem ist der Stellenwert der Ernährung in Prophylaxe und Therapie äußerst gering. Eine Studie an älteren Krankenhauspatienten in den USA zeigte, dass mehr als 1/3 der über 65jährigen einen Protein-Energie-Mangel aufwiesen, der nur in den wenigsten Fällen erkannt wurde.

A. Veränderung im Alter

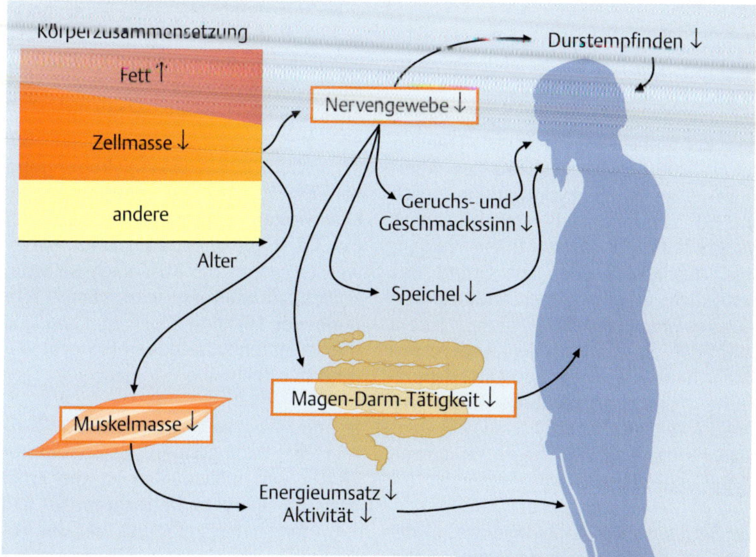

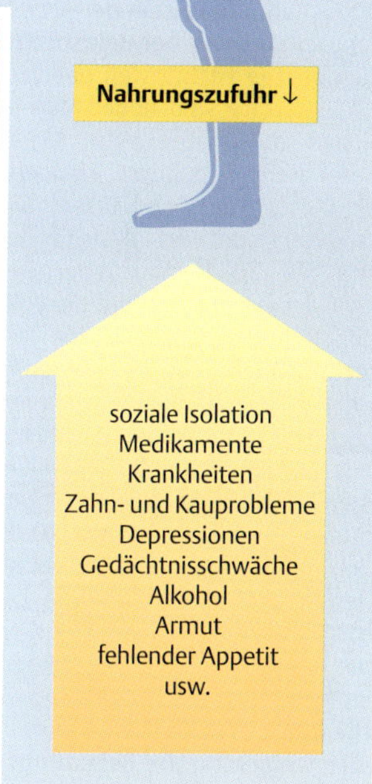
Nahrungszufuhr ↓
soziale Isolation
Medikamente
Krankheiten
Zahn- und Kauprobleme
Depressionen
Gedächtnisschwäche
Alkohol
Armut
fehlender Appetit
usw.

B. Nährstoffversorgung

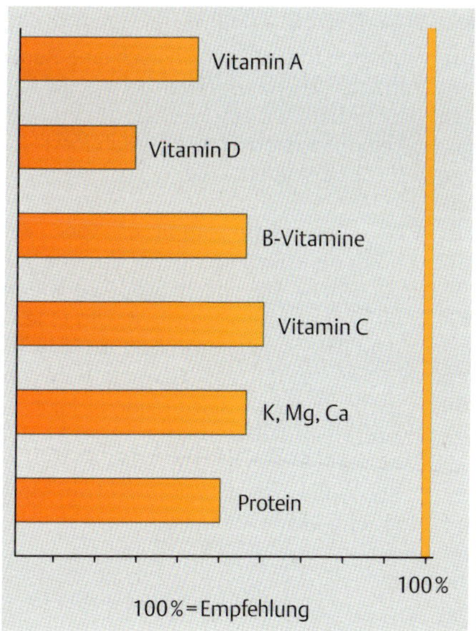

Sportler

Grundsätzlich gelten für die **Basisernährung** des Sportlers die gleichen Empfehlungen wie für den Gesunden.
Die Energiebilanz muss ausgewogen sein. Bei täglichem, intensivem Training gelten 2000–2500 kcal/Tag als Minimum. Die Kohlenhydratzufuhr sollte um 60 Energie% schwanken. Neuere wissenschaftliche Erkenntnisse zeigen, dass Ausdauersportler auf Grund des Verbrauchs an glucogenen Aminosäuren für die Gluconeogenese mehr Protein benötigen als Kraftsportler. Andere Autoren halten an der **Sportartenspezifische Nährstoffverteilung** fest **(A).** Eine Proteinzufuhr um 1,5 g/kg Körpergewicht pro Tag wird heute als ausreichend angesehen.

Die Betonung der Kohlenhydrate in der Sporternährung liegt in der Art der **Energiebereitstellung bei Belastung (B)** begründet. Die wichtigsten energieliefernden Substrate sind neben den energiereichen Phosphaten (ATP, KP) Glucose sowie freie Fettsäuren. Jedoch hängt der Anteil der genutzten Substrate stark von Dauer und Intensität der Belastung ab. Zu Beginn jeder Belastung greift der Organismus auf die energiereichen Phosphate sowie die anaerobe Lactatsynthese zurück. Mit zunehmender **Belastungsdauer** (bei max. 70% V_{max}) nimmt der Anteil des Muskelglykogens an der Energiebereitstellung ab – eine ausgeprägte Beschleunigung der Fettsäureoxidation ist ca. 10 Minuten nach Belastungsbeginn zu verzeichnen. Allerdings werden zu keinem Zeitpunkt ausschließlich Fettsäuren oxidiert, weshalb Muskel- und Leberglykogenreserven für eine Ausdauerleistung von entscheidender Bedeutung sind. Da bei jeder Steigerung der **Belastungsintensität** (z.B. Zwischenspurt im Ausdauerbereich, Kraftsport, 80–100 %V_{max}) Glucose zur Energiebereitstellung herangezogen wird, ist es für alle Sportarten unerlässlich, den Muskelglykogengehalt via Ernährung zu optimieren.
Allein die Umstellung von Mischkost (ca. 40% KH) auf Basisernährung (ca. 55% KH) erhöht den **Muskelglykogengehalt** von ca. 1,7 auf 2,6 g/100 g Muskel. Eine weitere Glykogeneinlagerung (auf ca. 3,2 g/100 g Muskel) kann erreicht werden, wenn die Kost nach Belastung kohlenhydratbetont wird. Eine Schonung der Glykogenreserven kann auch durch Kohlenhydratgaben (65 g/h) während der Belastung erfolgen.

Je intensiver die Belastung und je extremer die Bedingungen, desto differenzierter und individueller ist die Ernährung im Sport zu betrachten. So kann z.B. der Energieverbrauch bei der Tour de France auf 10000 kcal/Tag ansteigen – eine Energiemenge, die den Einsatz von Konzentraten oder gar Infusionen erforderlich macht. Unter diesen Bedingungen tritt vermutlich auch eine Reperfusionsischämie mit vermehrter Bildung freier Radikale auf, weshalb ein erhöhter Bedarf an antioxidativen Vitaminen (v.a. Vit. E) diskutiert wird.

Den **Getränken** kommt im Sport eine besondere Bedeutung zu, da eine ausgeglichene Flüssigkeitsbilanz Bedingung für optimale Leistungen ist. Um eine rasche Flüssigkeitsresorption zu gewährleisten, sollte das Getränk kühl und leicht hypoton sein. Zudem kann es zum Elektrolytausgleich bzw. als Kohlenhydratlieferant dienen. Getrunken werden sollte nach dem Nibbling-Prinzip (häufig kleine Mengen).

A. Sportarten – spezifische Nährwertrelationen

	Training	Vorwettkampf	Wettkampf	Regeneration	
Kraftsport z.B. Gewichtheben, Kugelstoßen	55	65	60	55	%KH
	15	15	20	20	%F
	30	20	20	25	%P
Kraftausdauersport z.B. Rudern, Bodybuilding	55–60	60	60	57,5	%KH
	25	25	22,5	25	%F
	15–20	15	17,5	17,5	%P
Schnellkraft- und Spielsport z.B. Turnen, Tennis	60	65	65	57,5	%KH
	22,5–25	22,5–25	25	25	%F
	15–17,5	10–12,5	10	17,5	%P
Ausdauersport z.B. Laufen, Schwimmen	62	70	62	57,5	%KH
	25,5	20	25,5	27,5	%F
	12,5	10	12,5	15	%P

%KH = %Kohlenhydrate %F = %Fett %P = %Proteine

B. Energiebereitstellung bei Belastung

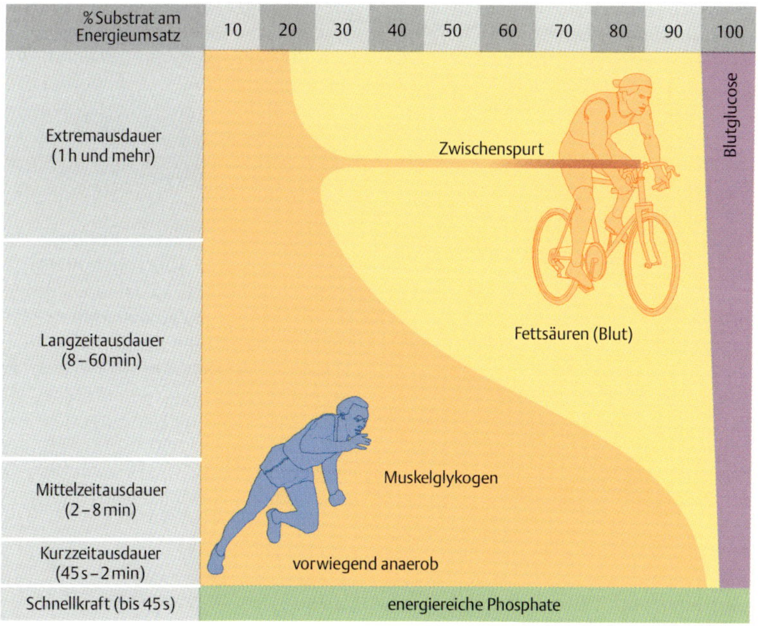

Ergogene Substanzen

Ergogene Substanzen sollen die sportliche Leistungsfähigkeit steigern. Dazu zählen Pharmaka wie die bekannten Anabolika. Vor allem im Breitensport sind jedoch ernährungsbezogene Leistungsförderer **(A)** beliebter, da sie frei zugänglich sind und das Image des „nebenwirkungsfreien, gesunden Nährstoffs" genießen.

Eine der ältesten ergogenen Substanzen ist **Kreatin**. Als Kreatinphosphat **(B)** dient es im Muskel als schnell verfügbare Energiequelle, die bei intensiver Beanspruchung nach rund 10 Sekunden verbraucht ist. Durch nichtenzymatische Ringbildung entsteht Kreatinin, das nicht recyclebar ist und via Urin ausgeschieden wird. Auf diese Weise gehen 2–4 g Kreatin pro Tag verloren, die über de novo-Synthese in der Leber oder über die Zufuhr via Nahrung (Fleisch) ersetzt werden müssen. Die hochdosierte Einnahme von Kreatin (30 g/Tag) zeigt im Kurzzeit-Intensiv-Bereich eine leistungssteigernde Wirkung. Außerdem zögert sie bei manchen Sportlern die Ermüdung hinaus. Dadurch sind längere Trainingszeiten möglich, was in der Summe zu mehr Kraft und Ausdauer führen kann. Erhöhte Wasserretention und damit Gewichtsanstieg, gesteigertes Verletzungsrisiko sowie Muskelkrämpfe sind als Nebenwirkungen beschrieben.

Die wichtigste Funktion von **L-Carnitin** ist die Einschleusung langkettiger Fettsäuren in die Mitochondrienmatrix, wo diese mittels β-Oxidation zur Energiegewinnung herangezogen werden. Dieser Mechanismus verleitet zu der Spekulation, dass eine verbesserte Carnitinversorgung eine optimierte Fettsäureverwertung zur Folge haben könnte. Hinzu kommen erhöhte L-Carnitin-Verluste durch Muskeltätigkeit. Tatsächlich steigt die Carnitin-Ausscheidung im Urin mit zunehmender Leistung stark an **(C)**. Gut kontrollierte Studien haben jedoch gezeigt, dass eine Supplementation mit Carnitin keine Effekte auf Leistung bzw. auf die Geschwindigkeit der Fettsäurenoxidation hat. Die Eigensynthese bzw. die Zufuhr über die Nahrung (Fleisch) sind offensichtlich ausreichend.

Taurin wird v. a. den Sportlergetränken zugesetzt. Moderne Designer-Energy-Drinks enthalten bis zu 400 mg Taurin/100 ml, über die Nahrung werden ca. 200 mg/Tag zugeführt. Taurin werden wenig erforschte Wirkungen bei der Entwicklung des Nervensystems sowie als Neurotransmitter zugeschrieben. Es soll die Stimmung, die Konzentrationsfähigkeit und die psychomotorische Leistungsfähigkeit verbessern. Wissenschaftliche Belege stehen aus.
Auch für alle weiteren ernährungsbezogenen, als ergogen diskutierten Substanzen (z. B. verzweigtkettige Aminosäuren, β-Hydroxy-β-Methylbutyrat, Coenzym Q10, konjugierte Linolsäuren) liegen keine Wirksamkeitsnachweise vor.

Eine Ausnahme bildet **Koffein**: Eine Tasse Kaffee (ca. 100 mg Koffein) bewirkt in den ersten 15 Minuten der Belastung eine Glykogeneinsparung, nach 30 Minuten erhöht sie die Reaktionsfähigkeit. Allerdings gewöhnt sich der Organismus schnell an Koffein, was durch Dosiserhöhung kompensiert werden kann. Mit ca. 600 mg Koffein wird der Schwellenwert im Urin erreicht, ab dem Koffein als Doping-Mittel gilt.

A. Kraft und Leistung durch Einzelsubstanzen

Stoffwechselprodukte

- Kreatin
- Orotsäure
- α-Liponsäure
- L-Carnitin
- Q10
- Pyruvat
- Hydroxycitrat (HCA)
- Hydroxymethylbutyrat (HMB)

Aminosäuren

- Taurin
- Arginin
- Aspartate
- verzweigtkettige Aminosäuren (BCAA)

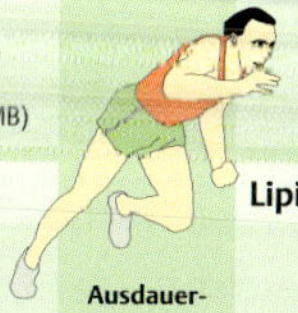

Ausdauersportler

Enzyme und Pflanzenstoffe

- Koffein
- Papain
- Flavonoide
- Bromelain

Lipide / Vitamine, Mineralstoffe

- Lecithin
- Konjugierte Linolsäuren (CLA)
- Mittelkettige Triglyceride (MCT)
- Vitamin C, Zink, Selen

B. Kreatin

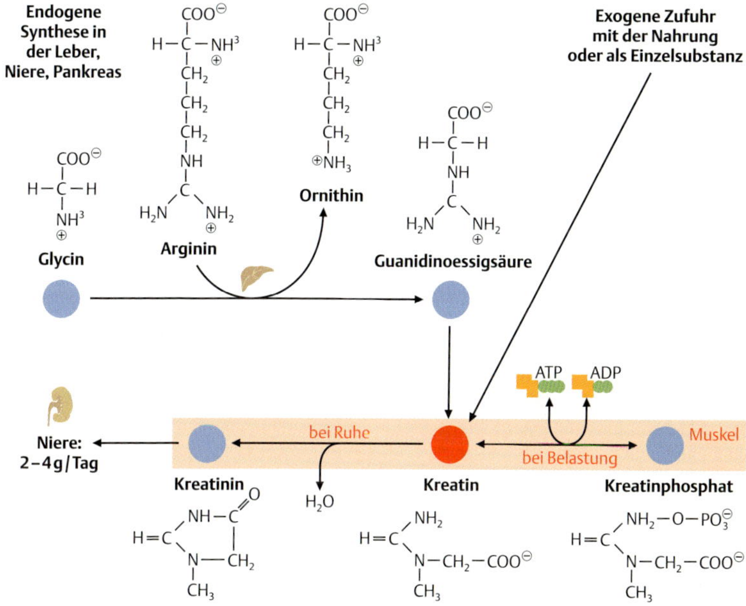

C. L-Carnitin

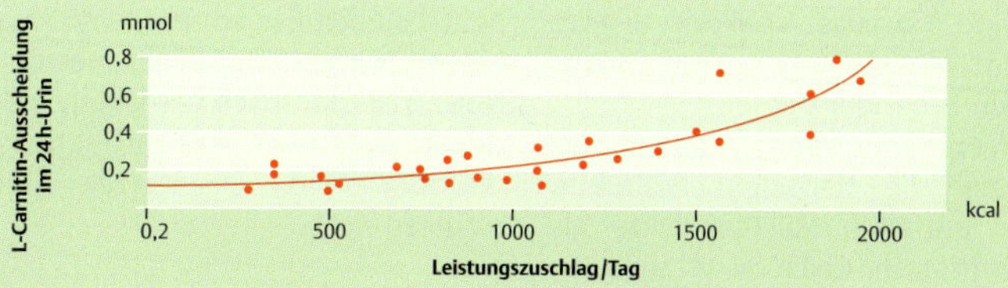

Vegetarismus

„Solange der Mensch Tiere schlachtet, werden die Menschen auch einander töten." Diese Worte des griechischen Philosophen Pythagoras (570–500 v. Chr.) begründeten eine Bewegung, die seither als Vegetarismus (lat. vegetus: rüstig, munter, lebenskräftig) bezeichnet wird.

Die **Beweggründe (A)** für den Verzicht auf tierische Produkte wandeln sich. Im alten Griechenland und im alten Rom stand der Widerstand gegen die weit verbreitete Genusssucht im Vordergrund, später waren es vielfach religiöse und ethische Aspekte. Heute werden diese zunehmend durch den Faktor „Gesundheit" abgelöst. Die Verbreitung von Schlagworten wie „Cholesterin", „Purin", „Hormone in der Tierproduktion" etc. hat den Boden für ein allgemeines Misstrauen gegenüber tierischen Produkten geebnet. Allerdings ist der Mensch kein geborener Vegetarier, sondern von Natur aus ein Mischköstler.

Alle **vegetarischen Kostformen (B)** verzichten auf Fleisch und Fisch. Werden Eier und Milchprodukte verzehrt, spricht man von Ovo-Lacto-Vegetariern, bei Verzicht auf Eier von Lacto-Vegetariern. Bis zu dieser Stufe gelten die gleichen ernährungsphysiologischen Grundsätze wie bei Mischkost: Bei vielseitiger Nahrungsmittelauswahl sind Nährstoffdefizite selten. Da in der Praxis relativ energiereiche Lebensmittel (Fleisch, Wurst) durch größere Mengen nährstoffreicherer Produkte (Gemüse, Vollkorn) ersetzt werden, ist die Versorgung mit Mikronährstoffen oft sogar besser.

Strenge Vegetarier oder Veganer verzichten auf alle tierischen Produkte. Hierdurch entfallen Milchprodukte als Quelle für Protein, Calcium, Vitamin B_{12} u. a. Trotzdem treten auch bei Veganern relativ selten klinische Mangelsymptome auf (in Einzelfällen kam es bei Kindern veganer Mütter zu B_{12}-Mangelsymptomatik!), laborchemisch (z. B. Blut-Fe, -B_{12}, -Homocystein etc.) lässt sich die marginale Versorgung jedoch nachweisen. Problematisch wird eine streng vegetarische Ernährung immer dann, wenn mangelndes Wissen mit erhöhtem Nährstoffbedarf auftritt. So steigt die Gefahr einer unzureichenden Bedarfsdeckung während Schwangerschaft und Stillzeit sowie in der Kindheit – unspezifische Allgemeinsymptome werden jedoch nur selten mit der persönlichen Ernährung in Verbindung gebracht.

Eine besondere Gruppe stellen die sog. „Pudding-Vegetarier" dar. Sie verzichten zwar auf tierische Produkte, ändern jedoch ihre (oft einseitige) Ernährung nicht – ein Phänomen, das häufig bei Jugendlichen beobachtet wird.

Auch wenn ausschließlich Rohkost verzehrt wird, kann es zu Versorgungsengpässen kommen, da z. B. viele proteinhaltige Lebensmittel (z. B. Hülsenfrüchte) wegfallen.

Der klassische Vegetarier ist sehr gut informiert – die Ernährung der meisten Vegetarier kommt den offiziellen Ernährungsempfehlungen näher als der Durchschnitt der Bevölkerung – und lebt über die Ernährung hinaus sehr bewusst (viel Bewegung, kein Alkohol, kein Nikotin) – Faktoren, die die positiven Ergebnisse von Vegetarier-Studien sicherlich beeinflussen.

Die lacto-vegetarische Ernährung wird heute vielfältigst kopiert. Versehen mit einem Namen und einer persönlichen Note (z. B. nur frisch gemahlenes Getreide) entsteht rasch eine „attraktive Diät", die aber oft die Qualität des Originals nicht erreicht.

A. Beweggründe heute

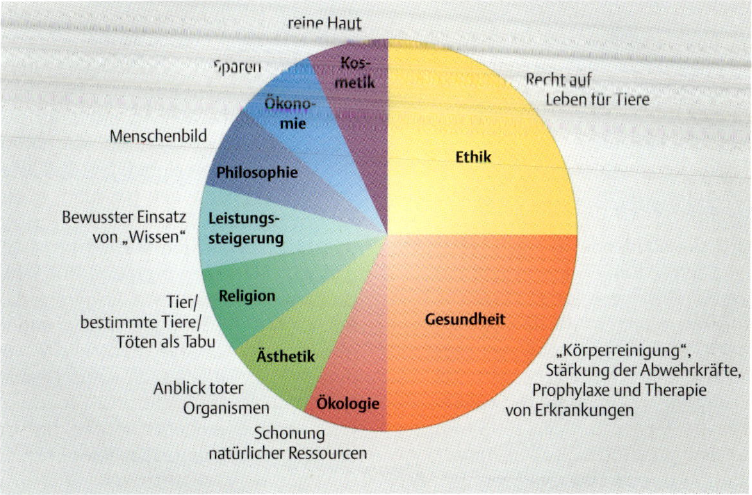

B. Formen des Vegetarismus

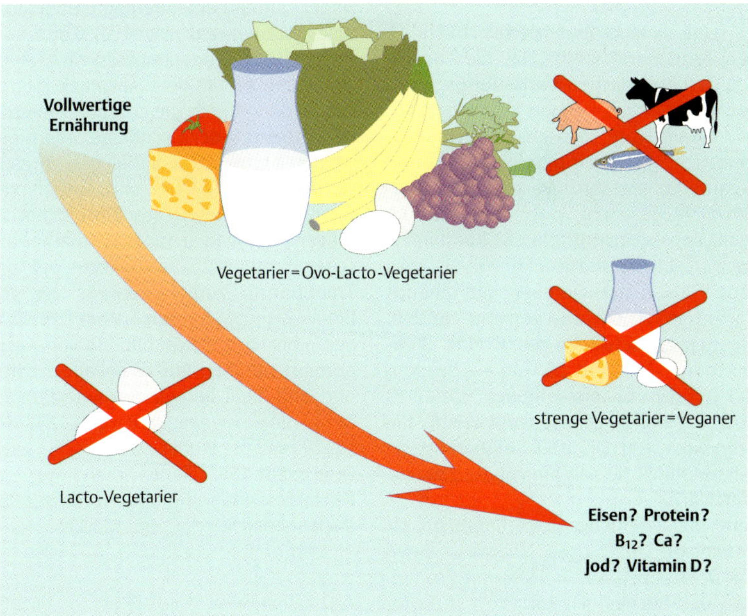

Trennkost

Der amerikanische Arzt Dr. Hay gilt als der Begründer der Trennkost. Nach seiner 1907 erstmals veröffentlichten Theorie ist die **Übersäuerung** des Körpers die Grundlage aller Zivilisationskrankheiten. In der Folge teilte er die Lebensmittel **(A)** in basenbildende (Obst, Gemüse etc.), neutrale (Vollkorn etc.) und säurebildende (Fleisch etc.) ein. Das Säure-Basen-Gleichgewicht des Körpers kann Hay zufolge nur erreicht bzw. aufrecht erhalten werden, wenn 80 % Basen- und 20 % Säurebildner zugeführt werden. Bestimmte Lebensmittel wie Weißmehl, raffinierte Öle, weißen Zucker etc. lehnte er völlig ab. Sie wurden zu den säuernden Lebensmitteln gezählt, während das „vollwertige" Pendant (Vollkorn, brauner Zucker etc.) zumindest als neutral eingestuft wurde.

In seinem 1933 publizierten Buch „A new health era" stellte Hay die Theorie von den chemischen **Verdauungsgesetzen** vor. Danach können Kohlenhydrate und Eiweiß vom menschlichen Organismus nicht gleichzeitig aufgespalten und verarbeitet werden. Diese dürfen folglich nicht gemischt, wohl aber mit sog. neutralen Lebensmitteln **(B)** kombiniert werden. In der Praxis darf so z. B. mittags Fleisch mit Gemüse und abends Kartoffeln mit Gemüse verzehrt werden. Für den Erwachsenen reicht eine „konzentrierte" Mahlzeit pro Tag aus, für Kinder (ab dem 6. Lebensmonat) dürfen es auch 2 sein. In Deutschland wurde die Trennkost von Dr. Walb eingeführt, in dessen Klinik sie seit Jahrzehnten praktiziert wird.
Auch die Trennkost dient heute oft als Grundlage für „neue Diäten". Einen Boom erlebte sie z. B. 1985 mit Erscheinen des Buches „Fit for Life". In guter Tradition amerikanischer Marketingspezialisten erkannte das Ehepaar Diamond, dass zum Erfolg etwas fehlt: Eine große, definierte Zielgruppe (Übergewicht) und ein paar möglichst abstruse Verhaltensregeln, die den Alltag, das Gewohnte und die Wissenschaft auf den Kopf stellen. So wurde die Theorie der natürlichen Körperzyklen eingeführt. Das Essen und Aufschließen der Nahrung erfolgt danach zwischen 12 und 20 Uhr, Absorption und Verwertung von 20 bis 4 Uhr und schließlich werden bis 12 Uhr Schlacken und Nahrungsreste ausgeschieden. Auch sollte die Nahrung so zusammengesetzt sein wie der menschliche Körper: zu ca. 70 % aus Wasser. Deshalb gilt Obst als das wichtigste Lebensmittel. Wenn überhaupt, kommt als Getränk nur „destilliertes" Wasser in Frage.

Die **ernährungsphysiologische Bewertung** der Trennkost ist einfach: Es gibt weder eine alimentär bedingte Übersäuerung noch ein auf Einzelnährstoffe ausgerichtetes Verdauungssystem. Auch der häufig verwendete Ausdruck „Schlackenbildung durch unverdaute Nährstoffe" entbehrt jeder Grundlage. Allerdings ist die Trennkost sehr ballaststoffreich, kalorien- und fettarm und enthält viel Obst und Gemüse. Dies führt sicher zu präventiven und u. U. auch therapeutischen Erfolgen, ist aber nicht auf das Trennprinzip zurückzuführen. Die von Befürwortern zitierten „Wunderheilungen" (bis hin zur Rückbildung von Karzinomen) beruhen auf Einzelfallberichten und sind nicht belegbar. Abwandlungen der Trennkost wie z. B. das „Fit for Life"-Konzept stehen außerhalb jeder Diskussion: Sie dienen meist nur der Umsatzmaximierung und verschwinden auch schnell wieder vom Markt.

A. Das Säuren-Basen-Gleichgewicht nach Hay

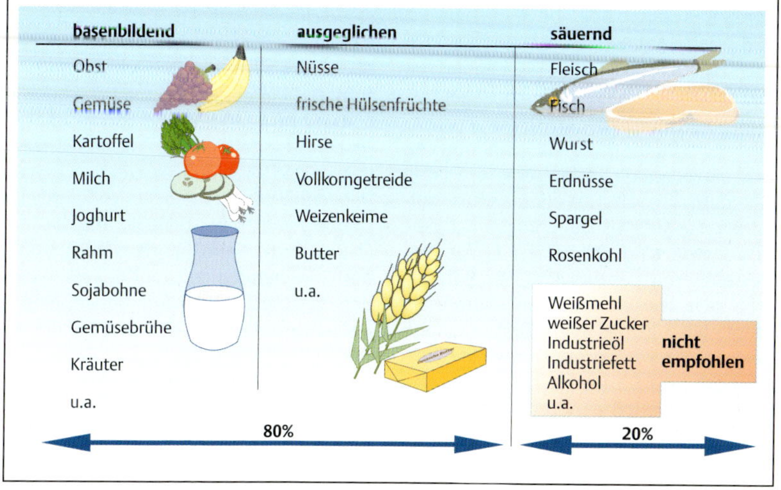

B. Die Trennkost nach Hay

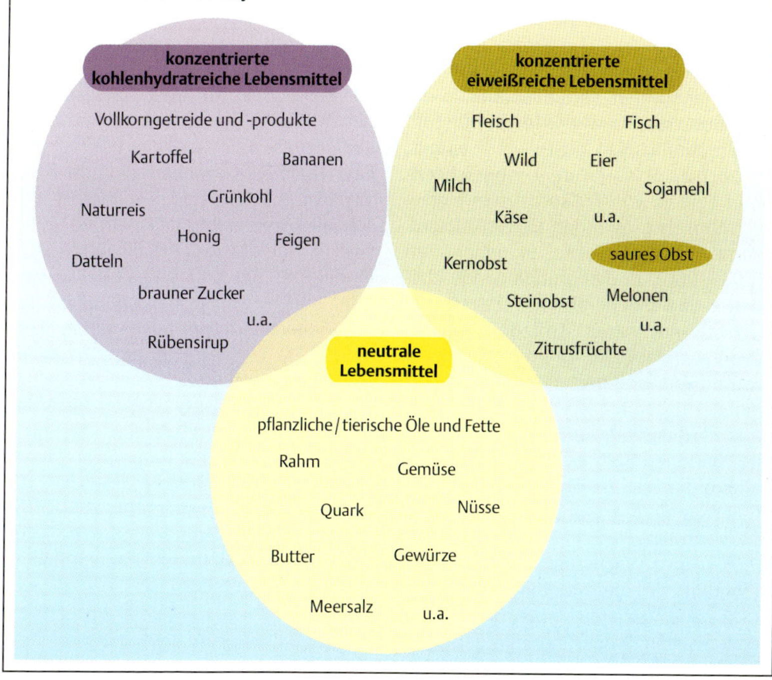

Außenseiterdiäten

Prinzipiell zählen alle Diäten, die sich von der Mischkost unterscheiden, zu den Außenseiterdiäten (auch Vegetarismus und Trennkost).
Eine Einteilung nach Hauptmerkmalen **(A)** zeigt, dass die meisten dieser Diäten auf dem Ovo-Lacto-Vegetarismus aufbauen. Sie sind als Dauerkost konzipiert und bieten eine vollwertige Ernährung. Versehen mit der individuellen Note ergibt sich die Vielzahl von Diäten. So empfiehlt z. B. die **Evers-Diät** – zumindest in ihrer Urform – ausschließlich Rohkost, wozu auch Eier, Milch und rohes Hackfleisch gehören.
Die **Makrobiotik**, eine auf dem Zen-Buddhismus basierende Ernährungslehre, hat in westlichen Industrienationen ebenfalls große Verbreitung gefunden. Sie teilt alle Lebensmittelbestandteile in zwei gegensätzliche Kräfte (Yin und Yang), die in einem bestimmten Verhältnis aufgenommen werden sollten. In der Urversion von Ohsawa wird ein 10-stufiger Ernährungsplan postuliert – es gilt, die höchste Stufe (Stufe 7 = ausschließlicher Verzehr von Vollkorn) zu erreichen bei möglichst geringer Flüssigkeitsaufnahme. Ohsawa lebte in einer Zeit (1893–1966), in der grundlegende chemische und biochemische Prozesse bereits bekannt waren. Trotzdem ging er davon aus, dass z. B. Vitamin C endogen synthetisiert wird und dass Elemente ineinander überführt werden können (z. B. Ca aus Mg und Si). Aufgrund dieser Fehlinformationen kam es bei strenger Einhaltung bereits zu Todesfällen. Bei so ernährten Kindern wurden neben akuten Nährstoffmangelerscheinungen auch langfristige Wachstumsverzögerungen gefunden. In der Modifikation nach Kushi nähert sich die Makrobiotik einer vegetarischen Ernährung mit geringem Fisch- und Algenanteil und gilt als unbedenklicher.
Jährlich kommen neue Diäten auf den Markt, die allein die **Gewichtsreduktion** zum Ziel haben. Bei ausschließlich kurzfristiger Anwendung sind Formuladiäten (nährstoffangereicherte Eiweißkonzentrate) und kohlenhydratreiche Diäten unbedenklich. Fett- bzw. eiweißreiche Diäten sind sehr beliebt, da sie oft (z. B. Atkins) kein Kalorienzählen erfordern. Sie beruhen z. T. auf der mangelnden Fettmetabolisierung bei fehlender Kohlenhydratzufuhr. Oft setzt bei diesen Diätformen aber auch der Widerwille gegen die Kost ein – die Energieaufnahme wird freiwillig eingeschränkt. Nachteil all dieser Diäten ist, dass keine Umstellung der Ernährungsgewohnheiten erfolgt. So wird die angestrebte langfristige Gewichtsreduktion selten erreicht.

Unter dem Begriff **Fasten** werden von der Zielsetzung her gegensätzliche Vorgehensweisen zusammengefasst. Im einfachsten Fall handelt es sich um eine Nulldiät: Gewichtsreduktion durch Verzicht auf Nahrung. Da hierbei sehr schnell körpereigenes Protein abgebaut wird, wurde das sog. modifizierte Fasten eingeführt. Bei 400–600 kcal/Tag werden neben Nährstoffsupplementierten Proteinkonzentraten auch wenig Kohlenhydrate zur Vermeidung einer Hypoglykämie zugeführt.
Davon getrennt muss das sog. Heil- und Saftfasten gesehen werden, das nicht zur Gewichtsreduktion gedacht ist. Es wird als „ganzheitliche Methode der Naturheilkunde" betrachtet und ist für gesunde Erwachsene – kurzfristig, möglichst unter Anleitung durchgeführt – unbedenklich.

A. Einteilung nach Hauptmerkmalen

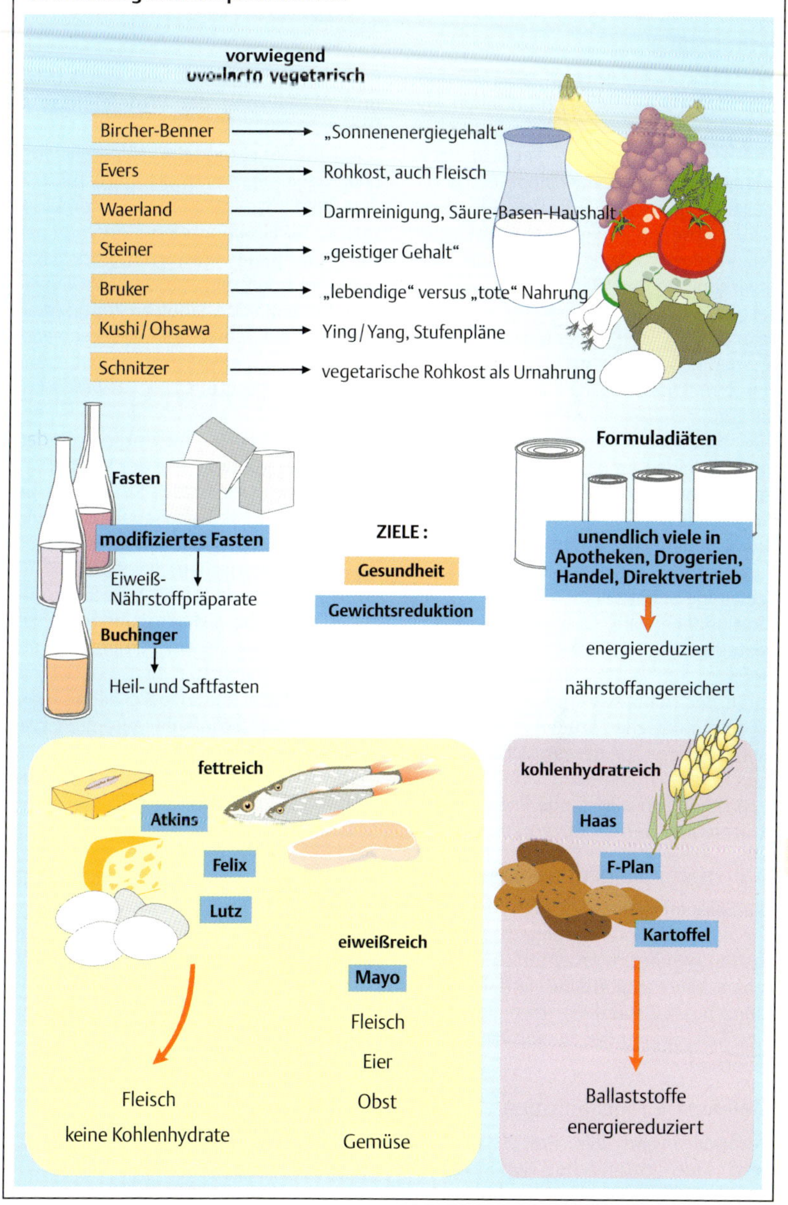

Diabetes mellitus

Pathogenese

Der Diabetes mellitus umfasst alle Formen der akuten oder chronischen Hyperglykämie mit assoziierten Störungen des Kohlenhydrat- und Fettstoffwechsels. Allen Formen des Diabetes ist gemeinsam, dass der normale Regelkreis der glucoseabhängigen Insulinsekretion der β-Zellen im Pankreas, bzw. die Insulinwirkung an den Zielzellen des Körpers gestört ist.
Bei ca. 95 % der Patienten mit Diabetes mellitus liegt ein Diabetes mellitus Typ-2 mit verminderter Insulinsensitivität vor.
Nur etwa 5 % der Patienten mit Diabetes mellitus leiden an einem Typ-1-Diabetes (Autoimmunerkrankung mit Zerstörung der Insulin produzierenden Zellen).
Das sogenannte metabolische Syndrom, die gestörte Glucosetoleranz und der Schwangerschaftsdiabetes sind als unterschiedlich weit fortgeschrittene Folgestadien ein und desselben primären Defekts zu sehen, dessen extremste Folge der manifeste Typ-2-Diabetes ist. Epidemiologische Studien der letzten Jahre haben zu der Ansicht geführt, dass einem manifesten Typ-2-Diabetes wahrscheinlich eine lange Phase mit gestörter Glucosetoleranz vorausgeht **(A)**.

Diabetische Folgeerkrankungen

Die Folgeerkrankungen sind vorwiegend durch Gefäßveränderungen (Vaskulopathie) geprägt. Man unterscheidet zwischen Mikroangiopathie und Makroangiopathie. Zusätzlich tritt langfristig eine Schädigung der Nerven hinzu (Neuropathie).

Molekulare Mechanismen

Veränderungen des Polyolstoffwechsels. Eine chronische Hyperglykämie führt zu Veränderungen des Polyolstoffwechsels mit einer Akkumulation von Sorbitol.

Advanced Glycation Endproducts (AGE) und Aktivierung der Proteinkinase C. Die AGE-Bildung und die PKC-Aktivierung durch chronische Hyperglykämie (Diacylglycerin-Akkumulierung) führt zu Permeabilitätsveränderungen der Basalmembran, Funktionseinbußen von Enzymen und einer gestörten Endozytose von Endothelzellen. Gewebe-AGE werden durch Makrophagen zu Peptiden abgebaut, die entweder ausgeschieden oder als reaktive Peptide in LDL transportiert werden **(B, C)**.

Oxidativer Stress. Wesentliche Bedeutung in der Pathogenese der Folgeekrankungen hat der oxidative Stress. Eine Beeinflussung reaktiver Sauerstoffspezies im Rahmen des oxidativen Stresses stellt einen theoretischen therapeutischen Ansatzpunkt, z. B. durch Vitaminsupplementierung bzw. Mikronährstoffe dar. Hier sind besonders die Vitamine C und E von Bedeutung **(D)**.
Bedingt durch die Hyperglykämie kann es zu einer zellulären Vitamin-C-Verarmung kommen, da Vitamin C als Dehydroascorbinsäure bevorzugt über GLUT4-Rezeptoren, die auch insulinabhängig Glucose in die Zelle transportieren, in die Zelle gelangt (kompetitive Verdrängung). Gerade bei Diabetes mit hohem Substratfluss und dadurch verstärkter Bildung von Superoxidanionen ist ein intrazelluläres Vitamin-C-Defizit sehr ungünstig.

A. Diabetes mellitus Typ-2

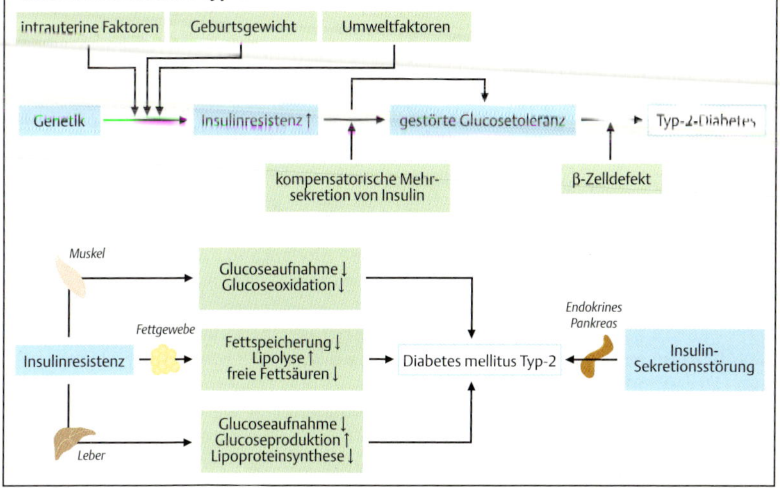

B. Bildung, Ausscheidung und Rezirkulation von AGE

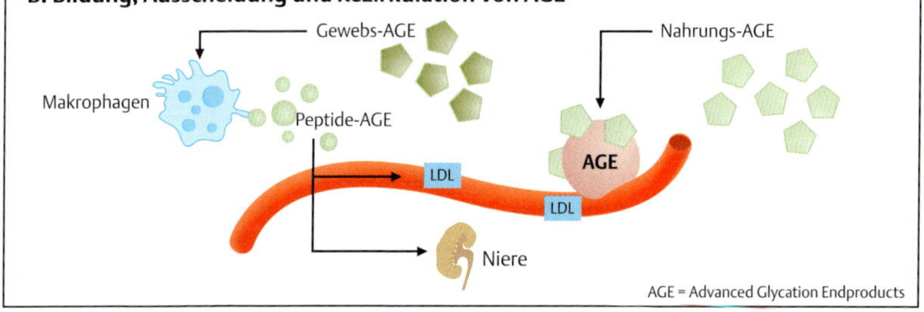

C. Aktivierung der Proteinkinase C

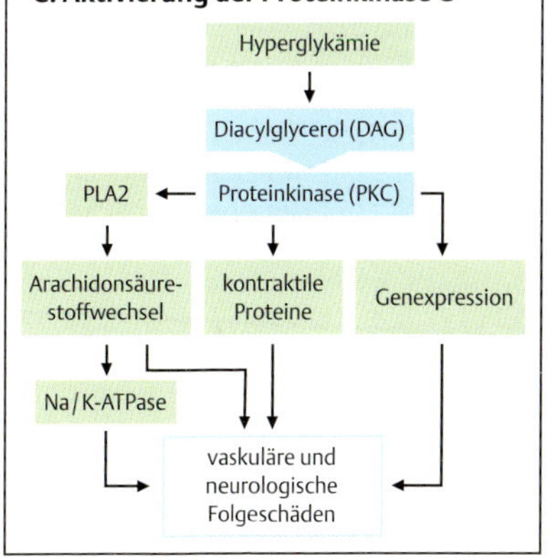

D. Oxidativer Stress

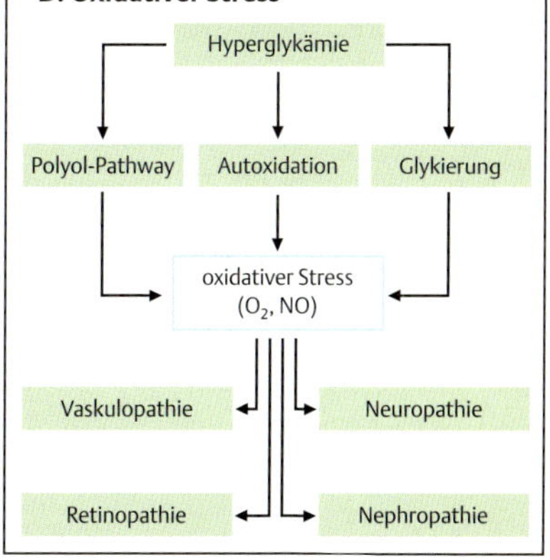

Fettstoffwechselstörungen

Hyperlipidämien

Es wird zwischen primären und sekundären Formen unterschieden.
Während primäre Hyperlipidämien genetisch bedingt sind, treten sekundäre Hyperlipidämien als Folge verschiedener Erkrankungen oder nach Einnahme bestimmter Medikamente auf. Sie lassen sich meist durch eine kausale Behandlung korrigieren. Den primären Formen der Hyperlipidämien liegen unterschiedliche Defekte zugrunde **(A)**.
Die Mehrzahl der Hyperlipidämien resultiert aus einer Kombination von erblichen und nutritiven Faktoren. Neben einer hyperkalorischen Ernährung und daraus resultierendem Übergewicht sind vor allem Menge und Zusammensetzung des Nahrungsfetts, das Nahrungscholesterin sowie die Kohlenhydrat- und Ballaststoffzufuhr von Bedeutung.
Überernährung und Übergewicht sind die häufigsten Ursachen erhöhter Serumtriglyceride: Eine hyperkalorische Kost steigert die Triglyceridsynthese in der Leber; es werden vermehrt Lipoproteine sehr niedriger Dichte (Very low Density Lipoproteins, VLDL) mit erhöhtem Triglyceridgehalt gebildet und in den Kreislauf sezerniert.
Bei Übergewichtigen finden sich häufig deutlich erniedrigte HDL-Cholesterinkonzentrationen. Die Ursache liegt vermutlich darin, dass der Austausch von Cholesterinestern und Triglyceriden zwischen HDL und triglyceridreichen Lipoproteinen durch den Anstieg der Triglyceride gesteigert wird. Bei stammbetonter Adipositas findet sich häufig eine Dyslipidämie mit Insulinresistenz, Hypertonie und erhöhter Thromboseneigung.

Therapie

Die Behandlung einer Hyperlipidämie hängt von deren Typ und Schweregrad sowie vom Gesamtrisiko des Patienten ab. Bei allen drei Formen sind zunächst nichtmedikamentöse Maßnahmen indiziert. Gewichtsnormalisierung bei bestehendem Übergewicht und eine lipidsenkende Kost sind dabei von entscheidender Bedeutung. Eine medikamentöse Therapie sollte außer bei sehr hohen Ausgangswerten und hohem Gesamtrisiko erst begonnen werden, wenn die jeweiligen Zielwerte **(B)** trotz konsequenter Ernährung nach 3–6 Monaten nicht erreicht werden. Die Therapieentscheidung sollte auf den LDL-Cholesterinwerten basieren und auch die HDL-Cholesterinwerte berücksichtigen.

Für eine lipidsenkende Kost kann allgemein gelten:

Unbegrenzt erlaubt: **Gemüse, klare Suppen, ungezuckerte Getränke** und **Mineralwasser**.

Begrenzt erlaubt: **Hülsenfrüchte** ½ Tasse, 3–4 mal/Woche; **Getreideprodukte, Kartoffeln** 4–5 Portionen/Tag. 1 Portion entspricht: 1/2 Tasse Reis oder eifreier Teigwaren, einer dünnen Scheibe Vollkornbrot, einer Tasse Cerealien. **Obst** 4 Portionen/Tag (nicht Bananen, Weintrauben); **Fisch**, **mageres Fleisch** 100 g/Tag; fettarme **Milchprodukte** 2 Portionen/Tag; 1–2 **Eier** pro Woche; **Speisefette, Öle** 15 g/Tag mit hohem Anteil ungesättigter Fettsäuren, reich an Vitamin E, z. B. Keimöle, auch Olivenöl (wechselnd).

A. Primäre Hyperlipidämien

Bezeichnung	Stoffwechseldefekt	Symptome	Chol.*	TG**
Polygene Hypercholesterinämie	mehr als ein metabolischer Basisdefekt Wechselwirkungen zahlreicher Gene untereinander	Arcus corneae Xanthelasma	↑ bis ↑↑↑	↑
Familiäre Hypercholesterinämie	LDL-Rezeptor-Defekt	tendinöse Xanthome (Fingerextensoren, Achillessehnen), Arcus corneae Xanthelasma, Aortenstenose	↑↑↑	normal oder ↑
Familiär defektes Apo B-100	Mutation des B-100; dadurch verminderte LDL-Rezeptor-Bindungsaktivität	tendinöse Xanthome (Fingerextensoren) Arcus cornea	↑ bis ↑↑↑	normal oder ↑
Familiär kombinierter Hyperlipidämie	Gesteigerte Bildung von Apo B; Charakteristisch: intraindividuelle und interfamiliäre Schwankungen im Hyperlipidämiemuster	Arcus cornea, Xanthelasma	↑ bis ↑↑ oder normal	↑ bis ↑↑ oder normal
Remnant Hyperlipidämie	Mutation des Apo E: somit verminderte Apo-E-Rezeptor-Bindungsaktivität; Manifestation meist nur bei Vorliegen weiterer Anomalien (z. B. Diabetes mellitus, Adipostias)	tuberöse (Ellenbogen) und tendinöse Xanthome, Handflächenxanthome	↑↑↑	↑↑
Chylomikronämie-Syndrom	Lipoproteinlipase-Mangel oder Apo-C-III-Mangel	eruptive Xanthome (Ellenbogen, Gefäß), Lipaemiaretinalis, Hepatosplenomegalie, Pankreatitis	↑	↑↑↑
Familäre Hypertriglyceridämie	unbekannt	eruptive Xanthome (Ellenbogen, Gefäß), Lipaemiaretinalis, Hepatosplenomegalie, Pankreatitis	↑	↑↑

* Plasma-Cholesterin ** Plasma-Triglyceride

B. Zielwerte für therapeutische Reduktion des LDL-Cholesterins

Gesamtrisiko		Zielwerte LDL-Cholesterin
leicht erhöhtes Risiko	z. B. Cholesterin vor Behandlung 200–300 mg/dl (5,2–7,8 nmol/l) Plasmacholesterin/HDL-Cholesterin-Quotient 4–5 mg/dl keine weiteren Risikofaktoren	155–175 mg/dl (4,0–4,5 nmol/l)
mässig erhöhtes Risiko	z. B. Cholesterin vor Behandlung 200–300 mg/dl (5,2–7,8 nmol/l) plus HDL-Cholesterin-Quotient ≤ 40 mg/dl (≤ 1 nmol/l)	134–155 mg/dl (3,5–4,0 nmol/l)
hohes Risiko	z. B. koronare oder periphere vaskuläre Erkrankung oder familiäre Hypercholesterinämie oder zwei ausgeprägte Risikofaktoren z. B. Cholesterin ≥ 300 mg/dl (≥ 7,8 nmol/l) plus 20 Zigaretten/Tag oder drei oder mehr Risikofaktoren	≤ 100 mg/dl (≤ 3 nmol/l)

für Triglyceride gilt ein Richtwert von 159 mg/dl (1,7 nmol/l)

Metabolisches Syndrom – Insulinresistenzsyndrom

Besondere Bedeutung bekommt die Adipositas im Zusammenhang mit dem metabolischen Syndrom, auch als tödliches Quartett oder Insulinresistenzsyndrom bezeichnet. Unter metabolischem Syndrom versteht man die Kombination von **Fettstoffwechselstörungen, Bluthochdruck, Diabetes mellitus Typ-2** und **Übergewicht**. Dabei ist die Entwicklung des metabolischen Syndroms dynamisch, so dass zunächst eine Hyperinsulinämie bei Insulinresistenz sowie moderate Fettstoffwechselstörungen und nur leicht erhöhter Blutdruck bestehen können. Im Zuge des Anstiegs des Körpergewichtes kann es dann auch zu einer Progression der Stoffwechselstörungen und zu einem Anstieg des Blutdrucks kommen. Wird das Körpergewicht reduziert, so lassen sich die verschiedenen Symptome des metabolischen Syndroms durchaus auch wieder verbessern. Mindestens 3 der oben genannten Kriterien müssen für die Diagnose „metabolisches Syndrom" erfüllt sein **(A)**.

Die **Therapie** des metabolischen Syndroms hat zwei wesentliche Säulen: Ernährung und Bewegung. Ziel ist eine Normalisierung des Körpergewichtes sowie eine regelmäßige angepasste Bewegung. Bei der **Ernährung** ist eine Kost, die der Insulinresistenz Rechnung trägt (niedriger glykämischer Index bzw. Last) und gleichzeitig (bei Übergewicht) energiereduziert ist, zu empfehlen. Lebensmittel oder eine Ernährungsweise, die zu einer starken glykämischen Beladung führen, bewirken eine Steigerung der Insulinresistenz bei gleichzeitigem erhöhten Insulinbedarf. Letzteres trägt zur weiteren Erschöpfung der sekretorischen Leistung der Pankreas-β-Zellen bei und begünstigt damit die Entwicklung des Diabetes Typ-2 **(B)**. Wird der postprandiale Glucoseanstieg verringert, so könnte dies zu einer Hemmung der Fortentwicklung des metabolischen Syndroms beitragen. Besonders stark bearbeitete (kohlenhydratreiche) Lebensmittel wie Weißmehle und daraus hergestellte Produkte (Brot, Nudeln, etc), übermäßig erhitzte stärkehaltige Lebensmittel (Backkartoffeln) oder auch Fertigprodukte wie Instant-Reis sind eher ungünstig und sollten, soweit möglich, durch Vollkornprodukte oder schonend zubereitete Nahrungsmittel (Pellkartoffeln, Naturreis u. a.) ersetzt werden **(C)**. Grundsätzlich ist noch nicht gesichert, ob sich eine Reduktion der Kohlenhydrate zugunsten von Eiweiß auf die Entwicklung des metabolischen Syndroms günstig auswirkt, oder ob es nur um die Beachtung einer niedrigen glykämischen Last der einzelnen Lebensmittel geht. Als gesichert kann gelten, dass körperliche Bewegung zu einer Verbesserung der klinischen Symptome des metabolischen Syndroms führt und auch deren Fortschreiten verringern kann. **Körperliche Bewegung** führt über den Glykogenabbau zu einer Abnahme der Insulinresistenz und zu einer Abnahme der Triglyceride. Es findet sich eine negative Korrelation zwischen körperlicher Fitness und systolischem Blutdruck. Regelmäßige Bewegung reduziert die Konzentration des PAI (Plasminogen Activator Inhibitor) und führt zu einer verbesserten fibrinolytischen Aktivität. Körperbewegung führt vor allem im Rahmen einer energiereduzierten Diät zu einer Abnahme des abdominellen Fettgewebes. Bereits eine Gewichtsabnahme von 5 kg durch Energiereduktion und Bewegung kann zu einer Normalisierung eines oder mehrerer Symptome des metabolischen Syndroms führen.

A. Diabetesentwicklung und Insulinresistenz

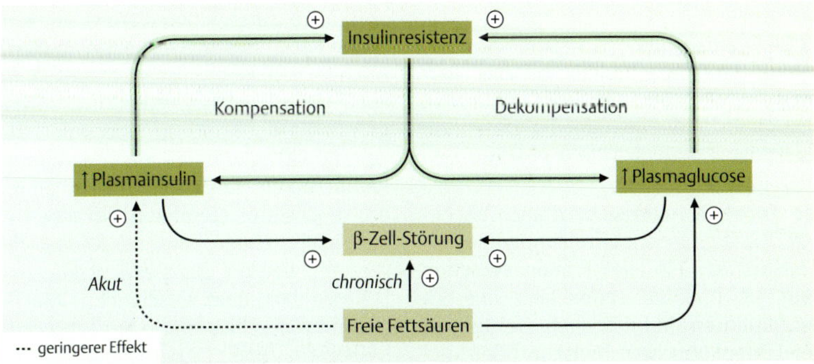

B. Diabetesentwicklung und glykämische Ladung

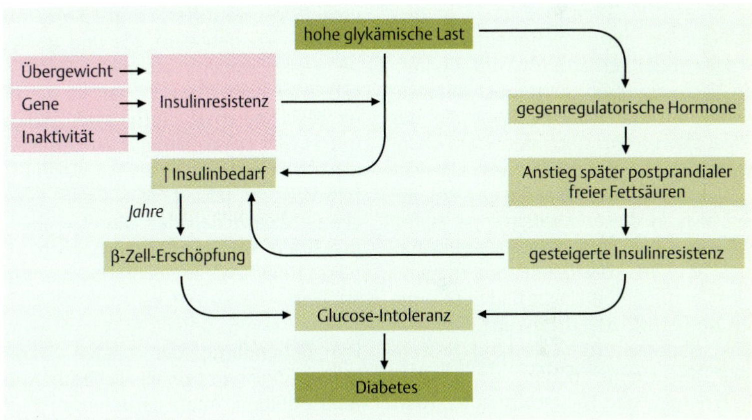

C. Glykämische Ladung von Lebensmitteln

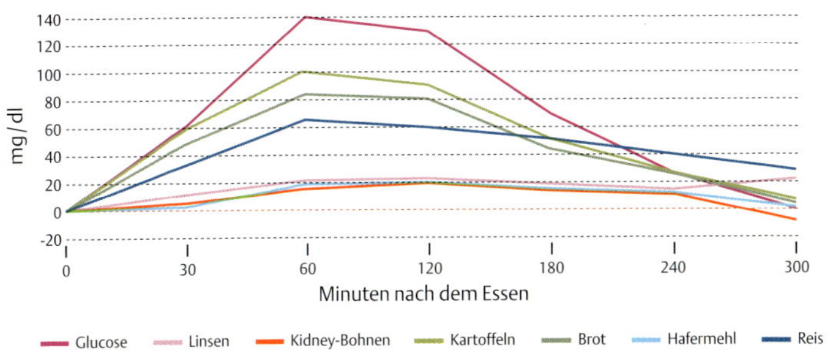

Essstörungen

Meist werden unter Essstörungen die beiden Krankheitsbilder Anorexia nervosa und Bulimia nervosa verstanden, obwohl in einer erweiterten Definition auch die Esssucht (Binge Eating Disorder) dazu gehört.

Die **Anorexia nervosa** wird auch als Pubertätsmagersucht bezeichnet. Betroffen sind ca. 1% aller Frauen zwischen dem 13. und 35. Lebensjahr, nur 5% der Patienten sind männlich. Der Beginn der Erkrankung liegt meist in oder kurz nach der Pubertät. Heute ist die Anorexia nervosa in allen sozialen Schichten zu finden. Die **Diagnose** ist nicht einfach, da von den Betroffenen alles verschleiert oder verharmlost wird. Charakteristisch sind ein extremes Untergewicht und eine extreme Kontrolle des Essverhaltens **(A)**. Nach den WHO-Diagnosekriterien **(B)** sollte das Gewicht 15% unter dem Erwartungsgewicht liegen, was in dieser Altersgruppe einem BMI von <17,5 entspricht. Dieses Untergewicht wird kontrolliert und geplant selbst herbeigeführt. Das Bild vom eigenen Körper ist extrem verzerrt. Selbst in völlig abgemagertem Zustand besteht noch der Drang, dünner zu werden. Der Energie- und Nährstoffmangel führt zu einer Reihe von klinischen Befunden. Klassisch ist die Amenorrhoe, die aber häufig durch eine Östrogenmedikation zur Osteoporose-Prophylaxe kaschiert wird. Trockene Haut, niedrige Herzfrequenz sowie Hypotonie sind geläufig. Im Labor finden sich die klassischen Marker für eine Mangelernährung wie z. B. Hypoalbuminämie und metabolische Azidose. Der Vitaminmangel kann so extrem sein, dass sich klassische Vitaminmangelsymptome zeigen. Selbst mit Behandlung sterben im Lauf von 20 Jahren mehr als 15% der Patienten.

Die **Bulimia nervosa** ist durch Essattacken, also durch einen Verlust der Kontrolle über das Essverhalten gekennzeichnet **(A)**. Auch hier steht der Drang nach dem Schlankwerden im Vordergrund. Da die Kontrolle aber fehlt, stehen die Bulimikerinnen einen dauernden Kampf durch. Bei der mehr als einmal pro Woche auftretenden Essattacke können leicht einige tausend Kilokalorien verzehrt werden. Die Gewichtskontrolle **(C)** wird dann über verschiedene Mechanismen wie selbstinduziertes Erbrechen, Laxanzien- und Diuretikaabusus und/ oder Fastenperioden erreicht. Die meisten Bulimikerinnen sind nahezu normalgewichtig. Betroffen sind 3–4% der Frauen zwischen dem 15. und 35. Lebensjahr, Tendenz steigend. Das Eintrittsalter liegt etwas höher als bei der Anorexia nervosa, auch sind Männer mit 5–10% etwas häufiger vertreten. Klinisch ist die Bulimia nervosa wesentlich schwerer zu fassen. Nur wenn Erbrechen, Laxanzien- oder Diuretikaabusus praktiziert wird, sind Zahnschäden, Hypokaliämie und Hypochloridämie feststellbar.

Die **Behandlung** der beiden Erkrankungen muss prinzipiell fächerübergreifend erfolgen. Anorexia nervosa-Patienten müssen meist zuerst stationär stabilisiert werden. Der Schweregrad entscheidet über die Maßnahmen: Ein BMI <13 ist zu vermeiden, da er als wichtiges Voraussagekriterium für spätere Mortalität gilt. Psychotherapeutische Ansätze stehen im Vordergrund. Da aber bei vielen Betroffenen auch eine falsche Einschätzung von Lebensmitteln und Ernährung besteht, gehört eine Ernährungsberatung ebenfalls zu einem erfolgsversprechenden Gesamtkonzept.

A. Charakteristik

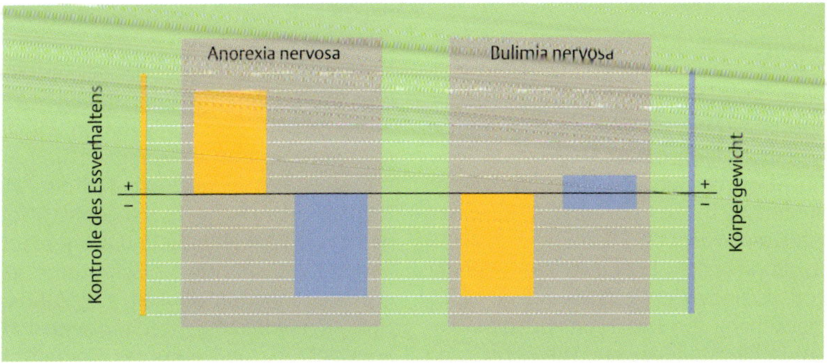

B. Anorexia nervosa

- Gewicht mindestens 15 % unter altersentsprechendem BMI
- Selbst herbeigeführter Gewichtsverlust durch Vermeidung hochkalorischer Speisen und zusätzlich durch
  - → selbstinduziertes Erbrechen oder
  - → selbstinduziertes Abführen oder
  - → übertriebene körperliche Aktivität oder
  - → Appetitzügler und/oder Diuretika
- Störung der Körperwahrnehmung hinsichtlich Gewicht, Größe oder Form
- Amenorrhoe bei Frauen, Libido- und Potenzverlust bei Männern
- Hemmung der pubertären Entwicklungsschritte bei Eintritt in die Pubertät

nach WHO, ICD 10, F 50.0

C. Bulimia nervosa

- Andauernde Beschäftigung mit dem Essen, unwiderstehliche Gier nach Nahrungsmitteln, Essattacken
- Vermeidung von Gewichtszunahme durch
  - → selbstinduziertes Erbrechen oder
  - → Laxanzienabusus oder
  - → zeitweilige Nahrungsabstinenz oder
  - → Appetitzügler, Diuretika, Schilddrüsenpräparate
- krankhafte Furcht vor dem dick werden
- vorhergehende Anorexia nervosa

nach WHO, ICD 10, F 50.2

Untergewicht

Untergewicht ist ebenso wenig anzustreben wie Übergewicht, denn zwischen BMI und Hospitalisierungs- bzw. Mortalitätsrate besteht eine U-förmige Beziehung **(A)**.
Die **Klassifikation** von Untergewicht ist uneinheitlich. So gibt die WHO einen BMI-Grenzwert von 20 an, auch BMI=19 ist gebräuchlich. Für Entwicklungsländer wird als sinnvoller Marker ein BMI <18,5 angesehen. Zu beachten ist die idiopathische Magersucht. Hierunter sind Personen einzuordnen, die aufgrund ihrer genetischen Konstitution einen BMI unter der Klassifikationsgrenze aufweisen, jedoch voll leistungsfähig sind und deren niedriger BMI kein gesundheitliches Risiko birgt. Während die **Prävalenz** von Untergewicht in Entwicklungsländern mit 10–50% angegeben wird, liegt sie in Industrieländern zwischen 3–5%.

Die **Ursachen** für Untergewicht sind in den industrialisierten Ländern selten direkt in der Ernährung zu finden **(B)**. Meist verursachen klinische Bilder ein Untergewicht, bei Hochbetagten häufig eine Multimorbidität. Ausnahmen bilden z. B. reduzierte Nahrungs- und Energieaufnahme, die von jüngeren Personen mit dem Ziel weiterer Gewichtsreduktion durchgeführt wird und bei älteren v. a. hochbetagten Menschen z. B. durch soziale Probleme bedingt ist. Liegt dem Untergewicht eine verminderte Nahrungsaufnahme zu Grunde, kann mit einer ungünstigen Versorgung an essenziellen Nährstoffen gerechnet werden.
Abzugrenzen ist Untergewicht von Malnutrition. **Malnutrition** steht für jede Art inadäquater Energie- und Nährstoffzufuhr, d. h. Über- und Unterversorgung. Besteht eine gleichzeitige Unterversorgung mit Energie und Protein, so gilt der Begriff Protein-Energie-Malnutrition (PEM).
Leichtes Untergewicht bzw. leichte Formen der Unterernährung gehen meist mit unspezifischen **Symptomen** wie allgemeiner Schwäche, Müdigkeit und Antriebslosigkeit einher. Oft sind die Leistungsreserven schnell erschöpft. Dagegen zeigen anhaltende und ausgeprägte Formen oft spezifische Symptome wie erhöhte Infektanfälligkeit, beeinträchtigte Wundheilung, verlangsamte Rekonvaleszenz und erhöhtes Komplikationsrisiko bei Erkrankungen. Die Muskelkraft nimmt ab, es kann zu respiratorischen, neurologischen und kognitiven Störungen kommen.
Ausgeprägtes Untergewicht bzw. Unterernährung wird stationär behandelt. In Frage kommt eine teilweise parenterale oder eine enterale/orale Ernährung. Immer gilt es, die Grundkrankheit vorrangig zu behandeln.
Besteht mildes Untergewicht, so ist eine Vollkost anzubieten, die eine positive Energiebilanz erzielt. Zur Orientierung empfiehlt sich eine Ernährungsanamnese. Geeignet sind Lebensmittel mit hoher Energiedichte wie z. B. Säfte, Trockenfrüchte, Nüsse. V. a. kohlenhydratreiche Lebensmittel werden gerne verzehrt. Die Mahlzeiten sollten schmackhaft, appetitanregend und individuell gestaltet, dabei aber wenig voluminös sein. Viele kleine Mahlzeiten sind zu bevorzugen. Zur Appetitanregung eignen sich auch kleine Mengen Alkohol. In der Praxis hat sich der zusätzliche Verzehr hyperkalorischer diätetischer Lebensmittel (>1,25 kcal/ml, erhältlich bis 1,6 kcal/ml) bewährt. Leichtes körperliches Training wird empfohlen. Liegt eine idiopathische Magersucht vor, kann oft trotz hoher Energiezufuhr keine zufriedenstellende Gewichtszunahme erreicht werden.

A. U-förmige Beziehung zwischen BMI und Mortalität

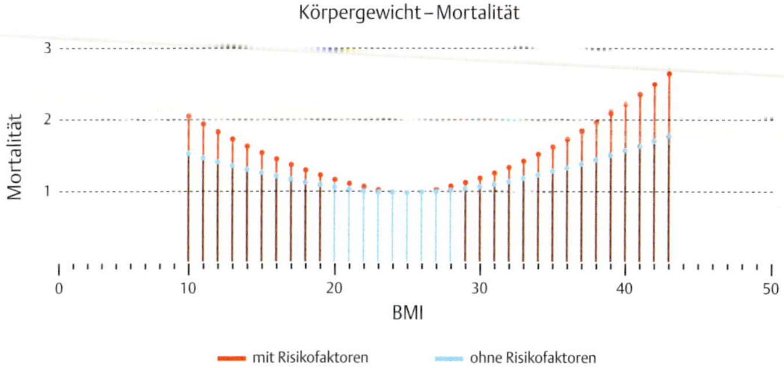

B. Mögliche Ursachen von Untergewicht

Inadäquate Nährstoffzufuhr

Appetitlosigkeit
Anorexie , Bulimie
Schmerzzustände
Intoxikationen
Pharmakotherapien
Strahlentherapie

Postaggressionsstoffwechsel
postoperative Nahrungskarenz
Polytraumen

Läsionen im Kopfbereich
Hirnorganische Erkrankungen
Traumen, Obstruktionen
chronische Entzündungen von Mund, Rachen oder Kiefer

Obstruktionen des Gastro-Intestinaltrakts
Struma
Ösophagus-, Magenmaligom
Ösophagus- oder Pylorusstenose
Pankreaskopfkarzinom mit Duodenalstenose

Fehlernährung
pathologisch veränderter Energie- und Proteinbedarf (z. B. bei onkologischen Erkrankungen)
inadäquate Zufuhr in der Schwangerschaft
leistungsbedingt erhöhter Energie- und Nährstoffbedarf (z. B. durch Sport)
sozial motiviertes Fasten

Exzessiver Substratverlust

Malassimilationssyndrome
Maldigestion
nach Magenresektion
Cholestase
Morbus Crohn
Malabsorbtion
HIV-Infektion
hereditäre Enzymopathien (z. B. Lactoseintoleranz)
postoperative Malabsorbtion
Parasitosen
Strahlentherapie
Endokrinopathien (Hyperthyreose, diabetische Enteropathie)
Pharmakotherapie (Zytostatika, Laxanzien, Cholestyramin)

Eiweißverlustsyndrom
reduzierte Synthese
Leberzirrhose, Leberresektion
Pilzvergiftung
Sepsis
Gastroenteropathien
Magenkarzinom, Kolonadenom
Gastroenteritis, ulzerative Kolitis
Nephropathien

Erhöhter Katabolismus

Erhöhter Substratbedarf
chronisch konsumierende Erkrankungen
Infektionen
Malignome (Kachexie der Tumorpatienten)
Katabolie-induzierende Therapien (Immunsuppresiva, Zytostatika, Strahlentherapie)

Endokrinopathien
Überwiegen kataboler Hormone
Hyperthyreose
Mangel an anabolen Hormonen
Morbus Addison
Diabetes mellitus
Morbus Simmonds

Adipositas

Eine über das normale Maß hinausgehende Akkumulation von Fettgewebe wird als Adipositas oder Fettsucht bezeichnet. Dabei nimmt zuerst das Volumen der **Adipozyten** (Fettzellen) zu. Bei anhaltender positiver Energiebilanz können zusätzliche Adipozyten aus Vorläuferzellen gebildet werden. Die in den Adipozyten deponierten Triglyceride werden ständig umgesetzt. Dadurch kommt es zur Erhöhung aller Komponenten des Lipidstoffwechsels. Es resultiert eine Hyperlipoproteinämie und Hyperinsulinämie, was eine periphere Insulinresitenz zur Folge haben kann (siehe auch Diabetes mellitus und metabolisches Syndrom). Das viszerale Fettgewebe am Bauch zeigt besonders hohe Umsatzraten, weshalb die androide Form der Adipositas häufiger zu Folgeerkrankungen führt. Typische Adipositas-assoziierte Erkrankungen sind die arterielle Hypertonie, Typ-2-Diabetes, koronare Herzkrankheiten, Herzinsuffizienz, Mamma- und Kolonkarzinom sowie orthopädische und psychosoziale Probleme.
Die **Einteilung der Adipositas** erfolgt meist nach dem BMI, da dieser gut mit dem Körperfettgehalt korreliert. Ab einem BMI von 25 spricht man von Übergewicht, ab BMI 30 von Adipositas, ab BMI 40 auch von extremer Adipositas **(A)**.
Das **Körpergewicht von Kindern** darf nicht nach dieser Klassifikation bewertet werden. Vielmehr geht man bei Kindern von der geschlechtsspezifischen, altersabhängigen Verteilung des BMI aus **(B)**. Ein BMI oberhalb der 90 % Perzentile (P90) wird als Übergewicht eingestuft, ein BMI oberhalb des P97-Wertes als Adipositas.

Zur **Prävalenz der Adipositas (C)** gibt es unterschiedliche Zahlen, je nach Studiendesign und Adipositas-Klassifikation. In den meisten westlichen Industrienationen gelten rund ein Drittel der Erwachsenen als übergewichtig, rund 7 % als adipös. In Deutschland geht man von über 50 % Übergewichtigen und mehr als 20 % Adipösen aus, in den USA liegen diese Zahlen noch höher.
Ursache der Adipositas ist immer eine lang andauernde oder rezidivierende positive Energiebilanz. Mit andern Worten: Die Energiezufuhr ist höher als der Energieverbrauch. Beide Seiten dieser Gleichung sind durch exogene Faktoren beeinflusst. So ist z. B. die Zufuhr durch Geschmack, Erziehung, Umfeld bei den Mahlzeiten, Psyche, Portionsgrößen u. a. beeinflusst, während der Verbrauch durch körperliche Aktivität in Beruf und Freizeit abhängt. Für beide Seiten gibt es jedoch auch genetische Determinanten. Diese lassen sich sowohl für das Essverhalten als auch für Hunger-/Sättigungsregulation und die Effizienz zellulärer Energieproduktion (siehe auch UCP) nachweisen.
Ab einem BMI > 30 besteht ein erhöhtes Risiko für Folgeerkrankungen, weshalb eine **Reduktion des Körpergewichts** angestrebt werden sollte. Die in der Praxis wichtigste Maßnahme ist eine Reduktionsdiät. Sinkt deren Energiegehalt unter 1500 kcal/Tag, sind allerdings potenzielle Nährstoffdefizite zu berücksichtigen. Kommerzielle Formula-Diäten beruhen auf einem Proteingemisch, das eine katabole Stoffwechsellage verhindern soll. Angereicht sind sie mit Nährstoffen sowie zur Geschmacksverbesserung mit Kohlenhydraten und Geschmacksstoffen. Nachteilig ist, dass durch die Formula-Diäten das Essverhalten nicht beeinflusst wird. Programme zur Gewichtsreduktion sollten auf drei Säulen basieren: Diät, Verhaltens- und Bewegungstherapie.

A. Einteitung der Adipositas

BMI	
<18,5 kg/m²	Untergewicht
18,5–24,9 kg/m²	Normalgewicht
25–29,9 kg/m²	Übergewicht
30–34,9 kg/m²	Adipositas Grad 1
35–39,9 kg/m²	Adipositas Grad 2
>40 kg/m²	Adipositas Grad 3

nach WHO 1998

B. Beurteilung des BMI bei Kindern

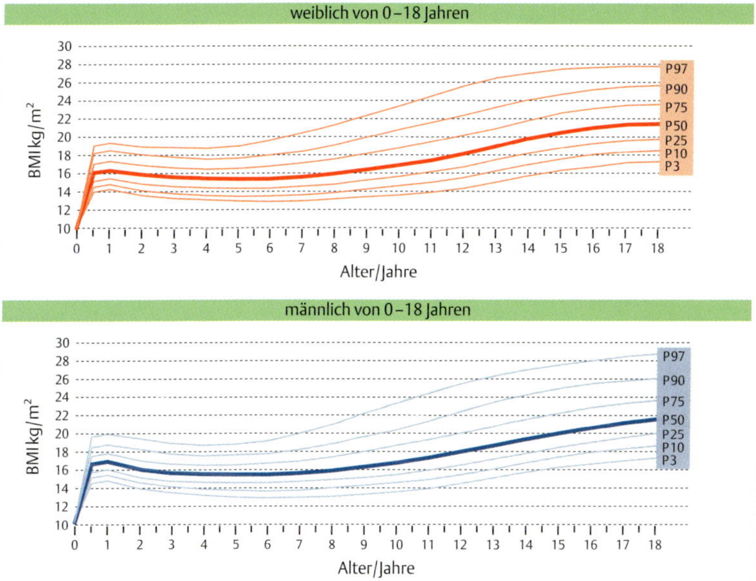

C. Prävalenz der Adipositas in Europa

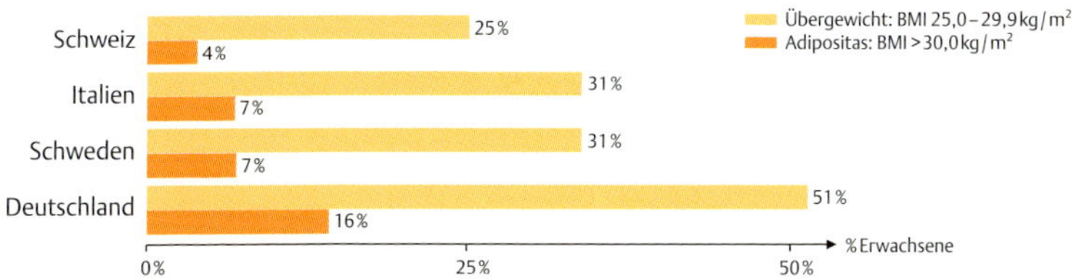

Osteoporose

Eine Rückbildung von Knochenmasse und Knochenstruktur unter die alters- und geschlechtsspezifischen Normwerte (-2,5-fache Standardabweichung) wird als Osteoporose bezeichnet. Frauen sind bevorzugt betroffen, auch wenn die Bedeutung der Östrogene für die Knochenmineralisation und die daraus abgeleitete postmenopausale Osteoporose in der Vergangenheit überschätzt wurde. In Deutschland sind 6–8 Millionen Personen betroffen. Folge der Osteoporose ist ein erhöhtes Frakturrisiko. Allein die ca. 70000 proximalen Femurfrakturen pro Jahr bei älteren Menschen verursachen Kosten von ca. 0,5 Milliarden €/Jahr.

Die primäre Osteoporose ist eine multikausale Erkrankung. Zugrunde liegt eine individuelle Konstellation von Risikofaktoren, die sich im Laufe von Jahrzehnten ändern kann. Dazu zählen neben genetischen Faktoren das lebenslange Bewegungsverhalten sowie die Zufuhr verschiedenster Nährstoffe über die gesamte Lebensdauer. Bis zum Alter von 25–30 Jahren steigt die Knochenmineraldichte an. Diese als „Peak Bone Mass" bezeichnete maximale Dichte nimmt nach einer Plateauphase um ca. 1 % pro Jahr ab **(A)**. Entscheidend für den Zeitpunkt des Erreichens der Fraktur-Risikozone (–2,5 SD) ist folglich sowohl die Höhe der erreichten Peak Bone Mass als auch die Abnahmequote in den folgenden Jahrzehnten.

Die Bedeutung vieler Nährstoffe für die Knochenintegrität ist nicht direkt erwiesen. Vielmehr resultiert die Diskussion aus der grundsätzlichen Funktion des Nährstoffs im Stoffwechsel **(B)**. Am besten erforscht ist die Bedeutung von **Calcium**. Eine postmenopausale hohe Calciumzufuhr reduziert das Frakturrisiko um rund 30 %, während sie prämenopausal zu einem verlangsamten Knochenverlust führt. Bei Kindern und Jugendlichen ist sie in der Lage, die Knochenmasse um bis zu 4 % zu steigern. Demnach zählt eine optimale Calciumversorgung sowohl zur Prophylaxe als auch zur Therapie der Osteoporose. Diverse Nahrungsbestandteile beeinflussen den Calciumhaushalt – jedoch ist ihr Einfluss bei gemischter Ernährung von untergeordneter Bedeutung: Ein hoher Phosphatgehalt sowie Komplexbildner wie Oxalate oder Phytate könnten die Calciumresorption hemmen, während Kochsalz, Koffein und Alkohol die Calciumausscheidung erhöhen könnten. Unabdingbar für eine optimale Calciumresorption ist der Vitamin-D-Status.

Ein **chronischer Proteinmangel** im Alter führt zu verstärktem Knochenabbau. Eine latente Azidose gilt als Osteoporose fördernd. Ob jedoch eine hohe Aufnahme an **tierischem Eiweiß** hierzu beiträgt, ist spekulativ.

Eine ausreichende Versorgung mit **Vitamin C** ist für die Umwandlung der Vitamin-D-Vorstufen in die aktiven Formen sowie für die Kollagensynthese von Bedeutung. Einige Studien zeigen einen positiven Einfluss einer hohen **Magnesium-Zufuhr** auf die Knochendichte, während dies für **Zink** und **Bor** bisher nicht so deutlich nachgewiesen wurde. **Vitamin K** reduziert die Calciumausscheidung und stimuliert die Knochenneubildung. Osteocalcin und Matrix-GLA-Protein sind Vitamin-K-abhängige Proteine des Knochenstoffwechsels. In epidemiologischen Studien korreliert ein niedriger Vitamin-K-Spiegel mit einem höheren Knochenverlust. Klinische Studien deuten darauf hin, dass Vitamin K – v. a. im Zusammenspiel mit Vitamin D – für die Osteoporoseprophylaxe von großer Bedeutung ist.

A. Knochenmasse

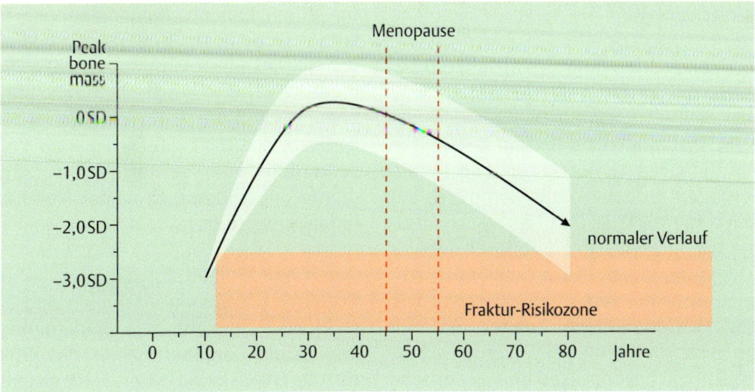

B. Ernährungsfaktoren

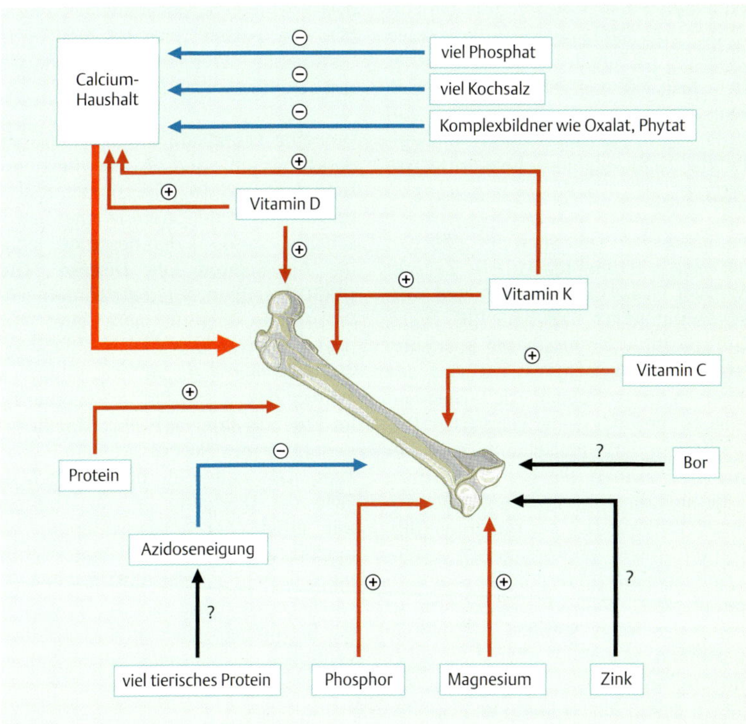

AMD (Altersabhängige Makuladegeneration)

Die Makula, der Fleck des schärfsten Sehens, enthält ein gelbes Pigment, welches sich im Wesentlichen aus den beiden Carotinoiden Lutein und Zeaxanthin zusammensetzt. Durch typische Veränderungen an der Makula kommt es zur AMD. Die AMD ist zur häufigsten Ursache für eine Visusminderung bis hin zur Erblindung in den Industrienationen jenseits des 50. Lebensjahres geworden. **(A). Pathogenetisch** handelt es sich um eine multifaktorielle, komplexe Erkrankung, bei der sowohl genetische als auch Umweltfaktoren eine Rolle spielen. Es gibt außer dem Alter eine Reihe von anderen Risikofaktoren, die die Entwicklung der AMD begünstigen: Frauen haben ein 2,5-fach höheres, Raucher ein 2-fach höheres Risiko. Sie weisen eine niedrigere Pigmentdichte auf. Starke Lichtexposition und unzureichende Ernährung sind ebenfalls Risikofaktoren.

Die lipidreichen Domänen der Stäbchen sind durch Pigmente (Lutein, Zeaxanthin) vor Oxidation geschützt und werden kontinuierlich abgebaut **(BI)**. Durch die Exposition des Auges mit hochenergetischem kurzwelligen Licht und den hohen Sauerstoffgehalt der Netzhaut kann es, besonders bei schwacher Pigmentierung, zur Freisetzung toxischer Radikale kommen, die bevorzugt Lipide in Membranen, wie die der Photorezeptoraußensegmente, peroxidieren **(BII)**. Werden solche photochemisch veränderten Moleküle vom retinalen Pigmentepithel (RPE) phagozytiert, kommt es u. a. in den für den Abbau zuständigen Lysosomen zu einer Zunahme toxischer und phototoxischer Metabolite, die u. a. zu einer Akkumulation von Lipofuszin beitragen (Aggregatbildung) und den normalen Zellstoffwechsel nachhaltig stören können. Folgereaktionen inkompletten Abbaus sind u. a. die Bildung von sogenannten Drusen zwischen Pigmentepithel und Bruch-Membran **(BIII)**. Theoretisch kann die Produktion freier Radikale durch die Steigerung der Konzentration von Antioxidanzien (Pigmente und Vitamin E) in der Netzhaut reduziert werden.

Durch eine Ernährung, die reich an antioxidativ wirksamen Vitaminen und Carotinoiden ist, kann, wie epidemiologische Studien ergeben haben, das Risiko für die Entwicklung einer AMD gesenkt werden. Je besser die Zufuhr und je höher die resultierenden Plasmawerte, desto geringer ist das individuelle Risiko **(C)**. Am besten geeignet sind grüne Blattgemüse aber auch eine Reihe weiterer Gemüsesorten **(D)**.

Um eine Grundlage im Sinne der evidenzbasierten Medizin zur Beantwortung der Frage der Wirksamkeit von Antioxidanzien und Spurenelementen zu schaffen, wurde in den neunziger Jahren die **Age-Related Eye Disease Study (AREDS)** initiiert. Hierbei wurden 3500 Probanden über 6 Jahre eine Antioxidanzienmischung (15 mg β-Carotin, 400 mg Vitamin E, 500 mg Vitamin C, 80 mg Zink, 2 mg Kupfer) verabreicht. Im Ergebnis fand sich eine signifikante Reduktion der Progression der Erkrankung. Das bedeutet, dass in 25 % der Fälle der Übergang in eine Spätform mit erheblicher Visusminderung verhindert werden konnte. Berücksichtigt man, dass es für die AMD bisher keine wirkliche Therapie gab, so ist dies für die Betroffenen eine bedeutende Intervention.

A. Demographische Risikofaktoren

Erblindungsrisiko steigt im Alter sprunghaft an

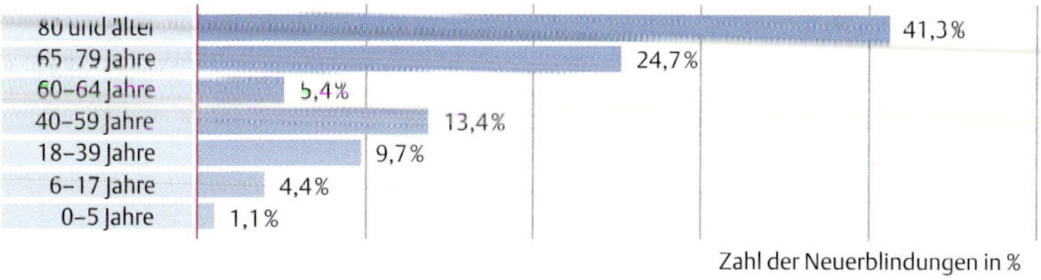

B. Lipidperoxidation, Drusenbildung und Neovaskularisierung

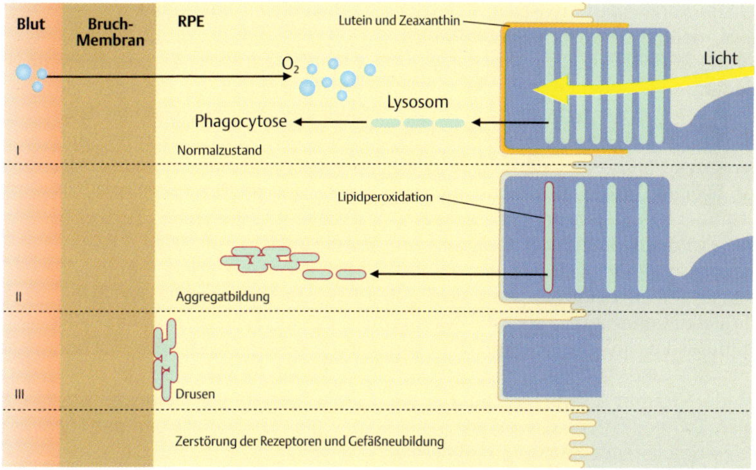

C. Serumcarotinoide und AMD Risiko

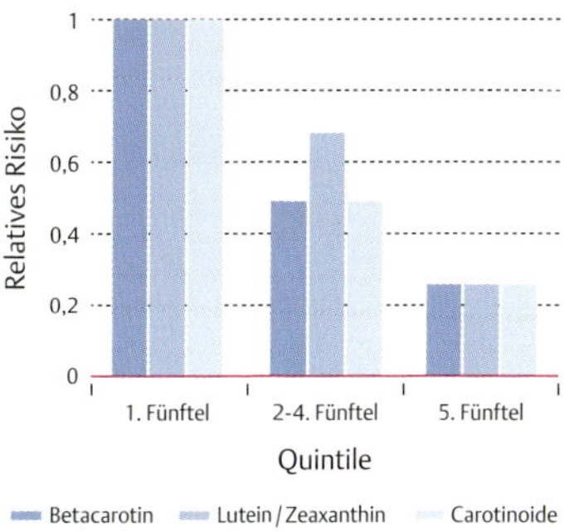

D. Lutein- und Zeaxanthin-Aufnahme

Erforderliche Verzehrsmenge an Gemüse und Obst, um 1 mg Lutein und Zeaxanthin aufzunehmen

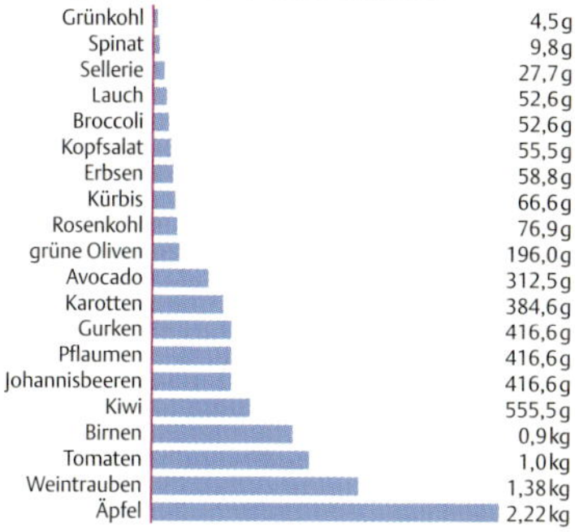

Tumore

Während der Tumorentstehung bestehen vielfältige Möglichkeiten, wie Nahrungsbestandteile die Karzinogenese beeinflussen können:

Vitamin C und andere **Antioxidanzien** sind zum Beispiel in der Lage, die Bildung des chemischen Karzinogens N-Nitrosamin aus Nitrit im Magen zu blockieren. Antioxidanzien können das unmittelbare Karzinogen, meist ein freies Radikal, neutralisieren oder durch Methylierung der DNA die Adduktbildung verhindern.

Chemische Karzinogene können auch die genetische Steuerung der DNA-Reparatur beeinträchtigen (vielleicht ein sehr wichtiger Mechanismus). Die Aktivierung von Onkogenen und die Deletion von Suppressorgenen werden von Mikronährstoffen beeinflusst, was sich auf die Zelldifferenzierung auswirkt. **Carotinoide** wirken möglicherweise über Gap Junctions und stabilisieren so Zellverbände. **Vitamin A** kann direkt in die zelluläre Differenzierung eingreifen. Wachstumsstimulierende Faktoren (Energiezufuhr, Wachstumshormone, Cytokine), aber auch die **ω-3-** und **ω-6-Fettsäuren**, die das immunologische Zellverhalten modulieren, beeinflussen die Wachstums- und Promotionsphase.

Primäre Prävention. Die Zusammenhänge, die in **(A)** aufgezeigt werden, sind in vielerlei Hinsicht als ungenügend gesichert zu bezeichnen, so dass nur sehr allgemeine Ernährungsregeln im Sinne der Krebsrisikoverminderung angegeben werden können:

- Übergewicht vermeiden, Körpergewicht normalisieren;
- Fettzufuhr unter 30 % der Energie reduzieren; Öle mit einfach ungesättigten Fettsäuren und hohem antioxidativen Gehalt bevorzugen;
- Ausreichend Vitamine, Mineralstoffe und Spurenelemente. Mehr Früchte und Gemüse, weniger Fleisch, mehr Fisch. Calciumreiche Lebensmittel;
- Ballaststoffreiche Lebensmittel bevorzugen;
- Kochsalzverzehr reduzieren;
- Alkoholische Getränke mäßig konsumieren oder meiden.

Ernährung und Ernährungstherapie bei Krebskrankheit. Bei rund der Hälfte aller Patienten mit Malignomen lassen sich Störungen, die die Nahrungsaufnahme, die Nahrungsverwertung oder den Stoffwechsel betreffen, feststellen, allerdings abhängig vom Typ des Tumors in unterschiedlicher Häufigkeit. Diese Ernährungsprobleme können grundsätzlich in zwei Klassen unterteilt werden:

1. Direkte, durch das Karzinom bedingte Effekte und
2. allgemeine, systemische Auswirkungen des Tumors und der Therapie.

Besonders unter der Therapie treten Probleme auf, die berücksichtigt werden müssen **(B)**.

A. Epidemiologisch beobachtete Zusammenhänge

Tumoren	Fett	Körpergewicht, Energiezufuhr	Faserstoffe	Früchte, Gemüse	Alkohol	Geräucherte, gepökelte Nahrungsmittel
Lunge				● (grün)	● (rot)	
Brust	● (rot)	● (rot)		● (grün)	● (rot)	
Kolon	● (rot)	● (rot)	● (grün)	● (grün)		
Prostata	● (rot)	● (rot)		● (grün)		
Blase	● (rot)			● (grün)		
Rektum	● (rot)				● (rot)	
Endometrium		● (rot)				
Mundhöhle				● (grün)	● (rot)	
Magen					● (rot)	● (rot)
Nieren		● (rot)				
Zervix		● (rot)		● (grün)		
Schilddrüse		● (rot)				
Ösophagus					● (rot)	● (rot)

● (rot) positive Korrealation, Risikofaktor ● (grün) negative Korrealation, Schutzfaktor

B. Nahrungsempfehlung bei Krebskrankheit

Symptome	Empfehlung zur Ernährung bei Krebserkrankungen während Chemo- und Strahlentherapie
Schluckbeschwerden	– keine feste Nahrung – hochkalorige, flüssige Nahrungssupplemente – häufig kleine Mengen trinken (Pfefferminztee)
Entzündungen des oberen Verdauungstraktes	– keine scharfen Gewürze – keine stark gesalzenen Speisen – keine säurehaltigen Lebensmittel (Essig, Obst, Südfrüchte, Rharbarber, Tomaten) – Speisen nicht zu heiß verzehren – kohlensäurehaltige Getränke meiden – Supplemente mit Vitaminen, Mineralstoffen und Spurenelementen evtl. notwendig
Durchfall, Erbrechen	– kein frisches Obst – keine blähenden Gemüse oder Salate – reichlich Flüssigkeit (2,5 – 3 l) – Supplementierung mit Mineralsalzen und Mikronährstoffen
Veränderung der Geschmacksempfindung	– Geschmacksschwelle für bitter ist herabgesetzt – Geschmacksschwelle für süß ist erhöht – Abneigung gegen Fleisch und Wurst: auf Milch, Milchprodukte, Eier und Fisch wechseln
Appetitlosigkeit	– dann essen, wenn Appetit vorhanden ist – starke Essensgerüche vermeiden – kleine Portionen – gepflegte, appetitliche Darbietung der Speisen – appetitanregende Getränke

Chronisch entzündliche Darmerkrankungen (CED)

Ernährungsfaktoren. Zwischen Industriestaaten und Ländern der dritten Welt bestehen große Unterschiede in den Inzidenzen von Morbus Crohn und Colitis ulcerosa. Dies lässt vermuten, dass eine verminderte Zufuhr von Ballaststoffen und vermehrte Aufnahme von Zucker an der Krankheitsentstehung ursächlich beteiligt sind.
Ballaststoffe dienen der Mikroflora als „Futter" und werden teilweise zu kurzkettigen Fettsäuren (Butyrat) verstoffwechselt. Butyrat ist essenzieller Nährstoff (Energiequelle) für die Kolonozyten, ω-3-Fettsäuren sind Quelle für die antientzündlichen Leukotriene des Typs 3 und 5 (LTB_3, LTB_5), während ω-6-Fettsäuren die Bildung der pro-inflammatorischen Leuktoriene 4 und 6 begünstigen. Exogene Antioxidanzien wie Carotinoide aber auch die Vitamine C und E schützen die Kolonozyten vor oxidativen Veränderungen **(A/1)**. Wenig Antioxidanzien, wenig Ballaststoffe und ein ungünstiges Verhältnis der ω-3- zu den ω-6-Fettsäuren stellt eine bedeutende Ursache in der Pathogenese des Morbus Crohn und eventuell auch der Colitis ulcerosa dar **(A/2)**.
Bei Patienten mit Colitis ulcerosa gibt es bislang keine direkten Hinweise auf einen Zusammenhang zwischen Ernährungsfaktoren und Auslösung der Erkrankung.

Defizite an Vitaminen und Spurenelementen. Stationäre und ambulante Patienten mit chronisch entzündlichen Darmerkrankungen weisen häufig Zeichen einer allgemeinen Mangelernährung auf. Patienten mit Morbus Crohn sind hiervon häufiger betroffen als Patienten mit Colitis ulcerosa, vor allem bei ausgedehntem Dünndarmbefall **(B)**. Vorwiegend fettlösliche Vitamine (Antioxidanzien!) sind betroffen. Aber auch Spurenelemente, die wichtige Cofaktoren antioxidativer Enzyme sind, fehlen häufig **(C)**.
Folgende Zustände tragen zur Mangelernährung bei: Appetitlosigkeit einseitige Ernährung, Intoleranzen von Nahrungsmitteln, Erbrechen, enterale Fisteln, verminderte Resorptionsfläche und bakterielle Überwucherung des Dünndarms, Gallensäurenverlust, exsudative Enteropathie, Nebenwirkungen von Medikamenten sowie erhöhter Energiebedarf bei Operationen und Sepsis. Bei Kindern und Jugendlichen führt die Katabolie zum verminderten Längenwachstum und zur verzögerten Pubertät. Die Zeichen einer generellen Mangelernährung (Untergewicht, negative Stickstoffbilanz, vermindertes Serumalbumin) sind nach Einleitung einer künstlichen, enteralen oder parenteralen Ernährung meist rasch reversibel. Als Zufuhrweg für die Nährstoffe ist möglichst der Magendarmtrakt zu nutzen. Wegen der stärkeren Blutungsneigung leiden Patienten mit Colitis ulcerosa häufiger als Crohn-Patienten unter Eisenmangelanämie.
Bei Colitis ulcerosa gibt es keine gesicherten Daten zum Wert einer Behandlung mit chemisch definierten Formeldiäten im akuten Schub. Neben einer adäquat dosierten Steroidmedikation ist bei milderen Verläufen eine leichte Vollkost ausreichend.

A. Ernährungsabhängige Faktoren

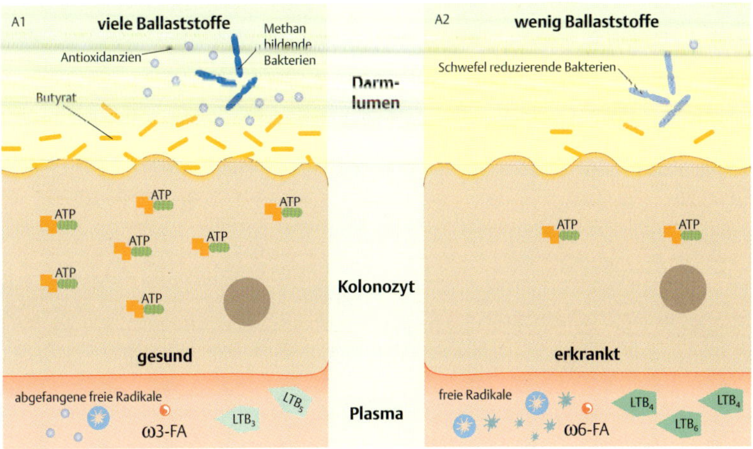

B. Mikronährstoffdefizite

	Morbus Crohn	Ulzerative Colitis
Eisen	25–50%	80%
Folsäure	50–60%	30–40%
Vitamin B_{12}	50%	10%
Vitamin A_1	10–50%	>90%
Vitamin A_2	25–75%	35%
Vitamin A_3	?	40%
Zink	40%	?

C. Spurenelementdefizite bei CED

Mikronährstoffdefizite	Auswirkung
Kupfer	SOD ↓
Selen	GPX ↓
Zink	Immunsystem ↓
Chrom	Glucosetoleranz ↓
Mangan	SOD ↓
Molybdän	Thiol/Disulfid ↓↑

Anhang

Abkürzungen

AAS	Amino Acid Score
ACAT	Acyl-CoA-Cholesterol-acyltransferase
ADH	Alkoholdehydrogenase
ADH	antidiuretisches Hormon, Adiuretin
ADI-Wert	Acceptable daily Intake
ADP	Adenosindiphosphat
Ala	Alanin
ALDH	Aldehyddehydrogenase
AMD	Altersabhängige Makuladegeneration
AMP	Adenosinmonophosphat
ANF	atrialer, natriuretischer Faktor
ARAT	Acyl-CoA-Retinol-Acyltransferase
Arg	Arginin
As	Arsen
AS	Aminosäuren
Asn	Asparagin
Asp	Asparaginsäure
ATP	Adenosintriphosphat
B	Bor
BfR	Bundesinstitut für Risikobewertung
BH_4	Tetrahydrobiopterin
BIA	bioelektrische Impedanzanalyse
BMG	Bundesministerium für Gesundheit
BMI	Body-Mass-Index
BW	Biologische Wertigkeit
Ca	Calcium
CaBP	Calcium-bindendes Protein
cAMP	zyklisches AMP
CCK	Cholecystokinin
CCO	Cytochrom-C-Oxidase
CE	Cholesterolester
CETP	Cholesterolester-Transferprotein
cGMP	zyklisches GMP
Cl	Chlorid
CM	Chylomikronen
Co	Cobalt
CoA	Coenzym A
Cp	Ceruloplasmin
Cr	Chrom
CRABP	zellulär Retinsäure-bindendes Protein
CRALBP	zellulär Retinal-bindendes Protein
CRBP	zellulär Retinol-bindendes Protein
CRF	Corticotropin Releasing Factor
CRH	Corticotropin Releasing Hormon
CRIP	Cystein-reiches intestinales Protein
Cu	Kupfer
CuSOD	Kupfer-Zink-Superoxiddismutase
Cys	Cystein
$1{,}25\text{-}(OH)_2\text{-}D$	Vitamin D
DBP	Vitamin D-bindendes Protein
DGE	Deutsche Gesellschaft für Ernährung
DNA	Desoxyribonucleinsäure
EDRF	endothelial derived relaxing factor
EHEC	enterohämorrhagische E. coli
ER	Endoplasmatisches Reticulum
EU	Europäische Union
F	Fluor
FABP	Fatty Acid binding Protein
FAD	Flavinadenindinucleotid
FAO	Food and Agriculture Organisation
FFS	freie Fettsäuren
Fe	Eisen
FMN	Flavinmononucleotid
FS	Fettsäuren
Gal	Galactose
GlcNAc	N-Acetylglucosamin
Gln	Glutamin
GLP-1	Glucagon Like Peptide 1
Glu	Glutaminsäure
GLUT 2	Transportprotein für Glucose
GLUT 5	Transportprotein für Fructose
Gly	Glycin

GMP	Guanosinmonophosphat
G6P	Glucose 6 Phosphat
G6PDH	Glucose-6-Phosphatdehydrogenase
GR	Glutathionreduktase
GSH	Glutathion
$GSHP_x$	Glutathionperoxidase
GSSG	oxidiertes Glutathion
GST	Glutathion-S-Transferase
GTF	Glucosetoleranzfaktor
GU	Grundumsatz
h	Stunde
Hb	Hämoglobin
HDL	High Density Lipoprotein
His	Histidin
HMG-CoA	3-Hydroxy-3-methyl-glutaryl-CoA
5HT	5-Hydroxytryptamin
HUS	Hämolytisch Urämisches Syndrom
IDL	Intermediate Density Lipoprotein
IF	Intrinsic Factor
Ile	Isoleucin
IPP	Isopentenyldiphosphat
IRBP	Interphotorezeptor-Retinolbindendes Protein
IRS	Insulin Receptor Substrate
J	Jod
K	Kalium
KH	Kohlenhydrate
LCAT	Lecithin-Cholesterol-Acyltransferase
LDL	Low Density Lipoprotein
Leu	Leucin
Li	Lithium
LM	Lebensmittel
LMBG	Lebensmittel- und Bedarfsgegenstände-Gesetz
LNAA	langkettige neutrale Aminosäuren
LPL	Lipoproteinlipase
Lys	Lysin
MAO	Monoaminooxidasen
max.	maximal
MCT	Fette mit mittelkettigen Fettsäuren
MEOS	Microsomal Ethanol Oxidation System
Met	Methionin
Mg	Magnesium
MGP	Matrix-Gla-Protein
min	Minuten
mind.	mindestens
Mn	Mangan
MnSOD	Mangan-Superoxiddismutase
Mo	Molybdän
MUFS	mehrfach ungesättigte Fettsäuren
N	Stickstoff
Na	Natrium
NA	Nicotinsäureamid
NAD^+	Nicotinamid-Adenin-Dinucleotid
NADH	reduziertes Nicotinamid-Adenin-Dinucleotid
NADP	Nicotinamid-Adenin-Dinucleotidphosphat
NADPH	reduziertes Nicotinamid-Adenin-Dinucleotidphosphat
Ni	Nickel
NMN	Nicotinsäure-Mononucleotid
NO	Stickstoffmonoxid
NO_2^-	Nitrit
NO_3^-	Nitrat
NOS	NO-Synthase
NPU	Netto Protein Utilisation
NPY	Neuropeptid Y
NS	Nicotinsäure
NVS	Nationale Verzehrsstudie
P	Phosphor
PAL	Physical Activity Level
PAF	Platelet Activation Factor
PAK	polyzyklische aromatische Kohlenwasserstoffe
Pb	Blei
PDCAAS	Protein Digestibility Corrected Amino Acid Score
PDS	Protein Digestibility Score
PER	Protein Efficiency Ratio
PG	Polygalacturonase
Phe	Phenylalanin

PL	Phospholipide
PL	Pyridoxal
PLP	Pyridoxalphosphat
PM	Pyridoxamin
PMN	aktivierte Leukozyten
PMP	Pyridoxaminphosphat
PN	Pyridoxin
PNP	Pyridoxinphosphat
PRI-Wert	Population Reference Intake
Pro	Prolin
PRPP	5-Phosphoribosyl-1-Diphosphat
PteGLU	Glutamat
PTP	Phospholipid-Transferprotein
PTH	Parathormon
R	Retinol
RA	Retinsäure
RAR	Retinsäurerezeptoren
RBP	Retinol-bindendes Protein
RDA	Recommended Dietary Allowances
RE	Retinylester
REM	Remnants
RNA	Ribonucleinsäure
ROS	radikale Sauerstoffverbindungen
RXR	Retinsäurerezeptoren
S	Schwefel
SD	Standardabweichung
Se	Selen
sec	Sekunden
Ser	Serin
Si	Silicium
Sia	Sialinsäure
Sn	Zinn
Std	Stunden
SuccDH	Succinatdehydrogenase
T_3	Trijodthyronin
T_4	Tetrajodthyronin
T_3/T_4	Thyroxin
TBG	Thyroxin-bindendes Globulin
TDP	Thiamindiphosphat
TfR	Eisen-Transferrin-Rezeptor
TG	Triglyceride
Thr	Threonin
TK	Tiefkühlware
TRH	Thyreotropin-Releasing-Hormon
Trp	Tryptophan
TSH	Thyreoidea-stimulierendes Hormon
TTP	Thiamintriphosphat
TTR	Transthyretin
Tyr	Tyrosin
UCP1	Uncoupling Protein 1
UCP2	Uncoupling Protein 2
UPC3	Uncoupling Protein 3
UDP-Galactose	Uridindiphosphatgalactose
UDP-Glucose	Uridindiphosphatglucose
UWL	Unstirred Water Layer
V	Vanadium
Val	Valin
VLDL	Very low Density Lipoprotein
WHO	World Health Organisation
XO	Xanthinoxidase
Zn	Zink
ZNS	zentrales Nervensystem

Umrechnung zwischen alten Konzentrationseinheiten und SI-Einheiten

Stoff	Alte Einheit	SI-Einheit
Natrium	1 mg% (10 mg/l)	0,4350 mmol/l
Kalium	1 mg%	0,2558 mmol/l
Calcium	1 mg%	0,2495 mmol/l
Magnesium	1 mg%	0,4114 mmol/l
Chlorid	1 mg%	0,2821 mmol/l
Glucose	1 mg%	0,0555 mmol/l
Harnstoff	1 mg%	0,1660 mmol/l
Cholesterin	1 mg%	0,0259 mmol/l
Harnsäure	1 mg%	59,48 µmol/l
Kreatinin	1 mg%	88,40 µmol/l
Bilirubin	1 mg%	17,10 µmol/l
Plasmaeiweiß	1 g%	10 g/l

Umrechnung alter Einheiten für Kraft, Druck und Energie in SI-Einheiten

Größe	Umrechnungsbeziehung	
Kraft	1 dyn = 10^{-5} N 1 kp = 9,81 N	1 N = 10^{5} dyn 1 N = 0,102 kp
Druck	1 cmH_2O = 98,1 Pa 1 mmHg (1 Torr) = 133,3 Pa 1 atm = 101 kPa 1 bar = 100 kPa	1 Pa = 0,0102 cmH_2O 1 Pa = 0,0075 mmHg 1 kPa = 0,0099 atm 1 kPa = 0,01 bar
Energie	1 erg = 10^{-7} J	1 J = 10^{7} erg
Energie als Arbeit	1 mkp = 9,81 J	1 J = 0,102 mkp
Energie als Wärmemenge	1 cal = 4,19 J	1 J = 0,239 cal

(beide Tabellen aus „Der Körper des Menschen“, Faller, Thieme.)

Weiterführende und ergänzende Informationen

Lehrbücher Ernährung

Bässler, K.-H. et al.: Vitamin-Lexikon. Urban & Fischer, München, 2002

Biesalski, H. K., Köhrle, J., Schürmann K.: Ernährungsmedizin. Georg Thieme Verlag, Stuttgart 1999

Biesalski, H. K. et al. (Hrsg.): Vitamine, Spurenelemente und Mineralstoffe. Georg Thieme Verlag, Stuttgart 2002

Classen, H.-G., Elias, P. S., Hammes, W. P., Winter, M.: Toxikologisch-hygienische Beurteilung von Lebensmittelinhalts- und –zusatzstoffen. Behr's Verlag, Hamburg 2001

Elmadfa, I., Leitzmann, C.: Ernährung des Menschen. Eugen Ulmer Verlag, Stuttgart 1999

Gassen, H. G., Hammes, W. P.: Handbuch Gentechnologie und Lebensmittel. Loseblatt-Sammlung. Behr's Verlag, Hamburg, 1. Ergänzung 1998

Kasper, H.: Ernährungsmedizin und Diätetik. Urban & Fischer, München 2000

Müller, G., Weber, H.: Mikrobiologie der Lebensmittel. Behr's Verlag, Hamburg 1996

Reichl, F.-X.: Taschenatlas der Toxikologie. Georg Thieme Verlag, Stuttgart 2002

Rutloff, E. et al.: Lebensmittel-Biotechnologie und Ernährung. Springer Verlag, Berlin 1997

Ternes, W.: Naturwissenschaftliche Grundlagen der Lebensmittelzubereitung. Behr's Verlag, Hamburg 1993

Nährwerttabellen

Elmadfa, I. et al.: Die große GU-Nährwert-Kalorien-Tabelle. Gräfe und Unzer, München 2003

Kalorien mundgerecht. Umschau Verlag, Frankfurt 2003

Souci, S. W., Fachmann, W., Kraut, H.: Die Zusammensetzung der Lebensmittel. wvg, Stuttgart 2000

Fröleke H.: Kleine Nährwert-Tabelle der Deutschen Gesellschaft für Ernährung e.V. Umschau Verlag, Frankfurt 2002

PC-Software zur Nährwertberechnung, Menüerstellung etc.

EBIS Universität Hohenheim, siehe Internet-Adressen

DGE-PC DGE, siehe Internet-Adressen

Lehrbücher Biochemie

Buddecke, E.: Grundriß der Biochemie. Verlag de Gruyter, Berlin 1994

Karlson, P., Doenecke, D., Koolman, J.: Kurzes Lehrbuch der Biochemie. Georg Thieme Verlag, Stuttgart 1994

Koolman, J., Röhm, K.-H.: Taschenatlas der Biochemie. Georg Thieme Verlag, Stuttgart 2003

Berg J. M., Stryer, L., Tymoczko J. L.: Biochemie. Spektrum Akademischer Verlag, Heidelberg 2003

Lehrbücher Physiologie

Klinke, R., Sibernagl, S. (Hrsg.): Lehrbuch der Physiologie. Georg Thieme Verlag, Stuttgart 2003

Schmidt, R.F., Thews, G. (Hrsg.): Physiologie des Menschen. Springer Verlag, Berlin 2000

Silbernagl, S., Despopoulos, A.: Taschenatlas der Physiologie. Georg Thieme Verlag, Stuttgart 2003

Periodica

Aktuelle Ernährungsmedizin. Georg Thieme Verlag, Stuttgart. Erscheint zweimonatlich.

Ernährungs-Umschau. Umschau Verlag, Frankfurt. Erscheint monatlich.

Nutrition Reviews. ILSI, Washington. Erscheint monatlich.

Ernährungsbericht. Deutsche Gesellschaft für Ernährung, Bonn. Erscheint seit 1972 alle 4 Jahre. Erstausgabe 1969.

Referenzwerte für die Nährstoffzufuhr, Deutsche Gesellschaft für Ernährung (DGE), Österreichische Gesellschaft für Ernährung (ÖGE), Schweizerische Vereinigung für Ernährung (SVE). Umschau-Braus Verlag, Frankfurt, 1. Auflage 2001, Erstausgabe 1956.

Internet-Adressen

www.aak.de	Arbeitsgemeinschaft Allergiekrankes Kind e.V.
www.aid.de	Auswertungs- und Informationsdienst für Ernährung, Landwirtschaft und Forsten e.V.
www.bll.de	Bund für Lebensmittelrecht und Lebensmittelkunde e.V.
www.bzga.de	Bundeszentrale für gesundheitliche Aufklärung
www.daem.de	Deutsche Akademie für Ernährungsmedizin e.V.
www.dge.de	Deutsche Gesellschaft für Ernährung e.V.
www.dgern.de	Deutsche Gesellschaft für Ernährungsmedizin e.V.
www.dife.de	Deutsches Institut für Ernährungsforschung
www.nutriinfo.de	IUD Informations- und Dokumentationsstelle am Institut für Ernährungswissenschaft Gießen
www.uni-hohenheim.de	Universität Hohenheim, Institut 140, Biologische Chemie und Ernährungswissenschaft

Quellenangaben der übernommenen Abbildungen

Übernahme aus:

Biesalski, H. K.: Ernährungsmedizin. 1. Aufl. Thieme, Stuttgart 1995, S. 469

Biesalski, H. K.: Vitamine. Thieme, Stuttgart 1997,
S. 234, Abb. 87 a, b
Farbtafel 2, Abb. 2 a
Farbtafel 3, Abb. 6
Farbtafel 3, Abb. 8
Farbtafel 6, Abb. 15 a
Farbtafel 6, Abb. 16
Farbtafel 7, Abb. 18
Farbtafel 7, Abb. 22

Faller, A/Schünke, M.: Der Körper des Menschen. 12. Aufl., Thieme, Stuttgart 1995, S. 220, Abb. 6.8 auf S. 59 (B)

Gerlach, U., u. a.: Innere Medizin für Pflegeberufe. 5. Aufl. Thieme, Stuttgart 2000, S. 15, Abb. 1.5 auf S. 263 (D); S. 78, Abb. 2.6 a und 2.6 b auf S. 263 (B); S. 79, Abb. 2.7 b auf S. 263 (C)

McLaren: Diet related Disorders. 2. Aufl. Mosby Year Book, London 1992 S. 137, Abb. 262 (mit freundl. Genehmigung der Fa. Upjohn)

Merck: Hämatologische Labormethoden. 4. Aufl. GIT-Verlag 1986, S. 77, Abb. 6.7

Reichl, F.-X.: Taschenatlas der Toxikologie. Thieme, Stuttgart 1997, S. 267

Schettler, G.: Innere Medizin. 9. Aufl. Thieme, Stuttgart 1997, S. 880, Abb. 32.14 a

Sohn, C.: Ultraschall in Gynäkologie und Geburtshilfe. Thieme, Stuttgart 1995, S. 151, Abb. 6.1–57

Sachverzeichnis

B

C

D

F

G

L

M

Q

R

S

U

V